临床基础护理指南

朱磊 等◎主编

长江出版传媒 湖北科学技术出版社

图书在版编目(CIP)数据

临床基础护理指南/朱磊等主编. -- 武汉:湖北
科学技术出版社,2022.8
ISBN 978-7-5352-8781-6

Ⅰ. ①临… Ⅱ. ①朱… Ⅲ. ①护理学-指南 Ⅳ.
①R47-62

中国版本图书馆CIP数据核字(2022)第183909号

责任编辑:许可   封面设计:胡博

出版发行:湖北科学技术出版社   电话:027-87679426
地   址:武汉市雄楚大街268号   邮编:430070
          (湖北出版文化城B座13-14层)
网   址:http://www.hbstp.com.cn

印   刷:山东道克图文快印有限公司   邮编:250000

787mm×1092mm   1/16   21.75印张   514千字
2022年8月第1版   2022年8月第1次印刷
                                   定价:88.00元

前　言

随着医学科学技术与相关学科的飞速发展，以及人们对健康定义和需求的不断改变和提高，护理中心进行了以疾病护理向以患者的护理、以人的健康护理的演变。护理工作范畴从医院延伸到社区、家庭；工作方法是收集资料、制订护理方案、落实护理计划、评价护理效果。为了向广大读者全面介绍护理方面的新知识、新技术，我们在实践基础上，参考医学文献编写了本书。

本书首先从护理学基本理论、护理程序讲起，然后详细介绍了急诊科、呼吸内科、心内科、神经内科、内分泌科、妇产科、儿科等科室的临床常见病、多发病护理措施，最后还对常见老年疾病的护理技术进行了阐述。全书内容有较强的科学性与实用性，是一本对医疗、教学和研究工作者有实用价值的参考书，尤其适合于护理一线工作者参考，有利于指导解决护理工作者在工作中遇到的实际问题。然而医学日新月异，护理学的未来发展还有待于医学界同道共同开拓和探讨。

由于时间紧迫，本书涉及内容较广，书中不足之处，恳请读者予以批评指正。

编　者

目　录

第一章　护理学基本理论

第一节　人类基本需要层次论

一、需要概述

每个人都有一些基本的需要,包括生理的、心理的和社会的。这些需要的满足使人类得以生存和繁衍发展。

(一)需要的概念

需要是人脑对生理与社会要求的反应。人类的基本需要具有共性。在不同年代、不同地区或不同人群,人为了自身与社会的生存与发展,必须对一定的事物产生需求,例如食物、睡眠、情爱、交往等,而这些需求反映在个体的头脑中,就形成了他的需要。当个体的需要得到满足时,就处于一种平衡状态,而这种平衡状态有助于个体保持健康。反之,当个体的需要得不到满足时,个体则可能陷入紧张、焦虑、愤怒等负性情绪中,严重者可导致疾病的发生。

(二)需要的特征

1.需要的对象性

人的任何需要都是指向一定对象的。这种对象既可以是物质性的,也可以是精神性的。无论是物质性的还是精神性的需要,都须有一定的外部物质条件才可获得满足。

2.需要的发展性

需要是个体生存发展的必要条件,如婴儿期的主要需要是生理需要,少年期则产生了尊重的需要。

3.需要的无限性

需要不会因暂时满足而终止,当某些需要满足后,还可产生新的需要,新的需要就会促使人们去从事新的满足需要的活动。

4.需要的社会历史制约性

人的各种需要的产生及满足均可受到所处环境条件与社会发展水平的制约。

5.需要的独特性

人与人之间的需要既有相同,也有不同,其需要的独特性由个体的遗传因素、环境因素所决定。在临床工作中,护理人员应细心观察患者需要的独特性,及时给予合理的满足。

(三)需要的分类

常见的分类有两种。

1.按需要的起源分类

需要可分生理性需要与社会化需要。生理性需要如饮食、排泄等;社会性需要如劳动、娱乐、交往等。生理性需要主要作用是维持机体代谢平衡;社会性需要的主要作用是维持个体心理与精神的平衡。

2.按需要的对象分类

需要可分物质需要与精神需要。物质需要如衣、食、住、行等；精神需要如认识的需要、交往的需要等。物质需要既包括生理性需要，也包括社会性需要；精神需要是指个体对精神文化方面的要求。

(四)需要的作用

需要是个体从事活动的基本动力，是个体行为积极性的源泉。根据需要的作用，护理人员在护理患者时，既要满足患者的基本需要，又要激发患者依靠自己的力量恢复健康的需要。

二、需要层次理论

许多哲学家和心理学家试图将人的需要这一概念发展成理论，并用以解释人的行为。心理学家亚伯拉罕·马斯洛于1943年提出了人类基本需要层次论，而这一理论已被广泛应用于心理学、社会学和护理学等许多学科领域。

(一)需要层次论的主要内容

马斯洛将人类的基本需要分为5个层次，并按照先后次序，由低向高依次排列，包括生理的需要、安全的需要、爱与归属的需要、尊重的需要和自我实现的需要。

1.生理的需要

生理的需要是人类最基本的需要，包括食物、空气、水、温度(衣服和住所)、排泄、休息和避免疼痛。

2.安全的需要

人需要一个安全、有秩序、可预知、有组织的世界，以使其感到有所依靠，不被意外的、危险的事情所困扰，即包括安全、保障、受到保护，以及没有焦虑和恐惧。

3.爱与归属的需要

人渴望归属于某一群体并参与群体的活动和交往，希望在群体或家庭中有一个适当的位置，并与他人有深厚的情感，即包括爱他人、被爱和有所归属，免受遭遗弃、举目无亲等痛苦。

4.尊重的需要

尊重的需要是个体对自己的尊严和价值的追求，包括自尊和被尊两方面。尊敬需要的满足可使人感到自己有价值、有能力、有力量和必不可少，使人产生自信心。

5.自我实现的需要

自我实现的需要是指一个人要充分发挥自己才能与潜力的要求，是力求实现自己可能之事的要求。

马斯洛在晚年时，又把人的需要概括为3个大层次：基本需要、心理需要和自我实现需要。

(二)各需要层次之间的关系

马斯洛不仅将人的需要按照不同层次进行了划分，而且十分强调各层次之间的关系。他指出如下几点：①必须首先满足较低层次的需要，然后再考虑满足较高层次的需要。生理需求是最低层次的，也是最重要的，人在最基本的生理需要满足后，才得以维持生命。②通常一个层次的需要被满足后，更高一层的需要才会出现，并逐渐变得明显和强烈。例如，人的生理需要得到满足后，会争取满足安全的需要；同样，在安全的需要满足之后，才会提出爱和更高层次的需要。但是,有些人在追求满足不同层次的需要时会出现重叠,甚至颠倒。例如,有的科研工作者为探求科学真理(自我实现),不顾试验场所可能存在危害生命的因素(安全的需要);有的运动员为夺冠军,为祖国争光(自我实现),不考虑自己可能会受伤甚至致残(生理和安全的需要),也要勇往直前。③维持生存所必需的低层次需要是要求立即和持续予以满足的,如氧气;越高层次的需要越可被较长久地延后,如性的需要、尊敬的需要等,但是,这些可被暂时延缓或在不同时期有所变化的需要是始终存在的,不可被忽视。④人们满足较低层次需要的活动基本相同,如对氧的需要,都是通过呼吸运动来满足。而越是高层次的需要越为人类所特有,人们采用的满足方式越具有差异性,如满足自我实现需要的需要时,作家从事写作、科学家做研究、运动员参加竞赛等。同时,低层次需要比高层次需要更易确认、更易观测、更有限度,如人只吃有限的食物,而友爱、尊重和自我实现需要的满足则是无限的。⑤随着需要层次向高层次移动,各种需要满足的意义对每个人来说越具有差异性。这是由个人的愿望、社会文化背景以及身心发展水平所决定的。例如,有的人对有一个稳定的职业、受他人尊敬的职位就很满意了,而有的人还要继续学习,获得更高的学位,不断改革和创新。⑥各需要层次之间可相互影响。例如,有些较高层次需要并非生存所必需,但它能促进生理机能更旺盛,使人的健康状态更佳、生活质量更高,如果不被满足,会引起焦虑、恐惧、抑郁等情绪,导致疾病发生,甚至危及生命。⑦人的需要满足程度与健康成正比。当所有的需要被满足后,就可达到最佳的健康状态,反之,基本需要的满足遭受破坏,会导致疾病。人若生活在高层次需要被满足的基础上,就意味着有更好的食欲和睡眠、更少的疾病、更好的心理健康和更长的寿命。

(三)需要层次论对护理的意义

需要层次论为护理学提供了理论框架,是护理程序的理论基础,可指导护理实践有效进行:①帮助护理人员识别患者未满足的需要的性质,以及对患者所造成的影响。②帮助护理人员根据需要层次和优势需要,确定需要优先解决的健康问题。③帮助护理人员观察、判断患者未感觉到或未意识到的需要,给予满足,以达到预防疾病的目的。④帮助护理人员对患者的需要进行科学指导,合理调整需要间的关系,消除焦虑与压力。

三、影响需要满足的因素

当人的需要大部分被满足时,人就能处于一种相对平衡的健康状态;反之,会造成机体环境的失衡,导致疾病的发生。因此,了解可能引起人的需要满足的障碍因素十分必要。

(一)生理的障碍

包括生病、疲劳、疼痛、躯体活动有障碍等,如因腹泻影响水、电解质的平衡以及食物摄入的需要。

(二)心理的障碍

人处于焦虑、恐惧、愤怒、兴奋或抑郁等状态时会影响基本需要的满足,如引起食欲改变、失眠、精力不集中等。

(三)认知的障碍和知识缺乏

人要满足自身的基本需要是要具备相关知识的,如营养知识、体育锻炼知识和安全知识等。人的认知水平较低时会影响对有关信息的接受、理解和应用。

(四)能力障碍

一个人具备多方面能力,如交往能力、动手能力、创造能力等。当个体某方面能力较差,就会导致相应的需要难以满足。

(五)性格障碍

一个人性格与他的需要产生与满足有密切关系。

(六)环境的障碍

如空气污染、光线不足、通风不良、温度不适宜、噪声等都会影响某些需要的满足。

(七)社会的障碍

缺乏有效的沟通技巧、社交能力差、人际关系紧张、与亲人分离等会导致缺乏归属感和爱,也可影响其他需要的满足。

(八)物质的障碍

需要的满足需要一定的物质条件,当物质条件不具备时,以这些条件为支撑的需要就无法满足。如生理需要的满足需要食物、水;自我实现的需要的满足需要书籍、实验设备等。

(九)文化的障碍

如地域习俗的影响、信仰和观念的不同、教育的差别等,都会影响某些需要的满足。

四、患者的基本需要

一个人在健康状态下能够由自己来满足各类需要,但在患病时,情况就发生了变化,许多需要不能自行满足。这就需要护理人员作为一种外在的支持力量,帮助患者满足需要。

(一)生理的需要

1.氧气

缺氧、呼吸道阻塞、呼吸道感染等。

2.水

脱水、水肿、电解质紊乱、酸碱失衡。

3.营养

肥胖、消瘦、各种营养缺乏、不同疾病(如糖尿病、肾脏疾病)的特殊饮食需要。

4.体温

过高、过低、失调。

5.排泄

便秘、腹泻、大小便失禁等。

6.休息和睡眠

疲劳、各种睡眠形态紊乱。

7.避免疼痛

各种类型的疼痛。

(二)刺激的需要

患者在患病的急性期,对刺激的需要往往不很明显。当处于恢复期时,此需要的满足日趋重要。如长期卧床的患者,如果他心理上刺激的需要、生活上活动的需要未满足,其在心理上、生理上会退化。因此,卧床患者需要翻身、活动肢体,以减轻或避免皮肤受损、肌肉萎缩等。

长期单调的生活不但引起体力衰退、情绪低落,智力也会受到影响,故应注意环境的美化,安排适当的社交和娱乐活动。长期住院的患者更应注意满足刺激的需要,如布置优美、具有健康教育性的住院环境,病友之间的交流和娱乐等。

(三)安全的需要

患病时由于环境的变化、舒适感的改变,安全感会明显降低,如担心自己的健康没有保障;寂寞和无助感;怕被人遗忘和得不到良好的治疗和护理;对各种检查和治疗产生恐惧和疑虑;对医护人员的技术不信任;担心经济负担问题等。具体护理内容包括以下两点。

1.避免身体伤害

应注意防止发生意外,如地板过滑、床位过高或没有护栏、病室内噪音、院内交叉感染等均会对患者造成伤害。

2.避免心理威胁

应进行入院介绍和健康教育,增强患者自信心和安全感,使患者对医护人员产生信任感和可信赖感,促进治疗和康复。

(四)爱与归属的需要

患病住院期间,由于与亲人的分离和生活方式的变化,这种需要的满足就变得更加强烈,患者常常希望得到亲人、朋友和周围人的亲切关怀、理解和支持。护理人员要通过细微、全面的护理,与患者建立良好的护患关系,允许家属探视,鼓励亲人参与护理患者的活动,帮助患者之间建立友谊。

(五)自尊与被尊敬的需要

在爱与归属的需要被满足后,患者也会感到被尊重和被重视,因而这两种需要是相关的。患病会影响自尊需要的满足,患者会觉得因生病而失去自身价值或成为他人的负担,故护理人员在与患者交往中,要始终保持尊重的态度、礼貌的举止。

注意帮助患者感到自己是重要的、是被他人接受的。如礼貌称呼患者的名字,而不是床号;初次与患者见面时,护士应介绍自己的名字;重视、听取患者的意见;让患者做力所能及的事,使患者感到自身的价值。

在进行护理操作时,应注意尊重患者的隐私,减少暴露;为患者保密;理解和尊重患者的个人习惯、价值观、宗教信仰等,不要把护士自己的观念强加给患者,以增加其自尊和被尊重感。

(六)自我实现的需要

个体在患病期间最受影响而且最难满足的需要是自我实现的需要。特别是严重的能力丧失,如失明、耳聋、失语、瘫痪、截肢等对人的打击更大。但有时,疾病也会对某些人的成长起到促进作用,从而对自我实现有所帮助。此需要的满足因人而异,护理的功能是切实保证低层次需要的满足,使患者意识到自己有能力、有潜力,并加强学习,为自我实现创造条件。

五、满足患者需要的方式

护理人员满足患者需要的方式有三种。

(一)直接满足患者的需要

对于暂时或永久丧失自我满足某方面需要能力的患者,护理人员应采取有效措施来满足患者的基本需要,以减轻痛苦,维持生存。

（二）协助患者满足需要

对于具有或恢复一定自我满足需要能力的患者,护理人员应有针对性地给予必要的帮助和支持,提高患者自护能力,促进早日康复。

（三）间接满足患者的需要

可通过卫生宣教、健康咨询等多种形式为护理对象提供卫生保健知识,避免健康问题的发生或恶化。

第二节　应激与适应理论

一、应激及其相关内容

（一）应激

应激,又称压力或紧张,是指内、外环境中的刺激物作用于个体而使个体产生的一种身心紧张状态。应激可降低个体的抵抗力、判断力和决策力,例如面对突如其来的意外事件或长期处于应激状态,可影响个体的健康甚至致病;但应激也可促使个体积极寻找应对方法、解决问题,如面临高考时抓紧复习,护士护理患者时遇到疑难问题设法查阅资料、请教他人等。人在生活中随时会受到各种刺激物的影响,因此应激贯穿于人的一生。

（二）应激原

应激原又称压力原或紧张原,任何对个体内环境的平衡造成威胁的因素都称为应激原。应激原可引起应激反应,但并非所有的应激原对人体均产生同样程度的反应。常见的应激原分为以下三类。

1.一般性的应激原

(1)生物性:各种细菌、病毒、寄生虫等。

(2)物理性:温度、空气、声、光、电、外力、放射线等。

(3)化学性:酸、碱、其他化学药品等。

2.生理病理性的应激原

(1)正常的生理功能变化:如月经期、妊娠期、更年期,或基本需要没有得到满足,如饮食、性欲、活动等。

(2)病理性变化:各种疾病引起的改变,如缺氧、疼痛、电解质紊乱、乏力等,以及手术、外伤等。

3.心理和社会性的应激原

(1)一般性社会因素:如结婚、毕业、生离死别、搬迁、旅行、人际关系纠葛及角色改变。

(2)灾难性社会因素:如地震、水灾、战争、社会动荡等。

(3)心理因素:如应付考试、参加竞赛、理想自我与现实自我冲突等。

（三）应激反应

应激反应是对应激原的反应,可分为两大类。

1.生理反应

应激状态下身体主要器官系统产生的反应包括心率加快、血压增高、呼吸深快、恶心、呕吐、腹泻、尿频、血糖增加、伤口愈合延迟等。

2.心理反应

如焦虑,抑郁,使用否认、压抑等心理防卫机制等。

一般来说,生理和心理反应经常是同时出现的,因为身心是持续互相作用的。应激状态下出现的应激反应常具有以下规律:①一个应激原可引起多种应激反应的出现,如当贵重物品被窃后,个体可能出现心悸、头晕,同时感觉愤怒、绝望,此时,头脑混乱无法做出正确决定。②多种应激原可引起同一种应激反应。③对极端的应激原如灾难性事件,大部分人都会以类似的方式反应。

二、有关应激学说

汉斯·塞尔耶是加拿大的生理学家和内分泌学家,也是最早研究应激的学者之一。早在1950年,塞尔耶在《应激》一书中就阐述了他的应激学说。他的一般理论对全世界的应激研究产生了影响。他认为应激是身体对任何需要做出的非特异性反应,例如,处于精神紧张、外伤、感染、冷热、X线侵害等任何情况下,身体都要发生反应,而这些反应是非特异性的。

塞尔耶还认为,当个体面对威胁时,无论是什么性质的威胁,体内都会产生相同的反应群,他称之为全身适应综合征(GAS),并提出这些症状都是通过神经内分泌途径产生的。

GAS解释了为什么不同的应激原可以产生相同的应激反应,尤其是生理应激的反应。此外,塞尔耶还提出了局部适应综合征(LAS)的概念,即机体对应激原产生的局部反应,这些反应常发生在某一器官或区域,如局部的炎症、血小板聚集、组织修复等。

无论GAS还是LAS,塞尔耶认为都可以分为3个独立的阶段。

(一)警报反应期

这是应激原作用于身体的直接反应。应激原作用于人体,抵抗力开始下降,如果应激原过强,可致抵抗力进一步下降而引起死亡。但绝大多数情况下,机体开始防御,如激活体内复杂的神经内分泌系统功能,使抵抗水平上升,并常常高于机体正常抵抗水平。

(二)抵抗期

若应激原仍然存在,机体将保持高于正常的抵抗水平与应激原抗衡。此时机体也处于对应激适应的阶段。当机体成功地适应了应激之后,GAS将在此期结束,机体的抵抗力也将由原有的水平有所提高。相反则由此期进入衰竭期。

(三)衰竭期

发生在应激原强烈或长期存在时,机体所有的适应性资源和能力被耗失殆尽,抵抗水平下降。表现为体重减轻,肾上腺增大,随后衰竭,淋巴腺增大,淋巴系统功能紊乱,激素分泌先增加后衰竭。这时若没有外部力量如治疗、护理的帮助,机体将产生疾病,甚至死亡。

由此可见,为防止应激原作用于机体产生衰竭期的后果,运用内部或外部力量及时去除应激原、调整应激原的作用强度,保护和提高机体的低抗水平是非常重要的。

塞尔耶认为,不仅GAS分为以上三期,MS也具有这三期的特点。只是当LAS的衰竭期发生时,GAS的反应将开始被激活和唤起。

三、适应与应对

(一)适应

适应是指应激原作用于机体后,机体为保持内环境的平衡而做出改变的过程。适应是生物体区别于非生物体的特征之一,而人类的适应又比其他生物更为复杂。适应是生物体调整自己以适应环境的能力,或促使生物体更能适于生存的一个过程。适应性是生命的最卓越特性,是内环境平衡和对抗应激的基础。

(二)应对

应对即个体对抗应激原的手段,具有2个方面的功能:一个是改变个体行为或环境条件来对抗应激原,另一个是通过应对调节自身的情绪情感并维持内环境的稳定。

(三)适应的层次

人的适应层次不同于其他生物体,除生理层次的适应外,还有心理、社会文化、知识技术层次的适应。

1.生理层次

生理适应是指发生在体内的代偿性变化。如一个从事脑力劳动的人进行跑步锻炼,开始会感到肌肉酸痛、心跳加快,但坚持一段时间后,这些感觉就会逐渐消失。这是由于体内的器官慢慢地增加了强度和功效,适应了跑步对身体所增加的需求。

2.心理层次

心理适应是指当人们经受心理应激时,如何调整自己的态度去认识情况和处理情况。如癌症患者平静接受自己的病情,并积极配合治疗。

3.社会文化层次

社会适应是调整个人的行为,使之与各种不同群体,如家庭、专业集体、社会集团等信念、习俗及规范相协调。如遵守家规、校规、院规。

4.知识技术层次

知识技术适应是指对日常生活或工作中涉及的知识及使用的设备、技术的适应。例如信息时代年轻人应学会使用电脑,护士能够掌握使用先进监护设备、护理技术的方法等。

(四)适应的特性

所有的适应机制,无论是生理的、心理的、文化的或技术的,都有共同特性。①所有的适应机制都是为了维持最佳的身心状态,即内环境的平衡和稳定。②适应是一种全身性的反应过程,可同时包括生理、心理、社会文化和技术各个层次。如护士学生在病房实习时,不仅要有充足的体力和心理上的准备,还应掌握足够的专业知识和操作技能,遵守医院、病房的规章制度,并与医师、护士、患者和其他同学做好沟通工作。③适应是有一定限度的,这个限度是由个体的遗传因素如身体条件、才智及情绪的稳定性决定的。如人对冷热不可能无限制地耐受。④适应与时间有关。应激原来得越突然,个体越难以适应;相反,时间越充分,个体越有可能调动更多的应对资源抵抗应激原,适应得也就越好,如急性失血时,易发生休克,而慢性失血则可以适应,一般不发生休克。⑤适应能力有个体差异,这与个人的性格、素质、经历、防御机制的使用有关。比较灵活和有经验的人,能及时对应激原做出反应,也会应用多种防卫机制,因而比较容易适应环境而生存。⑥适应功能本身也具有应激性。如许多药物在帮助个体对付原有疾病时,药物产生的不良反应又成为新的应激原给个体带来危害。

(五)应对方式

面对应激原个体所使用的应对方式、策略或技巧是多种多样的。常用的应对方式如下。

1.去除应激原

避免机体与应激原的接触,如避免食用引起过敏反应的食物,远离过热、过吵及不良气味的地方等。

2.增加对应激的抵抗力

保持适当的营养、运动、休息、睡眠,戒烟、酒,接受免疫接种,定期做疾病筛查等,以便更有效地抵抗应激原。

3.运用心理防卫功能

心理上的防卫能力决定于过去的经验、所受的教育、社会支持系统、智力水平、生活方式、经济状况以及出现焦虑的倾向等。此外坚强度也应作为对抗应激原的一种人格特征。因为一个坚强而刻苦耐劳的人相信:人生是有意义的;人可以影响环境;变化是一种挑战。这种人在任何困境下都能知难而进,尽快适应。人的一生都在学习新的应对方法,以对抗和征服应激原。

4.采用缓解紧张的方法

包括:①身体运动,可使注意力从担心的事情上分散开来而减轻焦虑。②按摩。③松弛术。④幽默等。

5.寻求支持系统的帮助

一个人的支持系统是由那些能给予他物质上或精神上帮助的人组成的,常包括其家人、朋友、同事、邻居等。此外,曾有过与其相似经历并很好应对过的人,也是支持系统中的重要成员。当个体处于应激状态时,非常需要有人与他一起分担困难和忧愁,共同讨论解决问题的良策。支持系统在对应激的抵抗中起到了强有力的缓冲剂的作用。

6.寻求专业性帮助

寻求医师包括心理医师、护士、理疗师、等专业人员的帮助。人一旦患有身心疾病,就必须及时寻找医护人员的帮助。由医护人员提供针对性的治疗和护理,如药物治疗、心理治疗、物理疗法等,并给予必要的健康咨询和教育来提高患者的应对能力,以利于疾病的痊愈。

四、应激与适应在护理中的应用

应激原作用于个体,使其处于应激状态时,而个体会选择和采取一系列的应对方法对应激进行适应。若适应成功则机体达到内环境的平衡;适应失败,会导致机体产生疾病。为帮助患者提高应对能力,维持身心平衡,护理人员应协助住院患者减轻应激反应,措施如下。①评估患者所受应激的程度、持续时间、过去个体应激的经验等。②分析患者的具体情况,协助患者找出应激原。③安排适宜的住院环境。减少不良环境因素对患者的影响。④协助患者适应实际的健康状况,应对可能出现的心理问题。⑤协助患者建立良好的人际关系,并与家属合作减轻患者的陌生、孤独感。

第二章 护理程序

第一节 护理评估

护理评估是有目的、有计划、有步骤地收集有关护理对象的生理、心理、社会文化和经济等方面的资料,对此进行整理与分析,以判断服务对象的健康问题,为护理活动提供可靠的依据。具体包括收集资料、整理资料和分析资料三个部分。

一、收集资料

(一)资料的来源

1.直接来源

护理对象本人,是第一资料来源也是主要来源。

2.间接来源

(1)护理对象的重要关系人,也就是社会支持性群体,包括亲属、关系亲密的朋友、同事等。

(2)医疗活动资料,如既往实验室报告、出院小结等健康记录。

(3)其他医护人员、放射医师、化验师、药剂师、营养师、康复师等。

(4)护理学及其他相关学科的文献等。

(二)资料的内容

在收集资料的过程中,各个医院均有自己设计的资料收集表。无论依据何种框架,基本内容主要包括一般资料、生活状况及自理程度、健康检查及心理社会状况等。

1.一般资料

包括患者姓名、性别、出生日期、出生地、职业、民族、婚姻、文化程度、住址等。

2.现在的健康状况

包括主诉、现病史、入院方式、医疗诊断及目前用药情况。目前的饮食、睡眠、排泄、活动、健康管理等日常生活状态。

3.既往健康状况

包括既往史、创伤史、手术史、家族史、有无过敏史、有无传染病。既往的日常生活型态、烟酒嗜好,女性还包括月经史和婚育史。

4.护理体检

包括体温、脉搏、呼吸、血压、身高、体重、生命体征、各系统的生理功能,及有无疼痛、眩晕、麻木、瘙痒等,有无感觉(视觉、听觉、嗅觉、味觉、触觉)异常,有无思维活动、记忆能力、认知感受等障碍。

5.实验室及其他辅助检查结果

包括最近进行的辅助检查的客观资料,如实验室检查、X线检查、病理检查等。

6.心理方面的资料

包括对疾病的认知和态度、康复的信心,病后情绪、心理感受、应对能力等变化。

7.社会方面的资料

包括就业状态、角色问题和社交状况;有无重大生活事件,支持系统状况等,有无宗教信仰,享受的医疗保险待遇等。

(三)资料的分类

1.按照资料的来源划分

包括主观资料和客观资料。主观资料指患者对自己健康问题的体验和认识。包括患者的知觉、情感、价值、信念、态度、对个人健康状态和生活状况的感知。主观资料的来源可以是患者本人,也可以是患者家属或对患者健康有重要影响的人。客观资料指检查者通过观察、会谈、体格检查和实验等方法得到或被检测出的有关患者健康状态的资料。客观资料获取是否全面和准确主要取决于检查者是否具有敏锐的观察能力及丰富的临床经验。

当护理人员收集到主观资料和客观资料后,应将两方面的资料加以比较和分析,可互相证实资料的准确性。

2.按照资料的时间划分

包括既往资料和现时资料。既往资料是指与服务对象过去健康状况有关的资料,包括既往病史、治疗史、过敏史等。现时资料是指与服务对象现在发生疾病有关的状况,如现在的体温、脉搏、呼吸、血压、睡眠状况等。

护理人员在收集资料时,需要将既往资料和现时资料结合起来分析。

(四)收集资料的方法

1.观察

观察是指护理人员运用视、触、叩、听、嗅等感官获得患者、家属及患者所处环境的信息并进行分析判断,是收集有关服务对象护理资料的重要方法之一。观察贯穿整个评估过程,可以与交谈同时进行。护理人员应及时、敏锐、连续地对服务对象进行观察,如患者出现面容痛苦、呈强迫体位,就提示患者有疼痛,由此进一步询问持续时间、部位、性质等。观察作为一种技能,需要护理人员在实践中不断培养和锻炼,以期得到发展和提高。

2.交谈

护患之间的交谈是一种有目的的医疗活动,使护理人员获得有关患者的资料和信息。一般可分为:①正式交谈,是指事先通知患者,有目的、有计划的交谈,如入院后的病史采集。②非正式交谈,是指护理人员在日常护理工作中与患者随意自然地交谈,不明确目的,不规定主题、时间,是一种"开放式交流",以便及时了解服务对象的真实想法和心理反应。交谈时护理人员应注意沟通技巧的运用,对一些敏感性话题应注意保护患者的隐私。

3.护理体检

护理人员运用体检技能,为护理对象进行系统的身体评估,获取与护理有关的生命体征、身高、体重等,以便收集与护理诊断、护理计划有关的患者方面的资料,及时了解病情变化和发现护理对象的健康问题。

4.阅读

包括查阅护理对象的医疗病历(门诊和住院)、各种护理记录及实验室和辅助检查结果,及有关文献等。也可以用心理测量及评定量表对服务对象进行心理社会评估。

二、整理资料

为了避免遗漏和疏忽相关和有价值的资料,得到完整全面的资料,常依据某个护理理论模式设计评估表格,护理人员再依据表格全面评估,整理资料。

(一)按戈登(Gordon)的功能性健康型态整理分类

1.健康感知-健康管理型态

指服务对象对自己健康状态的认识和维持健康的方法。

2.营养代谢型态

包括食物的利用和摄入情况。如营养、液体、组织完整性、体温调节及生长发育等的需求。

3.排泄型态

主要指肠道、膀胱及皮肤的排泄状况。

4.活动-运动型态

包括运动、活动、休闲与娱乐状况。

5.睡眠-休息型态

指睡眠、休息及精神放松的状况。

6.认知-感受型态

包括与认知有关的记忆、思维、解决问题和决策,及与感知有关的视、听、触、嗅等功能。

7.角色-关系型态

家庭关系、社会中角色任务及人际关系的互动情况。

8.自我感受-自我概念型态

指服务对象对于自我价值与情绪状态的信念与评价。

9.性-生殖型态

主要指性发育、生殖器官功能及对性的认识。

10.压力-应对耐受型态

指服务对象压力程度、应对与调节压力的状况。

11.价值-信念型态

指服务对象的思考与行为的价值取向和信念。

(二)按马斯洛(Maslow)需要层次进行整理分类

1.生理需要

体温 39 ℃,心率 120 次/min,呼吸 32 次/min,腹痛等。

2.安全的需要

对医院环境不熟悉,夜间睡眠需开灯,手术前精神紧张,走路易摔倒等。

3.爱与归属的需要

患者害怕孤独,希望有亲友来探望等。

4.尊重与被尊重的需要

如患者说,"我现在什么事都不能干了""你们应该征求我的意见"等。

5.自我实现的需要

担心住院会影响工作、学习,有病不能实现自己的理想等。

(三)按北美护理诊断协会(NANDA)的人类反应型态分类

1.交换

包括营养、排泄、呼吸、循环、体温、组织的完整性等。

2.沟通

主要指服务对象与人沟通交往的能力。

3.关系

指社交活动、角色作用和性生活型态等项目。

4.价值

包括个人的价值观、信念、宗教信仰、人生观及精神状况。

5.选择

包括个人的应对能力、判断能力及寻求健康所表现的行为。

6.移动

包括身体活动能力、休息、睡眠、娱乐及休闲状况,日常生活自理能力等。

7.感知

包括自我概念,感知和意念。

8.知识

包括对健康的认知能力、学习状况及思考过程。

9.感觉

包括个人的舒适、情感和情绪状况。

三、分析资料

(一)检查有无遗漏

将资料进行整理分类之后,应仔细检查有无遗漏,并及时补充,以保证资料的完整性及准确性。

(二)与正常值比较

收集资料的目的在于发现护理对象的健康问题。因此,护理人员应掌握常用的正常值,将所收集到的资料与正常值进行比较,并在此基础上进行综合分析,以发现异常情况。

(三)评估危险因素

有些资料虽然目前还在正常范围,但是由于存在危险因素,若不及时采取预防措施,以后很可能会出现异常,损害服务对象的健康。因此,护理人员应及时收集资料评估这些危险因素。

护理评估通过收集服务对象的健康资料,对资料进行组织、核实和分析,确认服务对象对现存的或潜在的健康问题或生命过程的反应,为做出护理诊断和进一步制定护理计划奠定了基础。

四、资料的记录

(一)原则

书写全面、整洁、简练、流畅,客观资料运用医学术语,避免使用笼统、模糊的词,主观资料尽量引用护理对象的原话。

(二)记录格式

根据资料的分类方法,根据各医院,甚至各病区的特点自行设计,多采用表格式记录。与患者第一次见面收集到的资料记录称入院评估,要求详细、全面,是制订护理计划的依据,一般要求入院后 24 小时内完成。住院期间根据患者病情天数,每天或每班记录,反映患者的动态变化,用以指导护理计划的制定、实施、评价和修订。

第二节 护 理 诊 断

护理诊断是护理程序的第 2 个步骤,是在评估的基础上对所收集的健康资料进行分析,从而确定服务对象的健康问题及引起健康问题的原因。护理诊断是一个人生命过程中的生理、心理、社会文化发展及精神方面健康状况或问题的一个简洁、明确的说明,这些问题都是属于护理职责范围之内,能够用护理的方法解决的问题。

一、护理诊断的概念

1990 年,北美护理诊断协会提出并通过了护理诊断的定义:护理诊断是关于个人、家庭、社区对现存或潜在的健康问题及生命过程反应的一种临床判断,是护理人员为达到预期的结果选择护理措施的基础;这些预期结果应能通过护理职能达到。

二、护理诊断的组成部分

护理诊断有 4 个组成部分:名称、定义、诊断依据和相关因素。

(一)名称

名称(label)是对服务对象健康状况的概括性的描述。应尽量使用 NANDA 认可的护理诊断名称,以有利于护理人员之间的交流和护理教学的规范。常用改变、受损、缺陷、无效或低效等特定描述语。例如,排便异常,便秘,有皮肤完整性受损的危险。

(二)定义

定义是对名称的一种清晰的、正确的表达,并以此与其他诊断相鉴别。一个诊断的成立必须符合其定义特征。有些护理诊断的名称虽然十分相似,但仍可从定义中发现彼此的差异。例如,"压力性尿失禁"的定义是"个人在腹内压增加时立即无意识地排尿的一种状态","反射性尿失禁"的定义是"个体在没有要排泄或膀胱满胀的感觉下可以预见的不自觉地排尿的一种状态"。虽然两者都是尿失禁,但前者的原因是腹内压增高,后者的原因是无法抑制的膀胱收缩。因此,确定诊断时必须认真区别。

(三)诊断依据

诊断依据是作出护理诊断的临床判断标准。诊断依据常常是患者所具有的一组症状和体征,及有关病史,也可以是危险因素。对于潜在的护理诊断,其诊断依据则是原因本身(危险因素)。

诊断依据依其在特定诊断中的重要程度分为主要依据和次要依据。

1.主要依据

主要依据是指形成某一特定诊断所应具有的一组症状和体征及有关病史,是诊断成立的必要条件。

2.次要依据

次要依据是指在形成诊断时,多数情况下会出现的症状、体征及病史,对诊断的形成起支持作用,是诊断成立的辅助条件。

例如,便秘的主要依据是"粪便干硬,每周排大便不到 3 次",次要依据是"肠鸣音减少,自述肛门部有压力和胀满感,排大便时极度费力并感到疼痛,可触到肠内嵌塞粪块,并感觉不能排空"。

(四)相关因素

相关因素是指造成服务对象健康状况改变或引起问题产生的情况。常见的相关因素包括以下几个方面。

1.病理生理方面的因素

指与病理生理改变有关的因素。例如,"体液过多"的相关因素可能是右心衰竭。

2.心理方面的因素

指与服务对象的心理状况有关的因素。例如,"活动无耐力"可能是由疾病后服务对象处于较严重的抑郁状态引起。

3.治疗方面的因素

指与治疗措施有关的因素(用药、手术创伤等)。例如,"语言沟通障碍"的相关因素可能是使用呼吸机时行气管插管。

4.情景方面的因素

指环境、情景等方面的因素(陌生环境、压力刺激等)。例如,"睡眠型态紊乱"可能与住院后环境改变有关。

5.年龄因素

指在生长发育或成熟过程中与年龄有关的因素。如婴儿、青少年、中年、老年各有不同的生理、心理特征。

三、护理诊断与合作性问题及医疗诊断的区别

(一)合作性问题——潜在并发症

在临床护理实践中,护理人员常遇到一些无法完全包含在 NANDA 制定的护理诊断中的问题,而这些问题也确实需要护理人员提供护理措施。因此,1983 年,Lynda Juall Carpenito 提出了合作性问题的概念。她把护理人员需要解决的问题分为两类:一类经护理人员直接采取措施可以解决,属于护理诊断;另一类需要护理人员与其他健康保健人员尤其是医生共同合作解决,属于合作性问题。

合作性问题需要护理人员承担监测职责,及时发现服务对象身体并发症的发生和情况的变化,但并非所有并发症都是合作性问题。有些可通过护理措施预防和处理,属于护理诊断;只有护理人员不能预防和独立处理的并发症才是合作性问题。合作性问题的陈述方式是"潜

在并发症:××××"。如"潜在并发症:脑出血"。

(二)护理诊断与合作性问题及医疗诊断的区别

1.护理诊断与合作性问题的区别

护理诊断是护理人员独立采取措施能够解决的问题;合作性问题需要医生、护理人员共同干预处理,处理决定来自医护双方。对合作性问题,护理措施的重点是监测。

2.护理诊断与医疗诊断的区别

明确护理诊断和医疗诊断的区别对区分护理和医疗两个专业、确定各自的工作范畴和应负的法律责任非常重要。两者主要区别见表2-1。

表 2-1　护理诊断与医疗诊断的区别

项目	护理诊断	医疗诊断
临床判断的对象	对个体、家庭、社会的健康问题/生命过程反应的一种临床判断	对个体病理生理变化的一种临床判断
描述的内容	描述的是个体健康问题的反应	描述的是一种疾病
决策者	护理人员	医疗人员
职责范围	在护理职责范围内进行	在医疗职责范围内进行
适应范围	适用于个体、家庭、社会的健康问题	适用于个体的疾病
数量	往往有多个	一般情况下只有一个
是否变化	随病情的变化而变化	一旦确诊则不会改变

四、护理诊断的分类方法及标准

(一)按照护理诊断或健康所处的状态来分类

可分为现存的、潜在的、健康的和综合的几种类型。

1.现存的护理诊断

现存的护理诊断是指服务对象评估时正感到的不适或存在的反应。书写时,通常将"现存的"省略。例如,"清理呼吸道无效""焦虑"即为现存的护理诊断。

2.潜在的护理诊断

潜在的护理诊断是指服务对象目前尚未发生问题,但因为有危险因素存在,若不进行预防处理就一定会发生的问题。用"有……的危险"进行描述,如"有感染的危险"即为潜在的护理诊断。

3.健康的护理诊断

健康的护理诊断描述的是个人、家庭或社区人群具有的能进一步提高健康水平的临床判断。例如,"母乳喂养有效"。

4.综合的护理诊断

综合的护理诊断是指一组由某种特定的情境或事件所引起的现存的或潜在的护理诊断。

5.可能的护理诊断

可能的护理诊断是指已有资料支持这一诊断的提出,但是目前能明确该诊断的资料尚不充分,需要进一步收集资料以确认或排除该护理诊断。

(二)护理诊断的标准

目前,我国普遍使用的是北美护理诊断协会(NANDA)的分类体系。包括人类反应型态分类体系和功能性健康型态分类体系。

1.人类反应型态分类体系

护理诊断的人类反应型态分类体系:交换、沟通、关系、价值、选择、活动、感知、认知、感觉。

(1)交换。①营养失调,高于机体需要量;②营养失调,低于机体需要量;③营养失调,潜在高于机体需要量;④有感染的危险;⑤有体温改变的危险;⑥体温过低;⑦体温过高;⑧体温调节无效;⑨反射失调;⑩便秘;⑪感知性便秘;⑫结肠性便秘;⑬腹泻;⑭大便失禁;⑮排尿异常;⑯压迫性尿失禁;⑰反射性尿失禁;⑱急迫性尿失禁;⑲功能性尿失禁;⑳完全性尿失禁;㉑尿潴留;㉒组织灌注量改变(肾、脑、心肺、胃肠、周围血管);㉓体液过多;㉔体液不足;㉕体液不足的危险;㉖心输出量减少;㉗气体交换受损;㉘清理呼吸道无效;㉙低效性呼吸型态;㉚不能维持自主呼吸;㉛呼吸机依赖;㉜有受伤的危险;㉝有窒息的危险;㉞有外伤的危险;㉟有误吸的危险;㊱自我防护能力改变;㊲组织完整性受损;㊳口腔黏膜改变;㊴皮肤完整性受损;㊵有皮肤完整性受损的危险;㊶调节颅内压能力下降;㊷精力困扰。

(2)沟通:语言沟通障碍。

(3)关系。①社会障碍;②社交孤立;③有孤立的危险;④角色紊乱;⑤父母不称职;⑥有父母不称职的危险;⑦有父母亲子依恋改变的危险;⑧性功能障碍;⑨家庭作用改变;⑩照顾者角色障碍;⑪有照顾者角色障碍的危险;⑫家庭作用改变;⑬父母角色冲突;⑭性生活型态改变。

(4)价值。①精神困扰;②增进精神健康,潜能性。

(5)选择。①个人应对无效;②调节障碍;③防卫性应对;④防卫性否认;⑤家庭应对无效,失去能力;⑥家庭应对无效,妥协性;⑦家庭应对,潜能性;⑧社区应对,潜能性;⑨社区应对无效;⑩遵守治疗方案无效(个人的);⑪不合作(特定的);⑫遵守治疗方案无效(家庭的);⑬遵守治疗方案无效(社区的);⑭遵守治疗方案有效(个人的);⑮抉择冲突(特定的);⑯寻求健康行为(特定的)。

(6)活动。①躯体移动障碍;②有周围血管神经功能障碍的危险;③有围手术期外伤的危险;④活动无耐力;⑤疲乏;⑥有活动无耐力的危险;⑦睡眠状态紊乱;⑧娱乐活动缺乏;⑨持家能力障碍;⑩保持健康的能力改变;⑪进食自理缺陷;⑫吞咽障碍;⑬母乳喂养无效;⑭母乳喂养中断;⑮母乳喂养有效;⑯婴儿吸吮方式无效;⑰沐浴/卫生自理缺陷;⑱穿戴/修饰自理障碍;⑲如厕自理缺陷;⑳生长发育改变;㉑环境改变应激综合征;㉒有婴幼儿行为紊乱的危险;㉓婴幼儿行为紊乱;㉔增进婴幼儿行为(潜能性)。

(7)感知。①自我形象紊乱;②自尊紊乱;③长期自我贬低;④情境性自我贬低;⑤自我认同紊乱;⑥感知改变(特定的)(视、听、运动、味、触、嗅);⑦单侧感觉丧失;⑧绝望;⑨无能为力。

(8)认知。①知识缺乏(特定的);②定向力障碍;③突发性意识模糊;④渐进性意识模糊;⑤思维过程改变;⑥记忆力障碍。

(9)感觉。①疼痛;②慢性疼痛;③功能障碍性悲哀;④预感性悲哀;⑤有暴力行为的危险,对自己或他人;⑥有自伤的危险;⑦创伤后反应;⑧强奸创伤综合征;⑨强奸创伤综合征,复合性反应;⑩强奸创伤综合征,沉默性反应;⑪焦虑;⑫恐惧。

2.功能性健康型态分类体系

(1)健康感知-健康管理型态：①生长发育异常；②有生长异常的危险；③健康维护能力异常；④外科手术后恢复延迟；⑤寻求健康行为；⑥个人执行治疗计划无效；⑦社区执行治疗计划不当/无效；⑧家庭执行治疗计划不当/无效；⑨不合作；⑩有遭受损伤的危险；⑪有窒息的危险；⑫有中毒的危险；⑬有外伤的危险；⑭有围手术期体位性损伤的危险。

(2)营养-代谢型态：①有体温改变的危险；②体温过低；③体温过高；④体温调节无效；⑤体液不足；⑥体液过多；⑦有体液不平衡的倾向；⑧有感染的危险；⑨有感染他人的危险；⑩乳胶过敏反应；⑪有乳胶过敏反应的危险；⑫营养改变,低于机体需要量；⑬母乳喂养有效；⑭母乳喂养无效/不当；⑮母乳喂养中断；⑯出牙异常；⑰婴儿喂养不当/无效；⑱吞咽困难；⑲营养改变,高于机体需要量；⑳营养改变,有高于机体需要量的危险；㉑保护能力改变；㉒口腔黏膜异常；㉓皮肤完整性受损。

(3)排泄型态：①排便异常；②便秘；③有便秘的危险；④感知性便秘；⑤腹泻；⑥排便失禁；⑦排尿型态改变；⑧尿潴留；⑨完全性尿失禁；⑩反射性尿失禁；⑪急迫性尿失禁；⑫有急迫性尿失禁的危险；⑬压力性尿失禁；⑭功能性尿失禁；⑮成熟性遗尿。

(4)活动-运动型态：①活动无耐力；②适应能力下降,颅内的；③心输出量减少；④废用综合征；⑤娱乐活动缺乏；⑥持家能力障碍；⑦婴儿行为紊乱；⑧有婴儿行为紊乱的危险；⑨躯体移动障碍；⑩床上活动障碍；⑪步行活动障碍；⑫借助于轮椅活动障碍；⑬轮椅转移能力障碍；⑭有周围神经血管功能障碍的危险；⑮有呼吸功能异常的危险；⑯功能障碍性脱离呼吸机的危险；⑰清理呼吸道无效；⑱低效性呼吸型态；⑲气体交换受损；⑳不能维持自主呼吸；㉑自理缺陷综合征,特定的(使用器具、进食、沐浴、卫生、穿衣、修饰)；㉒组织灌注量改变(肾、脑、心、肺、胃肠、外周神经)。

(5)睡眠-休息型态：①睡眠型态紊乱；②睡眠剥夺。

(6)认知-感知型态：①不舒适；②疼痛；③急性疼痛；④慢性疼痛；⑤恶心；⑥意识模糊/错乱；⑦急性意识模糊/错乱；⑧慢性意识模糊/错乱；⑨决策冲突；⑩反射失调；⑪有自主反射失调的危险；⑫环境解析障碍综合征；⑬知识缺乏,特定的；⑭有误吸的危险；⑮感知改变(特定的)：(视、听、触、味、嗅、动觉)；⑯思维过程异常；⑰记忆受损；⑱忽略单侧身体。

(7)自我认识-自我概念型态：①焦虑；②对死亡的恐惧；③疲乏；④恐惧；⑤绝望；⑥无能为力感；⑦自我形象紊乱；⑧自我认同紊乱；⑨自尊紊乱；⑩长期自尊低下；⑪情境性自尊低下。

(8)角色-关系型态：①沟通障碍；②语言沟通障碍；③家庭运作改变/异常；④家庭运作异常；⑤悲伤；⑥预期性悲哀；⑦功能障碍性悲伤；⑧经常性悲伤；⑨有孤独的危险；⑩有亲子依附关系异常的危险；⑪父母不称职；⑫亲职角色冲突；⑬角色紊乱；⑭社交障碍；⑮社交孤立。

(9)性-生殖型态：①性功能障碍；②性生活改变。

(10)应对-应激耐受型态：①调节障碍；②照顾者角色困难；③个人应对能力失调；④防卫性应对；⑤否认性应对；⑥否认性应对失调；⑦家庭应对无效,无能性；⑧家庭妥协性应对能力失调；⑨家庭有潜力增强应对能力；⑩社区有潜力增强应对能力；⑪能量场紊乱；⑫创伤后反应；⑬强暴后创伤综合征；⑭有创伤后综合征的危险；⑮迁居压力综合征；⑯有自我伤害的危险；⑰有自虐的危险；⑱有自残的危险；⑲有自杀的危险；⑳有暴力行为的危险。

(11)价值-信念型态:①精神困扰;②有精神困扰的危险。

五、护理诊断的形成

护理诊断是针对护理评估整理的资料进行分析,与标准进行比较、判断,初步提出问题并进行分析,将符合护理诊断定义、属于护理职责范围、能用护理方法解决或缓解的问题列出。形成过程包括3个步骤:①分析资料;②确认健康问题、危险因素和服务对象的需求;③形成护理诊断(见表2-2)。

表2-2 某护理对象护理诊断形成的过程

临床资料	与标准比较、分析、判断	形成护理诊断
体温 40 ℃	高于正常	体温过高
心率 108 次/min	高于正常	
WBC:$15×10^9$/L	高于正常	
皮肤潮红、大汗、咳嗽、口渴、头晕、头痛等	可能感染、发热的表现	
住院 2 天,早餐均未进食,午餐连续喝一碗汤,晚餐进食半碗白米稀饭	不足以供应身体需要的营养	营养摄取低于机体需要量
(男)身高 175 cm,体重 50.2 kg	体重过轻	
走到厕所需靠墙休息数次	可能是活动耐力降低	活动无耐力

六、护理诊断的陈述

戈登主张护理诊断的陈述应包括3个部分:健康问题、症状或体征和原因。

(一)健康问题

健康问题包括服务对象现存的和潜在的健康问题。

(二)症状或体征

症状或体征是指与健康问题有关的症状或体征。临床症状或体征往往提示服务对象有健康问题存在。例如,急性心肌梗死时心前区疼痛是此人健康问题的重要特征。

(三)原因

原因是指影响服务对象健康状况的直接因素、促发因素或危险因素。疾病的原因往往是比较明确的,而健康问题的原因往往因人而异,如失眠,其原因可能有焦虑、饥饿、环境改变、体位不舒适等,而且不同的疾病可能有相同的健康问题。

一个完整的护理诊断通常由三部分构成,即健康问题、原因及症状或体征,又称 PES 公式。例如"营养失调:高于机体需要量(P)""肥胖(S):与进食过多有关(E)""排便异常(P):便秘(S),与生活方式改变有关(E)"。但目前临床上趋向于将护理诊断简化为两部分,即 P+E 或 S+E。例如"皮肤完整性受损(P):与局部组织长期受压有关(E)""便秘(S),与生活方式改变有关(E)"。

无论三部分陈述还是两部分陈述,原因的陈述不可或缺,只有明确原因才能为制定护理计划指明方向,而且原因的陈述常用"与……有关"来连接,准确表述健康问题与原因之间的关系,有助于护理人员确定该诊断是否成立。

七、陈述护理诊断的注意事项

(一)名称清楚

护理诊断所列名称应明确、简单易懂。

(二)护理诊断并非医疗诊断

应是护理措施能够解决的问题。

(三)勿将医学诊断当作导致问题的相关因素

如"潜在性皮肤受损:与糖尿病有关"。

(四)勿将护理对象的症状或体征当作问题

如"尿少:与水的摄入不足有关"。

(五)勿将护理诊断的问题与相关因素相混淆

如"糖尿病知识不足:与缺乏糖尿病知识有关"。

(六)全面诊断

列出的护理诊断应贯彻整体的观点,做全面的诊断。故一个患者可有多个护理诊断,并随病情发展而变化。

(七)避免做出带有价值判断的护理诊断

如"卫生不良:与懒惰有关""社交障碍:与缺乏道德有关"。

(八)避免使用可能引起法律纠纷的语句

如"有受伤的危险:与护理人员未加床档有关"。

护理诊断对服务对象的健康状况进行了准确的描述,界定了护理工作的范畴,指出了护理的方向,为护理计划的制订提供了依据。

第三节 护 理 计 划

制定护理计划是护理程序的第 3 个步骤,是制定护理对策的过程。护理计划是护理人员在评估及诊断的基础上,对患者的健康问题、护理目标及护理人员所要采取的护理措施的一种书面说明。通过护理计划,可以使护理活动有组织、有系统地满足患者的具体需要。

一、护理计划的种类

护理计划从与服务对象刚接触开始,直到因服务对象离开医疗机构终止护患关系而结束。计划的类型可分为入院护理计划、住院护理计划和出院护理计划。

(一)入院护理计划

入院护理计划指护理人员经入院评估后制订的综合护理计划。评估资料不仅来源于书面数据,而且来源于服务对象的身体语言和直觉信息。由于住院期有逐渐缩短的趋势,因此计划应在入院评估后尽早开始,并根据情况及时修改。

(二)住院护理计划

护理人员根据获取的新评估资料和服务对象对护理的反应,制订较入院计划更为个体化的住院护理计划。住院护理计划也可在护理人员接班后制订,主要确定本班为服务对象所提供的护理项目。根据住院评估资料,护理人员每天制订护理计划,以达到以下目的:①确定服务对象的健康状况是否发生改变。②排列本班护理活动的优先顺序。③决定本班需要解决的核心问题。④协调护理活动,通过一次护理活动解决服务对象多个问题。

(三)出院护理计划

随着平均住院期的缩短,患者出院后仍然需要护理。因此,出院护理计划是总体护理计划的重要组成部分。有效出院护理计划的制订从第一次与服务对象接触开始,由护理人员以全面而及时地满足服务对象需要的信息为基础,根据服务对象住院和出院时的评估资料,推测如何满足服务对象出院后的需要而制订。

二、护理计划的过程

护理计划包括4个方面的内容:①排列护理诊断的顺序;②制定预期目标;③制定护理措施;④书写护理计划。

(一)排列护理诊断的顺序

由于护理诊断往往不只是一个,因此,在拟定计划时首先应明确处理护理诊断提出问题的先后次序。一般对护理诊断的排序按首优、中优、次优进行排列,分出轻重缓急,先解决主要问题或以主要问题为重点,再依次解决所有问题,做到有条不紊。

1.首优问题

涉及的问题是直接威胁生命,需要立即采取行动予以解决的问题。如心输出量减少、气体交换受损、清理呼吸道无效、不能维持自主呼吸、严重体液不足、组织灌流量改变等问题。

2.中优问题

涉及的问题不直接威胁生命,但对护理对象的身心造成痛苦并严重影响健康的问题。如急性疼痛、组织或皮肤完整性受损、体温过高、睡眠型态紊乱、有受伤的危险、有感染的危险、焦虑、恐惧等。

3.次优问题

涉及的问题需要护理人员的少量支持就可以解决或可以考虑暂时放后面的问题,虽然不如生理需要和安全需要问题迫切,但并非不重要,同样需要护理人员给予帮助,使问题得到解决,以便对象达到最佳健康状态。如社交孤立、家庭作用改变、角色冲突、精神困扰等。

首优、中优、次优的顺序在护理的过程中不是固定不变的,随着病情的变化,威胁生命的问题得以解决,生理需要获得一定程度的满足后,中优或次优的问题可以上升为"首优问题"。

(二)排列护理诊断顺序应遵循的原则

1.结合护理理论模式

常用的有马斯洛的人类基本需要层次论。先考虑满足基本生活的需要,再考虑高水平的需要。即将对生理功能平衡状态威胁最大的问题排在最前面。如对氧气的需要优先于对水的需要,对水的需要优先于对食物的需要。

2.紧急情况

危及生命的问题始终摆在护理行动的首位。

3.与治疗计划相一致

要考虑不与医疗措施相抵触。

4.取得护理对象的信任与合作

注重服务对象的个人需求,尊重护理对象的意愿,共同讨论达成一致,即服务对象认为最为迫切的问题,如果与治疗、护理原则无冲突,可考虑优先解决。

5.尊重服务对象的健康价值观和信仰

根据服务对象的健康价值观和信仰排列护理诊断顺序。

6.考虑设备资源及所需的时间

一定要考虑在现有的条件下能否实施,否则计划形同虚设,措施无法实施,问题也就得不到解决。

7.潜在的问题要全面评估

一般认为现存问题应优先解决,潜在的和需协同处理的问题并非首优问题,但有时后者比前者更重要。护理人员应根据理论知识和临床经验对潜在的问题全面评估。例如,大面积烧伤处于休克期时,有体液不足的危险,如果不及时预防,就会危及服务对象生命,应列为首优问题。

(三)制定预期目标

预期目标也称预期结果,是期望的护理结果。指在护理措施实施之后,期望能够达到的健康状态或行为的改变,其目的是为制定的护理措施提供方向及为护理效果评价提供标准。

1.分类

根据实现目标所需的时间分为短期目标和长期目标。

(1)短期目标:是指在较短的时间内(几天、几小时)能够达到的目标,适合于住院时间较短、病情变化快者。例如,"3 天后,服务对象下床行走 50 m""用药 2 小时后服务对象自述疼痛消失"等都是短期目标。

(2)长期目标:是指需要相对较长时间(数周、数月)才能够达到的目标。可以分为两类。

一类是需要护理人员针对一个长期存在的问题采取连续性行动才能达到的长期目标。例如,一个长期卧床的服务对象需要护理人员在整个卧床期间给予精心的皮肤护理以预防发生压疮,长期目标则可以描述为"卧床期间皮肤完整无破损"。

另一类是需要一系列短期目标的实现才能达到的长期目标。例如,"半年内体重减轻12 kg",最好通过一系列短期目标来实现,可以定为"每周体重减轻 0.5 kg"。短期目标的实现使人看到进步,增强实现长期目标的信心。

2.陈述

目标的陈述方式:主语＋谓语＋行为标准＋条件状语。

(1)主语:是指服务对象或服务对象的一部分或与服务对象有关的因素。如护理对象的血压、脉搏、体重等。主语为护理对象本人时可以省略。

(2)谓语:是指主语将要完成且能被观察到的行为,用行为动词陈述。如说明、解释、走、喝等。

(3)行为标准:是指主语完成该行为将要达到的程度。如时间、距离、速度、次数、重量、计量单位(个、件等)、容量等。

(4)条件状语:是指服务对象完成该行为所必须具备的条件状况,即在什么样的条件下达到目标,并非所有目标陈述都包括此项。如在护理人员的帮助下、在学习后、在凭借扶手后等。

3.制定预期目标的注意事项

(1)目标应以服务对象为中心:目标陈述的是服务对象的行为,而非护理活动本身。目标应说明服务对象将要做什么、怎么做、什么时候做、做到什么程度,而不是描述护理人员的行为或护理人员采取的护理措施。

(2)目标应切实可行:既应在护理对象的能力范围之内,又要能激发服务对象的能动性,且与医疗条件相匹配。

(3)目标应有明确的针对性:一个预期目标只能针对一个护理诊断,一个护理诊断可有多个预期目标。

(4)目标应具体:预期目标应是可观察、可测量的,避免使用含糊不清、不明确的词,如活动适量、饮酒量减少等,不易被观察和测量,难以进行评价。

(5)目标应有时间限制:预期目标应注明具体时间。如 3 天后,2 小时内、出院时等,为确定何时评价提供依据。

(6)目标必须有据可依:护理人员应根据医学、护理知识、个人临床经验及服务对象的实际情况制定目标,以保证目标的可行性。

(7)关于潜在并发症的目标:潜在并发症是合作性问题,仅通过护理往往无法阻止,而护理人员只能监测并发症的发生与发展。因此,潜在并发症的目标可这样书写:并发症被及时发现并得到及时处理。

(四)制定护理措施

护理措施是指有助于实现预期目标的护理活动及其具体实施方法。护理措施的制定必须围绕已明确的护理诊断和拟定的护理目标,针对护理诊断提出的原因,结合服务对象的具体情况,运用护理知识和经验做出决策。

1.护理措施的分类

(1)独立性护理措施:是指护理人员运用护理知识和技能可独立完成的护理活动,即护嘱。

(2)合作性护理措施:是指护理人员与其他医务人员共同合作完成的护理活动。例如,与营养师一起制订符合服务对象病情的饮食计划。

(3)依赖性护理措施:是指护理人员执行医嘱的护理活动。例如,给药。然而护理人员不是盲目地执行医嘱,应能够判别医嘱的正确与否。

2.制定护理措施的原则

(1)护理措施必须具有一定的理论依据,应保证护理对象安全。

(2)护理措施针对护理诊断提出的原因而制定,其目的是达到预期的护理目标。

(3)应用现有资源,护理措施切实可行、因人而异,与个体情况相适应,与护理对象的价值观和信仰不相违背。

(4)与其他医务人员的处理方法不冲突,相辅相成。

(5)护理措施的描述应准确、明了。一项完整的护理措施应包括日期、具体做什么、怎样做、执行时间和签名。

(6)鼓励服务对象参与制定护理措施,保证护理措施的最佳效果。

(五)护理计划的书写

护理计划的书写就是将已明确的护理诊断、目标、措施书写成文,以便指导和评价护理活动。各个医疗机构护理计划的书写格式不尽相同,一般都有护理诊断、预期目标、护理措施和评价等 4 个栏目。

书写时注意应用标准医学术语。护理活动的合作者、出院和家庭护理的内容、制订日期和责任护士都要书写完整。

标准护理计划的出现,简化了护理计划的书写工作。标准护理计划是根据临床经验,推测出在一个特定的护理诊断或健康状态下,服务对象所具有的共同的护理需要,根据需要预先印刷好的护理计划表格。护理人员只需在一系列护理诊断中勾画出与服务对象有关的护理诊断,按标准计划去执行。对于标准护理计划上没有列出,而服务对象却具备的护理诊断,须按护理计划格式填写附加护理计划单,补充服务对象特殊的护理诊断、预期目标、护理措施和评价。

随着计算机在病历管理中的应用,护理计划也逐渐趋向计算机化。标准护理计划被输入存储器后,护理人员可以随时调阅标准护理计划或符合服务对象实际情况的护理计划。制订某服务对象具体的护理计划,步骤如下:①将护理评估资料输入计算机,计算机将会显示相应的护理诊断。②选定护理诊断后,计算机即可显示与护理诊断相对应的原因、预期目标。③在出现预期目标后,计算机即提示可行的护理措施。④选择护理措施,制订出一份个体化的护理计划。⑤打印护理计划。

护理计划明确了服务对象健康问题的轻重缓急及护理工作的重点,确定了护理工作的目标,制定了实现预期目标的护理措施,为护理人员解决服务对象健康问题、满足服务对象健康需要的护理活动提供了行动指南。

第四节 护理实施

护理实施是护理程序的第 4 个步骤,是将护理计划付诸实施的过程。通过实施,可以解决护理问题,并可以验证护理措施是否切实可行。其工作内容包括实施措施、写出记录、继续收集资料。这一步不仅要求护理人员具备丰富的专业知识,还要具备熟练的操作技能和良好的人际沟通能力,才能保证患者得到高质量的护理。

一、实施的过程

(一)实施前思考

要求护理人员在护理实施前思考以下问题。

1.做什么

回顾已制订好的护理计划,保证计划内容是合适的、科学的、安全的、符合患者目前情况的。然后,组织所要实施的护理措施。这样一次接触患者时可以根据计划有顺序地执行数个护理措施。

2.谁去做

确定哪些护理措施是护理人员自己做,哪些是由辅助护理人员执行,哪些是由其他医务人员共同完成,需要多少人。一旦护理人员为患者制订好了护理计划,计划可由下列几种人员完成。①护理人员本人:由制订护理计划的护理人员将计划付诸行动。②其他医务人员:包括其他护理人员、医生和营养师。③患者及其家属:有些护理措施,需要患者及其家属参与或直接完成。

3.怎么做

明确实施时将采取哪些技术和技巧,并预演技术操作、仪器操作的过程。如果需要进行沟通交流,则应考虑在沟通中可能遇到的问题、可以使用的沟通技巧。

4.何时做

根据患者的具体情况、健康状态,选择执行护理措施的时间。

(二)实施过程

1.落实

将所计划的护理活动加以组织,落实任务。

2.执行

执行医嘱,保持医疗和护理有机结合。

3.解答

解答服务对象及家属咨询的问题。

4.评价

及时评价实施的质量、效果,观察病情,处理突发急症。

5.收集资料

继续收集资料,及时、准确地完成护理记录,不断补充和修正护理计划。

6.协作

与其他医务人员保持良好关系,做好交班工作。

二、实施护理计划的常用方法

(一)提供专业护理

护理人员运用各种相应的护理技巧来执行护理计划,直接给护理对象提供护理服务。

(二)管理

将护理计划按先后进行排序、安排,并委托其他护理人员等执行护理措施,使护理活动能够最大限度地发挥护理人员的作用,使患者最大程度地受益。

(三)健康教育

对患者及其家属进行疾病的预防、治疗、护理等方面的知识教育。

(四)咨询指导

提供有助于患者健康的信息,指导患者进行自我护理或家属、辅助护理人员对患者护理。

(五)记录

记录护理计划的执行情况。

（六）报告

及时向医生报告患者出现的身心反应、病情的进展情况。

三、护理实施的记录

护理记录是护理实施阶段的重要内容，是交流护理活动的重要形式。做好护理记录可以保存重要资料，为下一步治疗护理提供可靠依据。护理记录要求及时、准确、可靠地反映患者的健康问题及其进展状况，描述确切客观、简明扼要、重点突出，体现动态性和连续性。

（一）护理记录的内容

护理记录的主要内容包括：实施护理措施后服务对象、家属的反应及护理人员观察到的效果，服务对象出现的新的健康问题与病情变化，所采取的临时性治疗、护理措施，服务对象的身心需要及其满足情况，各种症状、体征，器官功能的评价，服务对象的心理状态等。

（二）护理记录的方法

护理文件记录与护理程序的实施同样重要。护理管理者提倡在临床实践中使用具体而统一的护理实践及程序表格，护理人员只需记录护理中所遇到的特殊问题。然而，这种方法有一定的法律争议，认为如果在表格中没有相应的记录，就证明护理人员没有做相应的工作。因此，医院及其他的健康机构要求护理人员认真、详细、完整地记录护理过程。

临床护理记录的方式很多，目前在以患者为中心的整体护理实践中，多采用 PIO 护理记录格式，这是一种简明而又能体现护理程序的记录法。

P(problem，问题)：指护理诊断或护理问题。I(intervention，措施)：是针对患者的问题进行的护理活动。O(outcome，结果)：护理措施完成后的结果。

在护理实践中，护理人员需准确及时记录护理程序的实施过程，我国护理界也根据有关法律规定及护理专业组织的具体要求建立相应的记录标准。在执行护理措施的过程中，需要随时观察，继续收集资料，评估服务对象的变化，以便根据服务对象的动态变化修改护理计划。

护理实施是落实护理计划的实际行动。计划实施以后服务对象的健康状况是否达到了预期结果，下一步的护理活动应如何进行，还需要通过护理评价来完成。

第三章　急诊科护理

第一节　创　伤

创伤是指外界各类致伤因素对人体组织、器官造成的解剖结构破坏和生理功能紊乱。按致伤因素大致分为机械性创伤、物理性创伤、化学性创伤和生物性创伤几类。2种以上致伤因素对同一个体造成的伤害,称为复合性创伤。外科手术也是一种特殊性损伤。

一、病因与发病机制

创伤后病理变化有局部与全身两方面。局部病理变化主要是创伤炎症、细胞增生和组织修复过程。创伤后的全身反应是机体各系统、器官对创伤的防御、代偿、应激反应导致局部病理变化和全身反应。

二、临床表现

(一)全身表现

1.体温升高

常为损伤后血液、渗出液及组织分离产物吸收所致,体温约 38 ℃。若有脑外伤可致中枢性高热,并发严重感染体温也可明显升高。

2.生命体征变化

创伤后在炎症介质的作用下表现出疼痛、精神紧张、血容量减少等,并可引起脉搏和心率增加、血压稍高或下降、呼吸加深加快等变化。另外,可有口渴、尿少、神志淡漠或烦躁、疲倦。妇女可出现月经异常。

3.合并感染

创伤后常合并有化脓性感染。

4.严重并发症

重度创伤并发感染(或)休克后,可诱发全身炎症反应综合征(SIRS)和多器官功能不全综合征(MODS)。或有单一器官严重损害,如急性肾衰竭、成人呼吸窘迫综合征等严重并发症。

(二)局部表现

1.疼痛

与受伤部位的神经分布、创伤程度和范围、炎症反应强弱有关。创伤部位制动后疼痛可以减轻,一般伤后 2～3 天可以缓解,若持续加重,可能已并发感染。严重创伤后并休克患者常无疼痛主诉,应予注意。

2.肿胀

为伤后出血或炎症渗出所致。组织疏松和部位表浅者,肿胀较明显。并可伴有局部发红、触痛或有波动感(血肿所致)。

3.功能障碍

因疼痛限制运动和组织结构破坏可发生功能障碍。

4.组织损伤

开放性损伤可有伤口和创口,闭合性损伤则有特殊表现。

三、处理原则

(一)全身治疗

抢救严重创伤危重患者时有针对性地给器官功能以支持:维持组织器官灌注,减少手术创伤,防治感染和予以适当的营养支持。

(二)局部治疗

轻的闭合性损伤,如无内脏合并伤,多不需特殊处理,可自行恢复。对开放伤形成的污染伤口,必须尽早施行清创术,以使污染伤口变为清洁伤口,争取实现一期愈合。反之,如伤口已有明显感染现象,则应积极控制感染,加强换药,促其尽早二期愈合。

四、护理

(一)护理目标

(1)水、电解质、酸碱平衡得以维持,代谢稳定。

(2)疼痛控制,精神放松,患者可以安静休息。

(3)伤处制动,伤口得以妥善处理。

(4)感染得到防治,体温恢复正常。

(5)患者全身营养得以改善。

(6)患者情绪稳定,配合治疗。

(二)护理措施

1.一般创伤护理

(1)包扎伤口:颅脑、胸部、腹部等处的伤口应用无菌敷料或干净布料包扎,应注意加压包扎软化的胸壁、保护脱出的腹内脏器等。肢体出血应用加压包扎法止血。止血带只能作为最后手段使用,并应记录时间,每小时开放一次。

(2)有效固定:肢体骨折或脱位可用夹板(或代用品),或用健肢(或躯体)以中立位固定。固定后,应测试远端脉搏,若血运不良应予调整并记录。疑有颈椎骨折者,须用颈托固定。严重污染的开放性骨折,可保持在受伤位置包扎固定。妥善、及时的固定能减轻疼痛,避免加重创伤和出血,宜于转送。适当的体位和制动:一般应平卧,体位变化宜缓慢,防止体位性低血压。采取的体位应利于呼吸和静脉回流。伤处应用夹板、支架或石膏制动。

(3)预防感染:选用抗生素;开放性创伤应予破伤风预防注射。

(4)禁饮食者:若有胃潴留或疑有急性胃扩张,应置鼻胃管减压。

(5)维持体液平衡和营养:根据病情和血生化随时调整输液;严重创伤只要肠道有功能,尽量经肠内营养维持组织、器官的基本功能,且不宜过量。

(6)镇静止痛:观察期应慎用。已确诊或准备急症手术者可在监视下给麻醉止痛剂。多发性创伤和循环功能不稳定时,一般不给止痛剂,特别是高危患者。

2.闭合性创伤护理

（1）一般软组织挫伤：早期冷敷，24小时后可热敷或理疗，局部可用消炎止痛剂外敷。

（2）闭合性骨折、脱位：麻醉下手法复位并外固定，或施行手术。

（3）胸腹腔闭合性创伤：大多需施行急症手术，以止血、切除或修复脏器并施行引流。

（4）颅脑伤、头面伤等应行相应治疗。

3.开放性创伤护理

应在麻醉下施行清创术。多发性创伤需手术处理的次序通常是胸部、腹部、头颈部、泌尿生殖道、骨折及软组织。

4.心理护理

给伤员、家属以精神和心理支持十分重要。对可能需立即手术或预测会发生死亡的伤员，应给家属精神支持的机会。伤员入手术室或 ICU 监护前，应陪同伤员并提供完整的书面记录（包括与家属谈话的情况和他们所了解的有关资料）。若有必要，代为保管伤员的衣服和贵重物品，且存单上要有2人以上的签名。可能与违法犯罪有关的物品应妥善保存并记录。

（三）健康教育

（1）心理指导。在患者入院后应热情接待，帮助患者及家属了解医院的环境、人员、制度，介绍病情和治疗方案。使患者尽快适应医院生活，有安全感或信任感。创伤均属急诊病例，应简单明了地介绍手术及治疗程序、方法及注意事项，恰如其分地解答患者或家属的问题，以消除他们的焦虑和恐惧。减少创伤后耐受能力下降的危险，以配合治疗。分阶段进行创伤治疗的健康教育，使患者了解病因、发展及治疗措施，知晓手术前后的注意事项及预防知识，提高心理承受能力，增强机体的耐受能力，促进创伤康复。

（2）术前禁食、禁水，术后根据病情需要逐步改变饮食结构，以利康复。

（3）非急诊手术患者术前教会深呼吸运动、咳嗽运动、翻身运动、肢体运动、防止术后并发症。

（4）介绍术后各种引流管的放置位置、如何保护防止滑脱、及时更换及其他注意事项。

（5）介绍减轻伤口疼痛及促进伤口愈合的方法。

（6）出院指导。加强伤病器官的功能锻炼，鼓励患者积极参与家庭和社会团体的活动。尤其是创伤后伤残患者更应具体指导，使其消除自卑感，以健康心态投入正常生活。必要时定期家庭随访，制订具体计划和档案。

第二节　昏　迷

昏迷是一种严重的意识障碍，随意运动丧失，对体内外（如语言、声音、光、疼痛等）一切刺激均无反应并出现病理反射活动的一种临床表现。在临床上，可由多种原因引起，并且是病情危重的表现之一。因此，如遇到昏迷的患者，应及时判断其原因，选择正确的措施，争分夺秒地抢救，以挽救患者生命。

昏迷的原因分为颅内、颅外因素：①颅内因素有中枢神经系统炎症（脑膜炎、脑脓肿、脑炎等),脑血管意外(脑出血、脑梗死、蛛网膜下腔出血),占位性病变(脑肿瘤、颅内血肿),脑外伤、癫痫。②颅外病因包括严重感染(败血症、伤寒、中毒性肺炎等),心血管疾病(休克、高血压脑病、阿-斯综合征等),内分泌与代谢性疾病(糖尿病酮症酸中毒、低血糖、高渗性昏迷、肝昏迷、尿毒症等),药物及化学物品中毒(有机磷农药、一氧化碳、安定、麻醉剂、乙醚等),物理因素(中暑、触电)。

一、昏迷的临床表现

昏迷是病情危重的标志,病因不同其临床表现也各异。

(1)伴有抽搐者,见于癫痫、高血压脑病、脑水肿、尿毒症、脑缺氧、脑缺血等。

(2)伴有颅内压增高者,见于脑水肿、脑炎、脑肿瘤、蛛网膜下腔出血等。

(3)伴有高血压者见于高血压脑病、脑卒中、嗜铬细胞瘤危象。

(4)伴有浅弱呼吸者见于肺功能不全、药物中毒、中枢神经损害。

(5)患者呼出气体的气味对诊断很有帮助,如尿毒症患者呼出气体有氨气味,酮症酸中毒有烂苹果味,肝昏迷有肝臭味,乙醇中毒者有乙醇味,DDV 中毒有 DDV 味。

二、护理评估

(一)健康史

应向患者的家属或有关人员详细询问患者以往有无癫痫发作、高血压病、糖尿病,以及严重的心、肝、肾和肺部等疾病。了解患者发作现场情况,发病之前有无外伤或其他意外事故(如服用毒物、高热环境下长期工作、接触剧毒化学药物和煤气中毒等),最近患者的精神状态和与周围人的关系。

(二)身体状况

1.主要表现

应向患者家属或有关人员详细询问患者的发病过程、起病时有无诱因、发病的急缓、持续的时间、演变经过,昏迷是首发症状还是由其他疾病缓慢发展而来的,昏迷前有无其他表现(指原发病的表现:有无剧烈头痛、喷射样呕吐;有无心前区疼痛;有无剧烈的咳嗽、咳粉红色痰液、严重的呼吸困难、发绀;有无烦躁不安、胡言乱语;有无全身抽搐;有无烦渴、多尿、烦躁、呼吸深大、呼气呈烂苹果味等),以往有无类似发作史,昏迷后有无其他的表现。

2.体格检查

(1)观察检查生命体征。①体温:高热提示有感染性或炎症性疾患。过高可能为中暑或中枢性高热(脑干或下丘脑损害)。过低提示为休克、甲状腺功能低下、低血糖、冻伤或安定过量。②脉搏:不齐可能为心脏病。微弱无力提示休克或内出血等。过速可能为休克、心力衰竭、高热或甲亢危象。过缓可能为房室传导阻滞或阿-斯综合征。缓慢而有力提示颅内压增高。③呼吸:深而慢的规律性呼吸常见于糖尿病酸中毒,称为 Kussmual 呼吸;浅而快速的规律性呼吸见于休克、心肺疾患或安定中毒引起的呼吸衰竭;脑的不同部位损害可出现特殊的呼吸类型,如潮式呼吸提示大脑半球广泛损害,中枢性过度呼吸提示病变位于中脑被盖部,长吸式呼吸为桥脑上部损害所致,丛集式呼吸系脑桥下部病变所致,失调式呼吸是延髓特别是其下部损害的特征性表现。④血压:过高提示颅内压增高、高血压脑病或脑出血。过低可能为脱水、休克、心肌梗死、安定中毒、深昏迷状态等。

昏迷时不同水平脑组织受损的表现见表3-1。

表 3-1　昏迷时不同水平脑组织受损的表现

脑受损部位	意识	呼吸	瞳孔	眼球运动	运动功能
大脑	嗜睡、昏睡、昏迷、去皮质状态	潮式呼吸	正常	游动、向病灶侧凝视	偏瘫、去皮质强直
间脑	昏睡、昏迷、无动性缄默	潮式呼吸	小	游动、向病灶侧凝视	偏瘫、去皮质强直
中脑	昏睡、昏迷、无动性缄默	过度换气	大、光反应消失	向上或向下偏斜	交叉偏侧感觉丧失、去大脑强直
脑桥	昏睡、昏迷、无动性缄默	长吸气性、喘息性	小如针尖样	浮动、向病灶对侧凝视	交叉偏、去大脑强直较轻
延髓	昏睡、昏迷、无动性缄默	失调性、丛集性呼吸	小或大	眼-脑反射消失	交叉性瘫痪呈迟缓状态

(2)神经系统检查。①瞳孔:正常瞳孔直径为 2.5~4 mm,小于 2 mm 为瞳孔缩小,大于 5 mm 为瞳孔散大。双侧瞳孔缩小见于吗啡中毒、有机磷杀虫药中毒、巴比妥类药物中毒、中枢神经系统病变等,如瞳孔针尖样缩小(小于 1 mm)常为桥脑病变的特征,1.5~2.0 mm 常为丘脑或其下部病变。双侧瞳孔散大见于阿托品、山莨菪碱、多巴胺等药物中毒,中枢神经病变见于中脑功能受损;双侧瞳孔散大且对光反射消失表示病情危重。两侧瞳孔大小若相差 0.5 mm 以上,常见于小脑天幕病及 Horner 征。②肢体瘫痪:可通过自发活动的减少及病理征的出现来判断昏迷患者的瘫痪肢体。昏迷程度深的患者可重压其眶上缘,疼痛可刺激健侧上肢出现防御反应,患侧则无;可观察患者面部疼痛的表情判断有无面瘫;也可将患者双上肢同时托举后突然放开任其坠落,瘫痪侧上肢坠落较快,即坠落试验阳性;偏瘫侧下肢常呈外旋位,且足底的疼痛刺激下肢回缩反应差或消失,病理征可为阳性。③脑膜刺激征:伴有发热者常提示中枢神经系统感染;不伴发热者多为蛛网膜下腔出血。如有颈项强直应考虑有无中枢神经系统感染、颅内血肿或其他造成颅内压升高的原因。④神经反射:昏迷患者若没有局限性的脑部病变,各种生理反射均呈对称性减弱或消失,但深反射也可亢进。昏迷伴有偏瘫时,急性期患侧肢体的深、浅反射减退。单侧病理反射阳性,常提示对侧脑组织存在局灶性病变,如果同时出现双侧的病理反射阳性,表明存在弥漫性颅内损害或脑干病变。⑤姿势反射:观察昏迷患者全身的姿势也很重要。临床上常见两种类型。一种为去大脑强直,表现为肘、腕关节伸直,上臂内旋和下肢处于伸展内旋位。提示两大脑半球受损且中脑及间脑末端受损。另一种为去皮质强直,表现为肘、腕处于弯曲位,前臂外翻和下肢呈伸展内旋位。提示中脑以上大脑半球受到严重损害。这两种姿势反射,可为全身性,亦可为一侧性。

(3)检查患者有无原发病的体征:有无大小便失禁,呼气有无特殊气味,皮肤颜色有无异常,肢端是否厥冷,肺部听诊有无湿啰音,听诊心脏的心音有无低钝,有无心脏杂音,腹肌有无紧张,四肢肌肉有无松弛,四肢肌力有无减退,眼球偏向哪侧,眼底检查有无视乳头水肿。

(三)心理状况

由于患者病情发展快,病情危重,抢救中紧张的气氛、繁多的抢救设施,常引起患者家属的焦虑;由于病情的缓解需要时间,家属常因关心患者而产生对治疗效果不满意的情绪。

(四)实验室检查

(1)CT 或 MRI:怀疑脑血管意外的患者可采取本项目;可显示病变的性质、部位和范围。

（2）脑脊液检查：怀疑脑膜炎、脑炎、蛛网膜下腔出血的患者可选择；可提示病变的原因。

（3）血糖、尿酮测定：怀疑糖尿病酮症酸中毒、高渗性昏迷、低血糖的患者可选择本项目；能及时诊断，并在治疗中监测病情变化。此外，根据昏迷患者的其他病因选择相应的检查项目，以尽快做出诊断，为挽救患者生命争取时间。

（五）判断昏迷程度

由于昏迷患者无法沟通，导致询问病史困难，因此，护士能够正确地进行病情观察和判断就显得非常重要。首先应先确认呼吸和循环系统是否稳定，而详细完整的护理体检应等到对患者昏迷的性质和程度判断后再进行。

1.临床分级法

主要是给予言语和各种刺激，观察患者反应情况，加以判断，如呼叫姓名、推摇肩臂、压迫眶上切迹、针刺皮肤、与之对话和嘱其执行有目的的动作等。注意区别意识障碍的不同程度。①嗜睡：是程度最浅的一种意识障碍。患者经常处于睡眠状态，唤醒后定向力基本完整，但注意力不集中，记忆稍差，如不继续对答，很快又入睡。②昏睡：患者处于较深睡眠状态，不易唤醒，醒时睁眼，但缺乏表情，对反复问话仅能做简单回答，回答时含混不清，常答非所问，各种反射活动存在。③昏迷：意识活动丧失，对外界各种刺激或自身内部的需要不能感知。按刺激反应及反射活动等可分三度（表3-2）。

表3-2　昏迷的临床分级

昏迷分级	疼痛刺激反应	无意识自发动作	腱反射	瞳孔对光反射	生命体征
浅昏迷	有反应	可有	存在	存在	无反应
中昏迷	重刺激可有	很少	减弱或消失	迟钝	轻度变化
深昏迷	无反应	无	消失	消失	明显变化

2.昏迷量表评估法

（1）格拉斯哥昏迷计分法（GCS）：是在1974年英国Teasdale和Jennett制定的。以睁眼（觉醒水平）、言语（意识内容）和运动反应（病损平面）三项指标的15项检查结果来判断患者昏迷和意识障碍的程度。以上3项检查共计15分，凡积分低于8分者预后不良、5~7分者预后恶劣，积分小于4分者罕有存活。即GCS分值愈低，脑损害的程度愈重，预后亦愈差。而意识状态正常者应为满分（15分）。

此评分简单易行，比较实用。但临床发现：3岁以下小孩不能合作；老年人反应迟钝，评分偏低；语言不通、聋哑人、精神障碍患者等使用受到限制；眼外伤影响判断；有偏瘫的患者应根据健侧作判断依据。此外，有人提出，GCS用于评估患者意识障碍的程度，不能反映极为重要的脑干功能状态（表3-3）。

（2）Glasgow-Pittsburgh昏迷观察表：在GCS的临床应用过程中，有人提出尚需综合临床检查结果进行全面分析，同时又强调脑干反射检查的重要性。为此，Pittsburgh又加以改进补充了另外4个昏迷观察项目，即对光反射、脑干反射、抽搐情况和呼吸状态，称之Glasgow-Pittsburgh昏迷观察表。合计为7项35级，最高为35分，最低为7分。在颅脑损伤中，35~28分为轻型，27~21分为中型，20~15分为重型，14~7分为特重型颅脑损伤。该观察表既可判定昏迷程度，也反映了脑功能受损水平（表3-4）。

表 3-3　GCS 计分法

记分项目	反应	计分
Ⅰ.睁眼反应	自动睁眼	4
	呼唤睁眼	3
	刺激睁眼	2
	任何刺激不睁眼	1
Ⅱ.语言反应	对人物、时间、地点定向准确	5
	不能准确回答以上问题	4
	胡言乱语、用词不当	3
	散发出无法理解的声音	2
	无语言能力	1
Ⅲ.运动反应	能按指令动作	6
	对刺痛能定位	5
	对刺痛能躲避	4
	刺痛时肢体屈曲(去皮质强直)	3
	刺痛时肢体过伸(去大脑强直)	2
	对刺痛无任何反应	1
总分		

表 5-4　Glasgow-Pittsburgh 昏迷观察表

项目		评分	项目		评分
Ⅰ.睁眼反应	自动睁眼	4		大小不等	2
	呼之睁眼	3		无反应	1
	疼痛引起睁眼	2	Ⅴ.脑干反射	全部存在	5
	不睁眼	1		睫毛反射消失	4
Ⅱ.语言反应	言语正常(回答正确)	5		角膜反射消失	3
	言语不当(回答错误)	4		眼脑及眼前庭反射消失	2
	言语错乱	3		上述反射皆消失	1
	言语难辨	2	Ⅵ.抽搐情况	无抽搐	5
	不语	1		局限性抽搐	4
Ⅲ.运动反应	能按吩咐动作	6		阵发性大发作	3
	对刺激能定位	5		连续大发作	2
	对刺痛能躲避	4		松弛状态	1
	刺痛肢体屈曲反应	3	Ⅶ.呼吸状态	正常	5
	刺痛肢体过伸反应	2		周期性	4
	无反应(不能运动)	1		中枢过度换气	3
Ⅳ.对光反应	正常	5		不规则或低换气	2
	迟钝	4		呼吸停止	1
	两侧反应不同	3			

三、护理诊断

(一)意识障碍

与各种原因引起的大脑皮质和中脑的网状结构发生抑制有关。

(二)清理呼吸道无效

与患者意识丧失而不能正常咳嗽有关。

(三)有感染的危险

与昏迷患者的机体抵抗力下降、呼吸道分泌物排出不畅有关。

(四)有皮肤完整性受损的危险

与患者意识丧失而不能自主调节体位、长期卧床有关。

四、护理目标

(1)患者的昏迷减轻或消失。

(2)患者的皮肤保持完整,无压疮发生。

(3)患者无感染的发生。

五、昏迷的救治原则

昏迷患者的处理原则。主要是维持基本生命体征,避免脏器功能的进一步损害,积极寻找病因和治疗。具体包括以下内容。

(1)积极寻找病因和治疗。

(2)维持呼吸道通畅,保证充足氧供,应用呼吸兴奋剂,必要时行插管进行辅助呼吸。

(3)维持循环功能,强心、升压、抗休克。

(4)维持水、电解质和酸碱平衡。对颅内压升高者,应迅速给予脱水治疗。每天补液量1500～2000 mL,总热量1500～2000 kJ。

(5)补充葡萄糖,减轻脑水肿,纠正低血糖。用法是每次50%葡萄糖溶液60～100 mL静脉滴注,每4～6小时一次。但疑为高渗性非酮症糖尿病昏迷者,最好等血糖结果回报后再给葡萄糖。

(6)对症处理。防治感染,控制高血压、高热和抽搐,注意补充营养。注意口腔呼吸道、泌尿道和皮肤护理。

(7)给予脑细胞代谢促进剂。

六、护理措施

(一)急救护理

(1)速使患者安静平卧,下颌抬高以使呼吸通畅。

(2)松解患者腰带、领扣,随时清除口咽中的分泌物。

(3)呼吸暂停者立即给氧或口对口人工呼吸。

(4)注意患者保暖,尽量少搬动患者。

(5)血压低者注意抗休克。

(6)有条件尽快输液。

(7)尽快呼叫急救站或送医院救治。

(二)密切观察病情

(1)密切观察患者的生命指征,如神志、瞳孔的变化,神经生理反射有无异常,注意患者的抽搐、肺部的啰音、心音、四肢肢端温度、尿量、眼底视神经、脑膜刺激征、病理反射等,并及时、详细记录,随时对病情做出正确的判断,以便及时通知医生并及时做出相应的护理,并预测病情变化的趋势,采取措施预防病情的恶化。

(2)如患者出现呼吸不规则(潮式呼吸或间停呼吸)、脉搏减慢变弱、血压明显波动(迅速升高或下降)、体温骤然升高、瞳孔散大和对光反射消失,提示患者病情恶化,须及时通知医生,并配合医生进行抢救。

(三)呼吸道护理

协助昏迷患者取平卧位,头偏向一侧,防止呕吐物误吸造成窒息。帮助患者肩下垫高,使颈部舒展,防止舌后坠阻塞呼吸道,保持呼吸道通畅。立即检查口腔、喉部和气管有无梗阻,及时吸引口、鼻内分泌物,痰黏稠时给予雾化吸入。用鼻管或面罩吸氧,必要时需插入气管套管,机械通气。一般应使 PaO_2 至少高于 80 mmHg(10.67 kPa),$PaCO_2$ 在 30~35 mmHg(4~4.67 kPa)。

(四)基础护理

1.预防感染

每 2~3 小时翻身拍背一次,并刺激患者咳嗽,及时吸痰。口腔护理 3~4 次/d;为防止口鼻干燥,可用0.9%氯化钠水溶液纱布覆盖口鼻。患者眼睑不能闭合时,涂抗生素眼膏加盖纱布。做好会阴护理,防止泌尿系统感染。

2.预防压疮

昏迷患者由于不能自主调整体位,肢体长期受压容易发生压疮。护理人员应每天观察患者的骶尾部、股骨大转子、肩背部、足跟、外踝等部位,保持床单柔软、清洁、平整,勤翻身,勤擦洗,骨突处做定时按摩,协助患者被动活动肢体,并保持功能位,有条件者可使用气垫床。

3.控制抽搐

可镇静止痉,目前首选药物是地西泮,10~20 mg 静脉滴注,抽搐停止后再静脉滴注苯妥英钠 0.5~1.0 g,可在 4~6 小时内重复给药。

4.营养支持

给昏迷患者插胃管,采取管喂补充营养,应保证患者每天摄入高热量、高蛋白、高维生素、易消化的流质饮食,如牛奶、豆浆或混合奶、菜汤、肉汤等。维生素 B 族有营养神经的作用,应予以补充。鼻饲管应每周清洗、消毒一次。

5.清洁卫生

(1)每天帮患者清洁皮肤,及时更换衣服,保持床铺的清洁干燥。如患者出现大小便失禁,应及时清除脏衣服,用清水清洁会阴部皮肤,迅速更换干净的衣服;长期尿失禁或尿潴留的患者,可留置尿管,定期开放(每 4 小时一次),每天更换一次尿袋,每周更换一次尿管,每天记录尿量和观察尿液颜色,如患者意识转清醒后,应及时拔出尿管,鼓励和锻炼患者自主排尿。如患者出汗,应及时抹干净,防止患者受凉。

(2)每天对患者进行口腔清洁,观察口腔和咽部有无痰液或其他分泌物、呕吐物积聚,如发现有,应及时清理口咽部和气管,防止患者误吸造成窒息。

（五）协助医生查明和去除病因

（1）遵医嘱采取血液、尿液、脑脊液、呕吐物等标本进行相应的检查,以查明患者昏迷的病因。

（2）及时建立静脉通道,为临床静脉用药提供方便。

（3）针对不同病因,遵照医嘱采取相应的医疗措施进行抢救。如有开放性伤口应及时止血、缝合、包扎;如消化道中毒者,及时进行催吐、洗胃、注射解毒剂;如糖尿病酮症酸中毒患者,及时应用胰岛素治疗并迅速补充液体;如癫痫持续状态患者,应及时应用苯妥英钠等药物。

（4）遵照医嘱维持患者的循环和脑灌注压,对直接病因已经去除的患者,可行脑复苏治疗（应用营养脑细胞的药物）以促进神经功能的恢复。

（六）健康教育

应向患者家属介绍:如何照顾昏迷的患者,应注意哪些事项;如病情恶化,应保持镇静,及时与医生和护士联系。患者意识清醒后,应向患者和家属宣传疾病的知识,指导他们如何避免诱发原发病病情恶化的因素,并指导患者学会观察病情,及时发现恶化征象,及时就诊,以防止昏迷的再次发生。

七、护理评价

（1）患者的意识是否转清醒。

（2）患者的痰液是否有效排出。

（3）呼吸道是否保持通畅。

（4）皮肤是否保持完整,有无压疮,肺部有无感染发生。

第三节 休 克

休克是人体在各种病因打击下引起的以有效循环血量急剧减少,组织器官的氧和血液灌流不足,末梢循环障碍为特点的一种病理综合征。

目前休克分为低血容量性休克、感染性休克、创伤性休克、心源性休克、神经源性休克和过敏性休克六类。在外科中常见的是低血容量性休克、感染性休克和创伤性休克。

一、特级护理

对休克患者 24 小时专人护理,制订护理计划,在实施过程中根据患者休克的不同阶段和病情变化,及时修改护理计划。随时做好重症护理记录。

二、严密观察病情变化

除至少每 15～30 分钟为患者测量脉搏、呼吸、血压外,还应观察以下变化。

（一）意识和表情

休克患者的神态改变如烦躁、淡漠、恐惧,而昏迷是全身组织器官血液灌注不足的一种表现,应将患者仰卧位,头及躯干部抬高 20°～30°,下肢抬高 15°～20°,防止膈肌及腹腔脏器上移,影响心肺功能,并可增加回心血量,改善脑血流灌注量。

(二)皮肤色泽及温度

休克时患者面色及口唇苍白,皮肤湿冷,四肢发凉,皮肤出现出血点或淤斑,可能为休克已进入弥散性血管内凝血阶段。

(三)血压、脉压差及中心静脉压

休克时一般血压<10.6/6.6 kPa(80/50 mmHg),脉压差<4 kPa(<30 mmHg)。因其是反应血容量最可靠的方法,对心功能差的患者,可放置 Swan-Ganz 导管,监测右房压、肺动脉压、肺毛细血管嵌压及心输出量,以了解患者的血容量及心功能情况。

(四)脉搏及心率

休克患者脉搏增快,随着病情发展,脉搏减速或出现心律不齐,甚至脉搏摸不到。

(五)呼吸频率和深度

注意呼吸的次数和节律,如呼吸增快、变浅、不规则为病情恶化,当呼吸每分钟增至 30 次以上或下降至 8 次以下,为病情危重。

(六)体温

休克患者体温一般偏低,感染性休克的患者,体温可突然升高至 40 ℃以上,或骤降至常温以下,均反映病情危重。

(七)瞳孔

观察双侧瞳孔的大小、对光反射情况,如双侧瞳孔散大,对光反射消失,说明脑缺氧和患者病情严重。

(八)尿量及尿比重

休克患者应留置导尿管,每小时测尿量一次。如尿量每小时少于 30 mL,尿比重增高,说明血容量不足;每小时尿量在 30 mL 以上,说明休克有好转。若输入相当量的液体后尿量仍不足平均每小时 30 mL,则应监测尿比重和血肌酐,同时注意尿沉渣的血细胞、球型等。疑有急性肾小球坏死者,更应监测血钠、尿钠和尿肌酐,以便了解肾脏的损害情况。

三、补充血容量注意输液速度

休克主要是全身组织、器官血液灌注不足引起。护士应在血压及血液动力学监测下调节输液速度。当中心静脉压低于正常值(6~12 cmH$_2$O)时,应加快输液速度;高于正常值时,说明液体输入过多、过快,应减慢输液速度,防止肺水肿及心肺功能衰竭。

四、保持呼吸道通畅

休克(尤其是创伤性休克)有呼吸反常现象,应随时注意清除患者口腔及鼻腔的分泌物,以保持呼吸道通畅,同时给予 O$_2$ 吸入。昏迷患者口腔内应放置通气管,并注意听诊肺部,监测动脉血气分析,以便及时发现缺 O$_2$ 或通气不足。吸 O$_2$ 浓度一般为 40%~50%,每分钟 6~8 L 的流量。

五、应用血管活性药物的护理

(一)从低浓度慢速开始

休克患者应用血管活性药,应从低浓度慢速开始,每 5 分钟监测血压 1 次,待血压平稳后改为每 15~30 分钟监测 1 次。并按等量浓度严格掌握输液滴数,使血压维持在稳定状态。

(二)严防液体外渗

静脉滴入升压药时,严防液体外渗,造成局部组织坏死。出现液体外渗时,应立即更换输液部位,外渗部位应用0.25%普鲁卡因做血管周围组织封闭。

六、预防并发症的护理

(一)防止坠床

对神志不清、烦躁不安的患者,应固定输液肢体,并加床挡防止坠床,必要时将四肢以约束带固定于床旁。

(二)口腔感染

休克、神志不清的患者,由于唾液分泌少容易发生口腔感染,床旁应备口腔护理包。根据口腔pH值选择口腔护理液,每天做4次口腔护理,保持口腔清洁。神志不清的患者做口腔护理时,要认真检查黏膜有无异常。

(三)肺部感染

休克、神志不清的患者由于平卧位,活动受限,易发生坠积性肺炎。因此,应每天4次雾化吸入,定时听诊双肺部以了解肺部情况,必要时给予吸痰。

(四)压疮

休克患者由于血液在组织灌注不足,加之受压部位循环不良,极易发生压疮。因此,应保持皮肤护理,保持皮肤清洁、干燥,卧位舒适,定时翻身,按摩受压部位及骨突处,检查皮肤有无损伤,并严格接班。

第四节 急性中毒

一、急性中毒的诊断

急性中毒的诊断主要依据中毒病史和临床表现以及实验室检查。

(一)中毒病史

采集中毒病史是诊断的首要环节。生产性中毒者重点询问工种、操作过程、接触的毒物种类和数量、接触途径、同伴发病情况。非生产性中毒者,了解患者的精神状态、本人或家人经常服用的药物,收集患者可能盛放毒物的容器、纸袋和剩余毒物。仔细询问发病过程、症状、治疗药物与剂量及治疗反应等。

(二)临床表现

急性中毒常有其特征性临床表现,现将具有这些特征的常见毒物举例如下。

1.呼气、呕吐物和体表的气味

(1)蒜臭味:有机磷农药,磷。

(2)酒味:酒精及其他醇类化合物。

(3)苦杏仁味:氰化物及含氰苷果仁。

(4)尿味:氨水,硝酸铵。

(5)其他有特殊气味的毒物:汽油,煤油,苯,硝基苯。

2.皮肤黏膜

(1)樱桃红:氰化物,一氧化碳。

(2)潮红:酒精,抗胆碱药(含曼陀罗类)。

(3)发绀:亚硝酸盐,苯的氨基与硝基化合物。

(4)多汗:有机磷毒物,毒蘑菇,解热镇痛剂。

(5)无汗:抗胆碱药。

(6)牙痕:毒蛇和毒虫咬蜇中毒。

3.眼

(1)瞳孔缩小:有机磷毒物,阿片类。

(2)瞳孔扩大:抗胆碱药,苯丙胺类,可卡因。

(3)视力障碍:有机磷毒物,甲醇,肉毒毒素。

4.口腔

(1)流涎:有机磷毒物,毒蘑菇。

(2)口干:抗胆碱药,苯丙胺类。

5.神经系统

(1)嗜睡、昏迷:镇静催眠药,抗组胺类,抗抑郁药,醇类,阿片类,有机磷毒物,有机溶剂等。

(2)抽搐惊厥:毒鼠强,氟乙酰胺,有机磷毒物,氯化烃类,氰化物,肼类(如异烟肼),士的宁。

(3)肌肉颤动:有机磷毒物,毒扁豆碱。

(4)谵妄:抗胆碱药。

(5)瘫痪:肉毒毒素,可溶性钡盐。

6.消化系统

(1)呕吐:有机磷毒物,毒蘑菇。

(2)腹绞痛:有机磷毒物,毒蘑菇,巴豆,砷、汞化合物,腐蚀性毒物。

(3)腹泻:毒蘑菇,砷、汞化合物,巴豆,蓖麻子。

7.循环系统

(1)心动过速:抗胆碱药,拟肾上腺素药,醇类。

(2)心动过缓:有机磷毒物,毒蘑菇,乌头,可溶性钡盐,毛地黄类,β受体阻断剂,钙拮抗剂。

(3)血压升高:苯丙胺类,拟肾上腺素药。

(4)血压下降:亚硝酸盐类,各种降压药。

8.呼吸系统

(1)呼吸减慢:阿片类,安定。

(2)哮喘:刺激性气体,有机磷毒物。

(3)肺水肿:刺激性气体,有机磷农药。

急性中毒常侵犯多种器官,不同的毒物中毒侵犯的器官亦异,各种急性中毒引起的不同系统中毒的表现和相关的中毒毒物及可能的中毒机制见表3-5。

表 3-5　急性中毒的临床表现、相关毒物和中毒机制

中毒表现	相关毒物和中毒机制
皮肤黏膜	
1.灼伤	直接腐蚀作用:强酸、强碱、甲醛、苯酚、甲酚皂溶液(来苏儿)
2.发绀	(1)肺水肿:有机磷杀虫剂、刺激性气体、安妥
	(2)高铁血红蛋白血症:亚硝酸盐、苯胺、硝基苯等
3.黄疸	(1)肝损害:四氯化碳、抗结核药、雄激素、毒蕈等
	(2)溶血性贫血:苯胺、硝基苯、有毒动植物(毒蛇、毒蕈)
眼	
1.瞳孔扩大	抗胆碱能作用:阿托品和莨菪碱类
2.瞳孔缩小	胆碱能作用:有机磷杀虫剂、氨基甲酸酯类杀虫剂
3.视神经损害	致代谢障碍:甲醇
呼吸系统	
1.呼吸气味	乙醇(酒味);氰化物(苦杏仁味);有机磷杀虫剂、黄磷、铊(蒜味);硫化氢(蛋臭味);氯化氢胆碱(鱼腥样臭味)
2.呼吸加快	酸中毒:水杨酸类、甲醇
3.呼吸减慢或无力	(1)窒息性毒物:一氧化碳、硫化氢、氰化物
	(2)中枢神经抑制:麻醉药、安定、抗精神失常药
	(3)神经肌肉接头麻醉:箭毒、肉毒、蛇毒、河豚
4.呼吸困难	肺水肿:同上述皮肤黏膜中的发绀
循环系统	
1.心律失常	(1)强心苷:洋地黄、夹竹桃、蟾蜍
	(2)兴奋迷走神经:乌头、附子
	(3)兴奋交感神经拟肾上腺素药、三环类抑郁药
	(4)心肌损害:依米丁(吐根碱)、砷剂、锑剂、磷化氢
2.心搏骤停	(1)毒物直接作用于心肌:洋地黄、奎尼丁、氨茶碱、依米丁(吐根碱)
	(2)缺氧:窒息性毒物
	(3)低钾血症:可溶性钡盐、棉酚、排钾性利尿剂
3.低血压、休克	(1)窒息性毒物
	(2)中枢神经抑制:麻醉药、安定、抗精神失常药
	(3)降血压药
	(4)剧烈吐泻:三氧化二砷、二氧化汞、硫酸铜
	(5)有毒动物:毒蛇、毒蜘蛛、河豚
消化系统	
急性胃肠炎症状	(1)直接刺激:三氧化二砷等金属
	(2)胆碱能作用:有机磷杀虫剂、毒蕈等
泌尿系统	
急性肾衰竭	(1)肾小管中毒:升汞、四氯化碳、氨基糖甙类抗生素、噻嗪类利尿药、有毒动植物(毒蕈、鱼胆、斑蝥)
	(2)肾缺血:上述引起低血压、休克的毒物
	(3)肾小管堵塞:磺胺药的磺胺结晶、砷化氢引起的血红蛋白尿

中毒表现	相关毒物和中毒机制
血液系统	
1.溶血性贫血	红细胞破坏增多:苯胺、硝基苯、有毒的动植物(毒蛇、毒蕈)
2.再生障碍性贫血 或白细胞减少	骨髓造血抑制:抗肿瘤药、放射病
	(1)血小板减少:见上述骨髓造血抑制
3.出血	(2)血小板功能异常:阿司匹林
	(3)凝血功能异常:肝素、香豆素类、敌鼠钠盐等
神经系统	
	(1)中枢神经抑制:麻醉药、安定、抗精神失常药
1.昏迷	(2)抑制呼吸中枢:有机溶剂
	(3)缺氧:窒息样毒物、亚硝酸盐、有机磷杀虫剂等
	(1)窒息性毒物
2.惊厥	(2)中枢神经兴奋药、抗抑郁药
	(3)其他:异烟肼、有机氯杀虫剂

(三)实验室检查

毒物的实验室过筛对确定诊断和判定毒物类型有帮助。急性口服中毒者,检验呕吐物和胃抽吸物或尿液,其阳性率大于血液,对中毒的靶器官可进行相应的功能和器械检查。对于慢性中毒,检查环境中及病尿和血液中的毒物,可帮助确诊或排除诊断。

1.毒物分析

从可疑物质、食物和水检查毒物,也可从中毒患者呕吐物、洗胃液、血、尿检查毒物或其分解产物。

2.特异性化验检查

如有机磷中毒血液胆碱酯酶活性减低,一氧化碳中毒血中可测出碳氧血红蛋白,亚硝酸盐中毒血中可检出高铁血红蛋白。

3.非特异性化验检查

根据病情进行检查,如血常规、血气分析、血清电解质、血糖、肌酐、尿素氮、肝功、心电图、X线、CT等检查,从而了解各脏器的功能及并发症。

(四)急性中毒的诊断

若突然出现昏迷、惊厥、呼吸困难、发绀、呕吐等危重症状和体征,又有明确的毒物接触史,对平素健康者,诊断急性中毒不难,解毒药试验治疗有效和相应毒物的实验室鉴定可帮助确诊,尤其对毒物接触史不明确者更有意义,还要进行相应的鉴别诊断。

二、急性中毒的救治

急性中毒的救治原则是阻止毒物继续作用于人体和维持生命,包括清除未被吸收的毒物、促进已吸收进入血液毒物的排除、特异性抗毒治疗及对症支持疗法。

急救:危重患者先检查生命体征如呼吸、血压、心率和意识状态,立即采取有效急救措施,保证有效循环和呼吸功能。

(一)清除未被吸收的毒物

1.呼吸道染毒

脱离染毒环境,撤至上风或侧风方向,以 3％硼酸、2％碳酸氢钠拭洗鼻咽腔及含漱。

2.皮肤染毒

脱去染毒衣服,用棉花、卫生纸吸去肉眼可见的液态毒物,用镊子夹去毒物颗粒,对染毒的皮肤用 5％碳酸氢钠液或肥皂水清洗。

3.眼睛染毒

毒物液滴或微粒溅入眼内或接触有毒气体时,用 3％硼酸、2％碳酸氢钠或大量清水冲洗。

4.经口中毒

(1)催吐:对神志清醒胃内尚存留有毒物者,立即催吐。常用催吐方法:用压舌板探触咽腭弓或咽后壁催吐,吐前可令其先喝适量温水或温盐水 200～300 mL,或口服 1/2000 高锰酸钾 200～300 mL;口服吐根糖浆 15～20 mL,以少量水送服;皮下注射阿扑吗啡 3～5 mg(只用于成人)。腐蚀性毒物中毒、惊厥、昏迷、肺水肿,严重心血管疾病及肝病禁催吐,孕妇慎用。

(2)洗胃:经口中毒者,胃内毒物尚未完全排空,可用洗胃法清除毒物。一般在摄入 4～6 小时内效果最好,饱腹、中毒量大或减慢胃排空的毒物,超过 6 小时仍要洗胃。腐蚀性毒物中毒禁洗胃,昏迷者要防止误吸。常用洗胃液为 1：5000 高锰酸钾,2％～4％碳酸氢钠,紧急情况下用一般清水。腐蚀性毒物中毒早期用蛋清或牛奶灌入后吸出 1～2 次。若已知毒物种类,可选用含相应成分的洗胃液(表 3-6),以利于解毒,特别是活性炭作为强有力的吸附剂,能有效地吸收毒物促进排泄,近年来受到重视。

表 3-6 已知毒物对洗胃液的选择

洗胃液的种类	适用的毒物	禁用(无效)的毒物
保护剂		
5％牛奶或蛋清	一般腐蚀性毒物、硫酸铜、氯酸盐、铬酸盐	
溶解剂		
液体石蜡	脂溶性毒物:汽油、煤油等	
吸附剂		无效的毒物:汞、铁、锂、溴化物、碳酸氢物、无机酸和碱、乙醇
10％活性炭悬液	大多数毒物,除外右侧无效的毒物	
氧化解毒剂		
1：5000 高锰酸钾	催眠药、镇静药、阿片类、烟碱、生物碱、氰化物、砷化物、无机磷、士的宁	禁用:硫代磷酸酯如对硫磷等
中和剂		
0.3％氧化镁	硫酸、阿司匹林、草酸	
10％面糊和淀粉	碘、碘化物	
沉淀剂		
2％碳酸氢钠	有机磷杀虫剂、氨基甲酸酯类、拟菊酯类、苯、铊、汞、硫铬、硫酸亚铁、磷	禁用:敌百虫和强酸(硫酸、硝酸、盐酸、碳酸)
1％～3％鞣酸	吗啡类、辛可芬、洋地黄、阿托品、草酸、乌头、黎芦、发芽马铃薯、毒蕈	
5％硫酸钠	氯化钡、碳酸钡	
5％氯化钙	氟化物	

洗胃宜用较粗的胃管,以防食物堵塞。洗胃时应先吸出胃内容物留作毒物鉴定,然后再灌入洗胃液,每次灌入 300~500 mL,反复灌洗。洗胃液总量根据情况而定,一般洗至无毒物气味或高锰酸钾溶液不变色为止,一般成人常需 2~5 L,个别可达 10 L;在拔出胃管时,应将胃管前部夹住,以免残留在管内的液体流入气管而引起吸入性肺炎和窒息。洗胃的禁忌证与催吐的相同,但昏迷患者可气管插管后洗胃,以防误吸。

(3)吸附:洗胃后从胃管灌入药用活性炭 50~100 g 的悬浮液 1~2 次。

(4)导泻用以清除肠道内尚未吸收的毒物。灌入吸附剂后,再注入泻药如 50% 硫酸镁 50 mL,20% 甘露醇 50~100 mL。肾功能不全者和昏迷患者不宜使用硫酸镁,以免抑制中枢神经系统。一般不用油类泻药,以免促进脂溶性毒物吸收。近年来提出有效的导泻剂是山梨醇 1~2 g/kg。

(5)洗肠:经导泻处理如无下泻,可用盐水、温水高位灌肠数次。灌肠适用于毒物已摄入 6 小时以上,而导泻尚未发生作用者,对抑制肠蠕动的毒物(如巴比妥类、阿托品类和阿片类等)和重金属所致中毒等尤其适用,而腐蚀剂中毒时禁用。一般用 1% 温肥皂水 500~1000 mL 做高位连续灌洗,若加入活性炭会促使毒物吸附后排出。

(二)排除已吸收进入血液的毒物

1.加强利尿

大量输液加利尿剂,清除大部分分布于细胞外液、与蛋白质结合少、主要经肾由尿排除的毒物或代谢产物。利尿剂与控制尿 pH 相结合可增加毒物的离子化,减少肾小管的再吸收,加速毒物排出。碱性利尿(5% 碳酸氢钠静脉滴注使尿 pH 达到 7.5~9.0)对下列毒物排泄效果好:苯巴比妥、阿斯匹林、磺胺。酸性利尿(维生素 C 静脉滴注使尿 pH 达到 4.5~6.0)对苯丙胺类、奎宁、奎尼丁有效。

加强利尿时应注意水、电解质、酸碱平衡,禁忌证为心肾功能不全、低钾等。

2.血液置换

放出中毒者含有毒物的血液,输入健康供血者的血液作置换以排除已吸收的毒物。特别适用于溶血性毒物(如砷化氢)、形成高铁血红蛋白的毒物(如苯胺)及水杨酸类中毒。因大量输血易产生输血反应及其他并发症,目前此法已少用,但在无特效抗毒药及其他有效排除血中毒物方法的情况下,仍可采用。

3.血液透析

血液透析适用于分子量在 350 道尔顿以下、水溶性、不与蛋白质结合、在体内分布比较均匀的毒物中毒,毒物可经透析液排出体外。急性中毒血液透析的适应证:摄入大量可透析的毒物;血药浓度高已达致死量;临床症状重,一般治疗无效;有肝、肾功能损害;已发生严重并发症。

血液透析可清除的毒物:巴比妥类、副醛、水合氯醛、苯海拉明、苯妥英钠、苯丙胺类、酒精、甲醇、异丙醇、乙二醇、柳酸盐、非那西丁、各种抗生素、卤素化合物、硫氰酸盐、氯酸钠(钾)、重铬酸钾、地高辛、氨甲蝶呤、奎宁等。

4.血液灌流

血液灌流适用于分子量大、非水溶性、与蛋白质结合的毒物,比血液透析效果好。适应证与血液透析相同。

适用于血液灌流清除的药物:短效巴比妥类、安眠酮、导眠能、安定类、眠尔通、吩噻嗪类、阿米替林、去郁敏、丙咪嗪、地高辛、普鲁卡因酰胺、毒蕈毒素、有机氯农药、百草枯、有机磷农药等。

5.血浆置换

理论上对存在血浆中的任何毒物均可清除,但实际应用于与血浆蛋白结合牢固,不能以血液透析或血液灌流清除的毒物中毒。用血液分离机可以在短时间内连续从患者体内除去含有毒物的血浆,输入等量的置换液,方法简便安全。

(三)特效解毒治疗

急性中毒诊断明确后,应及时针对不同中毒毒物使用特效解毒剂治疗。常用特效解毒剂见表3-7。

表 3-7　常用特效解毒剂

特效解毒剂	适应证
纳洛酮	阿片类麻醉性镇痛剂中毒
氯解磷定、碘解磷定、双复磷	有机磷化合物中毒
盐酸戊乙奎醚、阿托品、东莨菪碱	有机磷化合物中毒
二巯丁二钠、二巯丙磺钠	砷、汞、锑等中毒
依地酸钙钠、喷替酸钙钠	铅、铜、镉、钴等中毒
普鲁士蓝(亚铁氰化铁)	铊中毒
去铁胺	急性铁剂过量中毒
亚甲蓝(美蓝)	亚硝酸钠、苯胺等中毒
维生素 K_1	抗凝血类杀鼠剂中毒
氟马西尼	苯二氮䓬类药物中毒
维生素 B_6	肼类(含异烟肼)中毒
亚硝酸钠、亚硝酸异戊酯	氰化物中毒
硫代硫酸钠	氰化物中毒
乙醇	甲醇中毒
毒扁豆碱、催醒宁	莨菪类药物中毒
乙酰半胱氨酸(痰易净)	对乙酰氨基酚(扑热息痛)中毒
乙酰胺(解氟灵)	有机氟农药中毒
氧、高压氧	一氧化碳中毒
特异性地高辛抗体片段	地高辛类药物中毒
各种抗毒血清	肉毒、蛇毒、蜘蛛毒等中毒

特异的解毒药应用后会获得显著疗效,宜尽早使用。常用解毒药的种类、作用机制和用法详见表3-8。

表 3-8　常用解毒药的种类、作用机制和用法

解毒药	拮抗毒物	作用机制	用法
依地酸钙钠	铅	形成螯合物	1 g/d 静脉滴注,3 天为 1 个疗程,休息 3～4 天可重复
二巯丙醇	砷、汞	同上	2～3 mg/kg 肌内注射,第 1～2 天每 4～6 小时 1 次,第 3～10 天每天 2 次
二巯丙磺钠	砷、汞、铜、锑	同上	5%溶液 5 mL/d 肌内注射,3 天为 1 个疗程,休息 4 天后可重复
二巯丁二钠	锑、铅、汞、砷、铜	同上	1～2 g/d 静脉注射或肌内注射,连用 3 天为 1 个疗程,休息 4 天可重复
去铁胺	铁	同上	肌内注射:开始 1 g,以后每 4 小时 1 次,每次 0.5 g;注射 2 天后,每 4～12 小时 1 次,一天总量<6 g。静脉注射:剂量同肌内注射,速度保持 15 mg/(kg·h)
亚甲蓝(美蓝)	亚硝酸盐、苯胺、硝基苯	还原高铁血红蛋白	按 1～2 mg/kg 稀释后缓慢静脉注射,必要时 30～60 分钟后重复 1 次
亚硝酸钠	氰化物	形成氰化高铁血红蛋白	3%溶液 10 mL 缓慢静脉注射(速度 2 mL/min)
硫代硫酸钠	氰化物	形成毒性低的硫氰酸盐	25%溶液 50 mL 缓慢静脉注射,紧接在亚硝酸钠后用
盐酸戊乙奎醚	有机磷杀虫剂	抗胆碱能作用	见有机磷中毒部分
阿托品	有机磷杀虫剂、氨基甲酸酯类	抗胆碱能作用	见有机磷中毒部分
氯磷定	有机磷杀虫剂	复活胆碱酯酶	见有机磷中毒部分
纳洛酮	阿片类	拮抗阿片受体	肌内注射或静脉注射:每次 0.4～0.8 mg,根据病情重复
氟马西尼	苯二氮䓬类	拮抗苯二氮䓬受体	开始静脉注射 0.3 mg,60 秒内未达到要求可重复,连续总量达 20 mg

(四)对症支持疗法

急性中毒不论有无特效解毒药物,应及时给予一般内科对症支持治疗,如给氧、输液、维持电解质酸碱平衡、抗感染、抗休克等。

三、急性中毒的预防

除自杀或他杀性蓄意中毒较难预防外,一般中毒都可通过各种预防措施收到良好的效果。

(一)加强防毒宣传

为防止中毒发生,应针对各种中毒的不同特点做好宣传教育,如冬天农村或部分城镇居民多用煤火炉取暖,应宣传如何预防一氧化碳中毒等。

(二)加强环境保护及药品和毒物管理

(1)加强环境保护措施,预防大气和水资源污染,改善生产环境条件,做到有毒车间的化学毒物不发生跑、冒、滴、漏,并进行卫生监督,以预防职业中毒和地方病的发生。

(2)加强药物的管理:医院和家庭用药一定要严格管理,特别是麻醉药品、精神病药品及其他毒物药品,以免误服(特别是小儿)或过量使用中毒。

(3)加强毒物管理:对所有毒物,不管是贮存、运输或使用等过程均应严格按规定管理,以确保安全。

(三)预防日常生活中毒

除常见的药物中毒外,主要是预防食用有毒或变质的动植物如各种毒蕈或河豚中毒等。

四、急性中毒的护理

(一)护理目标

(1)挽救患者生命。

(2)终止毒物的继续接触和吸收。

(3)减轻身体、心理痛苦。

(4)健康教育,避免再发生。

(二)护理措施

1.接诊及护理

(1)护士要按事先分工有序地开始接诊和施救。首先判断意识、触摸大动脉搏动,对生命功能做出初步评估。如果判断为心脏、呼吸停止,呼叫医生并立即开始心肺复苏。除上述情况之外,测量血压、呼吸、体温,进一步评价。如发现有生命体征不稳定,则首先开放和保护气道,建立静脉通道,维持血压,纠正心律失常,在生命体征稳定后方能执行其他治疗措施。

(2)接诊昏迷或意识状态改变的患者,一定要将中毒作为可能原因之一,向护送其入院的亲友、同事、医生等询问情况。常见的情况,如找不到原因的昏迷人、从火场救出的伤者、不明原因的代谢性酸中毒者,年轻人发生不明原因可能危及生命的心律失常,小儿发生无法解释的疲倦及意识不清,不明原因的急性多发性器官受损症状,群体出现类似的症状体征等都应考虑到中毒的可能性。怀疑中毒存在时,注意询问毒物接触史、既往史、用药史、生活习惯、生活和工作环境、性格变化等。多数情况能确定中毒原因、背景、时间和初始症状。

(3)护士应时刻保持敏锐的观察力和应变能力,如果预感到有突发特大公共卫生事件发生时,应迅速报告行政部和护理部,迅速启动紧急预案,启动以急诊科为中心的护理救治网络。对大规模患者快速分类,将患者分为重、中、轻、死亡四类并标识。在分类的同时,迅速简洁地分流患者。重症患者原则上在急诊科就地抢救;中度患者在进行一些必要的处理后转运至病房继续治疗;轻度患者在救治人员不足的情况下可暂缓处理或直接在门诊及病房观察。批量患者救治的应急状态工作要流程化,如准备床单位、准备抢救设施、输液等批量工作分别由3名(组)护士执行,可节约时间。建简易病历,固定在床尾,随做随记,便于医生、护士查阅,同时保证患者个人资料的完整性。

2.清除毒物

(1)皮肤、黏膜和眼内污染毒物时或者呕吐物粘染患者皮肤时,护士要迅速除去患者衣物,用大量流水或生理盐水冲洗。

(2)指导和帮助患者催吐。机械催吐法:先让患者一次饮入大杯清水(约500 mL),再用手指或汤匙等餐具刺激咽后壁,引起呕吐,排出毒物,反复进行直到吐出物为清水为止;此过程护士予以协助,防止患者呛咳、虚脱或病情变化。催吐禁用于昏迷、惊厥、主动脉瘤、食管静脉曲张、近期发生过心肌梗死的患者及孕妇、服汽油煤油及腐蚀性毒物者。

（3）胃肠排空后的患者才可给服活性炭吸附毒性物质，若4～6小时后大便中没有出现活性炭，可再给予半量。但观察到患者有肠胀气、肠阻塞为禁忌。服用泻剂时注意观察患者大便次数、量、性状。

3.密切观察病情

持续监测心电、血压、呼吸等生命体征，注意瞳孔、意识的变化，通过疼痛刺激、呼唤姓名、对话等方法判断意识状态。发现任何异常变化及时报告医生处理。

护士应该熟悉常见毒物中毒的特殊症候群。例如，有机磷中毒的特征性表现是呼吸大蒜味、流涎、多汗、肌颤、瞳孔缩小、肺水肿；急性酒精中毒表现为颜面潮红或苍白，呼气带酒味，情绪激动、兴奋多语，自控力丧失，有时粗鲁无礼，而重度中毒表现为躁动不安、昏睡或昏迷、呼吸浅慢；甲醇中毒出现视力模糊、呼吸深大；洋地黄、奎宁类、毒蕈等中毒时心动过缓；巴比妥、安定类药物、严重 CO 中毒时肌力减弱；巴比妥、阿片类、氰化物中毒时呼吸骤停或屏气。各种刺激性毒物，如有机磷、强酸强碱经口服者或毒蕈、食物中毒时剧烈腹痛、腹泻伴恶心呕吐；有机磷、吗啡类、毒蕈、巴比妥类中毒瞳孔缩小；阿托品、酒精、莨菪碱类、麻黄碱类瞳孔散大；亚硝酸盐类、氰化物、苯胺、麻醉药等中毒皮肤黏膜发绀，而一氧化碳中毒呈樱桃红色；亚硝酸盐中毒时氧疗下仍显著发绀；蛇毒、阿司匹林、肝素等中毒时出血等。

4.保持呼吸道通畅

有效给氧，对昏迷或意识障碍者立即使其平卧，头后仰、偏向一侧，及时清除口、鼻腔分泌物和呕吐物，防止误吸导致窒息，保持呼吸道畅通。观察患者面色、口唇、指（趾）甲有无发绀，监测血氧饱和度来判断缺氧情况和了解是否改善。在气道通畅的基础上，根据病情采取鼻导管、面罩等不同方法吸氧，重症患者行气管插管、气管切开术后机械通气给氧，做好相应的护理。

5.留置标本

在治疗和处置开始前留取血、尿、呕吐物、衣物等标本，注明标本收集时间，由医生、护士双签名封存，以备毒物鉴定时用和作为法律依据。

6.给药

迅速建立2～3条静脉通道，选肘正中等粗大静脉，大号留置针输液，固定良好，防止因患者烦躁脱落。根据患者血压、心率、中心静脉压、尿量等综合情况调整输液速度，根据治疗需要的急缓，合理安排用药顺序。

7.留置导尿

观察尿量、颜色、性质，准确记录出入量。尿量是反应组织灌注和有效循环血流量的指标，是临床治疗的重要依据。

8.安全防范

意识不清、兴奋、躁动者做好安全防护，经常巡视、防止意外发生。使用床栏，必要时约束肢体，以防坠床。按时翻身，防止褥疮。

9.心理护理和健康指导

急性中毒中，自杀性中毒占首位。这类患者多有巨大的心理问题，其诱因可能是负性生活事件、精神抑郁、对未来失去信心等。了解自杀原因和患者心理，是心理护理的关键。自杀性中毒者常有情绪性自我贬低,存在悔恨、羞耻情绪,心理脆弱,缺乏自我调节和控制能力,不愿交流也不愿亲友探视,有时不配合抢救,甚至再次自杀。护士要加强与患者及其家庭的沟通,鼓励患者找到倾诉对象,通过沟通减轻自杀者心理冲突所致的负性情绪,引导其正确地对待失败和各种心理压力,树立宽容、积极的人生观。要尊重自杀者的人格、感情、志向,不伤害其自尊,消除其自杀未遂的羞耻感,能理智地面对现实,接受治疗。对有强烈自杀倾向的患者,必须设专人陪护,密切观察,与其家人沟通配合,防范再发生类似事件,以渡过危机期。

10.其他

食入不洁食物、含过量亚硝酸盐食物、未煮熟的四季豆、毒蕈等食物中毒常群体发病,应就有关常识指导患者。农药中毒病死率高,要宣传农药使用安全和保管方法,降低危害。对酗酒和滥用药物者劝诫,说明危害。

第五节 呼吸道异物

一、概述

气道异物阻塞(FBAO)是导致窒息的紧急情况,如不及时解除,数分钟内即可死亡。FBAO造成心脏停搏并不常见,但有意识障碍或吞咽困难的老人和儿童发生人数相对较多。FBAO是可以预防而避免发生的。

二、原因及预防

任何人突然呼吸骤停都应考虑到FBAO。成人通常在进食时易发生,而肉类食物是造成FBAO最常见的原因。易导致FBAO的诱因有吞食大块难咽食物、饮酒后、老年人戴义齿或吞咽困难、儿童口含小颗粒状食物及物品。注意以下事项有助于预防FBAO:①进食切碎的食物,细嚼慢咽,尤其是戴义齿者。②咀嚼和吞咽食物时,避免大笑或交谈。③避免酗酒。④阻止儿童口含食物行走、跑或玩耍。⑤将易误吸入的异物放在婴幼儿拿不到处。⑥不宜给小儿需要仔细咀嚼或质韧而滑的食物(如花生、坚果、爆米花、果冻等)。

三、临床表现

异物可造成呼吸道部分或完全阻塞,而识别气道异物阻塞是及时抢救的关键。

(一)气道部分阻塞

患者有通气,能用力咳嗽,但咳嗽停止时,出现喘息声。这时救助者不宜妨碍患者自行排出异物,应鼓励患者用力咳嗽,并自主呼吸。但救助者应守护在患者身旁,并监视患者的情况,如不能解除,即求助EMS系统。

FBAO患者可能一开始表现为通气不良,或开始通气好,但逐渐恶化,表现乏力、无效咳嗽、吸气时高调噪音、呼吸困难加重、发绀。对待这类患者要同气道完全阻塞患者一样,须争分夺秒地救助。

(二)气道完全阻塞

患者已不能讲话、呼吸或咳嗽时,双手抓住颈部,无法通气。对此征象必须能够立即明确识别。救助者应马上询问患者是否被异物噎住,如果患者点头确认,必须立即救助,帮助解除异物。由于气体无法进入肺脏,如不能迅速解除气道阻塞,患者很快出现意识丧失,甚至死亡。如果患者已意识丧失、猝然倒地,则应立即实施心肺复苏(CPR)。

四、治疗

(一)解除气道异物阻塞

对气道完全阻塞的患者必须争分夺秒地解除气道异物。通过压迫使气道内压力骤然升高的方法,产生人为咳嗽,把异物从体内排出。具体可采用以下方法。

1.腹部冲击法(Heimlich 法)

此法可用于有意识的站立或坐位患者。急救者站在患者身后,双臂环抱患者腰部,一手握拳,握拳手的拇指侧抵住患者腹部,位于剑突下与脐上的腹中线部位,再用另一手握紧拳头,快速向内向上使拳头冲击腹部,反复冲击腹部直到把异物排出。如患者意识丧失,即开始 CPR。

采用此法后,应注意检查有无危及生命的并发症,如胃内容物反流造成误吸、腹部或胸腔脏器破裂。除必要时,不宜随便使用。

2.自行腹部冲击法

气道阻塞患者本人可一手握拳,用拇指抵住腹部,部位同上,再用另一只手握紧拳头,用力快速向内、向上使拳头冲击腹部。如果不成功,患者应快速将上腹部抵压在一硬质物体上,如椅背、桌缘、护栏,用力冲击腹部,直到把异物排出。

3.胸部冲击法

患者是妊娠末期或过度肥胖者时,救助者双臂无法环抱患者腰部,可用胸部冲击法代替 Heimlich 法。救助者站在患者身后,把上肢放在患者腋下,将胸部环抱住。一只手拳的拇指侧放在胸骨中线,避开剑突和肋骨下缘,另一只手握住拳头,向后冲压,直至把异物排出。

(二)对意识丧失者的解除方法

1.解除 FBAO 中意识丧失

救助者立即开始 CPR。在 CPR 期间,经反复通气后,患者仍无反应,急救人员应继续 CPR,严格按30∶2按压/通气比例。

2.发现患者时已无反应

急救人员初始可能不知道患者发生了 FBAO,在反复通气数次后,患者仍无反应,应考虑到 FBAO。可采用以下方法。

(1)在 CPR 过程中,如果有第二名急救人员在场,一名实施救助,另一名启动 EMSS,患者保持平卧。

(2)用舌-上颌上提法开放气道,并试用手指清除口咽部异物。

(3)如果通气时患者胸廓无起伏,重新摆正头部位置,注意开放气道状态,再尝试通气。

(4)异物清除前,如果通气仍未见胸廓起伏,应考虑进一步抢救措施(如 Kelly 钳,Magill 镊,环甲膜穿刺/切开术)开通气道。

(5)如异物取出,气道开通后仍无呼吸,需继续缓慢人工通气。再检查脉搏、呼吸、反应。如无脉搏,即行胸外按压。

五、急救护理

急性呼吸道异物短时间内可危及生命,故护士必须有强烈的风险意识,争分夺秒地协助抢救治疗工作。

（一）做好抢救准备

备氧气、吸引器、电动负压吸引器、纤维支气管镜、直接喉镜、气管插管及气管切开包等急救物品。使用静脉留置针建立静脉通道。完善术前准备，与手术室联系，做好气管、支气管镜检查的准备。询问过敏史。一旦出现极度呼吸困难，立即协助医生抢救，给予氧气吸入。

（二）病情观察

密切观察患者的呼吸情况，判断异物所在部位及运动情况。异物进入喉部及声门下时，患者有剧烈呛咳、喉喘鸣、声嘶、面色发绀、吸气性呼吸困难，可在数分钟内引起窒息。发现上述情况立即报告医生抢救。观察双肺呼吸动度是否相同、两侧呼吸音是否一致，吸气时胸骨上窝、锁骨上窝、肋间隙有无凹陷，有无喘鸣、口唇发绀，咳嗽及咳嗽的性质，有无颈静脉怒张及颈胸部皮下气肿。持续监护生命体征和血氧饱和度，记录各项目的基础数据。观察有无颅内压增高或颅内出血的征象，注意瞳孔大小、神经反射，有无惊厥、四肢震颤及肌张力增高或松弛等。

（三）尽量保持患者安静

安排在单人间，保持环境安静。使患者卧床，安定情绪，避免紧张，集中进行检查和治疗，尽量避免刺激。减少患儿哭闹，避免因大哭导致异物突然移位阻塞对侧支气管或卡在声门后引起窒息或增加耗氧量。禁饮食。

（四）向患者及家属介绍手术过程及注意事项

确定实施经气管镜取异物者，遵医嘱给予阿托品等术前用药。向患者及家属介绍手术的过程，术中、术后可能发生的并发症，配合治疗及护理的注意事项等。检查手术知情同意书是否签字。

（五）术后护理

(1)全麻术后麻醉尚未清醒前，设专人护理，取平卧位，头偏向一侧，防止误吸分泌物，及时吸净患者口腔及呼吸道分泌物，保持呼吸道通畅，持续吸氧。

(2)严密观察呼吸的节率、频率及形态，保持呼吸道通畅，血氧饱和度应保持在 95%～100%。观察有无口唇发绀、烦躁不安、鼻翼扇动，注意呼吸有无喉鸣或喘鸣音，监测心电和血氧饱和度。检查口腔中有无分泌物和血液，观察双侧胸部呼吸动度是否对称一致。触诊患者颈部、胸部有无皮下气肿，如有应及时通知医生处理，并标记气肿的范围，以便动态观察。检查患者牙齿有无松动或脱落，并详细记录。

(3)了解术中情况和处理结果，包括异物是否取出、异物的种类、有无异物残留，术中是否发生呼吸暂停、出血、心力衰竭、气胸等并发症，便于有预见性和针对性的护理。

(4)并发症的观察与护理。①喉头水肿：婴幼儿患者，施行支气管镜取出异物术后，可发生喉头水肿。如患儿出现声音嘶哑、烦躁不安、吸气性呼吸困难等症状，应考虑有喉头水肿。此时密切观察呼吸，注意有无口唇、面色发绀等窒息的前驱症状。遵医嘱给予吸氧，应用足量抗生素及激素，定时雾化吸入。经上述处理仍无缓解，并呈进行性加重，及时告知医师，必要时行气管切开术解除梗阻。②气胸和纵隔气肿：术后患者出现咳嗽、胸闷、不同程度的呼吸困难应考虑可能并发气胸。立即听诊双肺呼吸音，密切观察呼吸情况、血氧饱和度等，及时通知医生。

做好紧急胸腔穿刺放气和胸腔闭式引流的准备,并做好相应护理。③支气管炎、肺炎:注意呼吸道感染的早期征象。反复出现体温升高、咳嗽、气促、多痰等,在确定无异物残留的情况下应考虑并发支气管炎、肺炎等感染。应鼓励患者咳嗽,帮助其每小时翻身1次,定时拍背,促进呼吸道分泌物排出,必要时超声雾化吸入,湿化气道、稀释痰液,便于咳出。根据医嘱给予抗生素治疗。

(六)健康指导

呼吸道异物是最常见的儿童意外危害之一,但可以预防。应加强宣传教育,使人们认识呼吸道异物的危险性,掌握预防知识。

(1)避免给幼儿吃花生、瓜子、豆类等带硬壳的食物,避免给孩子玩能够进入口、鼻孔的细小玩具。

(2)教育儿童进食应保持安静,避免其间逗笑、哭闹、嬉戏或受惊吓,以免深吸气时将食物误吸入气道。

(3)教育儿童不要口中含物玩耍。成人要纠正口中含物作业的不良习惯。

(4)加强对昏迷及全麻患者的护理,防止呕吐物吸入下呼吸道,且活动义齿应取下。

第六节　食　管　异　物

食管异物是临床常见急诊之一,常发生于幼童及老人缺牙者。食管自上而下有4个生理狭窄,食管入口为第一狭窄,异物最常停留在食管入口。

一、食管异物的常见原因

(1)进食匆忙,食物未经仔细咀嚼而咽下,发生食管异物。

(2)进餐时注意力不集中,大口吞吃混有碎骨的汤饭。

(3)松动的牙齿或义齿脱落或使用义齿咀嚼功能差,口内感觉欠灵敏,易误吞。

(4)小儿磨牙发育不全,食物未充分咀嚼或将物件放在口中玩耍误咽等。

(5)食管本身的疾病如食管狭窄或食管癌引起管腔变细。

二、食管异物的临床分级

Ⅰ级:食管壁非穿透性损伤(食管损伤达黏膜、黏膜下层或食管肌层,未穿破食管壁全层),伴少量出血或食管损伤局部感染。

Ⅱ级:食管壁穿透性损伤,伴局限性食管周围炎或纵隔炎,炎症局限且较轻。

Ⅲ级:食管壁穿透性损伤并发严重的胸内感染(如纵隔脓肿、脓胸),累及邻近器官(如气管)或伴脓毒症。

Ⅳ级:濒危出血型,食管穿孔损伤,感染累及主动脉,形成食管-主动脉瘘,发生致命性大出血。

三、食管异物的临床表现

(1)吞咽困难:小异物虽有吞咽困难,但仍能进流汁食;大异物并发感染可完全不能进食,重者饮水也困难。小儿患者常有流涎症状。

（2）疼痛：异物较小或较圆钝时，常仅有梗阻感。尖锐、棱角异物刺入食管壁疼痛明显，吞咽时疼痛更甚，患者常能指出疼痛部位。

（3）呼吸道症状：异物较大，向前压迫气管后壁时，或异物位置较高，未完全进入食管内压迫喉部时，可有呼吸困难。

（4）食管异物致食管穿破而引起感染者发生食管周围脓肿或脓胸，则可有胸痛、吐脓。损伤血管表现为呕血、黑粪、休克甚至死亡。

四、治疗原则

食管镜下取出异物；有食管穿孔者应禁经口进食、水，采用鼻饲及静脉给予营养；颈深部或纵隔脓肿形成者切开引流；给足量有效抗生素治疗；对症、支持治疗。

五、急救护理

（一）护理目标

（1）密切观察病情变化，使患者迅速接受治疗，提高救治成功率。

（2）协助患者迅速进入诊疗程序，完善围手术期护理。

（3）预防各种并发症，提高救治成功率。

（4）保持呼吸道通畅，增加患者舒适感。

（5）帮助患者及家庭了解食管异物的有关知识。

（二）护理措施

1.密切观察病情变化

Ⅲ级、Ⅳ级食管异物患者病情危重、多变，胸腔、纵隔受累多见，而大血管损伤出血死亡率最高。

（1）给予持续心电、血压监护，密切监视心率和心律的变化。必要时需监测中心静脉压和血氧饱和度，随时观察患者的意识、神志变化。

（2）观察患者疼痛的部位、性质和持续时间，胸段食管异物痛常在胸骨后或背；异物位于食管上段时，疼痛部位常在颈根部或胸骨上窝处，为诊断提供依据。

（3）观察有无呕血，估计出血量。观察大便次数、性质和量。注意肢体温度和湿度，睑结膜、皮肤与甲床色泽，如有异常及时通知医生。

（4）记录24小时出入量，病情危重者应记录每小时尿量。

（5）监测体温变化。食管穿孔后伴有局部严重感染。体温是观察、判断治疗效果的重要指标之一，每2小时测量1次。如体温过高应给予物理降温，防止高热惊厥；如出现体温不升，伴血压下降、脉搏细速、面色苍白，应警惕有大出血的发生，要及时报告医生。

（6）随时监测电解质。患者有不明原因的腹胀和肌无力要警惕低血钾，结合检查结果及时补钾。

（7）注意全身基础疾病的护理。既往有糖尿病、肝硬化等全身基础疾病者，预后极差。合并糖尿病患者，需监测血糖，维持在正常范围。合并高血压者，加强血压监测。

2.食管异物取出术的围手术期护理

（1）患者入院后，详细询问病史，包括时间、吞入异物的种类、异物是否有尖、吞咽困难及疼痛部位、有无呛咳史等，以便与气管异物鉴别。及时进行胸片检查，确定异物存留部位，并通知患者禁食,备好手术器械,配合医生及早手术。

(2)注意患者有无疼痛加剧、发热及食管穿孔等并发症的症状。

(3)患者因异物卡入食管,急需手术治疗,常表现为精神紧张、恐惧,应耐心做好解释工作,说明手术的目的、过程,消除患者不良心理,并指导其术中如何配合,避免手术中患者挣扎,使异物不能取出或引起食管黏膜损伤等并发症。

(4)对异物嵌顿时间过长、合并感染、水与电解质紊乱者:首先应用有效的抗菌药物,静脉补液,给予鼻饲,补充足够的水分与营养;待炎症控制,纠正酸碱平衡紊乱后,及时进行食管镜检查加异物取出术。

(5)术前30分钟注射阿托品,减少唾液分泌,以利手术。将患者送入手术室,应将术前拍摄的胸片送入手术室,为手术医生提供异物存留部位的相关资料,避免手术盲目性。

(6)术后及时向术者了解手术过程是否顺利,异物是否取出,有无残留异物,并注意体温、脉搏、呼吸的变化,严密观察有无颈部皮下气肿、疼痛加剧、进食后呛咳、胸闷等症状。术后若出现颈部皮下气肿,局部疼痛明显或放射至肩背部,X线检查见纵隔气肿等,提示食管穿孔可能。

(7)术后禁食6小时,如病情稳定,可恢复软质饮食。如有食管黏膜损伤或炎症者,勿进食过早,应禁食48小时以上,以防引起食管穿孔;对发生穿孔者,应给予鼻饲,同时注意观察钾、钠、氯及非蛋白氮的变化,防止发生或加重水与电解质紊乱,从而加重病情。

3.并发症的护理

(1)食管周围炎:食管周围脓肿是较常见的并发症,常表现为局部疼痛加重。吞咽困难和发热。应严密观察病情,注意局部疼痛是否加剧,颈部是否肿胀,有无吞咽困难及呼吸困难等,定时测量体温、脉搏、呼吸,体温超过39℃者,在给予药物降温的同时,进行物理降温,按时、按量应用抗菌药物,积极控制炎症,给予鼻饲,加强口腔护理。

(2)食管气管瘘的护理:卧床休息,严密观察病情变化,应用大量有效的抗生素、静脉补液、鼻饲饮食,控制病情发展,避免发生气胸。对发生气胸者,进行胸腔闭式引流术,并严格按胸腔闭式引流术常规护理。

(3)食管主动脉瘘的护理:食管主动脉瘘是食管异物最严重的致死性并发症,重点应在预防,避免发生。一旦疑为此并发症,应严密观察出血先兆。从主动脉损伤到引起先兆性出血潜伏期一般5天至3周,此期间应注意观察患者有无胸骨后疼痛、不规则低热等症状,同时做好抢救的各种准备工作,根据患者情况,配合医生进行手术治疗。

4.保持呼吸道通畅

食管异物严重并发症多有气道压迫和肺部感染,通气功能往往受到影响,应加强气道管理。

(1)给予半坐卧位,减轻压迫症状和肺淤血,以利于呼吸。

(2)吸氧:对呼吸困难、低氧血症患者应给予鼻导管或面罩吸氧,并监测血氧饱和度,定时行血气分析。

(3)及时清除气道分泌物:协助患者变换体位,轻拍其背部,鼓励咳嗽,促进呼吸道分泌物排除。对痰液黏稠者,应给予雾化吸入以稀释痰液,利于咳出;必要时可予以吸痰。

(4)有呼吸困难者,应做好气管插管和气管切开的准备。气管切开后做好气管切开护理,及时有效地吸痰。

5.维持营养和水、电解质平衡

(1)密切观察病情,严格记录出入量,准确分析、判断有无营养缺乏、失水等表现。

(2)做好胃管护理:食管穿孔患者安置胃管最好在食管镜下进行,避免盲法反复下插加重食管损伤。留置胃管者,要保持通畅、固定,防止脱出。管饲饮食要合理配搭,保证足够的热量和蛋白质、适当的微量元素和维生素,以促进伤口愈合。管饲的量应满足个体需要,一般每天1500～3000 mL 不等,具体应结合输入液量、丢失液量和患者饮食量来确定。

(3)维持静脉通畅:外周静脉穿刺困难者,应给予中心静脉置管,保证液体按计划输入。低位食管穿孔要禁止胃管管饲,可给予静脉高营养或胃造瘘。

(4)若有其他严重的基础疾病,应注意相应的特殊饮食要求,如糖尿病要控制糖的摄入,心脏病和肾脏病需限制钠盐及水分,以免顾此失彼。

6.做好心理护理,适时开展健康教育

由于病情重,病程长,患者往往有不良情绪反应,应关心、爱护患者,多与其交谈,建立良好的护患关系;介绍有关疾病的知识、治疗方法及效果,将检查结果及时告知患者,提高其遵医率,消除其不良情绪。在与患者交流中应介绍该病的预防知识,以防止疾病的发生。

(三)健康教育

食管异物虽不及气管异物危险,但仍是事故性死亡的一个原因,在护理上应予重视。加强卫生宣教,可减少食管异物发生。食管异物发生后尽早取出异物,可减少或避免食管异物所致的并发症。

(1)教育人们进食不宜太快,提倡细嚼慢咽,进食时勿高声喧哗、大笑。

(2)教育儿童不要把小玩具放在口中玩耍,小儿口内有食物时不宜哭闹、嬉笑奔跑等。工作时不要将钉子之类的物品含在口中边做事边从口中取用,以免误吞。

(3)照顾好年岁已高的老人,松动假牙应及时修复,戴假牙者尤应注意睡前将假牙取出,吃团块食物宜切成小块等。昏迷患者或做食管、气管镜检查者,应取下假牙。

(4)强酸、强碱等腐蚀性物品要标记清楚,严格管理,放在小孩拿不到的地方。

(5)误吞异物后要及时到医院就诊,不要强行自吞。切忌自己吞入饭团、韭菜等食物,以免加重损伤或将异物推入深部,增加取出难度。

第七节　中　暑

一、中暑的病因、发病机制与分类

中暑,广义上类似于热病,泛指高温高湿环境对人体的损伤。按严重程度递增顺序可细分为热昏厥、热痉挛、热衰竭和热射病(也就是狭义的中暑概念)。其他还有先兆中暑、轻症中暑等概念,因较含糊或与许多夏季感染性疾病的早期表现难以鉴别,仅用热昏厥、热痉挛、热衰竭和热射病等诊断已可描述各种中暑类型,故本节不做介绍。

民间喜欢将暑天发生的大部分疾病往中暑上套,事实上很多仅为病毒或细菌感染的早期表现(如感冒、胃肠炎等),需注意鉴别。同时民间还盛传中暑不能静脉补液的谬论,需注意与患者沟通解释。2010年7月,"中暑"已被列入了国家法定职业病目录。

(一)病因及发病机制

下丘脑通过调节渴感、肌张力、血管张力、汗腺来平衡产热与散热。

1.散热受限

散热机制有三种:出汗、传导对流、辐射。辐射为通过红外线散射,正常时占散热的65%,其与传导对流方式相比优点在于基本不耗能,但在高温环境下失效。而出汗在正常时占散热的20%,在高温环境下则成为主要散热方式,但需消耗水、电解质与能量,并在高湿环境中性能下降,100%相对湿度时完全失效。

(1)环境因素:高温高湿环境如日晒、锅炉房,着厚重、不透气的衣物。一般温度大于32 ℃或湿度大于70%就有可能发生。

(2)自身体温调节功能下降:①自身出汗功能下降。肥胖、皮肤病如痂皮过厚、汗腺缺乏、皮肤血供不足、脱水、低血压、心脏病导致的心排血量下降(如充血性心力衰竭导致皮肤水肿散热不良)及老年人或体弱者等。②抑制出汗。酗酒、抗胆碱能药如阿托品等、抗精神病药物、三环抗抑郁药、抗组胺药、单胺氧化酶抑制剂、缩血管药和β受体抑制剂等。③脱水。饮水不足、利尿剂、泻药等。④电解质补充不足。

2.产热过多

强体力活动时多见于青壮年或健康人,或药物如苯环利定、麦角酸二乙酰胺、苯异丙胺、可卡因、麻黄素类和碳酸锂等的使用。

3.脱水、电解质紊乱

中暑时因大量出汗、呼吸道水分蒸发和摄入水分不足造成大量失水,同时电解质丢失。但是往往丢水大于丢钠造成高渗性脱水。不同类型的脱水之间也可相互转化,如若伤员单纯补充饮用淡水会导致低渗性脱水。

(二)不同的中暑类型

1.热昏厥

脑血供不足。皮肤血管扩张及血容量不足导致突然低血压、脑及全身血供不足而意识丧失,多为体力活动后。此时皮肤湿冷,脉弱。收缩压<13.3 kPa(100 mmHg)。

2.热痉挛

低钠血症。为大量出汗而脱水、电解质损失,血液浓缩,然后单纯饮淡水导致稀释性低钠血症,引起骨骼肌缓慢的、痛性痉挛、颤搐,一般持续1～3分钟。由于体温调节、口渴机制正常,此时血容量尚未明显不足,生命体征一般尚稳定,如体温多正常或稍升高,皮肤多湿冷。

3.热衰竭

脱水、电解质缺乏。脱水、电解质缺乏造成发热、头晕、恶心、头痛、极度乏力,但体温调节系统尚能工作,治疗不及时会转变为热射病。与热射病在表现上的主要区别在于没有严重的中枢神经系统紊乱。此时口渴明显,肛温>37.8 ℃,皮肤湿,大量出汗,脉细速,可有轻度的中枢神经症状(头痛、乏力、焦虑、感觉错乱、歇斯底里),高通气(为了排出热量)而导致呼吸性碱中毒。其他症状还有恶心、呕吐、头晕、眼花、低血压等及热晕厥及热痉挛的症状。治疗关键是补液。

4.热射病

体温调节功能失调。在热衰竭基础上再进一步发展,体温调节功能失调引起的高热及中枢神经系统症状在内的一系列症状体征,在热衰竭的症状基础上会有典型的热射病三联症:超高热,标志性特点,肛温＞41 ℃。意识改变是标志性特点,神志恍惚并继发突发的癫痫、谵妄或昏迷;无汗,在早期可能有汗,但很快会进展到无汗。除以上三点外还有以下表现:血压先升后降,高通气导致呼吸性碱中毒,伴随心、肝、凝血、肾等损伤。热射病可分为两型:经典型,以上症状在数天时间内慢慢递增,多见于湿热环境或老年、慢性病伤员,此型无汗;劳累型,以上症状可迅速发生,多为青壮年,伴有体力活动,但可能还会继续出汗。治疗关键是降温补液并处理并发症。

二、现场评估与救护

(1)病史、查体。了解发病原因。①环境,包括环境温度与湿度、通风情况、持续时间、动作强度、身体状况及个体适应力等。②症状:如口干、乏力、恶心、呕吐、头晕、眼花、神志恍惚等。③查体:测量生命体征,如肛温、脉搏和血压等。

(2)评估体温:接诊可能为中暑的伤员后首先评估体温,如体温是否39 ℃以上。

若否,并考虑可能为热晕厥时:通过平卧位、降温、补充水分(肠内,必要时静脉)可恢复,必要时需观察监护以发现某些潜在的疾病。体位治疗方法为取平卧位,可将腿抬高,保证脑血供。

若否,并考虑可能为热痉挛时:通过阴凉处休息、补充含电解质及糖分的饮料可恢复。在恢复工作前一般需休息1~3天并持续补充含钠饮料直到症状完全缓解。同时可通过被动伸展运动、冰敷或按摩来缓解痉挛。口服补液方法为神志清时,饮用冷的含电解质及糖分的饮料(稀释的果汁、牛奶、市场上卖的运动饮料或稀盐汤等)来补充。

若是:可能为热衰竭或热射病。

(3)评估意识状态:若意识改变,可能为热射病,否则为热衰竭。

(4)若为热衰竭,马上开始静脉补液。补液方法:严重时需要静脉输液来补充等张盐水,0.9％生理盐水、5％葡萄糖或林格液均可。2~4小时内可补充1000~2000 mL液体;并根据病情判断脱水的类型,判断后续补液种类。严重的低钠血症可静脉滴注最高3％的高张盐水。有横纹肌溶解风险时可加用甘露醇或碱化尿液,监测出入量,留置导尿管,维持尿量50 mL/h以上,来预防肾衰竭。神志清时也可口服补液。

(5)若为热射病,在气道管理、维持呼吸、维持循环的基础上马上降温到39 ℃(蒸发降温),处理并发症。

评估气道、保持呼吸道通畅、维持呼吸:注意气道的开放,必要时气管插管;置鼻胃管,可用于神志不清时补液及预防误吸。给氧,高流量给氧如100％氧气吸入直到体温降到39 ℃。

降温方法:脱离湿热环境,防止病情加重。置于凉快、通风的地点(室内、树荫下);松开去除衣物,尽量多地暴露皮肤。可用蒸发法降温。用冷水(15 ℃)喷到全身,并用大风量风扇对着伤员吹。其他方法还有腋窝、颈部、腹股沟、腘窝等浅表动脉处放置降温物品如冰袋等,以及冷水洗胃或灌肠,但效果不及蒸发法。有条件的使用降温毯。必要时可将身体下巴以下或仅四肢浸入冷水,直到体温降到 39 ℃就停止浸泡。这样降温非常有效,但很可能会导致低血压及寒战,可考虑使用肌松药来辅助降温。寒战的控制方法为氯丙嗪 25～50 mg 静脉注射或静脉滴注,或地西泮 5～10 mg 静脉注射,减少产热,注意血压呼吸监护,目标是迅速(1 小时内)控制体温。

非甾体类解热镇痛药:应禁用(如阿司匹林、消炎痛、对乙酰氨基酚等),因中暑时此类药已无法通过控制体温调节中枢来达到降温效果,反而会延误其他有效治疗措施的使用。但可考虑使用糖皮质激素。

补液方法:参见热衰竭。但在神志障碍时口服补液要慎用,防止误吸。

三、进一步评估与救护

(一)辅助检查

辅助检查主要用来了解电解质及评估脏器损伤。血电解质(热痉挛,低钠;热射病,高钠、低钠、低钾、低钙、低磷均可能)、肾功能(肌酐、尿素氮升高,高尿酸)、血气分析(呼碱、代酸、乳酸酸中毒)、尿常规(比重)、血常规(白细胞增多、血小板减少)、心肌酶学、转氨酶、出凝血时间(PT 延长,DIC)、心电图(心肌缺血,ST-T 改变),必要时血培养。评估肾衰竭、心力衰竭、呼吸窘迫、低血压、血液浓缩、电解质平衡、凝血异常的可能。

(二)评估脱水的类型

根据病情判断是等渗、高渗还是低渗性脱水。中暑时多为高渗性脱水,但若伤员单纯饮用淡水会导致低渗性脱水。

(三)鉴别是否为药物或其他疾病引起

比如恶性综合征,如抗精神病药物引起的高烧、强直及昏迷;恶性高热,如麻醉药引起;血清素综合征,如选择性 5 羟色胺再吸收抑制剂与单胺氧化酶抑制剂合用引起;抗胆碱能药、三环抗抑郁药、抗组胺药、吸毒、甲亢毒症、持续长时间的癫痫、感染性疾病引起的发热。

(四)注意病情进展

热衰竭伤员体温进一步升高并出汗,停止时会转为热射病。

(五)各种并发症的处理

呼吸衰竭如低氧、气道阻力增加时若考虑急性呼吸窘迫综合征(ARDS),需呼吸机 PEEP 模式支持人工呼吸。监测血容量及心源性休克的可能,血流动力学监测如必要时漂浮导管测肺动脉楔压、中心静脉压等,低血压、心力衰竭时补液、使用血管活性药物如多巴酚丁胺。持续的昏迷癫痫需进一步查头颅 CT、腰穿、气管插管、呼吸机支持。凝血异常如紫癜、鼻衄、呕血或弥散性血管内凝血(DIC)等,监测出凝血血小板等,考虑输注血小板及凝血因子,若考虑DIC 早期给予肝素。少尿、无尿、肌酐升高、肌红蛋白尿等肾衰竭表现:补液维持足够尿量,必要时透析治疗。

若在急性期得到恰当及时治疗,没有意识障碍或血清酶学升高的伤员多数能在 1～2 天内恢复。

四、健康教育

最重要的是预防。教育公众,中暑是可预防的。避免长时间暴露于湿热环境,使用遮阳设备,多休息。在进入湿热环境前及期间多饮含电解质及糖分的冷饮如稀释的果汁、市场上卖的运动饮料或1‰稀盐汤、非碳酸饮料来补充水分电解质。特别是告知一些老年人不要过分限制食盐摄入。避免含咖啡因的饮料,因其会引起兴奋导致产热增多。教育高危人群,如体力劳动者、运动员、老年人、幼儿、孕妇、肥胖者、酗酒者、糖尿病患者、心脏病患者等,及使用吩噻嗪类、抗胆碱能类等药物的人,不要穿厚重紧身衣物,认识中暑的早期症状体征。告知中暑伤员,曾经中暑过,以后也容易中暑,如对热过敏,起码4周内避免再暴露。暑天有条件的使用空调降温。在暑天不能把儿童单独留在车内。

第八节 电击伤

一、疾病概论

当超过一定极量的电流或电能量(静电)通过人体引起组织不同程度损伤或器官功能障碍时,称为电击伤,俗称触电。电流通过中枢神经系统和心脏时,可引起心室颤动或心搏骤停、呼吸抑制,甚至造成死亡(或假死);电流局限于某一肢体时,可造成该肢体致残。

(一)病因及发病机制

1.病因

电击的常见原因是人体直接接触电源,或在高压电和超高压电场中,电流或静电电荷经空气或其他介质电击人体。电击引起的致伤原因主要为以下几点。

(1)主观因素:不懂用电常识,违章进行用电操作,如在电线上挂晒衣物、违规布线、带电操作等。

(2)客观因素:工作环境差或没有采取必要的安全保护措施。常见的电击多为110～220 V交流电所致。如电器漏电、抢救触电者时抢救者用手去拉触电者等;各种灾害,如火灾、水灾、地震、暴风雨等造成电线断裂或高压电源故障,引起电击或雷电引起电击。

2.发病机制

人体本身也有生物电,当外界电流通过人体时,人体便成为电路中导体的一部分。电击对人体的影响取决于电流的性质和频率、强度、电压、接触的部位、接触的时间、接触部位的电阻及通过人体的途径等。

(1)电流的性质和频率:电流分为交流电和直流电。人体对两种电流的耐受程度不同,通常情况下,对人体而言,交流电比直流电危险,交流电低频对心脏的损害极强。

(2)电流的强度:电流的强度越大,对人体组织受到的损伤就越大。一般认为2 mA以下的电流仅产生轻微的麻木感;50 mA以上的电流,如通过心脏可引起心室颤动或心搏骤停,还可引起呼吸肌痉挛而致呼吸停止;100 mA以上的电流通过脑部,可造成意识丧失。

(3)电压的高低:高压电较低压电危险性更大。36 V以下的电压称为安全电压,目前家用及工业用电器设备电压多大于220 V,如通过心脏能引起心室颤动;1000 V以上高压电击时,可以造成呼吸肌麻痹、呼吸停止、心搏骤停。高压电还可引起严重烧伤。

(4)电阻大小:人体可看做为由各种电阻不同的组织组成的导体,电阻越小,通过的电流越大。人体组织电阻由大到小依次为骨骼、皮肤、脂肪、肌肉、血管和神经。当电流通过血管、神经、肌肉,则造成严重危害。

(5)电流通过的途径与时间:如电流流经心脏,则可引起心室颤动,甚至心搏骤停;如果电流经头部流至足底,多为致命电损伤。

(二)临床表现

1.全身症状

轻度触电者有一时性麻木感,并可伴有心悸、头晕、面色苍白、惊慌、四肢软弱无力;重者可出现抽搐、昏迷或休克,并可出现短暂心室颤动;严重者呼吸、心脏停搏。

2.局部表现

局部表现主要为电灼伤。低电压的皮肤烧伤较明显,高压放电时,灼伤处可立刻出现焦化或炭化,并伴组织坏死。

3.体征

轻者无体征,重者有抽搐、昏迷、休克、呼吸及心跳停止等体征。

(三)救治原则

1.立即帮助触电者脱离电源

应立即关闭电闸、切断电路;如不可能关闭电闸断电,则应迅速用木棍、竹竿、皮带等绝缘物品拨开电线或使触电者脱离用电器等。

2.心肺脑复苏

呼吸停止者,立即进行口对口人工呼吸。也可采用压胸式人工呼吸;心脏停搏者,同时进行心脏按压,如无效可考虑开胸心脏按压;如电流进出口为两上肢,心脏多呈松弛状态,可使用肾上腺素或10%氯化钙;如电流进出口分别为上下肢,则心脏多呈收缩状态,选用阿托品为宜。同时可应用高渗葡萄糖、甘露醇,以减轻脑水肿。

3.防治各种并发症

及时发现和处理水、电解质和酸碱平衡紊乱,防治休克、肝肾功能不全等。

4.局部治疗

保持创面清洁,预防感染,可酌情给予抗生素治疗,并可行破伤风类毒素预防破伤风;清除坏死组织,局部包扎止血、骨折固定,如病变较深,可行外科探查术。

二、护理评估

(一)病史

电击伤发生在人体成为电路回流的一部分或受到附近电弧热效应的影响的情况下,主要包括以下几点。

1.闪电击伤

闪电时,患者当时所处的位置为附近最高的物体或靠近1个高的物体(如1棵大树)。

2.高电压交流电击伤

常于身上有导体接触头顶上方的高压电时(如导电的钓鱼竿),也可见于误入带电导体附近。

3.低电压交流电击伤

可见于用牙齿咬电线、在自身接地的同时接触带电的用电器或其他带电物品。

4.直流电击伤

少见,如无意中接触电力火车系统的带电铁轨。

(二)身心状况

1.症状与体征

(1)电击伤:表现为局部的电灼伤和全身的电休克。临床上可分为3型。①轻型:触电后立即弹离电流,表现为惊慌、呆滞、四肢软弱、心动过速、呼吸急促、局部灼伤疼痛等。②重型:意识障碍、心率增快、节律不整、呼吸不规则,可伴有抽搐、休克,有些患者可出现假死状态。③危重型:昏迷、心跳及呼吸停止、瞳孔扩大。

(2)电热灼伤:损伤主要为电流进口、出口和经过处的组织损伤,触电的皮肤可呈现灰白色或焦黄色。早期可无明显的炎性反应,24～48小时后周围组织开始发红、肿胀等炎症反应,1周左右损伤组织出现坏死、感染,甚至发生败血症。

(3)闪电损伤:被闪电击中后,常出现心跳、呼吸立即停止。皮肤血管收缩,可出现网状图案。

(4)并发症和后遗症:电击伤后24～48小时常出现严重室性心律失常、神经源性肺水肿、胃肠道出血、弥散性血管内凝血等。约半数电击伤者出现单侧或双侧鼓膜破裂。电击数日至数月可出现神经系统病变、视力障碍。孕妇可发生死胎和流产。

2.心理与社会

部分患者于电击伤后可出现恐惧、失眠等。

(三)辅助检查

1.常规检查

常规检查可行血、尿常规检查,血、电解质检查,肝、肾功能检查。血清肌酸磷酸激酶(CPK)升高反映肌肉损伤,见于严重的低电压和高电压电击伤。

2.X线检查

X线检查可了解电击伤后有无骨折、内脏损伤。

3.心电图

心电图可有心肌损害、心律失常,甚至出现心室纤颤及心脏停搏。

4.脑电图

意识障碍者可行脑电图检查,但脑电图检查对于早期治疗方案的制定并不起决定性作用。

三、护理诊断

(一)皮肤完整性受损

皮肤完整性受损与电伤引起的皮肤灼伤有关。

(二)意识障碍

意识障碍与电击伤引起的神经系统病变有关。

(三)潜在并发症:心律失常

心律失常与电流流经心脏,引起心电紊乱有关。

四、护理目标

(1)患者皮肤清洁、干燥,受损皮肤愈合。

(2)患者意识清楚,反应正常,生活自理。

(3)患者心律失常未发生,或发生心律失常后得到及时控制。

五、护理措施

(一)一般护理

(1)迅速将患者脱离电源。

(2)吸氧:对于重症中暑者给予鼻导管吸氧,危重病例行面罩吸氧,必要时给予高压氧治疗。

(3)体位:如患者已昏迷,则应头偏向一侧或颈部伸展,并定时吸痰,保持呼吸道畅通。

(4)迅速建立静脉通道,并保持输液畅通。

(二)急救护理

(1)密切观察患者的神志、瞳孔、生命体征、尿量(尿量应维持在 30 mL/h 以上)、颜色、尿相对密度的变化。对于血压下降者,立即抢救,做好特护记录。

(2)心电监护:进行心电监护(包括心律、心率及血氧饱和度等)和中心静脉压监测,应维持48~72 小时。如出现心室纤颤者,及时给予电除颤及用药物配合除颤,并可应用利多卡因、溴苄胺等药物,同时给予保护心肌的药物。

(3)观察电击局部的创面,注意创面的色泽及有无异常分泌物从创口流出,保持创面清洁,定期换药,防治感染。

(4)严密观察电击局部肢体有无肿胀、疼痛、触痛、活动障碍及血运情况,警惕出现局部肢体缺血坏死。如发现异常立即报告医师,及时做出处理。

(5)保护脑组织:在患者头部及颈、腋下、腹股沟等大血管处放置冰袋,将体温降至 32 ℃。可应用甘露醇、高渗葡萄糖、糖皮质激素、纳洛酮等预防和控制脑水肿,给予脑活素、三磷酸腺苷、辅酶 A 等促进脑细胞代谢的药物。

(三)心理护理

患者清醒后,精神可能受到极大刺激和创伤,甚至留下遗忘症、惊恐等精神症状,并可出现白内障或视神经萎缩,也可能致残。针对患者的具体情况,护士要给予患者精心的心理护理,培养患者的自理能力,同时做好营养支持,使受到严重损伤的机体得以康复。

六、护理评价

(1)患者受伤皮肤无感染,伤口如期愈合。

(2)患者心律失常未发生,或发生心律失常后得到及时控制,生命体征平稳。

(3)患者意识清楚,反应敏捷,恐惧感消失,能认识电击伤的原因,并有预防触电及安全用电的知识。

第九节　冻　伤

一、疾病介绍

(一)定义

冻伤即冷损失,是指低温作用于机体的局部或全身引起的损伤,部位大多在颜面、耳郭、手、足等处。

(二)病因

在寒冷的环境中、长时间在户外,由于环境条件的限制,机体被迫保持固定的体位,或者因受冷、醉酒、患病、年老、体弱、局部血液循环障碍等原因,加之疲劳与饥饿,又遭遇意外低温、寒风和潮湿的作用,在既无御寒条件又无防冻常识的情况下发生。寒冷低温是冻伤最主要的致病原因。

(三)发病机制

冻伤的主要发病机制是血液循环障碍和细胞代谢不良。冻伤后组织充血肿胀、渗出等反应是细胞损伤,尤其是血管内皮损伤及血管功能改变的主要表现。当皮肤温度降到 0 ℃以下时,在细胞外间隙冰结晶形成。近年来对冻伤组织内皮细胞损伤研究认为,冰结晶的形成及对毛细血管和小血管,尤其是血管内皮细胞的形态、结构有直接和间接的损伤,可导致血管通透性增加、血液浓缩、血管内皮细胞受损、暴露的基底膜引起血小板黏附和凝集,诱导凝血机制的启动,使冻伤区域血栓形成,血管栓塞导致进行性缺血,毛细血管营养性血流减少,使本已受伤的细胞加快死亡。

(四)临床表现

冻伤按损伤范围可分为全身性冻伤和局部性冻伤,按损伤性质可分为冻结性冻伤和非冻结性冻伤。

1.非冻结性冻伤

长时间暴露于 0～10 ℃的低温、潮湿环境所造成的局部损伤,组织不发生冻结性病理改变。包括冻疮、战壕足与浸泡足。冻疮为受冻处暗紫红色隆起的水肿性红斑,边缘呈鲜红色,界限不清,痒感明显,受热后更甚。有的可出现水疱,去除水疱表皮后可见创面发红,有渗液,如并发感染时可形成溃疡。

2.冻结性冻伤

短时间暴露于极低气温或长时间暴露于 0 ℃以下低温所造成的损伤,组织发生冻结性病理改变。包括局部冻伤和冻僵。

(1)局部冻伤:常发生于颜面、耳郭、手、足等暴露部位。根据损害程度可分为四度,Ⅰ、Ⅱ度主要是组织血液循环障碍,Ⅲ、Ⅳ度常有不同程度的坏死。①Ⅰ度:损伤表皮层,为轻度冻伤,表现为局部红肿、痒感及刺痛等,愈合后不留瘢痕。②Ⅱ度:损伤真皮层,为中度冻伤,表现为局部红肿,有水疱,疼痛但麻木。水疱破后如无感染,一般2～3周干枯脱痂,一般不留瘢痕,如并发感染,创面溃烂,愈合后可有瘢痕。③Ⅲ度:损伤达皮肤全层或深达皮下组织,为重度冻伤,表现为局部皮肤和皮下组织坏死,愈合后留有瘢痕。④Ⅳ度:损伤达皮肤、皮下组织,甚至肌肉、骨骼等组织,为极重度冻伤,局部皮肤深紫黑色,皮温降低,剧痛,发生干性坏死,如并发感染将呈湿性坏疽,而导致肢端残缺。

(2)冻僵:常发生在冷水或冰水淹溺,表现为低体温。受伤早期可表现为神经兴奋,排汗停止并出现寒战;随体温持续下降,寒战停止、心动过缓、意识模糊、瞳孔散大;严重者出现昏迷、皮肤苍白或青紫、四肢肌肉和关节僵硬、脉搏和血压测不到、呼吸心跳停止等。

(五)治疗要点

1.现场急救

(1)局部冻伤:①迅速脱离冻伤现场。②保暖。③如没有再冻伤危险时,应积极对冻伤局部进行复温,以防增加组织损伤。④不可摩擦或按摩冻伤局部,以免造成继发性机械损伤,一般可用衣物、软布包裹保护受冻部位。

(2)冻僵:①迅速脱离冻伤现场。②保暖。③积极复温,在伤员的颈部、腋下等置热水袋,一般水温不超过50 ℃,有条件时可换下伤员的衣裤、鞋袜等。④尽快将患者送至医院,注意在搬动伤员时应保持水平位,动作轻柔。⑤如判断为心跳呼吸骤停时,应立即给予心肺复苏。

2.急诊治疗

(1)局部冻伤:①快速复温是救治冻伤的最好方法。可将冻伤肢体浸泡于38～42 ℃温水中,至冻伤肢体皮肤转红,尤其是指(趾)甲床潮红、组织变软为止,时间以30～60分钟为宜。对于颜面冻伤者,可用温水不断淋洗或湿热敷。复温过程中应注意保持水温,但不可对容器直接加热,以免烫伤。如手套、鞋袜与手足冻在一起时,不可强行分离,应将其浸入温水中复温,严禁火烤、雪搓或按摩患处,如复温过程中出现剧烈疼痛,可适当给予镇静剂。②局部处理:Ⅰ度冻伤,保持创面干燥。Ⅱ度冻伤,复温消毒,清洁布类或纱布包扎。Ⅲ度、Ⅳ度冻伤,保持创面清洁干燥,采用暴露疗法,待坏死组织边界清楚时予以切除。③抗感染:重度冻伤应口服或注射抗生素,并注射破伤风抗毒血清,保守治疗时应严密观察和及时处理气性坏疽等严重并发症。④改善局部微循环:滴注右旋糖酐,必要时可用抗凝剂、溶栓剂或血管扩张剂等。⑤全身支持:加强营养支持,抬高患肢,适当活动或功能锻炼等。

(2)冻僵。①复温:最好是让伤员利用自身产生的热量进行缓慢、逐渐复温,以免快速复温而导致不可逆的低血压。尤其是优先恢复中心温度(即将热量输入伤员体内,先提高内脏的温度),而不能先单纯将四肢复温,以免由于外周血管收缩解除,血压降低,引起"复温休克"。②抗休克:复温过程中易出现低血容量性休克,补液尤为重要,因此,应及时给伤员补充血容量,输入液体以葡萄糖注射液或生理盐水为宜,温度为37～40 ℃。③吸氧:以及时纠正低氧血症。④维持酸碱平衡:及时纠正酸中毒。另外,对于伤者出现高缸钾、低血钾或低血糖者应及早纠正。⑤防治并发症:如肺炎、胰腺炎、肝肾衰竭等,并预防血栓形成和继发感染。

二、护理评估与观察要点

(一)护理评估

1.一般情况

年龄、性别、婚姻、职业、饮食、睡眠、文化程度及宗教信仰等。

2.受伤史

了解患者冻伤的原因、冻伤持续时间,开始施救时间,保暖及转运途中情况等。

3.既往史

了解患者有无呼吸系统疾病、营养不良、接受化疗或应用肾上腺皮质激素等,有无吸烟及酗酒史等。

4.身体状况

(1)局部情况:冻伤局部皮肤情况、冻伤类型、分度等。

(2)评估低体温程度,复温效果。

(3)评估患者意识、脉搏、呼吸、血压等,及时判断心脏骤停。

(4)辅助检查:血常规、尿常规、血生化检查、血气分析及影像学检查等。

5.心理和社会支持情况

评估患者和家属的心理承受能力,对疾病的认识。

6.危险因素评估

压疮、跌倒、血栓危险因素评估。

7.并发症的评估

如肺炎、胰腺炎、肝肾衰竭、应激性溃疡、感染、心肌梗死、脑血管意外、深部静脉血栓形成、肺不张、肺水肿等。

(二)观察要点

1.现存问题观察

(1)密切监测体温,一般选择测肛温,另外,应严格掌握复温速度,避免因周围血管迅速扩张导致内脏缺血,或较冷的外周血流入内脏造成内脏进一步降温而致死。

(2)观察肢端血液循环情况。

(3)观察患者神志、瞳孔、生命体征、血氧饱和度及尿量等变化并详细记录,发现病情变化,及时通知医生,并积极配合医生采取应对措施。

2.并发症的观察

复温后的主要并发症是肺炎(包括溺水所致的吸入性肺炎)、胰腺炎、肝肾衰竭、应激性溃疡等。尤其是复温后几天,甚至几周内,机体的体温调节及其他功能仍可异常,不能准确反映感染或其他疾病的存在,应密切观察,及时对症处理,保护肝、肾、脑功能,预防血栓形成和继发感染。

第十节　烧　伤

一、现场急救

(一)及时脱离致伤源

1.火焰烧伤

火焰烧伤见表3-9。

表 3-9 火焰烧伤脱离致伤源

灭火	应尽快离开火区,扑灭身上的火焰
	迅速卧地滚动或用衣、被等覆盖灭火
	也可跳进附近水池或清河沟内灭火
煤气泄漏	应立即关闭煤气开关
	帮助伤者离开密闭和通风不良现场,避免或减轻吸入性损伤
	切忌打火、开灯及敲打玻璃,以防发生爆炸
汽油烧伤	凝固汽油烧伤应立即用湿布数层或湿被、湿衣物覆盖创面,使之与空气隔绝,时间要长,以免复燃
注意事项	火焰烧伤后切忌喊叫、站立奔跑或用手扑打灭火,以防呼吸道和双手烧伤,创面冲洗后不要涂以中药、甲紫、香灰等有色物质,也不要涂抹牙膏、蛋清、泡菜水等,更不能涂以活血化瘀中药,以免诱发急性肾功能衰竭

2.热液烫伤

热液烫伤见表 3-10。

表 3-10 热液烫伤脱离致热源

脱离方法	首先帮助伤者迅速脱离致热源
	让其迅速跳入就近冷水池中或剪开其被浸湿衣服
	若为四肢小面积烧伤,可将患处浸泡在冷水中或用流动自来水冲洗,多需 0.5～1 小时,以减轻疼痛和局部损害
注意事项	不宜脱衣物,应小心剪开
	流动水冲洗时冲力不宜过大

3.化学烧伤

化学烧伤见表 3-11。

表 3-11 化学烧伤脱离致热源

生石灰烧伤	先用干布将生石灰粉末去除干净
	再用流动清水冲洗,以防生石灰遇水产热,使创面加深
沥青烧伤	用水降温后,可用汽油或松节油清洗
	应立即扑灭火焰,脱去污染的衣服,隔绝空气
	先用干布擦掉磷颗粒,可在夜间或暗室内用镊子将颗粒清除
	再用大量清水冲洗创面及其周围的正常皮肤
磷烧伤	浸入流水中洗刷更好
	冲洗至少要 0.5 小时
	冲洗后创面忌暴露和用油质敷料包扎,可用湿布覆盖创面
	四肢可用水浸泡,使磷与空气隔绝以防燃烧
石炭酸烧伤	因石炭酸不溶于水,所以应先用肥皂水冲洗后再用清水冲洗

续表

硫酸烧伤	脱去被污染衣物 防止硫酸烧伤范围扩大 立即用大量流动清水冲洗
注意事项	迅速脱离现场,脱去被化学物质浸渍的衣服,注意保护未被烧伤的部位 无论何种化学物质烧伤均用大量流动清水冲洗 2 小时以上,禁用中和剂 流动水冲洗强调大量、现场进行 头面部烧伤时,应首先注意眼睛,优先予以冲洗,还要注意耳、鼻、口的冲洗;冲洗要彻底,禁用手或手帕揉擦五官

4.电烧伤

电烧伤见表 3-12。

表 3-12　电烧伤脱离致热源

电火花、电弧烧伤	立即切断电源,或用不导电的物体拨离电源;呼吸心搏骤停者进行心肺复苏
电击伤	触电时应立即切断电源,使伤员脱离电源 为争取时间,可利用现场附近的绝缘物品挑开或分离电器、电线
注意事项	不可用手拉伤员或电器、电线,以免施救者触电 切断电源和灭火后,发现伤员出现昏迷休克、呼吸不规则、呼吸与心跳停止,应立即进行现场抢救 心跳、呼吸恢复后迅速将伤员转送到最近的医疗单位进行处理

5.热压伤

热压伤脱离致熟源见表 3-13。

表 3-13　热压伤脱离致熟源

脱离方法	切断运转机械电源 降温:可用大量流动冷水冲淋高温机械及受压部位 想办法尽快解除压力,必要时可拆卸或切割机器
注意事项	热压伤一般受伤时间长,应注意安抚患者情绪 切割机器会产热,应注意局部降温

(二)急救护理措施

急救护理措施见表 3-14。

表 3-14　急救护理措施

判断伤情	首先检查危及伤员生命的合并伤:如大出血、窒息、开放性气胸、严重中毒、骨折、脑外伤等 初步估计烧伤面积和深度 询问受伤经历
脱离现场	一般伤员经灭火后,应及时脱离现场,转移至安全地带及就近的医疗单元
补液治疗	如急救现场不具备输液条件,烧伤后一般可口服烧伤饮料或淡盐水,也要少量多次,如出现腹胀或呕吐,应即停用,切忌大量饮用白开水、饮料、牛奶等不含盐的非电解质液 烧伤较重者,如条件允应快速建立静脉通道,给予静脉补液;对于重度烧伤患者应开放 2 条静脉通道,确保液体按时足量输入

创面护理	烧伤急救时,创面仅清水冲洗,不宜涂敷甲紫、蛋清、中药等
	灭火后应开始注意防止创面污染,可用烧伤制式敷料或其他急救包、三角巾等进行包扎,或身边干净床单、衣服等进行简单覆盖创面
	寒冷季节应注意保暖
疼痛护理	评估患者疼痛情况
	对轻度烧伤患者,可遵医嘱予以口服止痛片或肌内注射哌替啶
	大面积烧伤患者,由于外周循环差和组织水肿,肌内注射不易吸收,可将哌替啶稀释后静脉缓慢推注
	老人、婴幼儿、合并吸入性损伤或颅脑损伤者禁用哌替啶和吗啡
	对所用的药物名称、剂量、给药途径和时间必须详细记录
心理护理	与患者及家属交谈,观察中,了解其心理需求及心理反应
	针对个体情况进行针对性的心理护理
	介绍治疗疾病相关知识,消除患者不必要的担心
	指导患者自我放松

(三)转送护理措施

1.现场转送

(1)经现场急救以后,应急送到就近的医院进行抗休克及创面处理。

(2)不要向较远的大医院或专科医院转送,以免耽误抢救时机。有临床资料显示,烧伤后是否能得到及时的液体复苏与休克的发生率息息相关,而病员是否平稳度过休克期与病员的死亡率呈正相关关系。原则上,在决定后送或转院时一定要注意病员的休克防治,不能因为转送病员延误休克的救治。如果早期救治困难,可请上级医院会诊。

2.经初步处理后转送上级医院

(1)转送禁忌证:①患者休克未得到纠正。②呼吸道烧伤未得到适当处理。③患者有合并伤或并发症,途中有发生危险的可能。④转送距离超过 150 km,应特别慎重。

(2)转送时机:①烧伤面积 29% 以下者,休克发生率低,与入院时间无明显关系,随时转送均可。②烧伤面积 30%～49% 的患者,最好能在伤后 8 小时内送到指定的医院,否则最好在当地医院抗休克治疗后再转送,或在转送途中进行补液治疗。③烧伤面积 50%～69% 的患者,最好能在伤后 4 小时内送到指定医院,或就地抗休克使患者情况相对稳定后 24 小时后再转送。④烧伤面积在 70%～100% 的患者,在伤后 1～2 小时送到附近医院,否则应在原单位积极抗休克治疗,等休克控制后,于 48 小时后再转送。⑤小孩、老年人代偿能力差,休克发生早,面积不大也可发生休克,一般可参照成人转送时机增加一个档次。⑥对每一位烧伤患者,最合适转后送时机应依具体情况(烧伤深度、烧伤面积、吸入性损伤、复合伤、中毒等)及转送条件等综合而定。

(3)转送前的护理:①将伤员姓名、性别、年龄、受伤原因、受伤时间、烧伤面积,以及病情、处理等基本情况,电话或书面告知接收医院,以便做好急救准备。②建立静脉通道。烧伤面积较大的患者或转送路途较远者,应进行持续性静脉补液。③创面处理。妥善包扎创面,敷料稍厚,吸水性强,短期不至于渗透。④保持呼吸道通畅。头面颈部深度烧伤或伴有吸入性损伤者,估计在转送途中发生呼吸道梗阻的患者,应备氧气袋和气管切开包,亦可先行气管插管或气管切开。⑤安置保留尿管。烧伤较严重的患者应留置尿管,以便观察尿量,了解休克情况及调整途中补液速度。⑥处理复合伤。患者若有复合伤或骨折时,应给予提前处理。⑦使用抗生素。一般轻患者遵医嘱口服抗生素,不能口服或估计口服吸收不良时,遵医嘱予以肌内注射或静脉滴入抗生素。

(4)转送途中护理:①选择合适的工具。若汽车长途转送,车速不宜太快,力求平稳减少颠簸。若飞机转送患者,起飞和降落时,使头部保持低平位。搬动患者上下楼梯应头部向下,以维持脑部的血液供应;在车厢中头部应在车头方向。②严密观察病情变化。密切观察神志、脉搏、呼吸、尿量等,详细记录输液量、尿量和用药的剂量、时间等。头面颈部烧伤未作气管切开或插管的患者,特别应注意观察呼吸的变化。已有气管切开或插管的患者应保持气道通畅。③有效补液。病情较轻的患者,可给少量多次口服烧伤饮料或含盐饮料。严重烧伤患者途中应按计划有效补液。④镇静、止痛。途中要有良好的镇静、镇痛,但应注意防止过量。头面颈烧伤未作气管切开的患者,转送途中禁用冬眠药物。⑤转送途中注意防寒、防暑、防尘、防震,战时则应注意防空。⑥有复合伤或中毒的伤员,应注意全身情况及局部和伤肢包扎固定等,上有止血带的患者,要按时进行松解与处理。⑦达到终点时,陪同的医护人员应向接收单位医生、护士介绍患者病情及治疗经过,并送交各项治疗护理记录单。

(四)急诊科救治护理措施

1.轻、中度烧伤患者的急诊救治护理措施

(1)了解病史:简要询问患者或现场目击者,以了解受伤原因、受伤时间及环境与烧伤因子接触的时间,现场处理措施。

(2)判断伤情:①初步评估烧伤面积和深度,成人烧伤面积15%以上、小孩5%以上或伴有休克者,应建立静脉通道补液。②检查有无复合伤或中毒,以便向医生汇报及做应急处理。

(3)饮食护理:①视病情需要进食进水。②给予静脉补液或口服烧伤饮料或含盐饮料。③禁饮大量白开水等其他不含盐的非电解质饮料。④无恶心、呕吐者,可酌情进食,先进流质,再半流质,再普食。

(4)药物的护理:①评估患者疼痛情况。②遵医嘱给予镇痛、镇静药物。③破伤风抗毒素(TAT)皮试阴性者遵医嘱给予肌内注射,阳性者做脱敏注射或肌内注射破伤风免疫球蛋白。

(5)创面处理:①生命体征平稳者,尽早协助医生行清创。②根据患者创面情况清创后采取暴露或包扎疗法。

(6)未住院患者的健康指导:①嘱患者回家后保持创面清洁干燥。②可以用红外线仪或其他辅助干燥设备促进创面干燥。③肢体受伤患者应予以抬高患肢,减轻肢体肿胀。④遵医嘱口服抗生素3~5天,预防和控制创面感染。⑤嘱患者进食营养丰富清淡易消化的食物,禁辛辣刺激性食物。⑥采取包扎疗法的患者,敷料如有浸湿,应及时到门诊换药,3~5天后来医院拆除外层包扎敷料,改为半暴露疗法。⑦保持室内清洁、干燥,禁扫地。⑧如有不适及时就诊,定期门诊随访。

2.严重烧伤患者的急诊救治护理措施

(1)了解病史：①简要询问患者或现场目击者，了解受伤原因、受伤时间及环境，与烧伤因子接触的时间。②了解有无高坠伤、恶心、呕吐、昏迷。③了解进饮进食量，呕吐物的量、性状、颜色。④了解现场处理措施。

(2)判断伤情：①初步评估烧伤面积和深度，以决定输液的量、速度，为抢救做好准备。②检查有无复合伤或中毒。③检查鼻毛、眉毛、睫毛、头发有无烧焦，有无声嘶等。

(3)迅速建立静脉通道补液：①一般可先采取浅表静脉穿刺输液，宜选择粗大血管。②对于全身大面积烧伤患者，静脉穿刺困难，可协助医生行静脉切开或深静脉置管。

(4)严密监护：①重危患者必要时需行心电监护，中心静脉压监测。②监测生命体征、电解质、酸碱度等。③准确记录出入量、治疗措施、病情发展等。④抽血进行电解质、血常规、凝血常规、血型等检查。⑤有条件者进行血气分析。⑥注意观察有无复合伤、中毒或吸入性损伤。⑦声音嘶哑、呼吸困难患者应给予氧气吸入，及时吸痰，保持气道通畅，必要时配合医生行气管插管或气管切开术。⑧四肢、躯干深度环形烧伤应配合医生行切开减压术。

(5)创面护理：①保持创面清洁，避免污染。②一般在休克控制后、全身情况改善，病情相对平稳后进行创面处理。

(6)用药护理：①评估患者疼痛情况。②必要时在补足血容量的情况下，遵医嘱给予镇痛、镇静药物。③对破伤风抗毒素(TAT)皮试阴性者，遵医嘱给予肌内注射，阳性者做脱敏注射或肌内注射破伤风免疫球蛋白。④遵医嘱应用抗生素、激素等药物。

(7)饮食护理：①休克期患者在没有恶心、呕吐的情况下，可适当给予流质饮食。②口渴者给予烧伤饮料或含盐液体。

(8)办理入院：①协助办好入院手续。②通知病房接收患者，将患者安置在烧伤重症监护室。

二、创面处理

烧伤创面早期处理的目的是清洁创面，尽量去除污染，防治感染，保护创面。

对于轻度烧伤的病员，早期可采用彻底清创法。清创后，创面根据部位及深度可采用包扎疗法或暴露疗法。

对于重度烧伤患者，根据入院时休克的程度决定清创的时间。一般应该在休克控制后进行清创术。烧伤早期多采用简单清创，基本要求是床旁、无须麻醉、迅速(10～30分钟)，尽量减轻对病员的创伤打击。

三、烧伤患者的入院早期处理

(一)轻度烧伤或无休克的中度烧伤救治及护理

轻度烧伤或无休克的中度烧伤救治及护理见表3-15。

表3-15　轻度或无休克的中度烧伤救治及护理

了解病史 询问伤情	详细了解病史，受伤原因、受伤时间及环境，与烧伤因子接触的时间，烧伤后的处理与经过
	了解患者年龄、职业、体重
	询问药物过敏史及用药史

清洁卫生	脱去患者的脏衣服及鞋袜,去掉创面污染的敷料
	头面部烧伤者应剃头及胡须,会阴部烧伤者应剃去阴毛
	安置患者于清洁的病床上,清洁患者未受伤的皮肤
判断伤情	估计烧伤面积和深度
	检查有无复合伤或中毒,并判断其严重程度
	未注射破伤风抗毒素者,行破伤风皮试,结果阴性者给予注射,阳性者做脱敏注射或注射破伤风免疫球蛋白
药物护理	遵医嘱使用抗生素
	观察药物疗效及不良反应
静脉补液	根据烧伤面积和深度,遵医嘱建立静脉通道补液
创面护理	用红外线仪照射创面,保持创面干燥
	协助医生行清创术
	根据烧伤的部位和面积采取不同的体位
体位	颈部烧伤患者,应采取高肩仰卧使,充分暴露创面
	肢体烧伤患者,应抬高患肢,减轻肿胀
	定时协助床上翻身,防止创面受压,促进创面愈合
	提供安静舒适的环境
疼痛护理	评估患者疼痛情况
	遵医嘱给予镇痛药物
	视病情需要饮水、进食
饮食护理	可口服烧伤饮料或含盐的饮料,忌口服白开水等不含盐的非电解质饮料
	可酌情进食营养丰富、清淡易消化的食物

(二)严重烧伤患者的救治及护理

1.严重烧伤救治及护理常规

严重烧伤救治及护理常规见表 3-16。

表 3-16　严重烧伤救治及护理常规

了解病史询问伤情	详细了解病史,受伤原因、受伤时间及环境,与烧伤因子接触的时间,烧伤后的处理与经过
	询问有无高坠伤、恶心、呕吐、昏迷
	询问进饮进食量,呕吐物的量、性状、颜色
	了解年龄、职业,测量体重(不能测者要询问伤前体重)
	询问药物过敏史及用药史
保持呼吸道通畅	保持呼吸道通畅,怀疑吸入性损伤者取高肩仰卧位
	对头面部深度烧伤或有呼吸困难者、声音嘶哑者,给予氧气吸入
	备气管切开包及吸痰用物,协助医生行气管切开或气管插管,及时吸出气道分泌物

检查有无合并伤	有重物压伤及高坠伤史的患者,应检查有无颅脑损伤、内脏破裂、骨折、胸部损伤等
	对危及生命的大出血,应立即通知医生,进行紧急抢救措施
疼痛护理	评估患者疼痛情况
	在血容量补足的前提下,必要时遵医嘱给予镇痛药物
	提供安静舒适的环境
	做好心理护理
严密监护	持续心电监护
	监测生命体征、尿量
	观察神志、皮肤温度、末梢循环
	抽血进行电解质、尿素氮、肌酐、血常规、凝血、血型等检查
安置保留尿管	尿量是反映复苏效果最直接、最可靠的指标之一
	留置尿管,准确记录每小时尿量及 24 小时总量
	成人尿量维持在 30～50 mL/h,婴幼儿、童尿量应维持在 1 mL/(kg·h)
	严重电烧伤和大面积深度烧伤,有严重血红蛋白尿和肌红蛋白尿者,成人尿量应维持在 50～100 mL/h
药物的护理	遵医嘱行抗生素皮试,静脉滴注抗生素
	注射破伤风者,行破伤风皮试,结果阴性者给予注射,阳性者做脱敏注射或注射破伤风免疫球蛋白
	遵医嘱应用激素,如地塞米松治疗
	遵医嘱应用预防消化道溃疡的药物,如西咪替丁、雷尼替丁、法莫替丁等
	观察药物疗效及不良反应
饮食护理	休克期患者在没有恶心、呕吐的情况下,可适当给予流质饮食
	口渴者给予烧伤饮料或含盐液体
	严重烧伤或进口进食困难者可行管喂或胃肠外营养
创面护理	持续红外线仪照射创面,保持创面干燥
	一般在休克得到控制,病情相对平稳后进行
	清创时重新核对烧伤的面积和深度

2.严重烧伤患者的补液护理

严重烧伤患者的补液护理见表 3-17。

表 3-17 严重烧伤患者的补液护理

建立静脉通道补液	迅速建立有效静脉通道补液,一般先采取表浅静脉穿刺
	不宜在环形烧伤肢体的远端进行静脉穿刺
	电击伤肢体表浅静脉多已烧毁,故不宜做静脉穿刺
	穿刺部位尽量远离创面
	对于全身大面积烧伤,表浅静脉穿刺补液困难者,应协助医生行静脉切开或深静脉置管补液

	一般应遵循先晶后胶、先盐后糖、先快后慢的原则
	晶体和胶体比例为 1：1～2：1
	胶体液以血浆为首选
液体疗法 的原则	伤后第一个 24 小时内不宜输全血,合并显性失血者除外
	若需用全血,尽量不用库存血
	血浆代用品宜限制在 1500 mL 以内,多采用低分子右旋糖酐
	电解质溶液用 0.9%氯化钠溶液、碳酸氢钠等
	若非内环境紊乱,一般以补等渗液为主
液体疗法 的监测	根据烧伤面积及深度,按休克补液计划调整补液量
	监测患者的血压、脉搏、呼吸、尿量、神志、末梢循环等调节补液量

第十一节　烫　伤

由热液及蒸气所引起的皮肤损害称之为烫伤。烫伤系由湿热造成,损伤组织内含水量较高,近似湿性坏死。

一、病因及发病机制

体内温度达 43～44 ℃即可使内脏细胞死亡,热力超过 44 ℃即引起蛋白质变性,从而引起细胞死亡。70 ℃以上的热力作用 1 秒内即可引起表皮全层坏死。热力损伤机体:一是破坏皮肤的完整性,使机体失去防御细菌入侵的天然屏障,导致严重的细菌感染而危及患者的生命;二是引起全身血容量减少、能量不足和负氮平衡、红细胞丢失、免疫功能降低等各方面的严重紊乱,并可造成多种内脏并发症,甚至发生多器官功能障碍综合征(MODS)而导致死亡。

二、病情评估

(一)临床表现

(1)体液渗出期(休克期):局部表现为创面表皮剥脱、发红、渗出较多、水肿显著;全身可有低血容量的表现。

(2)急性感染期:局部表现为急性蜂窝织炎、急性淋巴管炎等;全身可有发热、白细胞增高,或者体温降低或不升、白细胞减少,同时可并发肺部感染、肾功能障碍、心功能不全、应激性溃疡等。

(二)辅助检查

急查血常规可有红细胞、血红蛋白下降,白细胞升高。

三、急救措施

(1)立即撕脱湿热的衣服,避免将衣服上的热继续作用于创面使之加深。

(2)对立即危及患者生命的合并症如大出血、开放性气胸、窒息等迅速进行抢救,若呼吸、心跳停止,立即就地实施心肺复苏术。

(3)中、小面积的头部、四肢烫伤可用冷水或冰水浸泡 0.5～1 小时,以减轻损伤和疼痛。

（4）镇静止痛：可用吗啡或哌替啶稀释后缓慢静脉注射；合并有颅脑损伤或1岁以下婴儿禁用吗啡、派替啶，可用鲁米那或异丙嗪。

（5）保持呼吸道通畅：对热水或热蒸气造成呼吸道烫伤而发生呼吸困难的患者，应立即进行气管切开，保持呼吸道通畅并给氧。

（6）保护创面：初步估计烫伤面积和深度后，用敷料或干净被单、衣服简单包扎创面，以免污染和再损伤。

（7）积极防治休克：迅速建立2条以上静脉通道或中心静脉置管，进行液体复苏，同时检查血型和交叉配血试验，并进行必要的生化检查。

（8）注射破伤风抗毒素和选用抗生素。

四、护理

（1）生命体征的监护：动态监测血压、心率和中心静脉压，留置尿管，记录每小时尿量。严重烫伤患者尿量应保持在每小时80～100 mL为宜，同时注意观察有无血红蛋白尿、血尿；神志淡漠、烦躁等常提示血容量不足，严密观察毛细血管充盈情况，有无口渴、血尿、血红蛋白尿、呼吸困难，及时、快速补充血容量，维持水、电解质平衡及胶体渗透压，以确保患者平稳度过休克期。

（2）烫伤创面生理盐水彻底冲洗后涂抹磺胺嘧啶银糊剂或霜剂，或应用新型敷料胶原美皮康或美皮贴覆盖，减少再次损伤，也可采用暴露疗法。

（3）气管切开的患者：应保持切口清洁干燥，定时更换切口敷料；吸痰时严格执行无菌操作，并注意动作轻柔，避免损伤呼吸道黏膜；同时加强呼吸道湿化，定期更换气管导管并妥善固定，防止滑脱。

（4）若患者采用暴露疗法，应将患者置于单人房间，实行保护性隔离。病室保持清洁，温度调节在25～30 ℃，湿度70%，床单要高压灭菌。随时用无菌吸水敷料或棉签拭净创面渗液，给予灯烤或热风，促进创面干燥，同时升高室内温度。躯干和肢体环形烫伤患者，最好能睡翻身床，每4小时翻身1次。既可使创面暴露充分，减少受压时间，又可减轻疼痛，节省人力。

（5）心理护理：严重烫伤患者因担心容貌、身体、形象的改变而影响生活、工作和社交，心理压力尤为严重。护理时应鼓励患者正视自身的创面，耐心倾听患者诉说，不回避提问；了解病情及创面愈合情况，与患者交流时做到有的放矢。

（6）出院指导：①注意休息，生活规律，提高机体抵抗力。②加强营养，进食高蛋白、高热量饮食。③注意功能锻炼，加强烫伤部位功能恢复。④指导家属加强与患者的沟通交流，树立正确的人生观，减轻心理压力。

第十二节　蛇咬伤

一、蛇咬伤的病因与发病机制

（一）病因

蛇咬伤为蛇的牙齿对组织造成的穿刺伤，伴或不伴毒液注入。虽然有时为非毒蛇咬伤、毒蛇的干咬(dry bite,无毒液注入)或仅少量毒液被注入深部组织而不产生毒性作用,但因毒蛇咬一口就可能致命,所以在被蛇咬伤时应该都当做毒蛇咬伤处理。

(二)发病机制

蛇咬伤对机体产生了穿刺伤,但更主要的是蛇毒对机体的影响。

1.蛇毒

我国主要的毒蛇有眼镜蛇科的眼镜蛇、眼镜王蛇、金环蛇、银环蛇、海蛇,及蝰蛇科的蝰蛇、尖吻蝮即五步蛇、竹叶青、烙铁头、原矛头蝮等数十种。毒蛇的毒液在毒液腺中产生,通过管道或沟槽连接到毒牙。咬伤时毒素被储存在皮肤、皮下组织以及肌肉内,最主要的是皮下组织,再通过淋巴及血管液扩散。蛇毒包含多种物质,对机体产生的作用很广,但主要涉及以下几点。

(1)局部组织损伤:细胞毒等使伤口疼痛、局部肿胀、横纹肌溶解、肌肉损伤等引起高钾血症、肌红蛋白尿而致急性肾衰竭及局部肢体坏死、间隔综合征甚至截肢。

(2)凝血系统异常:出血、凝血、抗凝血毒素导致的凝血系统异常,还有溶血毒素导致的溶血,以及血小板减少等,最终引起血尿(最早症状)和胃肠道、伤口出血等。

(3)神经毒性:骨骼肌弛缓性麻痹,最早症状多为复视,再而上睑下垂、发音困难、吞咽困难、流涎、肌束震颤、最终呼吸肌抑制。这些症状体征迟的可能在 10 小时后才发生。

(4)心血管毒性:心肌毒素影响心脏造成心律失常,出血及组织肿胀导致低血容量性休克。

2.穿刺伤

大部分不严重,如仅很浅的牙痕或划痕。

3.继发感染

破伤风或其他细菌感染,由蛇咬带入或伤口处理不当引起。

二、现场评估与救护

蛇咬伤后的症状从轻微的局部损伤肿胀、疼痛、红斑到严重的全身反应如低血压、休克、弥散性血管内凝血、呼吸抑制等。

(一)判断是否需紧急处理

评估气道、神志、呼吸、循环(开始为焦虑、疼痛或毒素引起心动过速、血压升高,但严重时会出现低血压)等。若有必要开始胸外按压、开放气道、人工呼吸等流程。同时记录被咬的时间与紧急处理的时间。

(二)鉴别是否毒蛇咬伤及种类

有时仅为毒蛇的干咬,或仅为荆棘等刺伤。

1.蛇外貌

一般来说,毒蛇头大呈三角形,椭圆瞳孔,颈部细小,而无毒蛇的头比较小,多呈椭圆形。但有许多例外,如眼镜蛇科的毒蛇眼镜蛇、金环蛇、银环蛇及海蛇等就多为椭圆形头,圆形瞳孔,因此最好拍多张数码照片或把蛇捕获后交给专家鉴别,这对使用正确的抗蛇毒血清是必需的,但注意不要为了捕蛇而再次被蛇咬伤。

2.牙痕

毒蛇和无毒蛇最根本的区别要看它是否有毒牙。毒牙有两种:一种是沟牙,牙上有连通毒液的沟。长在上颚前部的叫前沟牙，如眼镜蛇、金环蛇、银环蛇、各种海蛇等；有的沟牙生长在上颚后部的叫后沟牙，如泥蛇、水泡蛇等。另一种是管牙，牙中间是空的，基部和毒腺相通，如蝮蛇、五步蛇、竹叶青和烙铁头等的毒牙。毒蛇一般都有1~2颗毒牙长在上颚，被咬后伤口可能会有1~2个针尖大深牙痕，而无毒蛇咬的多只有两行细小的牙痕，故可据此来分辨。但因咬伤时存在运动，有时牙痕表现从单纯的穿刺伤到抓伤甚至轻微的撕裂伤，可能难以观察毒牙标记。

3.发病时间

一般而言，被毒蛇咬伤仅少数会在数分钟内发病，大部分需要数小时才能表现出毒性症状。无法通过短期观察排除毒蛇。故不能单纯依靠这些特点来判断是否毒蛇，需在咬伤后都当作毒蛇进行医疗处理。

(三)转运

蛇咬伤后最优先的处理是迅速转运到有条件诊治蛇咬伤的医疗机构，除非需要开放气道、人工呼吸或胸外按压等紧急处理。转运时使伤员置于休息体位如平卧，患肢平心脏或稍低于心脏水平，但不要高于心脏；保持伤员镇静，告知其在转运期间尽量少动；有条件的用夹板、木棍等固定患肢(但若患肢过度肿胀需注意及时松开固定，防止加重肿胀)，减缓毒素通过淋巴、血管回流。

(四)伤口处理

建议在不影响转运的条件下进行，因现场环境处理伤口有难度。可用清水、矿泉水或冷肥皂水清理伤口。传统的土法治疗如尝试通过切开、挤压或用口吸吮来排出毒素，或者通过火烧(蛇毒多为蛋白质毒素，理论上是可以被火烧等高温所破坏变性)、电击破坏毒素以及冰敷来延缓毒素吸收等操作现在被认为有争议或无效，反而会因此操作浪费宝贵的时间甚至增加创口损伤，如切开、火烧后创口坏死、感染，挤压导致毒素加速吸收，冰敷使得局部血管收缩、血流灌注更差、导致肢体肿胀坏死更加恶化或冻伤，用口吸吮导致口内细菌感染伤口，这些错误处理都可能是导致伤员后来必须截肢的原因，因此不建议现场救护时尝试。但用吸引器、火罐的负压吸引操作在院内抢救时可尝试使用，不过能吸出的毒素很少。

(五)局部绷扎

动物实验中局部绷扎的确能减缓部分毒素的吸收，但在现场环境下很难做到恰当，应由有经验的医务人员进行，且不能为做此操作而延误转运。2010美国心肺复苏指南推荐使用压力固定带技术，其类似于弹力绷带，将其从远端到近端包绕整个被咬的肢体，上肢用5.32~9.31 kPa(40~70 mmHg)的压力而下肢用7.31~9.31 kPa(55~70 mmHg)的压力，这样可减慢淋巴液回流以延缓毒素吸收，但这个合适的压力很难控制，一般以舒适又足够紧且能插入一根手指为准。这种绷带在现场环境可用女性的连裤袜、健美裤等替代。或用普通绷带、绳子在伤口的近心端做肢体绷扎，需容许一根手指伸入的空间，仅仅限制延缓静脉或淋巴回流；不建议使用止血带、橡皮筋等收缩性的物品绷扎，因其可能会绷扎过紧而影响动脉血供，但若使用应每隔15~20分钟放松绷带1次，每次1~2分钟，以防静脉长期回流不畅加重组织肿胀与受压坏死。一般在到达医院后开始有效治疗，如注射抗蛇毒血清，伤口处理10~20分钟后方可去除绷扎。临床可见绷扎过紧或时间过长而造成远端肢体肿胀或坏死的案例。

（六）除去饰物

除去紧束患肢的戒指、手表、衣物等饰物,防止肢体肿胀时影响血供甚至无法取下。

（七）其他处理

记录伤员的基础肺活量或最大呼吸流量可能有助于早期发现随后的呼吸抑制。观察咬伤部位周围的水肿、炎症情况,咬伤部位上下 10 cm 及 20 cm 处分别测量周径并记录以便与以后对比,每 15 分钟测量并画出水肿的边界。评估咬伤部位以下患肢的脉搏、毛细血管充盈时间,并与健肢比较。听诊肺呼吸音。询问伤员的既往疾病史、过敏史、既往的蛇咬伤病史。

三、院内评估与救护

（一）稳定生命体征

必要时启动高级心脏生命支持（ACLS）等相应措施。

（二）轻度中毒

若仅有咬伤局部有局限性的肿胀,生命体征稳定,则给氧同时在非患肢建立静脉通路,输注乳酸林格液或生理盐水并行常规的实验室检查。有条件的需心电、血压、脉氧监护。评估伤口的感染、凝血异常、横纹肌溶解、肾衰竭等风险。给予破伤风疫苗或抗毒素。6 小时后重复常规实验室检查。若所有结果正常并且肿胀没有进展,观察 12 小时后可离院门诊随访。若为神经毒素可能需留观 48 小时。

辅助检查的项目:血常规（失血、溶血、血小板减少）、出凝血时间（INR、APTT 延长、纤维蛋白原消耗）、电解质（高钾）、肾功能、肌酸激酶（多升高）、血定型血交叉、心电图、尿检验（肌红蛋白）、酒精浓度测试等。

（三）中重度中毒

若在超出原来咬伤的部位出现肿胀、水泡及红斑,出现全身性的症状体征或实验室检查异常,则考虑为中重度中毒,除了以上的处理措施外开始给予抗蛇毒血清。需要对伤员加强监护,最好住院及收入 ICU。每 6 小时重复实验室检查直到稳定,再延长复查时间。有临床出血表现时或明显的实验室检查异常时可考虑使用血制品如浓缩红细胞、血浆等。

（四）抗蛇毒血清

每种蛇毒都需要相对应的抗蛇毒血清去中和,使用前需皮试。因为抗蛇毒血清有过敏（Ⅰ型过敏）及血清病（Ⅳ型过敏）的不良反应,若没有疾病进展证据时不需要注射抗蛇毒血清。如果伤员真出现毒素反应,给予适当的单价或多价的抗蛇毒血清,稀释后缓慢静脉滴注,一般要大于 1 小时,稀释时不要剧烈震动,以免蛋白变性,并再观察 1 小时的不良反应。在伤员床边备好抗变态反应的药物与抢救设备,如肾上腺素、支气管扩张剂。若第一次的剂量滴注后无好转,可考虑加倍剂量滴注,直到症状控制。若第一次的剂量滴注后症状好转,可考虑分别在第 6、12、18 小时给予 3 次维持量。若有既往相应血清过敏病史,禁用。若伤员病情危重且仅皮试阳性,在咨询专家及获得伤员签字后可考虑尝试使用苯海拉明 25～50 mg 肌内注射,每 6 小时 1 次,甲基强的松龙 1～2 mg/kg,每 8 小时 1 次和雷尼替丁静脉注射,每 6 小时 1 次抗过敏的基础上小剂量使用抗蛇毒血清,再慢慢加量。注意儿童的抗蛇毒血清剂量并不比成人小。每个伤员在注射抗蛇毒血清时需被告知血清病可能在 3～14 天后才发生,在伤员离院前需再被告知抗蛇毒血清的血清病表现,如发热、不适、关节痛、皮疹或不明原因的瘀青,必要时马上报告医生。

(五)对症支持治疗

(1)凝血异常：一般来说抗蛇毒血清是最好的治疗办法,若无血清可考虑用新鲜冰冻血浆及浓缩红细胞治疗明显的临床出血。

(2)神经毒素症状：有时在使用抗蛇毒血清后神经症状仍可能恶化,甚至进展到完全瘫痪,并持续3～6天,肌力可能需4～6周方能恢复正常,但长期不能恢复的可能很小。在瘫痪进展早期选择性气管插管可预防误吸引起吸入性肺炎。在呼吸衰竭时需气管插管,呼吸器支持。留下长期后遗症多见于严重的局部损伤或未及时气管插管。早期理疗可加速功能康复,发病初期建议禁食预防误吸。

(3)低血压：液体复苏,可起始10～20 mL/kg生理盐水等快速滴注,必要时加用升压药物。

(4)伤口继发感染、吸入性肺炎：使用针对性的抗生素。

(5)止痛,如硫酸吗啡针或对乙酰氨基酚片。但若考虑为神经毒素或有呼吸抑制可能时慎用镇静剂与阿片类药物。避免使用阿司匹林或其他可能影响凝血的药物。

(6)外科处理：很少需要行筋膜切开术。毒素的局部组织损伤时的表现可能很像间隔综合征,需注意鉴别。在决定行筋膜切开术前最好先测量局部的压力,只有当抗蛇毒血清治疗无效、筋膜腔内压持续升高超过3.99(30mmHg)或舒张压与筋膜室内压差大于3.99 kPa(30 mmHg)时,才考虑进行筋膜切开减压术。

四、健康教育

蛇咬伤最常发生在处理蛇的时候,如杀蛇或捕蛇时,绝大部分为手咬伤,故不要挑逗蛇、追赶蛇、过分靠近蛇,并在处理蛇的时候做好防护,如用足够长的棍子、防咬手套。外出登山、郊游时,尽量穿着长袖、长裤、长靴、戴手套,避免在蛇类出没的地方逗留。注意某些蛇被切断或打死一段时间后仍有咬人的能力。不要把手、脚伸到缝隙、洞穴中。夜间行走时使用照明设备。酗酒后等判断力弱时不要去丛林等多蛇地区。对餐饮业蛇餐、地下动物园及宠物爱好者进行管理或培训。

被咬伤后不要慌乱,需记住蛇的样子,捕到蛇后不要破坏其头部,以便于辨识。不要饮酒(某些蛇药写明配少量酒服用,但建议勿饮酒),也不要进行剧烈运动等,以免增加循环。转运时尽量使用担架等,伤员不要自己步行。不要尝试在自己家里治疗蛇咬伤。不要自行切开、火烧、冰敷伤口,也不要使用过紧的止血带,不要用嘴去吸伤口。

第十三节 淹 溺

一、疾病概论

淹溺又称溺水,是指人淹没于水中,水和水中污泥、杂草堵塞呼吸道或反射性喉、支气管痉挛引起通气障碍而窒息。如跌入粪池、污水池和化学物品池中,可引起皮肤和黏膜损伤及全身中毒。

(一)病因及发病机制

1.病因

淹溺最常见的原因是溺水。造成淹溺的主要因素包括以下几点。

(1)游泳时或意外事件时落入水中,可发生淹溺。如游泳中换气过度,体内 CO_2 排出过多,引起呼吸性碱中毒,导致手足抽搐;疲劳过度、水温过低等原因可引起腓肠肌痉挛而发生淹溺。

(2)水下作业时潜水用具发生故障,发生潜水病,或潜水时间过长、过度疲劳,而使体内血氧饱和度过低,引起意识障碍而发生淹溺。

(3)人不慎跌入粪池、污水池、化学物质储存池中,造成淹溺,并引起皮肤和黏膜损伤及全身中毒。

2.发病机制

(1)人淹没于水中,多因紧张、惊恐、寒冷等因素的强烈刺激,反射性地引起喉头和支气管痉挛,声门紧闭,造成缺氧。

(2)由于缺氧,淹溺者被迫进行深呼吸。吸入的水越多,肺顺应下降越明显,最终出现呼吸衰竭,产生低氧血症、高碳酸血症及呼吸性酸中毒,并可伴有代谢性酸中毒。低氧血症及组织缺氧最终导致肺水肿甚至脑水肿。

(3)如呼吸道吸入淡水,水可迅速经肺泡被吸收入血液循环,使血容量增加,血液稀释而发生血、电解质平衡失常,红细胞破裂引起血管内溶血,血钾浓度增高,血钠、血钙、血氯浓度降低,血浆蛋白减少。如海水进入呼吸道和肺泡,引起血容量减少,造成血液浓缩,血钠、血氯、血钙、血镁浓度增加。高钙血症可引起心动过缓和传导阻滞,甚至心脏停搏;高镁血症可抑制中枢神经和周围神经,扩张血管,而血容量减少又使血压下降,动脉血氧分压降低,机体缺氧,引起脑水肿、代谢性酸中毒,最终导致心力衰竭、循环障碍。两者的病理特点比较见表3-18。

表 3-18　淡水淹溺与海水淹溺病理特点比较

项目	淡水淹溺	海水淹溺
血液总量	增加	减少
血液渗透压	降低	增加
电解质变化	钾增加,钠、钙、镁减少	钠、钙、镁、氯增加
心室纤颤发生率	常见	少见
主要死因	急性肺水肿、脑水肿、心力衰竭、心室纤颤	急性肺水肿、脑水肿、心力衰竭

(二)临床表现

患者从水中被救上岸后,主要表现有:①神志不清。②皮肤发绀、四肢冰冷。③呼吸、心跳微弱或已停止,血压测不到。④口旁、鼻内充满泡沫状液体。⑤胃扩张。

(三)救治原则

(1)立即清理口、鼻中的污泥、水草等杂物,保持呼吸道畅通。若呼吸道被水阻塞,要立即取俯卧位,头偏向一侧,腹下垫高,救护者用手按压其背部;或救护者一腿跪地一腿屈膝,将淹溺者腹部置于救护者屈膝的腿上,头部向下并偏向一侧,救护者用手按压其背部,可使呼吸道和胃部的积水倒出；也可将淹溺者扛在救护者的肩上，肩顶住淹溺者的腹部，上下抖动以达到排水的目的。注意排水时间不可过长，倒出口、咽、气管内的水分即可，以免延误抢救的时机。如为海水淹溺，高渗性液体使血浆渗入肺部，此时应取低头仰卧位，以利水分引流。

（2）呼吸停止、心脏停搏者立即行心肺复苏。

（3）输氧：几乎所有的患者都存在低氧血症。可吸入高浓度氧或进行高压氧治疗，如有条件可使用人工呼吸机。

（4）复温：如患者体温过低，根据情况做好体外或体内复温措施。

（5）维持水、电解质平衡：淡水淹溺者，适当限制入水量，并积极补充氯化钠溶液；海水淹溺者，因血容量低，不宜过分限制入水量，并注意补液，纠正低血容量；根据患者病情，酌情补充碳酸氢钠。以纠正代谢性酸中毒。

（6）防治并发症：如肾上腺糖皮质激素可防治肺水肿、脑水肿、急性呼吸窘迫综合征及溶血等。如合并急性肾功能不全、心律失常、心功能不全、DIC 等，应及时做出相应处理。

二、护理评估

（一）病史

淹溺最常见于儿童、青少年。应详细了解淹水的时间、水温、被救起的方式、现场处理情况等。

（二）身心状况

1.症状与体征

患者常有意识障碍，牙关紧闭，呼吸、心脏搏动微弱或停止。皮肤黏膜苍白或发绀，四肢发冷，口腔、鼻腔内可充满泡沫、泥沙、水草等，上腹部膨胀、隆起伴胃扩张。复苏过程中可出现各种心律失常、心力衰竭、急性呼吸窘迫综合征、脑水肿、DIC 及急性肾衰竭等，病程中常合并肺部感染。淹溺发生在寒冷水中，可出现低温综合征。

2.心理与社会

患者苏醒后，常可出现焦虑、恐惧、失眠，甚至出现短时记忆丧失。

（三）辅助检查

1.血常规

淡水淹溺者可出现血红蛋白下降。

2.血气分析

可出现低氧血症、高碳酸血症、呼吸性酸中毒合并代谢性酸中毒。

3.电解质

淡水淹溺者可出现血清钠、血清氯降低，血清钾增高；海水淹溺者，血清钠、血清氯、血清镁、血清钙可增高。

4.胸部 X 线检查

可见肺不张或肺水肿，肺野可见大片絮状炎性渗出物。

三、护理诊断

（一）液体量过多

液体量过多与淹溺者吸入的水可迅速经肺泡进入血液循环，使血容量增加有关。

(二)意识障碍

意识障碍与低氧血症、脑组织缺氧、肺水肿、脑水肿有关。

(三)潜在并发症:心脏停搏

心脏停搏与心肌严重缺氧、电解质紊乱、心律失常有关。

四、护理目标

(1)清除患者体内过多体液,恢复正常呼吸。

(2)患者意识清楚,反应正常,生活自理。

(3)患者未发生心脏停搏,或心脏停搏但经心肺脑复苏后恢复正常。

五、护理措施

(一)一般护理

(1)迅速清除呼吸道异物。

(2)吸氧:对于心肺复苏有效者,给予高流量氧气吸入。

(3)迅速建立静脉通道,并保持输液畅通。

(4)加强基础护理:对昏迷患者要注意皮肤护理,定时翻身,以预防压疮;呼吸道分泌物较多者,应吸痰、翻身、拍背,以利排痰;定时清洁口腔。可留置胃管,用于胃肠减压和防止呕吐。

(二)急救护理

(1)立即行心肺脑复苏,直至出现自主呼吸和心律。如心脏搏动、呼吸未恢复者,继续行人工呼吸和胸外心脏按压,边转运边抢救。

(2)注意患者的神志变化。昏迷患者要观察瞳孔的大小、对光反射,注意有无散大、固定。

(3)监测每小时尿量。出入水量相差过多时应通知医师,便于及时发现肾脏损害和心力衰竭。

(4)严密观察生命体征的变化。随时采取应急措施,做好观察记录。

(5)对于神志已经清醒,肺部检查正常,但还存在缺氧、酸中毒或低温者,应注意保温,并继续留在观察室,以防止病情反复和恶化。对于淹溺的危重患者,呼吸、心脏搏动没有恢复或已恢复但不稳定者,应送重症监护治疗病房(ICU)抢救。对于心电监护的心律、血压、血氧饱和度的变化随时通知医师,及时处理。

(6)对复苏成功者,要观察24～48小时,防止患者出现病情反复。

(三)心理护理

患者清醒后,精神可能受到极大刺激和创伤,甚至留下遗忘症、惊恐等精神症状。针对患者的具体情况,护士应针对患者的具体情况,给予患者精心的心理护理。培养患者的自理能力,使其心理重新康复。

六、护理评价

(1)患者肺水肿消退,呼吸频率、节律正常,低氧血症被纠正。

(2)患者神志清楚,思维敏捷,恐怖心理消除。

(3)未发生心脏停搏,或经复苏术后心律恢复正常,生命体征平稳。

第四章 呼吸内科疾病护理

第一节 急性呼吸窘迫综合征

急性呼吸窘迫综合征(acute respiratory distress syndrome,ARDS)是指严重感染、创伤、休克等非心源性疾病过程中,肺毛细血管内皮细胞和肺泡上皮细胞损伤造成弥漫性肺间质及肺泡水肿,导致急性低氧性呼吸功能不全或衰竭,属于急性肺损伤(acute lung injury,ALI)的严重阶段。以肺容积减少、肺顺应性降低、严重的通气/血流比例失调为病理生理特征。临床上表现为进行性低氧血症和呼吸窘迫,肺部影像学表现为非均一性的渗出性病变。本病起病急、进展快、病死率高。

ALI 和 ARDS 是同一疾病过程中的两个不同阶段,ALI 代表早期和病情相对较轻的阶段,而 ARDS 代表后期病情较为严重的阶段。发生 ARDS 时患者必然经历过 ALI,但并非所有的 ALI 都要发展为 ARDS。引起 ALI 和 ARDS 的原因和危险因素很多,根据肺部直接和间接损伤对危险因素进行分类,可分为肺内因素和肺外因素。肺内因素是指致病因素对肺的直接损伤,包括:①化学性因素,如吸入毒气、烟尘、胃内容物及氧中毒等;②物理性因素,如肺挫伤、放射性损伤等;③生物性因素,如重症肺炎。肺外因素是指致病因素通过神经体液因素间接引起肺损伤,包括严重休克、感染中毒症、严重非胸部创伤、大面积烧伤、大量输血、急性胰腺炎、药物或麻醉品中毒等。ALI 和 ARDS 的发生机制非常复杂,目前尚不完全清楚。多数学者认为,ALI 和 ARDS 是由多种炎性细胞、细胞因子和炎性介质共同参与引起的广泛肺毛细血管急性炎症性损伤过程。

一、临床特点

ARDS 的临床表现可以有很大差别,取决于潜在疾病和受累器官的数目和类型。

(一)症状体征

(1)发病迅速:ARDS 多发病迅速,通常在发病因素攻击(如严重创伤、休克、败血症、误吸)后 12～48 小时发病,偶尔有长达 5 天者。

(2)呼吸窘迫:是 ARDS 最常见的症状,主要表现为气急和呼吸频率增快,呼吸频率大多在 25～50 次/min。其严重程度与基础呼吸频率和肺损伤的严重程度有关。

(3)咳嗽、咳痰、烦躁和神志变化:ARDS 可有不同程度的咳嗽、咳痰,可咳出典型的血水样痰,可出现烦躁、神志恍惚。

(4)发绀:是未经治疗的 ARDS 的常见体征。

(5)ARDS 患者也常出现呼吸类型的改变,主要为呼吸浅快或潮气量的变化。病变越严重,这一改变越明显,甚至伴有吸气时鼻翼翕动及三凹征。在早期自主呼吸能力强时,常表现为深快呼吸,当呼吸肌疲劳后,则表现为浅快呼吸。

(6)早期可无异常体征,或仅有少许湿啰音;后期多有水泡音,也可出现管状呼吸音。

(二)影像学表现

1.X 线胸片检查

早期病变以间质性为主,胸部 X 线片常无明显异常或仅见血管纹理增多,边缘模糊,双肺散在分布的小斑片状阴影。随着病情进展,上述的斑片状阴影进一步扩展,融合成大片状,或两肺均匀一致增加的毛玻璃样改变,伴有支气管充气征,心脏边缘不清或消失,称为"白肺"。

2.胸部 CT 检查

与 X 线胸片相比,胸部 CT 尤其是高分辨 CT(HRCT)可更为清晰地显示出肺部病变分布、范围和形态,为早期诊断提供帮助。由于肺毛细血管膜通透性一致性增高,引起血管内液体渗出,两肺斑片状阴影呈现重力依赖性现象,还可出现变换体位后的重力依赖性变化。在 CT 上表现为病变分布不均匀:①非重力依赖区(仰卧时主要在前胸部)正常或接近正常;②前部和中间区域呈毛玻璃样阴影;③重力依赖区呈现实变影。这些提示肺实质的实变出现在受重力影响最明显的区域。无肺泡毛细血管膜损伤时,两肺斑片状阴影均匀分布,既不出现重力依赖现象,也无变换体位后的重力依赖性变化。这一特点有助于与感染性疾病鉴别。

(三)实验室检查

1.动脉血气分析

PaO_2<8.0 kPa(60 mmHg),有进行性下降趋势,在早期 $PaCO_2$ 多不升高,甚至可因过度通气而低于正常;早期多为单纯呼吸性碱中毒;随病情进展可合并代谢性酸中毒,晚期可出现呼吸性酸中毒。氧合指数较动脉氧分压更能反映吸氧时呼吸功能的障碍,而且与肺内分流量有良好的相关性,计算简便。氧合指数参照范围为 53.2~66.5 kPa(400~500 mmHg),在 ALI 时≤300mmHg,ARDS 时≤200mmHg。

2.血流动力学监测

通过漂浮导管,可同时测定并计算肺动脉压(PAP)、肺动脉楔压(PAWP)等,不仅对诊断、鉴别诊断有价值,而且对机械通气治疗也为重要的监测指标。肺动脉楔压一般<1.6 kPa(12 mmHg),若>2.4 kPa(18 mmHg),则支持左侧心力衰竭的诊断。

3.肺功能检查

ARDS 发生后呼吸力学发生明显改变,包括肺顺应性降低和气道阻力增高,肺无效腔/潮气量不断增加。肺无效腔/潮气量增加是早期 ARDS 的一种特征。

二、诊断及鉴别诊断

1999 年,中华医学会呼吸病学分会制定的诊断标准如下。

(1)有 ALI 和(或)ARDS 的高危因素。

(2)急性起病、呼吸频数和(或)呼吸窘迫。

(3)低氧血症:ALI 时氧合指数≤300mmHg;ARDS 时氧合指数≤200mmHg。

(4)胸部 X 线检查显示两肺浸润阴影。

(5)肺动脉楔压≤2.4 kPa(18 mmHg)或临床上能除外心源性肺水肿。

符合以上 5 项条件者,可以诊断 ALI 或 ARDS。必须指出,ARDS 的诊断标准并不具有特异性,诊断时必须排除大片肺不张、自发性气胸、重症肺炎、急性肺栓塞和心源性肺水肿(表4-1)。

表 4-1　ARDS 与心源性肺水肿的鉴别

类别	ARDS	心源性肺水肿
特点	高渗透性	高静水压
病史	创伤、感染等	心脏疾病
双肺浸润阴影	＋	＋
重力依赖性分布现象	＋	＋
发热	＋	可能
白细胞计数增多	＋	可能
胸腔积液	－	＋
吸纯氧后分流	较高	可较高
肺动脉楔压	正常	高
肺泡液体蛋白	高	低

三、急诊处理

ARDS 是呼吸系统的一个急症,必须在严密监护下进行合理治疗。治疗目标:改善肺的氧合功能,纠正缺氧,维护脏器功能和防治并发症。治疗措施如下。

(一)氧疗

应采取一切有效措施尽快提高 PaO_2,纠正缺氧。可给高浓度吸氧,使 $PaO_2 \geqslant 8.0$ kPa(60 mmHg)或 $SaO_2 \geqslant 90\%$。轻症患者可使用面罩给氧,但多数患者需采用机械通气。

(二)去除病因

病因治疗在 ARDS 的防治中占有重要地位,主要是针对涉及的基础疾病。感染是 ALI 和 ARDS 常见原因也是首位高危因素,而 ALI 和 ARDS 又易并发感染。如果 ARDS 的基础疾病是脓毒症,除了清除感染灶外,还应选择敏感抗生素,同时收集痰液或血液标本分离培养病原菌和进行药敏试验,指导下一步抗生素的选择。一旦建立人工气道并进行机械通气,即应给予广谱抗生素,以预防呼吸道感染。

(三)机械通气

机械通气是最重要的支持手段。如果没有机械通气,许多 ARDS 患者会因呼吸衰竭在数小时至数天内死亡。机械通气的指征目前尚无统一标准,多数学者认为一旦诊断为 ARDS,就应进行机械通气。在 ALI 阶段可试用无创正压通气,使用无创机械通气治疗时应严密监测患者的生命体征及治疗反应。神志不清、休克、气道自洁能力障碍的 ALI 和 ARDS 患者不宜应用无创机械通气。如无创机械通气治疗无效或病情继续加重,应尽快建立人工气道,行有创机械通气。

为了防止肺泡萎陷,保持肺泡开放,改善氧合功能,避免机械通气所致的肺损伤,目前常采用肺保护性通气策略,主要措施包括以下两个方面。

1.呼气末正压

适当加用呼气末正压可使呼气末肺泡内压增大,肺泡保持开放状态,从而达到防止肺泡萎陷,减轻肺泡水肿,改善氧合功能和提高肺顺应性的目的。应用呼气末正压应首先保证有效循环血容量足够,以免因胸内正压增加而降低心输出量,而减少实际的组织氧运输;呼气末正压先从低水平 0.29～0.49 kPa(3～5 cmH_2O)开始,逐渐增加,直到 $PaO_2 > 8.0$ kPa(60 mmHg)、$SaO_2 > 90\%$ 时的呼气末正压水平,一般呼气末正压水平为 0.49～1.76 kPa(5～18 cmH_2O)。

2.小潮气量通气和允许性高碳酸血症

ARDS 患者采用小潮气量（6～8 mL/kg）通气，使吸气平台压控制在 2.94～34.3 kPa（30～35 cmH₂O）以下，可有效防止因肺泡过度充气而引起的肺损伤。为保证小潮气量通气的进行，可允许一定程度的 CO_2 潴留[$PaCO_2$ 一般不宜高于 10.7～13.3 kPa（80～100 mmHg）]和呼吸性酸中毒(pH 7.25～7.30)。

（四）控制液体入量

在维持血压稳定的前提下，适当限制液体入量，配合利尿药，使出入量保持轻度负平衡（每天 500 mL 左右），使肺脏处于相对"干燥"状态，有利于肺水肿的消除。液体管理的目标是在最低（0.7～1.1 kPa 或5～8 mmHg）的肺动脉楔压下维持足够的心输出量及氧运输量。在早期可给予高渗晶体液，一般不推荐使用胶体液。存在低蛋白血症的 ARDS 患者，可通过补充清蛋白等胶体溶液和应用利尿药，有助于实现液体负平衡，并改善氧合。若限液后血压偏低，可使用多巴胺和多巴酚丁胺等血管活性药物。

（五）加强营养支持

营养支持的目的在于不但纠正现有的患者的营养不良，还应预防患者营养不良的恶化。营养支持可经胃肠道或胃肠外途径实施。如有可能应尽早经胃肠补充部分营养，不但可以减少补液量，而且可获得经胃肠营养的有益效果。

（六）加强护理、防治并发症

有条件时应在 ICU 中动态监测患者的呼吸、心律、血压、尿量及动脉血气分析等，及时纠正酸碱失衡和电解质紊乱。注意预防呼吸机相关性肺炎的发生，尽量缩短病程和机械通气时间，加强物理治疗，包括体位、翻身、叩背、排痰和气道湿化等。积极防治应激性溃疡和多器官功能障碍综合征。

（七）其他治疗

糖皮质激素、肺泡表面活性物质替代治疗、吸入一氧化氮在 ALI 和 ARDS 的治疗中可能有一定价值，但疗效尚不肯定。不推荐常规应用糖皮质激素预防和治疗 ARDS。糖皮质激素既不能预防 ARDS 的发生，对早期 ARDS 也没有治疗作用。ARDS 发病＞14 天应用糖皮质激素会明显增加病死率。感染性休克并发 ARDS 的患者，如合并肾上腺皮质功能不全，可考虑应用替代剂量的糖皮质激素。肺表面活性物质，有助于改善氧合，但是还不能将其作为 ARDS 的常规治疗手段。

四、急救护理

在救治 ARDS 过程中，精心护理是抢救成功的重要环节。护士应做到及早发现病情，迅速协助医生采取有力的抢救措施。密切观察患者生命体征，做好各项记录，准确完成各种治疗，备齐抢救器械和药品，防止机械通气和气管切开的并发症。

（一）护理目标

（1）及早发现 ARDS 的迹象，及早有效地协助抢救。维持生命体征稳定，挽救患者生命。

（2）做好人工气道的管理，维持患者最佳气体交换，改善低氧血症，减少机械通气并发症。

（3）采取俯卧位通气护理，缓解肺部压迫，改善心脏的灌注。

（4）积极预防感染等各种并发症，提高救治成功率。

（5）加强基础护理,增加患者舒适感。

（6）减轻患者心理不适,使其合作、平静。

（二）护理措施

（1）及早发现病情变化。ARDS 通常在疾病或严重损伤的最初 24～48 小时后发生。首先出现呼吸困难,通常呼吸浅快。吸气时可存在肋间隙和胸骨上窝凹陷。皮肤可出现发绀和斑纹,吸氧不能使之改善。

护士发现上述情况要高度警惕,及时报告医生,进行动脉血气和胸部 X 线等相关检查。一旦诊断考虑 ARDS,立即积极治疗。若没有机械通气的相应措施,应尽早转至有条件的医院。患者转运过程中应有专职医生和护士陪同,并准备必要的抢救设备,氧气必不可少。若有指征行机械通气治疗,可以先行气管插管后转运。

（2）迅速连接监测仪,密切监护心律、血压等生命体征,尤其是呼吸的频率、节律、深度及血氧饱和度等。观察患者意识、发绀情况、末梢温度等。注意有无呕血、黑粪等消化道出血的表现。

（3）氧疗和机械通气的护理治疗。ARDS 最紧迫的问题在于纠正顽固性低氧,改善呼吸困难,为治疗基础疾病赢得时间。需要对患者实施氧疗甚至机械通气。

严密监测患者呼吸情况及缺氧症状。若单纯面罩吸氧不能维持满意的血氧饱和度,应予辅助通气。首先可尝试采用经面罩持续气道正压吸氧等无创通气,但大多需要机械通气吸入氧气。遵医嘱给予高浓度氧气吸入或使用呼气末正压呼吸（positive end expiratory pressure,PEEP）并根据动脉血气分析值的变化调节氧浓度。

使用 PEEP 时应严密观察,防止患者出现气压伤。PEEP 是在呼气终末时给予气道以一恒定正压使之不能回复到大气压的水平。可以增加肺泡内压和功能残气量改善氧合,防止呼气使肺泡萎陷,增加气体分布和交换,减少肺内分流,从而提高 PaO_2。由于 PEEP 使胸腔内压升高,静脉回流受阻,致心搏减少,血压下降,严重时可引起循环衰竭;另外正压过高,肺泡过度膨胀、破裂有导致气胸的危险。所以在监护过程中,注意 PEEP 观察有无心率增快、突然胸痛、呼吸困难加重等相关症状,发现异常立即调节 PEEP 压力并报告医生处理。

帮助患者采取有利于呼吸的体位,如端坐位或高枕卧位。

人工气道的管理有以下几方面。

第一,妥善固定气管插管,观察气道是否通畅,定时对比听诊双肺呼吸音。经口插管者要固定好牙垫,防止阻塞气道。每班检查并记录导管刻度,观察有无脱出或误入一侧主支气管。套管固定松紧适宜,以能放入一指为准。

第二,气囊充气适量。充气过少易产生漏气,充气过多可压迫气管黏膜导致气管食管瘘,可以采用最小漏气技术,用来减少并发症发生。方法:用 10 mL 注射器将气体缓慢注入,直至在喉及气管部位听不到漏气声,向外抽出气体每次 0.25～0.5 mL,至吸气压力到达峰值时出现少量漏气为止,再注入 0.25～0.5 mL 气体,此时气囊容积为最小封闭容积,气囊压力为最小封闭压力,记录注气量。观察呼吸机上气道峰压是否下降及患者能否发音说话,长期机械通气患者要观察气囊有无破损、漏气现象。

第三,保持气道通畅。严格无菌操作,按需适时吸痰。过多反复抽吸会刺激黏膜,使分泌物增加。先吸气道再吸口、鼻腔,吸痰前给予充分气道湿化、翻身叩背、吸纯氧 3 分钟,吸痰管最大外径不超过气管导管内径的 1/2,迅速插吸痰管至气管插管,感到阻力后撤回吸痰管 1～2 cm,打开负压边后退边旋转吸痰管,吸痰时间不应超过 15 秒。吸痰后密切观察痰液的颜色、性状、量及患者心律、血压和血氧饱和度的变化,一旦出现心律失常和呼吸窘迫,立即停止吸痰,给予吸氧。

第四,用加温湿化器对吸入气体进行湿化,根据病情需要加入盐酸氨溴索、异丙阿托品等,每天 3 次雾化吸入。湿化满意标准为痰液稀薄、无泡沫、不附壁能顺利吸出。

第五,呼吸机使用过程中注意电源插头要牢固,不要与其他仪器共用一个插座;机器外部要保持清洁,上端不可放置液体;开机使用期间定时倒掉管道及集水瓶内的积水,集水瓶安装要牢固;定时检查管道是否漏气、有无打折、压缩机工作是否正常。

(4)维持有效循环,维持出入液量轻度负平衡。循环支持治疗的目的是恢复和提供充分的全身灌注,保证组织的灌流和氧供,促进受损组织的恢复。在能保持酸碱平衡和肾功能前提下达到最低水平的血管内容量。①护士应迅速帮助完成该治疗目标。选择大血管,建立 2 个以上的静脉通道,正确补液,改善循环血容量不足。②严格记录出入量、每小时尿量。出入量管理的目标是在保证血容量、血压稳定前提下,24 小时出量大于入量 500～1 000 mL,利于肺内水肿液的消退。充分补充血容量后,护士遵医嘱给予利尿剂,消除肺水肿。观察患者对治疗的反应。

(5)俯卧位通气护理:由仰卧位改变为俯卧位,可使 75％ARDS 患者的氧合改善。可能与血流重新分布,改善背侧肺泡的通气,使部分萎陷肺泡再膨胀达到"开放肺"的效果有关。随着通气/血流比例的改善进而改善了氧合。但存在血流动力学不稳定、颅内压增高、脊柱外伤、急性出血、骨科手术、近期腹部手术、妊娠等禁实施俯卧位。①患者发病 24～36 小时后取俯卧位,翻身前给予纯氧吸入 3 分钟。预留足够的管路长度,注意防止气管插管过度牵拉致脱出。②为减少特殊体位给患者带来的不适,用软枕垫高头部 15°～30°角,嘱患者双手放在枕上,并在髋、膝、踝部放软枕,每 1～2 小时更换 1 次软枕的位置,每 4 小时更换 1 次体位,同时考虑患者的耐受程度。③注意血压变化。因俯卧位时支撑物放置不当,可使腹压增加,下腔静脉回流受阻而引起低血压,必要时在翻身前提高吸氧浓度。④注意安全、防坠床。

(6)预防感染的护理:①注意严格无菌操作,每天更换气管插管切口敷料,保持局部清洁干燥,预防或消除继发感染;②加强口腔及皮肤护理,以防护理不当而加重呼吸道感染及发生褥疮;③密切观察体温变化,注意呼吸道分泌物的情况。

(7)心理护理,减轻恐惧,增加心理舒适度。①评估患者的焦虑程度,指导患者学会自我调整心理状态,调控不良情绪。主动向患者介绍环境,解释治疗原则,解释机械通气、监测及呼吸机的报警系统,尽量消除患者的紧张感。②耐心向患者解释病情,对患者提出的问题要给予明确、有效和积极的信息,消除其心理紧张和顾虑。③护理患者时保持冷静和耐心,表现出自信和镇静。④如果患者由于呼吸困难或人工通气不能讲话,可提供纸笔或以手势与患者交流。⑤加强巡视,了解患者的需要,帮助患者解决问题。⑥帮助并指导患者及家属应用松弛疗法、按摩等。

(8)营养护理:ARDS 患者处于高代谢状态,应及时补充热量和高蛋白、高脂肪营养物质。

能量的摄取既应满足代谢的需要,又应避免糖类的摄取过多。蛋白摄取量一般为每天1.2~1.5 g/kg。

尽早采用肠内营养,协助患者取半坐卧位,充盈气囊,证实胃管在胃内后,用加温器和输液泵匀速泵入营养液。若有肠鸣音消失或胃潴留,暂停鼻饲,给予胃肠减压。一般留置5~7天后拔除,更换到对侧鼻孔,以减少鼻窦炎的发生。

(三)健康指导

在疾病的不同阶段,根据患者的文化程度做好有关知识的宣传和教育,让患者了解病情的变化过程。

(1)提供舒适安静的环境以利于患者休息,指导患者正确卧位休息,讲解由仰卧位改变为俯卧位的意义,尽可能减少特殊体位给患者带来的不适。

(2)向患者解释咳嗽、咳痰的重要性,指导患者掌握有效咳痰的方法,鼓励并协助患者咳嗽,排痰。

(3)指导患者自己观察病情变化,如有不适及时通知医护人员。

(4)嘱患者严格按医嘱用药,按时服药,不要随意改变药物剂量及种类。服药过程中,需密切观察患者用药后反应,以指导用药剂量。

(5)出院指导。指导患者出院后仍以休息为主,活动量要循序渐进,注意劳逸结合。此外,患者病后生活方式的改变需要家人的积极配合和支持,应指导患者家属给患者创造一个良好的身心休养环境。出院后1个月内来院复查1~2次,出现情况随时来院复查。

第二节 急性肺血栓栓塞症

肺栓塞是以各种栓子阻塞肺动脉系统为其发病原因的一组疾病或临床综合征的总称,包括肺血栓栓塞症、脂肪栓塞综合征、羊水栓塞、空气栓塞等。其中,肺血栓栓塞症占肺栓塞中的绝大多数,该病在我国绝非少见病,且发病率有逐年增高的趋势,病死率高,但临床上易漏诊或误诊;如果早期诊断和治疗得当,生存的希望甚至康复的可能性是很大的。

肺血栓栓塞症为来自静脉系统或右心的血栓阻塞肺动脉或其分支所致疾病,以肺循环和呼吸功能障碍为其主要临床和病理生理特征。引起肺血栓栓塞症的血栓主要来源于深静脉血栓形成。

急性肺血栓栓塞症造成肺动脉较广泛阻塞时,可引起肺动脉高压,至一定程度导致右心失代偿、右心扩大,出现急性肺源性心脏病。

一、病理与病理生理

引起肺血栓栓塞症的血栓可以来源于下腔静脉径路、上腔静脉径路或右心腔,其中,大部分来源于下肢深静脉,特别是从腘静脉上端到髂静脉段的下肢近端深静脉。肺血栓栓塞症栓子的大小有很大的差异,可单发或多发,一般多部位或双侧性的血栓栓塞更为常见。

1.对循环的影响

栓子阻塞肺动脉及其分支达一定程度后,通过机械阻塞作用,加之神经体液因素和低氧所引起的肺动脉收缩,使肺循环阻力增加,肺动脉高压,继而引起右室扩大与右侧心力衰竭。右心扩大致室间隔左移,使左室功能受损,导致心输出量下降,进而可引起体循环低血压或休克;主动脉内低血压和右心房压升高,使冠状动脉灌注压下降,心肌血流减少,特别是右心室内膜下心肌处于低灌注状态。

2.对呼吸的影响

肺动脉栓塞后不仅引起血流动力学的改变,同时还可因栓塞部位肺血流减少、肺泡无效腔量增大、肺内血流重新分布、通气/血流比例失调、神经体液因素引起支气管痉挛、肺泡表面活性物质分泌减少、肺泡萎陷、呼吸面积减小、肺顺应性下降等因素导致呼吸功能不全,出现低氧血症和低碳酸血症。

二、危险因素

肺血栓栓塞症的危险因素包括任何可以导致静脉血液淤滞、静脉系统内皮损伤和血液高凝状态的因素。原发性危险因素由遗传变异引起。继发性危险因素包括骨折、严重创伤、手术、恶性肿瘤、口服避孕药、充血性心力衰竭、心房颤动、因各种原因的制动或长期卧床、长途航空或乘车旅行和高龄等。上述危险因素可以单独存在,也可同时存在,协同作用。年龄可作为独立的危险因素,随着年龄的增长,肺血栓栓塞症的发病率逐渐增高。

三、临床特点

肺血栓栓塞症临床表现的严重程度差别很大,可以从无症状到血流动力学不稳定,甚至发生猝死,主要取决于栓子的大小、多少、所致的肺栓塞范围、发作的急缓程度,以及栓塞前的心肺状况。肺血栓栓塞症的临床症状也多种多样,不同患者常有不同的症状组合,但均缺乏特异性。

(一)症状

1.呼吸困难及气促(80%~90%)

呼吸困难及气促是肺栓塞最常见的症状,呼吸频率>20次/min,伴或不伴有发绀。呼吸困难严重程度多与栓塞面积有关,栓塞面积较小,可基本无呼吸困难,或呼吸困难发作较短暂。栓塞面积大,呼吸困难较严重,且持续时间长。

2.胸痛

其包括胸膜炎性胸痛(40%~70%)或心绞痛样胸痛(4%~12%)。胸膜炎性胸痛多为钝痛,是由于栓塞部位附近的胸膜炎症所致,常与呼吸有关。心绞痛样胸痛为胸骨后疼痛,与肺动脉高压和冠状动脉供血不足有关。

3.晕厥(11%~20%)

其主要表现为突然发作的一过性意识丧失,多合并有呼吸困难和气促表现。多由巨大栓塞所致,与脑供血不足有关;巨大栓塞可导致休克,甚至猝死。

4.烦躁不安、惊恐甚至濒死感(55%)

其主要由严重的呼吸困难和胸痛所致。当出现该症状时,往往提示栓塞面积较大,预后差。

5.咯血(11%~30%)

其常为小量咯血,大咯血少见;咯血主要反映栓塞局部肺泡出血性渗出。

6.咳嗽(20%～37%)

其多为干咳,有时可伴有少量白痰,合并肺部感染时可咳黄色脓痰。主要与炎症反应刺激呼吸道有关。

(二)体征

(1)呼吸急促(70%):是常见的体征,呼吸频率>20次/min。

(2)心动过速(30%～40%):心率>100次/min。

(3)血压变化:严重时出现低血压甚至休克。

(4)发绀(11%～16%):并不常见。

(5)发热(43%):多为低热,少数为中等程度发热。

(6)颈静脉充盈或搏动(12%)。

(7)肺部可闻及哮鸣音或细湿啰音。

(8)胸腔积液的相应体征(24%～30%)。

(9)肺动脉瓣区第二音亢进,P_2>A_2,三尖瓣区收缩期杂音。

四、辅助检查

(一)动脉血气分析

其常表现为低氧血症,低碳酸血症,肺泡-动脉血氧分压差[$P_{(A-a)}O_2$]增大。部分患者的结果可以正常。

(二)心电图

大多数患者表现有非特异性的心电图异常。较为多见的表现包括 V_1～V_4 的 T 波改变和 ST 段异常;部分患者可出现 $S_I Q_{III} T_{III}$ 征(即 I 导 S 波加深,III 导出现 Q/q 波及 T 波倒置);其他心电图改变包括完全或不完全右束支传导阻滞、肺型 P 波、电轴右偏、顺钟向转位等。心电图的动态演变对于诊断具有更大意义。

(三)血浆 D-二聚体

D-二聚体是交联纤维蛋白在纤溶系统作用下产生的可溶性降解产物。对急性肺血栓栓塞有排除诊断价值。若其含量<500 $\mu g/L$,可基本除外急性肺血栓栓塞症。

(四)胸部 X 线片

胸部 X 线片多有异常表现,但缺乏特异性。可表现为:①区域性肺血管纹理变细、稀疏或消失,肺野透亮度增加;②肺野局部浸润性阴影,尖端指向肺门的楔形阴影,肺不张或膨胀不全;③右下肺动脉干增宽或伴截断征,肺动脉段膨隆以及右心室扩大征;④患侧横膈抬高;⑤少到中量胸腔积液征等。仅凭X线胸片不能确诊或排除肺栓塞,但在提供疑似肺栓塞线索和除外其他疾病方面具有重要作用。

(五)超声心动图

超声心动图是无创的能够在床旁进行的检查,为急性肺血栓栓塞症的诊断提供重要线索。不仅能够诊断和除外其他心血管疾患,而且对于严重的肺栓塞患者,可以发现肺动脉高压、右室高负荷和肺源性心脏病的征象,提示或高度怀疑肺栓塞。若在右心房或右心室发现血栓,同时患者临床表现符合肺栓塞,可以作出诊断。超声检查偶可因发现肺动脉近端的血栓而确定诊断。

(六)核素肺通气/灌注扫描(V/Q显像)

其是肺血栓栓塞症重要的诊断方法。典型征象是呈肺段分布的肺灌注缺损,并与通气显像不匹配。但由于许多疾病可以同时影响患者的通气及血流状况,使通气灌注扫描在结果判定上较为复杂,需密切结合临床。通气/灌注显像的肺栓塞诊断分为高度可能、中度可能、低度可能及正常。如显示中度可能及低度可能,应进一步行其他检查以明确诊断。

(七)螺旋CT和电子束CT造影(CTPA)

由于电子束CT造影是无创的检查且方便,指南中将其作为首选的肺栓塞诊断方法。该项检查能够发现段以上肺动脉内的栓子,是确诊肺栓塞的手段之一,但CT对亚段肺栓塞的诊断价值有限。直接征象为肺动脉内的低密度充盈缺损,部分或完全包在不透光的血流之间,或者呈完全充盈缺损,远端血管不显影;间接征象包括肺野楔形密度增高影,条带状的高密度区或盘状肺不张,中心肺动脉扩张及远端血管分支减少或消失等。CT扫描还可以同时显示肺及肺外的其他胸部疾患。电子束CT扫描速度更快,可在很大程度上避免因心搏和呼吸的影响而产生伪影。

(八)肺动脉造影

肺动脉造影为诊断肺栓塞的金标准。是一种有创性检查,且费用昂贵。发生致命性或严重并发症的可能性分别为0.1%和1.5%,应严格掌握其适应证。

(九)下肢深静脉血栓形成的检查

有超声技术、肢体阻抗容积图(IPG)、放射性核素静脉造影等。

五、诊断与鉴别诊断

(一)诊断

肺血栓栓塞症诊断分3个步骤,疑诊—确诊—求因。

1.根据临床情况疑诊肺血栓栓塞症

(1)对存在危险因素,特别是并存多个危险因素的患者,要有强的诊断意识。

(2)结合临床症状、体征,特别是在高危患者出现不明原因的呼吸困难、胸痛、晕厥和休克,或伴有单侧或双侧不对称性下肢肿胀、疼痛。

(3)结合心电图、X线胸片、动脉血气分析、D-二聚体、超声心动图下肢深静脉超声。

2.对疑诊肺栓塞患者安排进一步检查以明确肺栓塞诊断

(1)核素肺通气/灌注扫描。

(2)CT肺动脉造影(CTPA)。

(3)肺动脉造影。

3.寻找肺血栓栓塞症的成因和危险因素

只要疑诊肺血栓栓塞症,即要明确有无深静脉血栓形成,并安排相关检查尽可能发现其危险因素,并加以预防或采取有效的治疗措施。

(二)急性肺血栓栓塞症临床分型

1.大面积肺栓塞

临床上以休克和低血压为主要表现,即体循环动脉收缩压<12.0 kPa(90 mmHg)或较基础血压下降幅度≥5.3 kPa(40 mmHg),持续15分钟以上。需除外新发生的心律失常、低血容

量或感染中毒症等其他原因所致的血压下降。

2.非大面积肺栓塞

不符合以上大面积肺血栓栓塞症的标准,即未出现休克和低血压的肺血栓栓塞症。非大面积肺栓塞中有一部分患者属于次大面积肺栓塞,即超声心动图显示右心室运动功能减退或临床上出现右心功能不全。

(三)鉴别诊断

肺血栓栓塞症应与急性心梗、ARDS、肺炎、胸膜炎、支气管哮喘、自发性气胸等鉴别。

六、急诊处理

急性肺血栓栓塞症病情危重的,须积极抢救。

(一)一般治疗

(1)应密切监测呼吸、心率、血压、心电图及血气分析的变化。

(2)要求绝对卧床休息,不要过度屈曲下肢,保持大便通畅,避免用力。

(3)对症处理:有焦虑、惊恐症状的可给予适当使用镇静药;胸痛严重者可给吗啡 5～10 mg皮下注射,昏迷、休克、呼吸衰竭者禁用。对有发热或咳嗽的给予对症治疗。

(二)呼吸循环支持

对有低氧血症者,给予吸氧,严重者可使用经鼻(面)罩无创性机械通气或经气管插管行机械通气,应避免行气管切开,以免在抗凝或溶栓过程发生不易控制的大出血。

对出现右心功能不全,心输出量下降,但血压尚正常的患者,可予多巴酚丁胺和多巴胺治疗。合并休克者给予增大剂量,或使用其他血管加压药物,如间羟胺、肾上腺素等。可根据血压调节剂量,使血压维持在 12.0/8.0 kPa(90/60 mmHg)以上。对支气管痉挛明显者,应给予氨茶碱 0.25 g 静点,必要时加地塞米松,同时积极进行溶栓、抗凝治疗。

(三)溶栓治疗

可迅速溶解血栓,恢复肺组织再灌注,改善右心功能,降低病死率。溶栓时间窗为 14 天,溶栓治疗指征:主要适用于大面积肺栓塞患者,对于次大面积肺栓塞,若无禁忌证也可以进行溶栓;对于血压和右心室运动功能均正常的患者,则不宜溶栓。

1.溶栓治疗的禁忌证

(1)绝对禁忌证:有活动性内出血,近期自发性颅内出血。

(2)相对禁忌证:2 周内的大手术、分娩、器官活检或不能以压迫止血部位的血管穿刺;2 个月内的缺血性脑卒中;10 天内的胃肠道出血;15 天内的严重创伤;1 个月内的神经外科和眼科手术;难以控制的重度高血压;近期曾行心肺复苏;血小板计数低于 100×10^9/L;妊娠;细菌性心内膜炎及出血性疾病;严重肝肾功能不全。

对于大面积肺血栓栓塞症,因其对生命的威胁性大,上述绝对禁忌证应视为相对禁忌证。

2.常用溶栓方案

(1)尿激酶 2 小时法,尿激酶 20 000 U/kg 加入 0.9%氯化钠液 100 mL 持续静脉滴注 2 小时。

(2)尿激酶 12 小时法,尿激酶负荷量 4 400 U/kg,加入 0.9%氯化钠液 20 mL 静脉注射 10 分钟,随后以 2 200 U/(kg·h)加入 0.9%氯化钠液 250 mL 持续静脉滴注 12 小时。

(3)重组组织型纤溶酶原激活剂 50 mg 加入注射用水 50 mL 持续静脉滴注 2 小时。使用尿激酶溶栓期间不可同用肝素。溶栓治疗结束后,应每 2～4 小时测定部分活化凝血活酶时间,当其水平低于正常值的 2 倍,即应开始规范的肝素治疗。

3.溶栓治疗的主要并发症为出血

为预防出血的发生,或发生出血时得到及时处理,用药前要充分评估出血的危险性,必要时应配血,做好输血准备。溶栓前宜留置外周静脉套管针,以方便溶栓中能够取血化验。

(四)抗凝治疗

抗凝治疗可有效地防止血栓再形成和复发,是肺栓塞和深静脉血栓的基本治疗方法。常用的抗凝药物为普通肝素、低分子肝素、华法林。

1.普通肝素

采取静脉滴注和皮下注射的方法。持续静脉泵入法:首剂负荷量 80 U/kg(或 5 000～10 000 U)静脉注射,然后以 18 U/(kg·h)持续静脉滴注。在开始治疗后的最初 24 小时内,每 4～6 小时测定 APTT,根据 APTT 调整肝素剂量,尽快使 APTT 达到并维持于正常值的 1.5～2.5 倍(表 4-2)。

表 4-2　根据 APTT 监测结果调整静脉肝素用量的方法

APTT	初始剂量及调整剂量	下次 APTT 测定的间隔时间
测基础 APTT	初始剂量 80 U/kg 静脉注射,然后按 18 U/(kg·h)静脉滴注	4～6 小时
APTT<35 秒	予 80 U/kg 静脉注射,然后增加静脉滴注剂量 4 U/(kg·h)	6 小时
APTT 35～45 秒	予 40 U/kg 静脉注射,然后增加静脉滴注剂量 2 U/(kg·h)	6 小时
APTT 46～70 秒	无须调整剂量	6 小时
APTT 71～90 秒	减少静脉滴注剂量 2 U/(kg·h)	6 小时
APTT>90 秒	停药 1 小时,然后减少剂量 3 U/(kg·h)后恢复静脉滴注	6 小时

2.低分子肝素

采用皮下注射。应根据体重给药,每天 1～2 次。对于大多数患者不需监测 APTT 和调整剂量。

3.华法林

在肝素或低分子肝素开始应用后的第 24～48 小时加用口服抗凝剂华法林,初始剂量为 3.0～5.0 mg/d。由于华法林需要数天才能发挥全部作用,因此与肝素需至少重叠应用 4～5 天,当连续 2 天测定的国际标准化比率(INR)达到 2.5(2.0～3.0)时,或 PT 延长至 1.5～2.5 倍时,即可停止使用肝素或低分子肝素,单独口服华法林治疗,应根据 INR 或 PT 调节华法林的剂量。在达到治疗水平前,应每天测定 INR,其后 2 周每周监测 2～3 次,以后根据 INR 的稳定情况每周监测 1 次或更少。若行长期治疗,每 4 周测定 INR 并调整华法林剂量 1 次。

(五)深静脉血栓形成的治疗

70%～90%急性肺栓塞的栓子来源于深静脉血栓形成的血栓脱落,下肢深静脉尤为常见。深静脉血栓形成的治疗原则是卧床、患肢抬高、溶栓(急性期)、抗凝、抗感染及使用抗血小板聚集药等。为防止血栓脱落肺栓塞再发,可于下腔静脉安装滤器,同时抗凝。

(六)手术治疗

肺动脉血栓摘除术适用于以下几点。

(1)大面积肺栓塞,肺动脉主干或主要分支次全阻塞,不合并固定性肺动脉高压(尽可能通过血管造影确诊)。

(2)有溶栓禁忌证者。

(3)经溶栓和其他积极的内科治疗无效者。

七、急救护理

(一)基础护理

为了防止栓子的脱落,患者绝对卧床休息 2 周。如果已经确认肺栓塞的位置应取健侧卧位。避免突然改变体位,禁止搬动患者。肺栓塞栓子 86% 来自下肢深静脉,而下肢深静脉血栓者 51% 发生肺栓塞。因此有下肢静脉血栓者应警惕肺栓塞的发生。抬高患肢,并高于肺平面 20~30 cm。密切观察患肢的皮肤有无青紫、肿胀、发冷、麻木等感觉障碍。一经发现及时通知医生处理,严禁挤压、热敷、针刺、按摩患肢,防止血栓脱落,造成再次肺栓塞。指导患者进食高蛋白、高维生素、粗纤维、易消化饮食,多饮水,保持大便通畅,避免便秘、咳嗽等,以免增加腹腔压力,影响下肢静脉血液回流。

(二)维持有效呼吸

本组病例 89% 患者有低氧血症。给予高流量吸氧,5~10 L/min,均以文丘里面罩或储氧面罩给氧,既能消除高流量给氧对患者鼻腔的冲击所带来的不适,又能提供高浓度的氧,注意及时根据血氧饱和度指数或血气分析结果来调整氧流量。年老体弱或痰液黏稠难以咳出患者,每天给予生理盐水 2 mL 加盐酸氨溴索 15 mg 雾化吸入 2 次。使痰液稀释,易于咳出,必要时吸痰,注意观察痰液的量、色、气味、性质。呼吸平稳后指导患者深呼吸运动,使肺早日膨胀。

(三)加强症状观察

肺栓塞临床表现多样化、无特异性,据报道典型的胸痛、咯血、呼吸困难三联征所占比例不到 1/3,而胸闷、呼吸困难、晕厥、咯血、胸痛等都可为肺栓塞首要症状。因此接诊的护士除了询问现病史外,还应了解患者的基础疾病。目前已知肺栓塞危险因素有静脉血栓、静脉炎、血液黏滞度增加、高凝状态、恶性肿瘤、术后长期静卧、长期使用皮质激素等。患者接受治疗后,我们注意观察患者发绀、胸闷、憋气、胸部疼痛等症状有无改善。有 21 例患者胸痛较剧,导致呼吸困难加重,血氧饱和度为 72%~84%,给予加大吸氧浓度,同时氨茶碱 0.25 g+生理盐水 50 mL 微泵静脉推注 5 mL/h,盐酸哌替啶 50 mg 肌内注射。经以上处理,胸痛、呼吸困难缓解,病情趋于稳定。

(四)监测生命体征

持续多参数监护仪监护,专人特别护理。每 15~30 分钟记录 1 次,严密观察心律、血氧饱和度、血压、呼吸的变化,发现异常及时报告医生,平稳后测 P、R、BP,每小时 1 次。

(五)溶栓及抗凝护理

肺栓塞一旦确诊,最有效的方法是用溶栓和抗凝疗法,使栓塞的血管再通,维持有效的循环血量,迅速降低心前阻力。溶栓治疗最常见的并发症是出血,平均为 5%~7%,致死性出血约为 1%。因此要注意观察有无出血倾向,注意皮肤、黏膜、牙龈及穿刺部位有无出血,是否有咯血、呕血、便血等现象。严密观察患者意识、神志的变化,发现有头痛、呕吐症状,要及时报告医生处理。谨防脑出血的发生。溶栓期间要备好除颤器、利多卡因等各种抢救用品,防止溶栓后血管再通,部分未完全溶解的栓子随血流进入冠状动脉,发生再灌注心律失常。用药期间应监测凝血时间及凝血酶原时间。

(六)注重心理护理

胸闷、胸痛、呼吸困难,易给患者带来紧张、恐惧的情绪,甚至造成濒死感。有文献指出,情绪过于激动也可诱发栓子脱落,因此我们要耐心指导患者保持情绪的稳定。尽量帮助患者适应环境,接受患者这个特殊的角色,同时向患者讲解治疗的目的、要求、方法,使其对诊疗情况心中有数,减少不必要的猜疑和忧虑。及时取得家属的理解和配合。指导加强心理支持,采取心理暗示和现身说教,帮助患者树立信心,使其积极配合治疗。

第三节 慢性支气管炎

慢性支气管炎是由于感染或非感染因素引起气管、支气管黏膜及其周围组织的慢性非特异性炎症。临床以咳嗽、咳痰或伴有喘息反复发作为特征,每年持续 3 个月以上,且连续 2 年以上。

一、病因和发病机制

慢性支气管炎的病因极为复杂,迄今尚有许多因素还不够明确,其往往是多种因素长期相互作用的综合结果。

(一)感染

病毒、支原体和细菌感染是本病急性发作的主要原因。病毒感染以流感病毒、鼻病毒、腺病毒和呼吸道合胞病毒常见;细菌感染以肺炎链球菌、流感嗜血杆菌和卡他莫拉菌及葡萄球菌常见。

(二)大气污染

化学气体如氯气、二氧化氮、二氧化硫等刺激性烟雾,空气中的粉尘等均可刺激支气管黏膜,使呼吸道清除功能受损,为细菌入侵创造条件。

(三)吸烟

吸烟为本病发病的主要因素。吸烟时间的长短与吸烟量决定发病率的高低,吸烟者的患病率较不吸烟者高 2~8 倍。

(四)过敏因素

喘息型支气管患者,多有过敏史。患者痰中嗜酸性粒细胞和组胺的含量及血中 IgE 明显高于正常值。此类患者实际上应属慢性支气管炎合并哮喘。

(五)其他因素

气候变化,特别是寒冷空气与慢支的病情加重有密切关系。自主神经功能失调,副交感神经功能亢进,老年人肾上腺皮质功能减退,慢性支气管炎的发病率增加。维生素 C 缺乏,维生素 A 缺乏,易患慢性支气管炎。

二、临床表现

(一)症状

患者常在寒冷季节发病,出现咳嗽、咳痰,尤以晨起显著,白天多于夜间。病毒感染痰液为白色黏液泡沫状,继发细菌感染,痰液转为黄色或黄绿色黏液脓性,偶可带血。慢性支气管炎反复发作后,支气管黏膜的迷走神经感受器反应性增高,副交感神经功能亢进,可出现过敏现象而发生喘息。

(二)体征

早期多无体征。急性发作期可有肺底部闻及干、湿性啰音。喘息型支气管炎在咳嗽或深吸气后可闻及哮鸣音,发作时,有广泛哮鸣音。

(三)并发症

(1)阻塞性肺气肿:为慢性支气管炎最常见的并发症。

(2)支气管肺炎:慢性支气管炎蔓延至支气管周围肺组织中,患者表现寒战、发热、咳嗽加剧、痰量增多且呈脓性;白细胞总数及中性粒细胞增多;X线胸片显示双下肺野有斑点状或小片阴影。

(3)支气管扩张症。

三、诊断

(一)辅助检查

1.血常规

白细胞总数及中性粒细胞数可升高。

2.胸部 X 线

单纯型慢性支气管炎,X 线片检查阴性或仅见双下肺纹理增多、增粗、模糊、呈条索状或网状。继发感染时为支气管周围炎症改变,表现为不规则斑点状阴影,重叠于肺纹理之上。

3.肺功能检查

早期病变多在小气道,常规肺功能检查多无异常。

(二)诊断要点

凡咳嗽、咳痰或伴有喘息,每年发作持续 3 个月,连续 2 年或 2 年以上者,并排除其他心、肺疾患(如肺结核、肺尘埃沉着病、支气管哮喘、支气管扩张症、肺癌、肺脓肿、心脏病、心功能不全等)、慢性鼻咽疾患后,即可诊断。如每年发病不足 3 个月,但有明确的客观检查依据(如胸部 X 线片、肺功能等)亦可诊断。

(三)鉴别诊断

1.支气管扩张

多于儿童或青年期发病,常继发于麻疹、肺炎或百日咳后,并有咳嗽、咳痰反复发作的病史,合并感染时痰量增多,并呈脓性或伴有发热,病程中常反复咯血。在肺下部周围可闻及不易消散的湿性啰音。晚期重症患者可出现杵状指(趾)。胸部 X 线上可见双肺下野纹理粗乱或呈卷发状。薄层高分辨 CT(HRCT)检查有助于确诊。

2.肺结核

活动性肺结核患者多有午后低热、消瘦、乏力、盗汗等中毒症状。咳嗽痰量不多,常有咯血。老年肺结核的中毒症状多不明显,常被慢性支气管炎的症状所掩盖而误诊。胸部X线上可发现结核病灶,部分患者痰结核菌检查可获阳性。

3.支气管哮喘

支气管哮喘的患者常为特质性患者或有过敏性疾病家族史,多于幼年发病。一般无慢性咳嗽、咳痰史。哮喘多突然发作,且有季节性,血和痰中嗜酸性粒细胞常增多,治疗后可迅速缓解。发作时双肺布满哮鸣音,呼气延长,缓解后可消失,且无症状,但气道反应性仍增高。慢性支气管炎合并哮喘的患者,病史中咳嗽、咳痰多发生在喘息之前,迁延不愈较长时间后伴有喘息,且咳嗽、咳痰的症状多较喘息更为突出,平喘药物疗效不如哮喘等可资鉴别。

4.肺癌

肺癌多发生于40岁以上男性,并有多年吸烟史的患者,刺激性咳嗽常伴痰中带血和胸痛。X线胸片检查肺部常有块影或反复发作的阻塞性肺炎。痰脱落细胞及支气管镜等检查,可明确诊断。

5.慢性肺间质纤维化

慢性咳嗽,咳少量黏液性非脓性痰,进行性呼吸困难,双肺底可闻及爆裂音(Velcro 啰音),严重者发绀并有杵状指。X线胸片见中下肺野及肺周边部纹理增多紊乱呈网状结构,其间见弥漫性细小斑点阴影。肺功能检查呈限制性通气功能障碍,弥散功能减低,PaO_2 下降。肺活检是确诊的手段。

四、治疗

(一)急性发作期及慢性迁延期的治疗

以控制感染、祛痰、镇咳为主,同时解痉平喘。

1.抗感染药物

及时、有效、足量,感染控制后及时停用,以免产生细菌耐药或二重感染。一般患者可按常见致病菌用药。可选用青霉素 G 80 万 U 肌内注射;复方磺胺甲噁唑(SMZ),每次 2 片,2 次/d;阿莫西林 2～4 g/d,3～4 次口服;氨苄西林 2～4 g/d,分 4 次口服;头孢氨苄 2～4 g/d 或头孢拉定 1～2 g/d,分 4 次口服;头孢呋辛 2 g/d 或头孢克洛 0.5～1 g/d,分 2～3 次口服。亦可选择新一代大环内酯类抗生素,如罗红霉素,0.3 g/d,2 次口服。抗菌治疗疗程一般 7～10 天,反复感染病例可适当延长。严重感染时,可选用氨苄西林、环丙沙星、氧氟沙星、阿米卡星、奈替米星或头孢菌素类联合静脉滴注给药。

2.祛痰镇咳药

刺激性干咳者不宜单用镇咳药物,否则痰液不易咳出。可给盐酸溴环己胺醇 30 mg 或羧甲基半胱氨酸 500 mg,3 次/d 口服。乙酰半胱氨酸(富露施)及氯化铵甘草合剂均有一定的疗效。α-糜蛋白酶雾化吸入亦有消炎祛痰的作用。

3.解痉平喘

解痉平喘主要为解除支气管痉挛,利于痰液排出。常用药物为氨茶碱 0.1～0.2 g,8 次/h 口服;丙卡特罗 50 mg,2 次/d;特布他林 2.5 mg,2～3 次/d。慢性支气管炎有可逆性气道阻塞者应常规应用支气管舒张剂,如异丙托溴铵(异丙阿托品)气雾剂、特布他林等吸入治疗。阵发性咳嗽常伴不同程度的支气管痉挛,应用支气管扩张药后可改善症状,并有利于痰液的排出。

(二)缓解期的治疗

应以增强体质,提高机体抗病能力和预防发作为主。

(三)中药治疗

采取扶正固本原则,按肺、脾、肾的虚实辨证施治。

五、护理措施

(一)常规护理

1.环境

保持室内空气新鲜,流通,安静,舒适,温湿度适宜。

2.休息

急性发作期应卧床休息,取半坐卧位。

3.给氧

持续低流量吸氧。

4.饮食

给予高热量、高蛋白、高维生素易消化饮食。

(二)专科护理

解除气道阻塞,改善肺泡通气。及时清除痰液,神志清醒患者应鼓励咳嗽,痰稠不易咯出时,给予雾化吸入或雾化泵药物喷入,减少局部淤血水肿,以利痰液排出。危重体弱患者,定时更换体位,叩击背部,使痰易于咯出,餐前应给予胸部叩击或胸壁震荡。方法:患者取侧卧位,护士两手手指并拢,手背隆起,指关节微屈,自肺底由下向上,由外向内叩拍胸壁,震动气管,边拍边鼓励患者咳嗽,以促进痰液的排出,每侧肺叶叩击3～5分钟。对神志不清者,可进行机械吸痰,需注意无菌操作,抽吸压力要适当,动作轻柔,每次抽吸时间不超过15秒,以免加重缺氧。

合理用氧减轻呼吸困难。根据缺氧和二氧化碳潴留的程度不同,合理用氧,一般给予低流量、低浓度、持续吸氧,如病情需要提高氧浓度,应辅以呼吸兴奋剂刺激通气或使用呼吸机改善通气,吸氧后如呼吸困难缓解、呼吸频率减慢、节律正常、血压上升、心率减慢、心律正常、发绀减轻、皮肤转暖、神志转清、尿量增加等,表示氧疗有效。若呼吸过缓,意识障碍加深,需考虑二氧化碳潴留加重,必要时采取增加通气量措施。

第四节　支气管扩张

支气管扩张是指直径大于 2 mm 的支气管由于管壁的肌肉和弹性组织破坏引起的慢性异常扩张。临床特点为慢性咳嗽、咳大量脓性痰和(或)反复咯血。患者常有童年麻疹、百日咳或支气管肺炎等病史。随着人民生活条件的改善,麻疹、百日咳疫苗的预防接种,以及抗生素的应用,本病发病率已明显降低。

一、病因及发病机制

(一)支气管-肺组织感染和支气管阻塞

支气管-肺组织感染和支气管阻塞是支气管扩张的主要病因。感染和阻塞症状相互影响,促使支气管扩张的发生和发展。其中婴幼儿期支气管—肺组织感染是最常见的病因,如婴幼儿麻疹、百日咳、支气管肺炎等。

由于儿童支气管较细,易阻塞,且管壁薄弱,反复感染破坏支气管壁各层结构,尤其是平滑肌和弹性纤维的破坏削弱了对管壁的支撑作用。支气管炎使支气管黏膜充血、水肿、分泌物阻塞管腔,导致引流不畅而加重感染。支气管内膜结核、肿瘤、异物引起管腔狭窄、阻塞,也是导致支气管扩张的原因之一。由于左下叶支气管细长,且受心脏血管压迫引流不畅,容易发生感染,故支气管扩张左下叶比右下叶多见。肺结核引起的支气管扩张多发生在上叶。

(二)支气管先天性发育缺陷和遗传因素

此类支气管扩张较少见,如巨大气管—支气管症、Kartagener综合征(支气管扩张、鼻窦炎和内脏转位)、肺囊性纤维化、先天性丙种球蛋白缺乏症等。

(三)全身性疾病

目前已发现类风湿关节炎、Crohn病、溃疡性结肠炎、系统性红斑狼疮、支气管哮喘等疾病可同时伴有支气管扩张;有些不明原因的支气管扩张患者,其体液免疫和(或)细胞免疫功能有不同程度的异常,提示支气管扩张可能与机体免疫功能失调有关。

二、临床表现

(一)症状

1.慢性咳嗽、大量脓痰

痰量与体位变化有关。晨起或夜间卧床改变体位时,咳嗽加剧、痰量增多。根据痰量多少可估计病情严重程度。感染急性发作时,痰量明显增多,每天可达数百毫升,外观呈黄绿色脓性痰,痰液静置后出现分层的特征:上层为泡沫;中层为脓性黏液;下层为坏死组织沉淀物。合并厌氧菌感染时痰有臭味。

2.反复咯血

50%~70%的患者有程度不等的反复咯血,咯血量与病情严重程度和病变范围不完全一致。大量咯血最主要的危险是窒息,应紧急处理。部分发生于上叶的支气管扩张,引流较好,痰量不多或无痰,以反复咯血为唯一症状,称为"干性支气管扩张"。

3.反复肺部感染

其特点是同一肺段反复发生肺炎并迁延不愈。

4.慢性感染中毒症状

反复感染者可出现发热、乏力、食欲减退、消瘦、贫血等,儿童可影响发育。

(二)体征

早期或干性支气管扩张多无明显体征,病变重或继发感染时在下胸部、背部常可闻及局限性、固定性湿啰音,有时可闻及哮鸣音;部分慢性患者伴有杵状指(趾)。

三、辅助检查

(一)胸部 X 线检查

早期无异常或仅见患侧肺纹理增多、增粗现象。典型表现是轨道征和卷发样阴影,感染时阴影内出现液平面。

(二)胸部 CT 检查

管壁增厚的柱状扩张或成串成簇的囊状改变。

(三)纤维支气管镜检查

有助于发现患者出血的部位,鉴别腔内异物、肿瘤或其他支气管阻塞原因。

四、诊断要点

根据患者有慢性咳嗽、大量脓痰、反复咯血的典型临床特征,以及肺部闻及固定而局限性的湿啰音,结合儿童时期有诱发支气管扩张的呼吸道病史,一般可作出初步临床诊断。胸部影像学检查和纤维支气管镜检查可进一步明确诊断。

五、治疗要点

治疗原则是保持呼吸道引流通畅,控制感染,处理咯血,必要时手术治疗。

(一)保持呼吸道通畅

1.药物治疗

祛痰药及支气管舒张药具有稀释痰液、促进排痰作用。

2.体位引流

对痰多且黏稠者作用尤其重要。

3.经纤维支气管镜吸痰

若体位引流排痰效果不理想,可经纤维支气管镜吸痰及生理盐水冲洗痰液,也可局部注入抗生素。

(二)控制感染

控制感染是支气管扩张急性感染期的主要治疗措施。应根据症状、体征、痰液性状,必要时参考细菌培养及药物敏感试验结果选用抗菌药物。

(三)手术治疗

对反复呼吸道急性感染或大咯血,病变局限在一叶或一侧肺组织,经药物治疗无效,全身状况良好的患者,可考虑手术切除病变肺段或肺叶。

六、常用护理诊断

(一)清理呼吸道无效

咳嗽、大量脓痰、肺部湿啰音与痰液黏稠和无效咳嗽有关。

(二)有窒息的危险

与痰多、痰液黏稠或大咯血造成气道阻塞有关。

(三)营养失调

乏力、消瘦、贫血、发育迟缓与反复感染导致机体消耗增加,以及患者食欲缺乏、营养物质摄入不足有关。

(四)恐惧

精神紧张、面色苍白、出冷汗与突然或反复大咯血有关。

七、护理措施

(一)一般护理

1.休息与环境

急性感染或咯血时应卧床休息,大咯血患者需绝对卧床,取患侧卧位。病室内保持空气流通,维持适宜的温、湿度,注意保暖。

2.饮食护理

提供高热量、高蛋白、高维生素饮食,发热患者给予高热量流质或半流质饮食,避免冰冷、油腻、辛辣食物诱发咳嗽。鼓励患者多饮水,每天 1 500 mL 以上,以稀释痰液。指导患者在咳痰后及进食前后用清水或漱口液漱口,保持口腔清洁,促进食欲。

(二)病情观察

观察痰液量、颜色、性质、气味和与体位的关系,记录 24 小时痰液排出量;定期测量生命体征,记录咯血量,观察咯血的颜色、性质及量;病情严重者需观察有无窒息前症状,发现窒息先兆,立即向医生汇报并配合处理。

(三)对症护理

1.促进排痰

(1)指导有效咳嗽和正确的排痰方法。

(2)采取体位引流者需依据病变部位选择引流体位,使病肺居上,引流支气管开口向下,利于痰液流出。一般于饭前 1 小时进行。引流时可配合胸部叩击,提高引流效果。

(3)必要时遵医嘱选用祛痰剂或 β_2 受体激动剂喷雾吸入,扩张支气管、促进排痰。

2.预防窒息

(1)痰液排除困难者,鼓励多饮水或雾化吸入,协助患者翻身、叩背或体位引流,以促进痰液排除,减少窒息发生的危险。

(2)密切观察患者的表情、神志、生命体征,观察并记录痰液的颜色、量与性质,及时发现和判断患者有无发生窒息的可能。如患者突然出现烦躁不安、神志不清、面色苍白或发绀、出冷汗、呼吸急促、咽喉部明显的痰鸣音,应警惕窒息的发生,并及时通知医生。

(3)对意识障碍、年老体弱、咳嗽咳痰无力、咽喉部有明显的痰鸣音、神志不清、突然大量呕吐物涌出等高危患者,立即做好抢救准备,如迅速备好吸引器、气管插管或气管切开等用物,积极配合抢救工作。

(四)心理护理

病程较长,咳嗽、咳痰、咯血反复发作或逐渐加重时,患者易产生焦虑、沮丧情绪。护士应多与其交谈,讲明支气管扩张反复发作的原因及治疗进展,帮助患者树立战胜疾病的信心,缓解焦虑不安情绪。咯血时医护人员应陪伴、安慰患者,帮助其稳定情绪,避免因情绪波动加重出血。

(五)健康教育

1.疾病知识指导

帮助患者及家属了解疾病发生、发展与治疗、护理过程。与其共同制订长期防治计划。宣传防治百日咳、麻疹、支气管肺炎、肺结核等呼吸道感染的重要性；及时治疗上呼吸道慢性病灶；避免受凉，预防感冒；戒烟、减少刺激性气体吸入，防止病情恶化。

2.生活指导

讲明加强营养对机体康复的作用，使患者能主动摄取必需的营养素，以增强机体抗病能力。鼓励患者参加体育锻炼，建立良好的生活习惯，劳逸结合，以维护心、肺功能状态。

3.用药指导

向患者介绍常用药物的用法和注意事项，观察疗效及不良反应。指导患者及家属学习和掌握有效咳嗽、胸部叩击、雾化吸入和体位引流的方法，以利于长期坚持，控制病情的发展；了解抗生素的作用、用法和不良反应。

4.自我监测指导

定期复查。嘱患者按医嘱服药，教患者学会观察药物的不良反应。教会患者识别病情变化的征象，观察痰液量、颜色、性质、气味和与体位的关系，并记录24小时痰液排出量。如有咯血、窒息先兆，立即前往医院就诊。

第五章　心内科疾病护理

第一节　冠状动脉粥样硬化性心脏病

冠状动脉粥样硬化性心脏病简称冠心病,指冠状动脉粥样硬化使血管腔狭窄或阻塞,和(或)因冠状动脉功能性改变(痉挛)导致心肌缺血、缺氧或坏死而引起的心脏病,统称冠状动脉性心脏病,亦称缺血性心脏病。冠心病是严重危害人民健康的常见病。在我国,本病呈逐年上升趋势。发生年龄多在 40 岁以后,男性多于女性,脑力劳动者多见。

一、临床分型

(一)无症状性心肌缺血(隐匿型)

患者无症状,但静息、动态或负荷试验心电图有 ST 段压低、T 波低平或倒置等心肌缺血的客观证据;或心肌灌注不足的核素心肌显像表现。

(二)心绞痛

心绞痛有发作性胸骨后疼痛,为一过性心肌供血不足引起。

(三)心肌梗死

心肌梗死一般症状严重,由冠状动脉闭塞致心肌急性缺血性坏死所致。

(四)缺血性心肌病(心律失常和心力衰竭型)

缺血性心肌病表现为心脏增大、心力衰竭和心律失常,由长期心肌缺血导致心肌纤维化而引起,临床表现与扩张型心肌病类似。

(五)猝死

因原发性心搏骤停而猝然死亡,多为缺血心肌局部发生电生理紊乱,引起严重的室性心律失常所致。

二、心绞痛

心绞痛是由于冠状动脉供血不足,导致心肌急剧的、暂时的缺血、缺氧所产生的临床综合征。心绞痛可分为稳定型心绞痛和不稳定型心绞痛,本部分重点介绍稳定型心绞痛。

(一)病因及发病机制

1.病因

心绞痛最基本的病因是冠状动脉粥样硬化引起血管腔狭窄和(或)痉挛。其次有重度主动脉瓣狭窄或关闭不全、肥厚型心肌病、先天性冠状动脉畸形、冠状动脉栓塞、严重贫血、休克、快速心律失常、心肌耗氧量增加等。常因体力劳动、情绪激动、饱餐、寒冷、阴雨天气、吸烟而诱发。

2.发病机制

当冠状动脉的血液供应与需求之间发生矛盾时,冠状动脉血流量不能满足心肌代谢的需要,引起心肌急剧的、暂时的缺血缺氧,即可发生心绞痛。

正常情况下,冠状循环血流量具有很大的储备力量,其血流量可随身体的生理情况有显著的变化,在剧烈体力活动、情绪激动等对氧的需求增加时,冠状动脉适当扩张,血流量增加(可增加6～7倍),达到供求平衡。当冠状动脉粥样硬化致冠状动脉狭窄或部分分支闭塞时,其扩张性减弱,血流量减少;当心肌的血供减少到尚能应付平时的需要,则休息时无症状。一旦心脏负荷突然增加,如劳累、激动、心力衰竭等使心脏负荷增加,心肌耗氧量增加时,对血液的需求增加,而冠脉的供血已经不能相应增加,即可引起心绞痛。

在缺血缺氧的情况下,心肌内积聚过多的代谢产物,如乳酸、磷酸、丙酮酸等酸性物质,或类似激肽的多肽类物质,刺激心脏内自主神经的传入纤维末梢,经1～5胸交感神经节和相应的脊髓段,传到大脑,可产生疼痛的感觉,即心绞痛。

(二)临床分型

1.劳累性心绞痛

劳累性心绞痛发作常由体力劳动或其他增加心肌需氧量的因素诱发,休息或含服硝酸甘油后可迅速缓解。其原因主要是冠状动脉狭窄使血流不能按需求相应地增加,出现心肌氧的供需不平衡。

(1)稳定型心绞痛:最常见,指劳累性心绞痛发作的性质在1～3个月内并无改变,即每次发作的诱因、发作次数、程度、持续时间、部位、缓解方式等大致相同。

(2)初发型心绞痛:过去未发作过心绞痛或心肌梗死,初次发生劳累性心绞痛的时间不足1个月者。或既往有稳定型心绞痛已长期未发作,再次发生时间不足1个月者。

(3)恶化型心绞痛:原为稳定型心绞痛的患者,在3个月内疼痛发作的频率、程度、时限、诱因经常变动,进行性恶化,硝酸甘油不易缓解。可发展为心肌梗死或猝死,亦可逐渐恢复为稳定型心绞痛。

2.自发性心绞痛

自发性心绞痛发作特点为疼痛发生与体力或脑力活动引起心肌需氧量增加无明显关系,常与冠脉血流储备量减少有关。疼痛程度较重,时限较长,不易为硝酸甘油所缓解。

(1)卧位型心绞痛:休息、睡眠时发作,常在半夜、偶在午睡时发生,硝酸甘油不易缓解。本型易发展为心肌梗死或猝死。

(2)变异型心绞痛:与卧位型心绞痛相似,常在夜间或清晨发作,但发作时心电图相关导联ST段抬高,与之对应的导联则ST段下移,主要为冠状动脉痉挛所致,患者迟早会发生心肌梗死。

(3)急性冠状动脉功能不全:亦称中间综合征,常在休息或睡眠时发生,时间可达30分钟至1小时或以上,但无心肌梗死表现,常为心肌梗死的前奏。

(4)梗死后心绞痛:急性心肌梗死发生后1个月内再发的心绞痛。

3.混合性心绞痛

其特点是患者既可在心肌需氧量增加时发生心绞痛,亦可在心肌需氧量无明显增加时发生心绞痛,为冠状动脉狭窄使冠脉血流储备量减少,而这一血流储备量的减少又不固定,经常波动地发生进一步减少所致。

临床上常将除稳定型心绞痛之外的以上所有类型的心绞痛及冠脉成形术后心绞痛、冠脉旁路术后心绞痛等归入"不稳定型心绞痛"。此外,恶化型心绞痛及各型自发性心绞痛有可能进一步发展为心肌梗死,故又被称为"梗死前心绞痛"。

(三)临床表现

1.症状

其症状以发作性胸痛为主要临床表现。典型的疼痛特点如下。

(1)部位:位于胸骨体上段或中段之后,可波及心前区,有手掌大小范围,甚至横贯前胸,界限不很清楚。常放射至左肩、左臂内侧达无名指和小指,或达咽、颈、下颌部等。

(2)性质:典型的胸痛呈压迫性或紧缩性、发闷,也可有堵塞、烧灼感,但不尖锐,不像针刺或刀割样痛,偶伴濒死的恐惧感觉。发作时,患者常不自觉地停止原来的活动。

(3)诱因:体力劳动、情绪激动(如愤怒、焦虑、过度兴奋)、饱餐、寒冷、阴雨天气、吸烟、排便、心动过速、休克等。

(4)持续时间:疼痛出现后逐渐加重,呈阵发性,轻者3~5分钟,重者可达10~15分钟,很少超过30分钟。

(5)缓解方式:一般停止原有活动或含服硝酸甘油后1~3分钟内缓解。

(6)发作频率:疼痛可数天、数周发作一次,亦可一天内多次发作。

2.体征

一般无异常体征。心绞痛发作时可见面色苍白、皮肤发冷或出汗、血压升高、心率增快,有时闻及第四心音奔马律,可有暂时性心尖部收缩期杂音。

(四)护理

1.护理目标

患者疼痛缓解,生活能自理;能叙述心绞痛的诱因,遵守保健措施。

2.护理措施

(1)一般护理。①休息和活动:一般不需卧床休息,保持适当的体力劳动,以不引起心绞痛为度。但心绞痛发作时应立即休息,不稳定型心绞痛者,应卧床休息。缓解期应根据患者的具体情况制订合理的活动计划,以提高患者的活动耐力,最大活动量以不发生心绞痛症状为度。但应避免竞赛活动和屏气用力动作,并防止精神过度紧张和长时间工作。②饮食:原则为低盐、低脂、高维生素、易消化饮食。控制摄入总热量,热量控制在2000 kJ左右,主食每天不超过500 g,避免过饱,甜食少食,晚餐宜少;低脂饮食,限制动物脂肪、蛋黄及动物内脏的摄入,其标准是把食物中胆固醇的含量控制在300 mg/d以内(一个鸡蛋含胆固醇200~300 mg)。少食动物脂肪,常食植物油(豆油、菜油、玉米油等),因为动物脂肪中含较多的饱和脂肪酸,食用过多会使血中胆固醇升高,而植物油含有较多的不饱和脂肪酸,可降低血中胆固醇、防止动脉硬化形成和发展的作用;低盐饮食,通常以不超过4 g/d为宜,若有心功能不全,则应更少;限制含糖食物的摄入,少吃含糖高的糕点、糖果,少饮含糖的饮料,粗细搭配主食,防止热量过剩、体重增加;一天三餐要有规律,避免暴饮暴食,戒烟限酒。多吃新鲜蔬菜、水果以增加维生素的摄取及防止便秘的发生。③保持大便通畅:由于便秘时患者用力排便可增加心肌耗氧量,诱发心绞痛。因此,应指导患者养成按时排便的习惯,增加食物中纤维素的含量,多饮水,增加活动,以防发生便秘。

(2)病情观察:心绞痛发作时应观察胸痛的部位、性质、程度、持续时间,严密监测血压、心律、脉搏、体温,描记疼痛发作时心电图,观察有无心律失常、急性心肌梗死等并发症的发生。

(3)用药护理。注意药物的疗效及不良反应。含服硝酸甘油片后 1～2 分钟开始起作用,30 分钟后作用消失。硝酸甘油可引起头痛、血压下降,偶伴晕厥。使用时注意:①随身携带硝酸甘油片,注意有效期,定期更换,以防药效降低。②对于规律性发作的劳累性心绞痛,可进行预防用药,在外出、就餐、排便等活动前含服硝酸甘油。③胸痛发作时每隔 5 分钟含服硝酸甘油0.5 mg,直至疼痛缓解。如果疼痛持续15～30 分钟或连续含服 3 片后仍未缓解,应警惕急性心肌梗死的发生。④胸痛发作含服硝酸甘油后最好平卧,必要时吸氧。⑤静脉滴注硝酸甘油时应监测患者心率、血压的变化,掌握好用药浓度和输液速度,患者及家属不可擅自调整滴速,防止低血压的发生。⑥青光眼、低血压时忌用。

(4)心理护理:心绞痛发作时患者常感到焦虑,而焦虑能增强交感神经兴奋性,增加心肌需氧量,加重心绞痛。因此患者心绞痛发作时应专人守护,安慰患者,增加患者的安全感,必要时可遵医嘱给予镇静剂。

(5)健康指导。①生活指导:合理安排休息与活动,保证充足的休息时间。出院后遵医嘱服药,不要擅自增减药量,自我检测药物的不良反应。外出时随身携带硝酸甘油以备急用。活动应循序渐进,以不引起症状为原则。避免重体力劳动、精神过度紧张的工作或过度劳累。②指导患者防止心绞痛再发作。避免诱发因素,告知患者及家属过劳、情绪激动、饱餐、剧烈运动、受寒冷潮湿刺激等都是心绞痛发作的诱因,应注意尽量避免;减少危险因素,如戒烟,减轻精神压力,选择低盐、低脂、低胆固醇、高纤维素饮食,维持理想的体重,控制高血压,调节血脂,治疗糖尿病等。

3.护理评价

患者主诉疼痛减轻或消失,能自觉避免诱发因素,未发生并发症或发生后得到了及时的控制;生活需要得到了及时的满足。

三、心肌梗死

心肌梗死是指在冠状动脉病变的基础上,发生冠状动脉血供急剧减少或中断,使相应心肌的严重而持久地急性缺血导致心肌坏死。临床表现为持续而剧烈的胸骨后疼痛、特征性心电图动态演变、白细胞计数和血清心肌坏死标志物增高,常可发生心律失常、心力衰竭或心源性休克。属冠心病的严重类型。

(一)病因及发病机制

本病基本病因是冠状动脉粥样硬化,造成管腔严重狭窄和心肌血液供应不足,而侧支循环尚未充分建立,在此基础上,若发生血供急剧减少或中断,使心肌严重而持久地缺血达 1 小时以上,即可发生心肌梗死。心肌梗死原因绝大多数是由于不稳定粥样斑块破溃,继而出血和管腔内血栓形成,使管腔闭塞。少数情况下粥样斑块内或其下发生出血或血管持续痉挛,也可使冠状动脉完全闭塞。

促使粥样斑块破裂出血及血栓形成的诱因:休克、脱水、出血、外科手术或严重心律失常,使心排血量骤降,冠状动脉灌流量锐减;饱餐特别是进食多量脂肪后,血脂增高,血黏稠度增高;重体力活动、情绪过分激动、用力排便或血压剧升,致左心室负荷明显加重,儿茶酚胺分泌增多,心肌需氧量猛增,冠状动脉供血明显不足;晨起 6 时至 12 时交感神经活动增加,机体应激反应增强,冠状动脉张力增高。

心肌梗死可由频发心绞痛发展而来,也可原无症状,直接发生心肌梗死。心肌梗死后发生的严重心律失常、休克或心力衰竭,均可使冠状动脉灌流量进一步降低,心肌坏死范围进一步扩大,严重者可导致死亡。

(二)临床表现

1.先兆症状

50%~81.2%患者在发病前数日有乏力、胸部不适、活动时心悸、气急、烦躁、心绞痛等前驱症状。心绞痛以新发生或出现较以往更剧烈而频繁的疼痛为突出特征,疼痛持续时间较以往长,诱因不明显,硝酸甘油疗效差,心绞痛发作时伴恶心、呕吐、大汗、心动过缓、急性心功能不全、严重心律失常或血压有较大波动等,心电图示 ST 段一时性明显抬高或压低,T 波倒置或增高。及时处理先兆症状,可使部分患者避免心肌梗死的发生。

2.主要症状

其症状与心肌梗死面积的大小、部位以及侧支循环情况密切相关。

(1)疼痛:为最早、最突出的症状。疼痛部位和性质与心绞痛相似,但多无明显的诱因。常发生于安静或睡眠时,疼痛程度更重,范围更广,常呈难以忍受的压榨、窒息或烧灼样,伴有大汗、烦躁不安、恐惧及濒死感。疼痛持续时间较长,可达数小时或数日,休息和含服硝酸甘油不能缓解。部分患者疼痛可向上腹部、颈部、下颌和背部放射而被误诊为其他疾病,少数患者无疼痛,一开始即表现为休克或急性心力衰竭。也有患者整个病程都无疼痛或其他症状,后来才发现发生过心肌梗死。

(2)全身症状:一般在疼痛发生后 24~48 小时出现。表现为发热、白细胞增高和红细胞沉降率增快等,由坏死组织吸收所引起。体温升高至 38 ℃左右,一般不超过 39 ℃,持续大约 1 周,伴有心动过速或过缓。

(3)胃肠道症状:剧烈疼痛时常伴恶心、呕吐和上腹胀痛,与坏死心肌刺激迷走神经和心排血量降低致组织灌注不足等有关;亦可出现肠胀气;重者可发生呃逆。

(4)心律失常:大部分患者都有心律失常。多发生在起病 1~2 日内,24 小时内最多见。室性心律失常最多,尤其是室性期前收缩,如出现频发(每分钟 5 次以上)室性期前收缩、成对或呈短阵室性心动过速、多源性室性期前收缩或 RonT 现象。常为心室颤动的先兆。前壁心肌梗死易发生室性心律失常,下壁心肌梗死易发生房室传导阻滞及窦性心动过缓。前壁心肌梗死如发生房室传导阻滞表明梗死范围广泛,预后较差。

(5)低血压和心源性休克:疼痛发作期间血压下降常见,但未必是休克,如疼痛缓解而收缩压下降仍<80 mmHg,且患者表现烦躁不安、面色苍白、皮肤湿冷、脉细而快、大汗淋漓、尿量减少(<20 mL/h)、神志迟钝,甚至昏厥者则为休克表现,多在起病后数小时至 1 周内发生,主要为心肌广泛坏死、心排血量急剧下降所致。

(6)心力衰竭:主要为急性左心衰竭,为梗死后心脏舒缩力显著减弱或不协调所致。可在起病最初几日内发生,或在疼痛、休克好转阶段出现。发生率32%~48%,表现为呼吸困难、咳嗽、发绀、烦躁等。重者可发生肺水肿,随后可有右心衰竭的表现。右心室心肌梗死者一开始即可出现右心衰竭表现。并伴血压下降。

3.体征

(1)心脏体征:心脏浊音界可正常或轻至中度增大;心率多增快,也可减慢,心律不齐;心尖区第一心音减弱,可闻第三或第四心音奔马律。部分患者发病后2～3日出现心包摩擦音。亦有部分患者在心前区可闻及收缩期杂音或喀喇音,为二尖瓣乳头肌功能失调或断裂所致。

(2)血压和其他:除急性心肌梗死早期血压可增高外,几乎所有患者都有血压下降。起病前有高血压者,血压可降至正常;起病前无高血压者,血压可降至正常以下。当伴有心律失常、休克或心力衰竭时,可有相应的体征。

(三)并发症

1.乳头肌功能失调或断裂

二尖瓣乳头肌因缺血、坏死等使收缩功能发生障碍,造成不同程度的二尖瓣脱垂及关闭不全,心尖区可出现粗糙的收缩期杂音或伴收缩中晚期喀喇音。轻者可以恢复,重者可严重损害左心功能致使发生急性肺水肿,在数天内死亡。

2.心脏破裂

心脏破裂较少见,常在起病1周内出现。多为心室游离壁破裂,偶为心室间隔破裂造成穿孔。

3.栓塞

栓塞的发生率为1％～6％,见于起病后1～2周。如为左心室附壁血栓脱落所致,则引起脑、肾、脾或四肢等动脉栓塞;由下肢静脉血栓破碎脱落所致,则产生肺动脉栓塞。

4.心室壁瘤

心室壁瘤主要见于左心室,发生率15％～20％。较大的室壁瘤体检时可见左侧心界扩大,超声心动图可见心室局部有反常运动,心电图ST段持续抬高。

5.心肌梗死后综合征

心肌梗死后综合征发生率为10％。于心肌梗死后数周至数月内出现,可反复发生,表现为心包炎、胸膜炎或肺炎。有发热、胸痛、气急、咳嗽等症状。可能为机体对坏死组织的过敏反应。

(四)护理

1.护理目标

患者主诉疼痛减轻或消失;卧床期间生活需要得到满足,促进身心休息;患者的活动耐力逐渐增加;患者保持排便通畅,无便秘发生。心律失常被及时发现和控制,未发生心力衰竭和心源性休克。

2.护理措施

治疗原则是尽早使心肌血液再灌注(到达医院后30分钟内开始溶栓或90分钟内开始介入治疗)以挽救濒死的心肌,防止梗死面积扩大或缩小心肌缺血范围,保护和维持心脏功能,及时处理严重心律失常、泵衰竭和各种并发症,防止猝死。

(1)一般护理。

休息与活动:急性期绝对卧床休息12小时,保持环境安静,减少探视,协助患者进食、洗漱及大小便。如无并发症,24 小时床上肢体活动,第 3 日房内走动,第 4～5 日逐渐增加活动量,以不感到疲劳为限。有并发症者可适当延长卧床时间。

饮食指导:起病后 4～12 小时内给予流质饮食,随后用半流质,以减轻胃扩张,2～3 日后改为软食,宜进低盐、低脂、低胆固醇、易消化的食物,多吃蔬菜、水果,少量多餐,不宜过饱。禁烟、酒。避免浓茶、咖啡及过冷、过热、辛辣刺激性食物。超重者应控制总热量,有高血压、糖尿病者应进食低脂、低胆固醇及低糖饮食。有心功能不全者,适当限制钠盐。

保持大便通畅:急性心肌梗死患者由于卧床休息、进食少、使用吗啡等药物易引起便秘,而排便用力易诱发心力衰竭、肺梗死甚至心搏骤停。因此,评估患者日常的排便习惯、排便次数及形态,指导患者养成每天定时排便的习惯,多吃蔬菜、水果等粗纤维食物,或服用蜂蜜水;适当腹部环形按摩,促进排便;也可每天常规给缓泻剂,必要时给予甘油灌肠。以防止便秘时用力排便导致病情加重。

(2)病情观察:进入冠心病监护病房(CCU),严密监测心电图、血压、呼吸、神志、出入量、末梢循环等情况 3～5 日,如有条件还可进行血流动力学监测。及时发现心律失常、休克、心力衰竭等并发症的早期症状。备好各种急救药品和设备。

(3)疼痛护理:疼痛可使交感神经兴奋,心肌缺氧加重,促使梗死范围扩大,易发生休克和严重心律失常,因此应及早采取有效的止痛措施。遵医嘱给予吗啡或哌替啶止痛时注意呼吸功能的抑制,并密切观察血压、脉搏的变化。一般采用鼻导管或双腔氧气管法吸氧,根据血氧饱和度监测调整氧流量。静脉滴注或用微量泵注射硝酸甘油时,严格控制速度,并注意观察血压、心率变化。

(4)溶栓治疗的护理:溶栓前询问患者有无活动性出血、消化性溃疡、脑血管病、近期手术、外伤史等溶栓禁忌证,检查血小板、出凝血时间和血型,配血;迅速建立静脉通道,遵医嘱准确配制并输注溶栓药物;用药后询问胸痛有无缓解,监测心肌酶、心电图及出凝血时间,以判断溶栓效果;观察有无发热、皮疹等过敏现象,皮肤、黏膜及内脏有无出血,出血严重时,停止治疗并立即处理。

(5)心理护理:心肌梗死的发生不仅使患者产生焦虑、抑郁、恐惧等负性心理反应,还会对整个家庭造成严重的影响,往往导致整个家庭处于危机之中,使得家庭应对能力降低,不能发挥正常家庭功能。因此,护理人员应尽量陪伴在患者身边,加强患者的心理护理,如给患者介绍监护室的环境、治疗方法,解释不良情绪对疾病的负面影响等。指导患者保持乐观、平和的心情。告诉家属对患者要积极配合和支持,并创造一个良好的身心修养环境,生活中避免对其施加压力。及时了解患者家属的需要,并设法予以满足,如及时向家属通告患者的病情和治疗情况,解答家属的疑问等,以协助患者和家属提高应对危机的能力,维持患者和家属的心理健康。

(6)康复护理:急性心肌梗死患者进行早期康复护理有利于疾病的预后和提高患者的生活质量。优点如下:①改善功能储备,增加运动耐量和肌力。②改善精神、心理状态,减轻症状,减少心绞痛的发生。③增强心肌血液灌注,减少心肌缺血。④延缓动脉粥样硬化的进展,甚至可使之逆转。⑤减少长期卧床所致的血流缓慢、静脉栓塞等并发症。

根据美国心脏康复学会的建议,急性心肌梗死患者的康复可分为以下三期。

住院期：又可分为监护室抢救期和普通病房期，一般为1～2周。主要护理措施为指导患者进行低强度的体力活动，实施健康教育，为患者及家属提供心理-社会支持以及制订出院计划等。

恢复期：即出院后休养阶段，一般为8～12周。康复可在家庭、社区或医院中进行，存在低危因素的患者适合在家庭或社区，而存在中、高危因素的患者则适合在医院，其康复过程需要在医疗监护下，以防止发生意外。主要护理措施为鼓励患者逐步增加体力活动、继续接受健康教育，提供进一步的心理－社会支持等。

维持期：自发病后数月直到生命终止。主要护理措施为督促患者坚持进行冠心病的二级预防和适当的体育锻炼，以进一步恢复并保持体力与心功能，从而提高生活质量。

(7)健康指导。

运动指导：患者应根据自身条件，进行适当有规则的运动，因适当运动可以提高患者的心理健康水平和生活质量、延长存活时间。运动的内容应视病情、年龄、性别、身体状况等选择一个或多个项目进行，根据运动中的反应，掌握运动强度，避免剧烈运动，防止疲劳。运动中以达到患者最大心率的60%～65%的低强度长期锻炼是安全有效的。

生活指导：合理膳食，均衡营养，防止过饱。戒烟限酒，保持理想体重。根据天气变化适当增减衣服，防止感冒受凉。

避免危险因素：积极治疗梗死后心绞痛、高血压、糖尿病、高脂血症，控制危险因素；保持情绪稳定，避免精神紧张、激动；避免寒冷；保持大便通畅，防止排便用力。

用药指导：坚持按医嘱服药，注意药物不良反应，定期复查。

心肌梗死发作时自救：①立刻就地休息，保持靠坐姿势，心情放松，保持环境安静而温暖。②积极与急救站或医院联系，呼叫救护车或用担架将患者送往医院，切忌扶患者勉强步行。③如有条件，立刻吸入氧气。④舌下含服硝酸甘油、消心痛，可连续多次服用，亦可舌下含服速效救心丸、复方丹参滴丸等扩张冠状动脉的药物。

3.护理评价

患者的疼痛缓解；卧床休息期间患者的生活需要得到满足；生命体征稳定，能进行循序渐进的运动；大便正常，并能说出预防便秘的方法；未发生心律失常、心力衰竭、心源性休克等并发症。

第二节　先天性心脏病

先天性心脏病是指先天发育异常而未能自愈的一组心脏病，临床上分为发绀型和非发绀型两大类。

发绀型先天性心脏病是静脉血液通过心腔内异常通道，从右心向左心分流，未经氧合的静脉血与动脉血相混，使体循环血液中氧含量减少。临床上出现发绀症状以法洛四联征(TOF)最常见，其次有法洛三联征、大动脉转位(TGA)、三尖瓣闭锁、肺静脉异位引流、右室双出口(DORV)、Eisenmenger综合征等。

非发绀型先天性心脏病较常见,心内外无明显分流或合并,左向右分流即左心的氧合血通过心脏异常通路流入右心。常见的有动脉导管未闭、房间隔缺损、室间隔缺损、肺动脉瓣狭窄、主动脉瓣狭窄、主动脉缩窄等。

一、动脉导管未闭(PDA)

PDA 是指出生后动脉导管未闭合形成的主动脉和肺动脉之间的异常通道,是最常见的先天性心脏病之一,约占先心病总数的 15%。

(一)病因与发病机制

动脉导管在胎儿发育时期是胎儿血液循环的主要通道,一般在出生后数小时动脉导管即开始功能性关闭,多数婴儿在出生 4 周后导管逐渐闭合,12 周后才完全闭锁,逐步退化为动脉导管韧带。如不能闭合,则形成 PDA。

压力高的主动脉血流通过导管分流到压力低的肺动脉内,增加了肺循环血量。左心室为维持全身血液循环,需增加心排血量 2～4 倍,左心负荷增加,致左心室肥大,甚至左心衰竭。而肺循环血容量的增加,导致肺小动脉反应性痉挛,后继发管壁增厚、纤维化,使肺动脉压力升高,当肺动脉等于或超过主动脉压时,左向右分流消失,逆转为右向左分流,临床上出现发绀,导致 Eisenmenger 综合征,因肺动脉高压、右心衰竭而死亡。

(二)临床表现

(1)导管细小者症状常不明显,多在查体时发现。导管粗,分流量大者,可有反复呼吸道感染、肺炎、呼吸困难甚至心力衰竭。

(2)胸骨左缘第 2 肋间闻及连续性机械样杂音,向锁骨上及颈部传导,可触及震颤。多数患者脉压增宽,有水冲脉、股动脉枪击音,晚期重度肺动脉高压患者轻度活动即可出现气促和发绀。

(三)护理

(1)严密监测血压,预防反跳性高血压发生。

(2)手术并发症有喉返神经麻痹、乳糜胸、膈神经麻痹,故应注意观察胸腔引流的色、量,观察呼吸动度及有无声音嘶哑等症状。

二、房间隔缺损

胚胎发育过程中,房间隔发育不良或吸收过度导致两心房间存在通路,称房间隔缺损(ASD)。

(一)病因与发病机制

在胚胎时期原只有一个心房,约在第 4 周末,心房开始变成双叶状,在双叶之间有一新月形嵴由心房壁的后上方向前下方生长,为原发房间隔,如房间隔发育不全则形成两心房间的通路。

由于左心房压力高于右心房压力,故左心房血液通过缺损向右心房分流。婴幼儿期,左右心房压力接近,分流量小,临床症状不明显;随着年龄增长,房压差增大,左向右分流量逐渐增多,使右心房、右心室及肺动脉血流增加,致右心房、右心室肥大,甚至心力衰竭。合并肺动脉高压产生逆向分流时,临床上可出现发绀。

（二）临床表现

一般到青年期才出现明显症状。

（1）劳累后心悸、气促、心房颤动、易于疲劳。

（2）新生儿患者可出现发绀，多见于巨大房缺患者，啼哭时发绀加重。

（3）患者多无明显发育异常，叩诊可发现心浊音界扩大。

（4）肺动脉瓣区可闻及Ⅱ～Ⅲ级吹风样收缩期杂音。

（三）护理

严密观察心率、心律变化，预防房性心律失常的发生。

三、室间隔缺损

胚胎期室间隔发育不全，左右心室间形成异常通道，称室间隔缺损（VSD）。这是常见的先天性心脏病之一，通常分为干下型、嵴上型、膜周型及肌部型四型。VSD可以是其他复杂畸形的一部分，如TOF、TGA及房室管畸形等。

（一）病因与发病机制

在胚胎发育过程中，心室原只有一个腔，约在第4周，心室两侧扩大，中有一嵴，即原始室间隔，由下向上生长和心内膜垫向心室生长的部分对合，成为心室间隔，如此隔发育不全，就成形左、右心室间的通路。

VSD产生左向右分流，分流量取决于左、右心室压力阶差、缺损大小和肺血管阻力。分流量大，肺动脉压力和肺血管阻力逐渐上升，肺小动脉早期会发生痉挛，管壁内膜和中层增厚，阻力增大，形成阻塞性肺动脉高压，致左向右分流减少，甚至出现右向左逆向分流，即Eisenmenger综合征。

（二）临床表现

（1）缺损小可无临床症状，多在查体时发现心脏杂音而疑诊。

（2）缺损大者在出生后2～3个月开始出现症状，婴儿期反复发生呼吸道感染，甚至左心衰竭。2岁后症状好转，但活动后出现心悸、气促、生长发育滞后、心前区隆起等表现，易患肺炎。

（3）心前区可扪及收缩期震颤，胸骨左缘第3～4肋间可闻及收缩期喷射性杂音。

（4）当发生肺动脉高压时，杂音可由全收缩期而显著变短，甚至完全消失，可出现发绀和右心衰竭等。

（三）护理

（1）有肺动脉高压患者，术前宜做心导管检查，严格掌握手术适应证。控制肺动脉高压，可静脉持续小剂量应用硝普钠、前列腺素E、芬太尼等药物。

（2）术前注意预防呼吸道感染。

（3）VSD合并严重肺高压者并伴有肺小血管梗阻病变而导致气体弥散功能不全，肺顺应性下降，因此术后做好呼吸道护理是关键。①术后应用呼吸机采用同步间歇指令通气加压力支持通气（SIMV＋PSV）模式，且加用3～5 cmH$_2$O PEEP，可防止呼气末肺泡完全萎陷，维护一定通气/血流比率，能增进气体交换。②气道湿化和及时清除呼吸道分泌物是保持呼吸道通畅的重要手段。③吸痰前后均需用人工呼吸囊纯氧加压吸入1～2分钟，防止缺氧而引起心搏骤停。④拔除气管插管后加强肺部物理治疗，如翻身、拍背、咳痰、吹气球、呼吸治疗仪治疗等，鼓励患者及早活动。

四、法洛四联征

法洛四联征(TOF)为最常见的发绀型先天性心脏病,约占先天性心脏病的1/3,占发绀型先天性心脏病的50%,包括主动脉骑跨、右室流出道狭窄、室间隔缺损和右心室肥大联合心脏畸形。

(一)病因与发病机制

右室流出道狭窄使右心排血受阻,右心室压力上升(同时主动脉向右侧骑跨,右心室静脉血直接进入主动脉),产生右向左分流,致使动脉血氧饱和度下降,出现发绀、肺循环血流量减少的情况。为代偿缺氧,红细胞数和血红蛋白量都显著增多。

(二)临床表现

(1)患儿早期即出现发绀,尤其哭闹时显著,喂养困难,且逐年加重。

(2)喜蹲踞是TOF的特征姿态。蹲踞时体循环阻力增加,右向左分流量减少,同时因回心血量增加,肺循环血流量增加,低血氧得以缓解,缺氧症状减轻。

(3)口唇、甲床发绀,杵状指(趾)。

(4)发育迟缓。

(三)护理

(1)TOF患者由于术前血流动力学的改变,右向左分流,给体内各脏器造成缺氧现象,一般术前吸氧3~5天,有助于改善各脏器缺氧状况。

(2)术前发绀严重或有晕厥史者应每天吸氧3~4次,每次15~30分钟,必要时给予持续低流量吸氧,并防止患儿哭闹,喂奶、吃饭时勿过饱、过急,避免缺氧性发作的发生。

(3)TOF患者红细胞增多,血液浓缩,易产生血栓,故要鼓励患者多饮水,尤其是有发热、腹泻或天热多汗情况下,更需补充液体,以免引起血管栓塞。

(4)TOF术后最常见的并发症即低心排综合征。临床上出现血压低、心率快、脉细弱、末梢皮肤湿冷、苍白、花纹、尿少、心排指数<2 L/(min·m²)症状。术后严密监测生命体征,保证血管活性药物准确输入。

(5)有些TOF患者由于侧支循环丰富,易并发肺部感染,且体外循环灌注后,易出现肺水肿等肺部并发症,故加强肺部护理很重要。

第三节 慢性肺源性心脏病

慢性肺源性心脏病简称肺心病,是由肺、胸廓或肺动脉的慢性病变所致的肺循环阻力增加、肺动脉高压,进而引起右心室肥厚、扩大,甚或右心衰竭的心脏病。

一、常见病因

按原发病在支气管与肺组织、胸廓和肺血管的不同,可分为三大类。①支气管、肺疾病:以慢支并发阻塞性肺气肿最常见,占80%~90%,其次为哮喘、支气管扩张、重症肺结核、尘肺。其他如慢性弥漫性肺间质纤维化、结节病、农民肺(蘑菇孢子吸入)、恶性肿瘤等则较少见。

②胸廓运动障碍性疾病:较少见,包括严重的脊柱后凸、侧凸、脊椎结核、类风湿性关节炎、胸膜广泛粘连及胸廓成形术后等造成的严重胸廓或脊柱畸形,以及神经肌肉疾患如脊髓灰质炎等。
③肺血管疾病:甚少见,如原发性肺动脉高压、反复多发性小动脉栓塞、结节性多动脉炎等。

二、临床表现

(一)临床特点

首先具有原发病灶慢性支气管炎、肺气肿或其他肺胸疾病的历史和临床表现,如长期或间断性咳嗽、咳痰、喘息、发热等症状。

(二)体征

剑突下出现收缩期搏动,肺动脉瓣区第二音亢进,三尖瓣区心音较心尖部明显增强或出现收缩期杂音。

(三)X线表现

除有肺、胸基础疾病及急性肺部感染的特征外,尚可有肺动脉高压症,如右下肺动脉干扩张,其横径≥15 mm,其横径与气管横径之比值≥1.07,肺动脉段明显突出或其高度≥7 mm,右心室增大征,皆为诊断肺心病的主要依据。

(四)心电图表现

主要有右心室肥大和肺动脉高压表现:电轴右偏、额面平均电轴≥90°,重度顺钟向转位,$Rv_1+Sv_5≥1.05$ mV及肺型P波,均为诊断肺心病主要条件。也可右束支传导阻滞及肢体导联低电压,可作为诊断肺心病的参考条件。在V_1、V_2甚至V_3,可出现酷似陈旧性前间壁心肌梗死的QS波,应注意鉴别。其他尚可有心律失常图形。

(五)超声表现

二维超声:①右室大,右室前壁明显肥厚,大于5 mm(正常右室前壁厚度小于或等于4 mm),右室前壁搏动强;②右房大,右室流出道增宽;③主肺动脉增宽大于20 mm,右肺动脉增宽大于18 mm;④肺动脉瓣出现肺动脉高压征象;⑤室间隔右室面增厚大于11 mm,与左室后壁呈同向运动。

通过测定右心室流出道内径(≥30 mm),右心室内径(≥20 mm),右心室前壁的厚度(≥5 mm),左、右室内径的比值(<2),右肺动脉内径(≥18 mm)或肺动脉干(≥20 mm)及右心房增大(≥25 mm)等指标,诊断肺心病。

三、护理

(一)护理要点

解除气道阻塞,合理用氧,减轻呼吸困难;给以心理支持;维持体液及酸碱平衡;注意并发症的预防及护理;遵医嘱及时合理用药;注意观察病情变化。

(二)护理措施

1.解除气道阻塞,改善肺泡通气

及时清除痰液:神志清醒患者应鼓励咳嗽,痰稠不易咳出时,可有效湿化分泌物;危重体弱患者,定时更换体位,叩击背部使痰易于咳出。对神志不清者,可进行机械吸痰,需注意无菌操作,抽吸压力要适当,动作轻柔,每次抽吸时间不超过15秒,以免加重缺氧。

2.合理用氧、减轻呼吸困难

根据缺氧和二氧化碳潴留的程度不同,合理用氧,一般给予低流量、低浓度持续吸氧。如病情需要提高氧浓度,应辅以呼吸兴奋剂刺激通气或使用呼吸机改善通气。吸氧后如呼吸困难缓解、呼吸频率减慢及节律正常、血压上升、心率减慢、心律正常、紫绀减轻、皮肤转暖、神经转清、尿量增加等,表示氧疗有效,若呼吸过缓意识障碍加深,需考虑二氧化碳潴留加重,必要时采取增加通气量措施。

3.心理护理

肺心病是一种慢性病,患者常感力不从心、精神苦闷,应关心体贴患者,多与患者沟通,给以心理安慰,增强其抗病信心。生活上给予照顾、细心护理,解除因不能自理带来的多种不便,缓解病痛不适。

4.维持体液及酸碱平衡

正确记录 24 小时出入液量及观察体重变化,及时采集血清标本测定电解质,并按医嘱完成输液计划,当呼吸性酸中毒合并代谢性酸中毒时,应观察患者有无乏力、头痛、气促、嗜睡,呼吸深快及意识不清等,如出现上述症状及时与医师联系,切忌随意用镇静剂,造成呼吸抑制。

5.并发症的预防及护理

常见的并发症有上消化道出血、弥散性血管内凝血、心律失常、休克。

(1)上消化道出血:注意患者恶心呕吐症状、呕出物颜色、性状及粪便色、质、量、观察心率、血压,检查肠鸣音,给予患者精神安慰,避免紧张,作好饮食护理等。改善缺氧和二氧化碳潴留,使胃黏膜应激性溃疡得到愈合。迅速控制出血。

(2)弥散性血管内凝血:早期发现皮肤黏膜有无出血点,注射部位有无渗血、出血或上消化道出血倾向,及时控制感染,按医嘱早期应用抗凝治疗。

(3)心律失常:发现患者脉搏强弱不等、节律不规则时应同时进行心脏听诊并及时与医师联系。

(4)休克:观察患者体温、脉搏、呼吸神志、血压、肢体温度、尿量,及早发现诱因,做好休克患者的相应护理。

(三)用药及注意事项

1.控制感染

根据痰培养和药物敏感试验选择抗菌药物。院外感染以革兰阳性菌为主,院内感染以革兰阴性菌占多数。一般主张联合应用抗菌药物。

2.保持呼吸道畅通,改善呼吸功能

给予祛痰、解痉、平喘药物,低浓度持续给氧,纠正缺氧和二氧化碳潴留。

3.控制心力衰竭

可适当选用利尿、强心或血管扩张药物。

(1)利尿剂:以作用轻、剂量小、疗程短、间歇和交替用药为原则。根据病情选用氢氯噻嗪、氨苯蝶啶、呋塞米等。用药后需密切观察精神症状、痰液黏稠度,有无腹胀、四肢无力、抽搐等,准确记录出液量与体重,及时补充电解质。

(2)强心剂:由于长期缺氧,患者对洋地黄类药物耐受性降低,故疗效差,易中毒,使用要慎重,以选用剂量小、作用快、排泄快药物为原则,一般为常用剂量的 1/2 或 2/3。用药后须严密观察疗效和有无不良反应。

(3)血管扩张剂:可降低肺动脉高压,减轻心脏前、后负荷,降低心肌耗氧量,对部分顽固性心衰有作用,但同时降低体循环血压,反射性引起心率增快、血氧分压降低、二氧化碳分压升高等不良反应,限制了其临床使用。

4.控制心律失常

经抗感染、纠正缺氧等治疗后,心律失常一般可消失,如不消失可酌情对症使用抗心律失常药。

5.呼吸兴奋剂

使用应在保持呼吸道通畅的前提下,可配合吸氧解痉、祛痰等措施,不能长期和大剂量应用。严重呼衰时,因脑缺氧和脑水肿未纠正而出现频繁抽搐者,应慎用呼吸兴奋剂。用药过程中如出现呕吐或肢体抽搐提示药物过量应及时与医师联系。

(四)健康教育

(1)增强体质:病情缓解期应根据心肺功能情况与体力强弱适当进行体育锻炼,如散步、气功、太极拳、腹式呼吸运动等,以增强体质,改善心肺功能,也可进行缩唇呼吸,增加潮气量,提高肺泡氧分压,鼓励患者进行耐寒锻炼,增加机体抵抗力和免疫力,防止受凉感冒。

(2)消除呼吸道不良刺激:耐心劝告患者戒烟,说明烟可刺激呼吸道黏液组织,使腺体大量增生,导致气道阻塞。居室需适宜的温度、湿度,保持空气清新,定时开窗、通风,防止忽冷忽热的温差刺激。

(3)合理选择食谱,宜选用高热量、高蛋白、低盐、易消化食物,补充机体消耗,增加抗病能力。

(4)积极防治慢性呼吸道疾患,避免各种诱发因素:预防慢性支气管炎反复发作,感染时应及早选用抗生素,有效地控制呼吸道继发细菌感染,指导患者取适当卧位,注意口腔卫生,多饮水稀释痰液或指导患者家属帮助翻身拍背,保持呼吸道通畅。

(5)注意病情变化,定期门诊随访:患者如感呼吸困难加重、咳嗽加剧、咳痰不畅、尿量减少、水肿明显,或亲属发现患者神志淡漠、嗜睡或兴奋躁动、口唇青紫加重、大便色泽及咳痰声音改变,均提示病情变化或加重,需及时就医诊治。

第四节　心脏瓣膜病

心脏瓣膜病是由炎症、黏液瘤样变性、退行性改变、缺血性坏死、先天性畸形、创伤等原因引起的单个或多个瓣膜(包括瓣叶、瓣环、腱索、乳头肌等)的功能或结构异常,导致瓣口狭窄和(或)关闭不全。二尖瓣最常受累,约占 70%,二尖瓣并主动脉病变者占 20%～30%,单纯主动脉病变占 2%～5%,而三尖瓣和肺动脉瓣病变者少见。

风湿性心脏病简称风心病,是风湿性炎症过程所致瓣膜损害,主要累及 40 岁以下人群,女性多于男性。近年发病率已有所下降,但仍是我国常见的心脏病之一。老年人的瓣膜钙化和瓣膜黏液瘤样变性在我国日渐增多。

一、常见的心脏瓣膜病

(一)二尖瓣狭窄

1.病因

二尖瓣狭窄的最常见病因为风湿热。急性风湿热后,至少需 2 年始形成明显的二尖瓣狭窄。风湿性二尖瓣狭窄仍是我国主要的瓣膜病,2/3 的患者为女性。约半数患者无急性风湿热史,但多有反复链球菌扁桃体炎或咽峡炎史。反复风湿活动、呼吸道感染、心内膜炎、妊娠、分娩等诱因均可促使病情加重。多次发作急性风湿热较一次发作后出现狭窄早。

2.临床表现

(1)早期患者可无症状,一般在二尖瓣中度狭窄时方有明显症状。①呼吸困难:为最常见的早期症状,主要由肺的顺应性降低所致。患者首次呼吸困难发作常以运动、精神紧张、性交、感染、妊娠或心房颤动为诱因,并先有劳力性呼吸困难,严重者出现阵发性夜间呼吸困难、静息时呼吸困难、端坐呼吸,甚至发生急性肺水肿。②咯血:突然咯大量鲜血,通常见于严重二尖瓣狭窄,可为首发症状。支气管静脉同时回流入体循环静脉和肺静脉,当肺静脉压突然升高时,黏膜下淤血、扩张而壁薄的支气管静脉破裂引起大咯血,咯血后肺静脉压减低,咯血可自止;血性痰或带血丝痰伴阵发性夜间呼吸困难或咳嗽;急性肺水肿时咳大量粉红色泡沫痰;肺梗死伴咯血,为本症晚期并发慢性心衰时少见的情况。③咳嗽:常见,尤其在冬季明显。表现在卧床时干咳,可能与支气管黏膜淤血水肿易引起慢性支气管炎,或左心房增大压迫主支气管有关。④声音嘶哑:较少见,与扩张的左心房增大压迫左主支气管有关。⑤其他:如乏力、心悸,前者由心功能减退、心输出量减少供血不足所致,后者由心律失常尤其是心房颤动所致。食欲减退、腹胀、肝区胀痛、下肢水肿由右心衰竭致体循环淤血所致。

(2)体征:①二尖瓣重度狭窄常有"二尖瓣面容",双颧绀红。②心尖部可触及舒张期震颤。③听诊可闻及舒张中晚期隆隆样杂音,是二尖瓣狭窄最重要的体征。④心尖部第一心音亢进呈拍击样及二尖瓣开瓣音,存在则高度提示二尖瓣狭窄以及瓣膜仍有一定的柔顺性和活动力,对决定手术治疗的方法有一定的意义。⑤肺动脉瓣区第二心音亢进伴分裂。⑥右心功能不全可有颈静脉怒张、肝大、下肢水肿等。

3.并发症

(1)心律失常:以心房颤动最常见,为相对早期的并发症,起始可为阵发性,此后可发展为慢性房颤。心房颤动的发生率随左房增大和年龄增长而增加。房颤降低心排出量更诱发或加重心力衰竭。

(2)急性肺水肿:为重度二尖瓣狭窄的严重并发症,如不及时救治,可能致死。

(3)血栓:以脑动脉栓塞最常见,20%的患者可发生体循环栓塞,其余依次为外周(下肢、视网膜)动脉、内脏(脾、肾、肠系膜)动脉和肺动脉等栓塞。栓塞栓子大多来自左心耳,多发生在伴房颤时,因左心房扩张和淤血易形成血栓,血栓脱落引起动脉栓塞。

(4)其他:并发肺部感染常见,可诱发或加重心力衰竭。晚期常有右心衰竭,是晚期常见并发症及主要死亡原因。亦可并发感染性心内膜炎,但较少见。

(二)二尖瓣关闭不全

二尖瓣关闭不全常与二尖瓣狭窄同时存在,亦可单独存在。

1.病因

心脏收缩期二尖瓣关闭依赖二尖瓣装置(瓣叶、瓣环、腱索、乳头肌)和左心室的结构和功能的完整性,其中任何部分的异常均可致二尖瓣关闭不全。风湿性炎症引起瓣叶纤维化、增厚、僵硬和缩短,使心室收缩时两瓣叶不能紧密闭合,如有乳头肌纤维化、融合和缩短,更加重关闭不全。

2.临床表现

(1)症状。①急性:轻度二尖瓣反流仅有轻微劳力性呼吸困难;严重反流(如乳头肌断裂)很快发生急性左心衰竭,甚至出现急性肺水肿或心源性休克。②慢性:轻度二尖瓣关闭不全可终身无症状,严重反流有心排血量减少,首先出现的突出症状是疲乏无力,肺淤血的症状如呼吸困难出现较晚。风心病无症状期常超过20年,一旦出现症状,多有不可逆的心功能损害,急性肺水肿和咯血较二尖瓣狭窄少见;二尖瓣脱垂多无症状,或仅有不典型胸痛、心悸、乏力、头晕、体位性晕厥和焦虑等,严重的二尖瓣关闭不全晚期出现左心衰竭。

(2)体征。①急性:心尖搏动为高动力型;第二心音肺动脉瓣成分亢进;心尖区反流性杂音于第二心音前终止,而非全收缩期,低调,呈递减型,不如慢性者响。②慢性:心尖搏动呈高动力型,左心室增大时向左下移位。风心病时第一心音减弱,可闻及全收缩期吹风样的高调一贯型杂音,向左腋下和左肩胛下区传导;二尖瓣脱垂和冠心病时第一心音多正常,在典型的二尖瓣脱垂为随喀喇音之后的收缩晚期杂音;冠心病乳头肌功能失常时可有收缩早期、中期、晚期或全收缩期杂音。

3.并发症

并发症与二尖瓣狭窄相似,但感染性心内膜炎发生率较二尖瓣狭窄高,而体循环栓塞较二尖瓣狭窄少见。

(三)主动脉瓣狭窄

1.病因

先天性二叶瓣畸形为最常见的先天性主动脉瓣狭窄的病因。风湿性炎症导致主动脉瓣膜交界处粘连融合,瓣叶纤维化、僵硬、钙化和挛缩畸形,因而瓣口狭窄。老年人单纯主动脉瓣狭窄的常见原因是退行性钙化。

2.临床表现

(1)症状出现较晚,呼吸困难、心绞痛和晕厥为典型主动脉瓣狭窄常见的三联征。①呼吸困难:劳力性呼吸困难见于90%的有症状患者,进而可发生阵发性夜间呼吸困难、端坐呼吸和急性肺水肿。②心绞痛:见于60%的有症状患者,常由运动诱发,休息后缓解,主要由心肌缺血引起。③晕厥:见于1/3的有症状患者,多发生于直立、运动中或运动后即刻,少数在休息时发生,由于脑缺血引起。

(2)体征:①心尖搏动相对局限、持续有力,主动脉瓣第一听诊区可触及收缩期震颤,并可闻及粗糙而响亮的喷射性收缩期吹风样杂音,向颈部、胸骨左下缘和心尖区传导。主动脉区粗糙而响亮的收缩期杂音是主动脉瓣狭窄的最重要体征。②第二心音减弱。老年人钙化性主动脉瓣狭窄者杂音在心底部。③心尖区抬举性搏动。④脉压缩小。

3.并发症

(1)心律失常:10%的患者可发生心房颤动,可致严重低血压、晕厥或肺水肿。主动脉钙化侵及传导系统可致房室传导阻滞;左心室肥厚、心内膜下心肌缺血可致室性心律失常;两种情况均可导致晕厥,甚至猝死。猝死一般发生于先前有症状者。患者若发生左心衰竭,自然病程明显缩短,因此终末期的右心衰竭少见。

(2)心脏性猝死:仅见于1%～3%的患者。

(3)感染性心内膜炎:不常见,年轻人的较轻瓣膜畸形比老年人的钙化性瓣膜狭窄发生感染性心内膜炎的危险性大。

(4)其他:体循环栓塞、心力衰竭和胃肠道出血少见。

(四)主动脉瓣关闭不全

1.病因

(1)急性:主动脉瓣膜穿孔或瓣周脓肿、创伤、主动脉夹层和人工瓣撕裂。

(2)慢性:约2/3的主动脉瓣关闭不全为风心病所致,由于风湿性炎性病变使瓣叶纤维化、增厚、缩短、变形,影响舒张期瓣叶边缘对合,可造成关闭不全。感染性心内膜炎的感染性赘生物妨碍主动脉瓣闭合而引起关闭不全。另外,先天畸形和主动脉瓣黏液样变性也可引起主动脉瓣关闭不全。

2.临床表现

(1)症状。①急性:轻者无症状,重者出现急性左心衰竭和低血压。②慢性:多年可无症状,常有体位性头晕。心悸是最先出现的症状,伴心前区不适,因左心室明显增大、心尖搏动增强所致;因舒张压过低、快速改变体位时可产生脑缺血而眩晕,脉压增大明显时可有颈部搏动感;左心衰竭是晚期出现的表现;心绞痛较主动脉瓣狭窄少见,由冠状动脉供血减少所致。

(2)体征:①心尖搏动向左下移位,呈心尖抬举样搏动。②胸骨左缘第3～4肋间主动脉瓣第二听诊区可闻及高调舒张期叹气样递减型杂音,是主动脉瓣关闭不全的最重要体征,舒张早期向心尖部传导,前倾坐位和深呼气时易听到。③主动脉瓣区第二心音减弱或消失,见于瓣膜活动很差或反流严重时。④心尖搏动向左下移位,呈抬举性搏动。⑤严重主动脉瓣关闭不全时,收缩压升高、舒张压降低、脉压增大。可出现周围血管征如颈动脉搏动明显、随心脏搏动的点头征、毛细血管搏动征、水冲脉、枪击音等。

3.并发症

(1)左心衰竭为主要并发症,也是主动脉瓣关闭不全患者的主要死亡原因。

(2)感染性心内膜炎较常见。

(3)可发生室性心律失常,心脏性猝死少见。

二、护理

(一)护理目标

患者焦虑减轻,体温得到控制,未发生感染或发生后得到及时的控制;未发生并发症;患者及家属了解了整个疾病的发生发展过程。

(二)护理措施

1.一般护理

(1)休息与活动:心功能代偿期,一般体力活动不限制,但要注意多休息,以降低耗氧量,减轻心脏负担。心功能失代偿期,卧床休息,限制活动量,协助生活护理,待病情好转,实验室检查正常后逐渐增加活动。左房内有巨大附壁血栓者应绝对卧床休息,以防血栓脱落造成其他部位栓塞。病情允许时应鼓励并协助患者翻身、活动下肢或下床活动,防止下肢深静脉血栓形成。

(2)饮食:给予高热量、高蛋白、高维生素易消化饮食。有心力衰竭时应限制钠盐摄入,少量多餐,多吃蔬菜、水果,保持大便通畅。

2.病情观察

监测生命体征,尤其是心律、血压、脉搏、呼吸频率与节律及伴随症状,注意患者的精神状态及意识变化。观察有无风湿活动的表现,如皮肤环形红斑、皮下结节、关节红肿及疼痛等。观察患者有无呼吸困难、乏力、食欲减退、尿少等心力衰竭的征象。密切观察有无栓塞的征象,一旦发生,立即报告医师并给予相应的处理。

3.对症护理

根据病情给予间断或持续吸氧。每4小时测量一次体温,超过38.5℃给予物理降温并记录降温效果。大量出汗者应勤换衣裤、被褥,防止受凉。关节炎时可局部热敷以减轻关节炎性水肿对神经末梢的压迫,改善血液循环,使疼痛减轻。

4.用药护理

遵医嘱给予抗生素及抗风湿药物治疗,观察其疗效和不良反应,如阿司匹林可致胃肠道反应、柏油便、牙龈出血等。注意药物不良反应如低血钾、洋地黄中毒等。

5.心理护理

加强与患者的沟通,耐心向患者解释病情,消除患者的焦虑紧张情绪,使其积极配合治疗。向患者和家属详细介绍治疗的方法和目的,缓解患者或家属因不了解介入或手术治疗的效果和顾虑费用而产生的压力。

6.健康指导

(1)疾病知识:告诉患者及家属本病的病因和病程进展特点,说明本病治疗的长期性,鼓励患者树立信心。有手术适应证者应尽早择期手术。提高生活质量。

(2)休息与活动:保持室内空气流通、温暖、干燥、阳光充足,避免居住环境潮湿、阴暗等不良条件。帮助患者根据心功能情况协调好活动与休息,避免重体力劳动和剧烈运动。教育家属理解患者并给予支持。

(3)预防感染:防治链球菌感染,避免上呼吸道感染、咽炎、扁桃腺炎,注意防寒保暖,一旦发生上呼吸道感染、咽炎、扁桃体炎应立即用药治疗。扁桃体反复发炎者在风湿活动控制后2~4个月可手术摘除扁桃体。行拔牙、内镜检查、导尿术、分娩、人工流产等手术操作要预防性使用抗生素。风湿活动期禁止拔牙、导尿等侵入性操作。保持口腔清洁,预防口腔感染。

(4)用药指导:告诉患者坚持服药的重要性,按医嘱服用抗风湿药物、抗心衰药物及抗生素。并定期门诊复查,防止病情进展。

（5）妊娠指导：育龄妇女要根据心功能情况在医师指导下控制好妊娠与分娩时机，对病情较重不能妊娠与分娩者，做好患者及家属的思想工作。

（三）护理评价

患者能保持一定的活动耐力，生活自理；自我保护意识增强，感染减少；了解疾病的特点，理解治疗的长期性，能积极配合；家庭成员能从各个方面给予患者支持与鼓励，积极配合医院治疗。

第五节　心肌病

心肌病是指伴有心肌功能障碍性疾病。世界卫生组织和国际心脏病学会工作组将心肌病分为四型，即扩张型心肌病、肥厚型心肌病、限制型心肌病和致心律失常型心肌病。其中以扩张型心肌病的发病率最高，肥厚型心肌病为其次。

一、扩张型心肌病

扩张型心肌病的主要特征是一侧或双侧心腔扩大，室壁变薄，心肌收缩功能减退，伴或不伴充血性心力衰竭，常合并心律失常，病死率较高。男＞女（2.5∶1），发病率为（13～84）/10 万。

（一）病因及病理

病因尚不清楚，除特发性、家族遗传性外，认为病毒感染是其重要原因。本病的病理改变以心腔扩张为主，室壁变薄，纤维瘢痕形成，常伴附壁血栓。组织学非特异性心肌细胞肥大、变性，特别是程度不同等纤维化等病变混合存在。

（二）临床表现

起病缓慢，逐渐出现活动后气急、心悸、胸闷、乏力甚至端坐呼吸，水肿和肝大等充血性心力衰竭。常合并各种心律失常，如室性早搏、房性早搏、房颤，晚期常发生室性心动过速甚至室颤，可导致猝死，部分可发生心、脑、肾等栓塞。主要体征为心脏扩大及全心衰竭的体征，75％可听到第三或第四心音。

（三）实验室及其他辅助检查

1.胸部 X 线检查

心影明显增大，可见肺瘀血征象。

2.心电图

可见房颤、房室传导阻滞等心律失常改变及 ST-T 改变。

3.超声心动图

各心腔均扩大，左心室扩大早而显著，室壁运动普遍减弱。

4.其他

心导管检查、核素显影。

（四）治疗要点

尚无特殊治疗，主要是对症治疗，目前的治疗原则是针对心力衰竭和心律失常。限制体力活动，低盐饮食，应用洋地黄和利尿药物减轻心脏负荷，及时有效地控制心律失常，晚期条件允许进行心脏移植。

二、肥厚型心肌病

肥厚型心肌病是以左心室或右心室肥厚为特征,常为心肌非对称性肥厚,心室腔变小,以左心室血液充盈受阻、舒张期顺应性下降为基本病态的心肌病。临床上根据左心室流出道有无梗阻分为梗阻性肥厚型心肌病和非梗阻性肥厚型心肌病。

(一)病因及病理

本病常有明显家族史(约占 1/3),目前认为是常染色体显性遗传疾病。本病的病理改变为主要改变在心肌,尤其是左心室形态学改变,其特征为不均等的心室间隔增厚。组织学特征为心肌细胞肥大、形态特异、排列紊乱。

(二)临床表现

部分患者可无自觉症状,因猝死或在体检中才被发现。非梗阻性肥厚型的临床表现类似扩张型心肌病。梗阻性轻者无症状,重者因心输出量下降而出现重要脏器血供不足的表现,如劳累后心悸、胸痛、乏力、头晕、晕厥,甚至猝死。突然站立、运动、应用硝酸甘油等使回心血量下降,加重左室流出道梗阻,上述症状加重,部分患者因肥厚心肌耗氧量上升致心绞痛,但硝酸甘油或休息多不能缓解。主要体征有心脏轻度增大,胸骨左缘第 3~4 肋间闻及收缩期杂音。

(三)实验室及其他辅助检查

1.X 线

心影左缘明显突出,提示左心室大块肥厚。但有些患者增大不明显,如合并心力衰竭则心影明显增大。

2.ECG

最常见为左心室肥大伴劳损(ST-T 改变),病理性 Q 波出现为本病的一个特征。

3.超声心动图

对本病的诊断有重要意义,可显示左心室和室间隔非对称性肥厚。

4.其他

左心室造影及左心导管术对确诊有重要价值。

(四)诊断要点

对不能用已知心脏病来解释的心肌肥厚应考虑本病可能。结合 ECG、超声心动图及心导管检查做出诊断。有阳性家族史(猝死、心脏增大等)更有助于诊断。

(五)治疗要点

本病的治疗原则为延缓肥厚的心肌,防止心动过速及维持正常窦性心律,减轻左室流出道狭窄和控制室性心律失常。目前主张应用 β 受体阻滞药及钙拮抗药治疗,减轻流出道肥厚心肌的收缩,降低流出道梗阻程度,增加心室充盈,增加心排血量,并可治疗室性心律失常。对重度梗阻性肥厚型心肌病可做介入或手术治疗,消除或切除肥厚的室间隔心肌。

三、心肌病患者的护理

(一)护理评估

1.健康史

询问家族中有无心肌病的患者;发病前有无病毒的感染、酒精中毒以及代谢异常的情况;

有无情绪激动、高强度运动、高血压等诱因。

2.身体状况

有无疲劳、乏力、心悸和气促以及胸痛,有无呼吸困难、肝大、水肿或胸腹腔积液的心衰表现。

3.心理-社会状况

患者有无恐惧,能否正确认识该疾病。

4.实验室检查

超声心动图检查,心电图检查,心导管检查确诊。

(二)主要护理诊断

1.疼痛:胸痛

与肥厚型心肌耗氧量增加、冠状动脉供血相对不足有关。

2.气体交换受损

与心力衰竭有关。

3.潜在并发症

心力衰竭、心律失常、猝死。

(三)护理目标

(1)呼吸困难得以改善或消失。

(2)患者胸痛改善或消失。

(3)无并发症发生。

(四)护理措施

1.一般护理

(1)饮食:给予高蛋白、高维生素的清淡饮食。多食蔬菜和水果,少食多餐,避免便秘。合并心衰的患者,限制钠、水摄入。

(2)活动和休息:限制体力活动尤为重要,可减轻心脏负荷、改善心功能。有心衰的患者应该绝对卧床休息。当心衰得到控制后仍应限制活动量。另外,肥厚型心肌病的患者体力活动时有晕厥或猝死的危险,故应避免持重、屏气以及剧烈运动,并避免单独外出。

(3)吸氧:根据缺氧程度调节流量。

2.病情观察

(1)观察患者的生命体征,必要时进行心电监护。

(2)严密观察有无并发症发生:观察患者有无乏力、呼吸困难、肝脏肿大、水肿等心力衰竭的表现,准确记录出入液量,定期测体重;附壁血栓易脱落导致动脉栓塞,观察患者有无偏瘫、失语、胸痛、咯血等的表现;及时发现心律失常的先兆,防止晕厥以及猝死。

(3)准备好抢救药物和用品。

3.用药护理

遵医嘱用药,以控制心力衰竭为主,观察疗效以及不良反应,严格控制滴数。扩张型心肌病的患者对洋地黄的耐受差,要避免洋地黄中毒。

4.心理护理

不良情绪可使交感神经兴奋、心肌耗氧量增加,护理人员需耐心解释,安慰鼓励患者。

5.健康宣教

保证充足的休息和睡眠,避免劳累和上呼吸道感染。保持大便通畅和情绪稳定。遵医嘱服药,教会患者及其亲属观察其疗效和不良反应。

(五)护理评价

患者胸痛改善或消失;呼吸困难改善或消失;未发生并发症。

第六节　心　肌　炎

心肌炎常是全身性疾病在心肌上的炎症性表现。由于心肌病变范围大小及病变程度的不同,轻者可无临床症状,严重可致猝死。诊断及时并经适当治疗者,可完全治愈;迁延不愈者,可形成慢性心肌炎或导致心肌病。

一、病因与发病机制

(一)病因

细菌性白喉杆菌、溶血性链球菌、肺炎双球菌、伤寒杆菌等,病毒如柯萨奇病毒、艾柯病毒、肝炎病毒、流行性出血热病毒、流感病毒、腺病毒等,其他如真菌、原虫等均可致心肌炎。但目前以病毒性心肌炎较常见。

致病条件因素:①过度运动。运动可致病毒在心肌内繁殖复制加剧,加重心肌炎症和坏死。②细菌感染。细菌和病毒混合感染时,可能起协同致病作用。③妊娠。妊娠可以增强病毒在心肌内的繁殖,所谓围产期心肌病则可能是病毒感染所致。④其他。营养不良、高热寒冷、缺氧、过度饮酒等,均可诱发病毒性心肌炎。

(二)发病机制

从动物实验、临床与病毒学、病理观察,发现有以下2种机制。

1.病毒直接作用

实验中将病毒注入血循环后可致心肌炎。以在急性期,主要在起病9天以内,患者或动物的心肌中可分离出病毒,病毒荧光抗体检查结果阳性,或在电镜检查时发现病毒颗粒。病毒感染心肌细胞后产生溶细胞物质,使细胞溶解心肌间质增生、水肿及充血。

2.免疫反应

病毒性心肌炎起病9天后心肌内已不能再找到病毒,但心肌炎病变仍继续;有些患者病毒感染的其他症状轻微而心肌炎表现颇为严重;还有些患者心肌炎的症状在病毒感染其他症状开始一段时间以后方出现;有些患者的心肌中可能发现抗原抗体复合体。以上都提示免疫机制的存在。

(三)病理改变

病变范围大小不一,可为弥漫性或局限性。随病程发展可为急性或慢性。病变较重者肉眼见心肌非常松弛,呈灰色或黄色,心腔扩大。病变较轻者在大体检查时无发现,仅在显微镜下有所发现而赖以诊断,而病理学检查必须在多个部位切片,方使病变免于遗漏。在显微镜下,心肌纤维之间与血管四周的结缔组织中可发现细胞浸润,以单核细胞为主。心肌细胞可有变性、溶解或坏死。病变如在心包下区则可合并心包炎,成为病毒性心包心肌炎。病变可涉及心肌与间质,也可涉及心脏的起搏与传导系统如窦房结、房室结、房室束和束支,成为心律失常的发病基础。病毒的毒力越强,病变范围越广。在实验性心肌炎中,可见到心肌坏死之后由纤维组织替代。

二、临床表现

取决于病变的广泛程度与部位。重者可致猝死,轻者几无症状。老幼均可发病,但以年轻人较易发病,男多于女。

(一)症状

心肌炎的症状可能出现于原发的症状期或恢复期。如在原发病的症状期出现,其表现可被原发病掩盖。多数患者在发病前有发热、全身酸痛、咽痛、腹泻等症状,反映全身性病毒感染,但也有部分患者原发病症状轻而不显著,须仔细追问方被注意到,而心肌炎症状则比较显著。心肌炎患者常诉胸闷、心前区隐痛、心悸、乏力、恶心、头晕。临床上诊断的心肌炎中,90%左右以心律失常为主诉或首见症状,其中少数患者可由此而发生昏厥或阿-斯综合征。极少数患者起病后发展迅速,出现心力衰竭或心源性休克。

(二)体征

1.心脏扩大

轻者心脏不扩大,一般有暂时性扩大,不久即恢复。心脏扩大显著反映心肌炎广泛而严重。

2.心率改变

心率增速与体温不相称,或心率异常缓慢,均为心肌炎的可疑征象。

3.心音改变

心尖区第一音可减低或分裂。心音可呈胎心样。心包摩擦音的出现反映有心包炎存在。

4.杂音

可见与发垫程度不平行的心动过速,心尖区可能有收缩期吹风样杂音或舒张期杂音,前者为发热、贫血、心腔扩大所致,后者因左室扩大造成的相对性左房室瓣狭窄。杂音响度都不超过三级。心肌炎好转后即消失。

5.心律失常

极常见,各种心律失常都可出现,以房性与室性期前收缩最常见,其次为房室传导阻滞,此外,心房颤动、病态窦房结综合征均可出现。心律失常是造成猝死的原因之一。

6.心力衰竭

重症弥漫性心肌炎患者可出现急性心力衰竭,属于心肌泵血功能衰竭,左右心同时发生衰竭,引起心排血量过低,故除一般心力衰竭表现外,易合并心源性休克。

三、辅助检查

(一)心电图

心电图异常的阳性率高,且为诊断的重要依据,起病后心电图由正常可突然变为异常,随感染的消退而消失。主要表现有 ST 段下移，T 波低平或倒置，特别是室性心律失常和房室传导阻滞等。

(二)X 线检查

由于病变范围及病变严重程度不同，放射线检查亦有较大差别，1/3～1/2 心脏扩大，多为轻中度扩大，明显扩大者多伴有心包积液，心影呈球形或烧瓶状，心搏动减弱。局限性心肌炎或病变较轻者，心界可完全正常。

(三)血液检查

白细胞计数在病毒性心肌炎可正常，偏高或降低，血沉大多正常，亦可稍增快，C 反应蛋白大多增高，GOT、GPT、LDH、CPK 正常或升高，慢性心肌炎多在正常范围。有条件者可做病毒分离或抗体测定。

四、诊断

病毒性心肌炎的诊断必须建立在有心肌炎的证据和病毒感染的证据基础上。胸闷、心悸常可提示心脏波及，心脏扩大、心律失常或心力衰竭为心脏明显受损的表现，心电图上 ST-T 改变与异位心律或传导障碍反映心肌病变的存在。病毒感染的证据有以下各点：①有发热、腹泻或流感症状，发生后不久出现心脏症状或心电图变化。②血清病毒中和抗体测定阳性结果，由于柯萨奇 AB 病毒最为常见，通常检测此组病毒的中和抗体。在起病早期和 2～4 周各取血标本 1 次，如 2 次抗体效价示 4 倍上升或其中 1 次≥1：640，可作为近期感染该病毒的依据。③咽、肛拭病毒分离，如阳性有辅助意义，有些正常人也可阳性，其意义须与阳性中和抗体测定结果相结合。④用聚合酶链反应法从粪便、血清或心肌组织中检出病毒 RNA。⑤心肌活检，从取得的活组织做病毒检测。病毒学检查对心肌炎的诊断有帮助。

五、治疗

应卧床休息，以减轻组织损伤，病变加速恢复。伴有心律失常，应卧床休息 2～4 周，然后逐渐增加活动量。严重心肌炎伴有心脏扩大者，应休息 6 个月至 1 年，直到临床症状完全消失，心脏大小恢复正常。应用免疫抑制剂。激素的应用尚有争论，但重症心肌炎伴有房室传导阻滞，心源性休克心功能不全者均可应用激素。常用泼的松，40～60 mg/d，病情好转后逐渐减量，6 周为 1 个疗程。必要时亦可用氢化可的松或地塞米松，静脉给药。心肌炎对洋地黄耐受性差，慎用。心力衰竭者可用强心、利尿、血管扩张剂。心律失常者同一般心律失常的治疗。

六、病情观察

(1)定时测量体温、脉搏，其体温与脉率增速不成正比。

(2)密切观察患者呼吸频率、节律的变化，及早发现是否心功能不全。

(3)定时测量血压，观察记录尿量，以及早判断有无心源性休克的发生。

(4)急性期密切观察心律，及早发现有无心律失常，如室性期前收缩、不同程度的房室传导阻滞等，严重者可出现急性心力衰竭等。

七、对症护理

(一)心悸、胸闷

保证患者休息，急性期卧床。按医嘱及时使用改善心肌营养与代谢的药物。

(二)心律失常

当急性病毒性心肌炎患者引起四度房室传导阻滞或窦房结病变引起窦房阻滞、窦房停搏而致阿-斯综合征者,应就地进行心肺复苏,并积极配合医师进行药物治疗或紧急做临时心脏起搏处理。

(三)心力衰竭

按心力衰竭护理常规进行护理。

八、护理措施

(1)遵医嘱给予氧气吸入,药物治疗。注意心肌炎时心肌细胞对洋地黄的耐受性较差,应用洋地黄时应特别注意其毒性反应。

(2)休息与活动:反复向患者解释急性期卧床休息可减轻心脏负荷,减少心肌耗氧量,有利于心功能的恢复,防止病情恶化或转为慢性病程。患者急性期常需卧床2~3个月,待症状、体征和实验室检查恢复后,方可逐渐增加活动量。

(3)心理护理:告诉患者体力恢复需要一段时间,不要急于求成。当活动耐力有所增加时,应及时给予鼓励。对不愿意活动或害怕活动的患者,应给予心理疏导,督促患者完成范围内的活动量,恢复期仍应限制活动3~6个月。

(4)病情观察:急性期严密监测患者的体温、心律、血压的变化,发现心率突然变慢、血压偏低、频发期前收缩、房室传导阻滞及时报告。观察患者有无脉速、易疲劳、呼吸困难、烦躁及肺水肿的表现。

(5)活动中监测:病情稳定后,与患者及家属一起制订并实施每天活动计划,严密监测活动时心律、血压变化,若活动后出现胸闷、心悸、呼吸困难、心律失常等,应停止活动,以此作为限制最大活动量的指征。

九、健康教育

(1)讲解充分休息的必要性及心肌营养药物的作用。指导患者进食高蛋白、高维生素、易消化饮食,尤其是补充富含维生素C的食物如新鲜蔬菜、水果,以促进心肌代谢与修复,戒烟酒。

(2)告诉患者经积极治疗后多数可以痊愈,少数可留有心律失常后遗症,极少数患者在急性期因严重心律失常、急性心力衰竭和心源性休克而死亡,有部分患者演变成慢性心肌炎。

(3)积极预防感冒,避免受凉及接触传染源,恢复期每天有一定时间的户外活动但不宜过多,以适应环境,增强体质,注意保暖。

(4)积极治疗和消除细菌感染灶,如慢性扁桃体炎、慢性鼻窦炎、中耳炎等。

(5)遵医嘱按时服药,定期复查。

(6)教会患者及家属测脉搏、节律,发现异常或有胸闷、心悸等不适应症状及时复诊。

第七节　心　包　炎

心包炎是指心包因细菌、病毒、自身免疫、物理、化学等因素而发生急性炎性反应和渗液，以及心包粘连、增厚、缩窄、钙化等慢性病变。临床上主要有急性心包炎和慢性缩窄性心包炎。

一、急性心包炎

(一)病因和病理

1.病因

急性心包炎常继发于全身疾病。可因感染、结缔组织异常、代谢异常、损伤心肌梗死或某些药物引起，或为非特异性，临床上以结核性、化脓性和风湿性心包炎多见。急性心包炎的病因，过去常见于风湿热、结核及细菌感染。近年来有了明显变化，病毒感染、肿瘤及心肌梗死性心包炎发病率明显增多。另外，自身免疫、代谢性疾病、物理因素等均可引起。

2.病理

急性心包炎的病理可分为纤维蛋白性和渗出性两种。

(1)纤维蛋白性：为急性心包炎的初级阶段，心包的脏层出现纤维蛋白，白细胞及少量内皮细胞组成的炎性渗出物，使心包壁呈绒毛状、不光滑。由于此期尚无明显液体积聚，心包的收缩和舒张功能不受限。

(2)渗出性：随着病情发展，心包腔渗出液增多，主要为浆液性纤维蛋白渗液。渗出液可呈血性、脓性，100～300 mL。积液一般数周至数月内吸收，可伴有壁层和脏层的粘连、增厚和缩窄。当短时间渗出液量增多，心包腔内压力迅速上升，限制心脏舒张期的血液充盈和收缩期的心排血量，超出心代偿能力时，可出现心脏压塞，发生休克。

(二)临床表现

1.纤维蛋白性心包炎

(1)症状：可由原发疾病引起，如结核可有午后潮热、盗汗。化脓性心包炎可有寒战、高热、大汗等。心包本身炎症，可见胸骨后疼痛、呼吸困难、咳嗽、声音嘶哑、吞咽困难等。由于炎症波及第5或6肋间水平以下的心包壁层，此阶段心前区疼痛为最主要症状。急性特异性心包炎及感染性心包炎等疼痛症状较明显，而缓慢发展的结核性或肿瘤性心包炎疼痛症状较轻。疼痛可为钝痛或尖锐痛，向颈部、斜方肌区(特别是左侧)或肩部放射，疼痛程度轻重不等，通常在胸部活动、咳嗽和呼吸时加重，坐起和前倾位缓解。冠脉缺血疼痛则不随胸部活动或卧位而加重，两者可鉴别。

(2)体征：心包摩擦音是纤维蛋白性心包炎的典型体征。由粗糙的壁层和脏层在心脏活动时相互摩擦而产生，呈刮抓样，与心音发生无相关性。典型的心包摩擦音以胸骨左缘第3、4肋间最清晰，常间歇出现并时间短暂，有时仅出现于收缩期，甚至仅在舒张期闻及。坐位时前倾和深吸气时听诊器加压更易听到。心包摩擦音可持续数小时到数天。当心包积液量增多将两层包膜分开时，摩擦音消失，如有粘连仍可闻及。

2.渗出性心包炎

(1)症状:呼吸困难是心包积液时最突出的症状,与支气管、肺受压及肺淤血有关。呼吸困难严重时,患者呈端坐呼吸,身体前倾、呼吸浅快,可有面色苍白、发绀等。急性心脏压塞时,出现烦躁不安、上腹部胀痛、水肿、头晕甚至休克。也可出现压迫症状:压迫支气管引起激惹性咳嗽;压迫食管引起吞咽困难;压迫喉返神经导致声音嘶哑。

(2)体征:具体如下。

心包积液体征:①心界向两侧增大,相对浊音界消失,患者由坐位变卧位时第 2、3 肋间心浊音界增宽。②心尖冲动弱,可在心浊音界左缘内侧处触及。③心音遥远、心率增快。④Ewart 征,大量心包积液压迫左侧肺部,在左肩胛骨下区可出现浊音及支气管呼吸音。

心包叩击音:少数患者在胸骨左缘第 3、4 肋间可听到声音响亮呈拍击样的心包叩击音,因心脏舒张受到心包积液的限制,血流突然终止,形成漩涡和冲击心室壁产生震动所致。

心脏压塞体征:当心包积液聚集较慢时,可出现亚急性或慢性心包压塞,表现为体循环静脉淤血、奇脉等;快速的心包积液(仅 100 mL)即可引起急性心脏压塞,表现为急性循环衰竭、休克等。其征象有:①体循环静脉淤血表现。颈静脉怒张,吸气时明显,静脉压升高、肝大伴压痛、腹腔积液、皮下水肿等。②心排血量下降引起收缩压降低、脉压变小、脉搏细弱,重者心排血量降低、发生休克。③奇脉。指大量心包积液,触诊时桡动脉呈吸气性显著减弱或消失,呼气时声音复原的现象。

(三)辅助检查

1.实验室检查

原发病为感染性疾病可出现白细胞计数增加、红细胞沉降率增快。

2.X 线检查

渗出性心包炎心包积液量>300 mL 时,心脏阴影向两侧扩大,上腔静脉影增宽及右心膈角呈锐角,心缘的正常轮廓消失,呈水滴状或烧瓶状,心脏随体位而移动。心脏搏动减弱或消失。

3.心电图检查

其改变取决于心包脏层下心肌受累的范围和程度。

(1)常规 12 导联(aVR 导联除外)有 ST 段弓背向下型抬高及 T 波增高,1 天至数天后回到等电位线。

(2)T 波低平、倒置,可持续数周至数月或长期存在。

(3)可有低电压,大量积液时见电交替。

(4)可出现心律失常,以窦性心动过速多见,部分发生房性心律失常,还可有不同程度的房室传导阻滞。

4.超声心动图检查

对诊断心包积液和观察心包积液量的变化有重要意义。M 型或二维超声心动图均可见液性暗区可确诊。

5.心包穿刺

对心包炎性质的鉴别、解除心脏压塞及治疗心包炎均有重要价值。

（1）心包积液测定腺苷脱氨酶活性，≥30 U/L 对结核性心包炎的诊断有高度的特异性。

（2）抽取定量的积液可解除心脏压塞症状。

（3）心包腔内注入抗生素或化疗药物可治疗感染性或肿瘤性心包炎。

6.心包活检

可明确病因。

（四）治疗

急性心包炎的治疗与预后取决于病因，所以诊治的开始应着眼于筛选能影响处理的特异性病因，检测心包积液和其他超声心动图异常，并给予对症治疗。胸痛可以服用布洛芬 600～800 mg，每天 3 次，如果疼痛消失可以停用；如果对非甾体抗炎药物不敏感，可能需要给予糖皮质激素治疗，泼尼松 60 mg 口服，每天 1 次，1 周内逐渐减量至停服，也可以辅助性麻醉类止痛剂。急性非特异性心包炎和心脏损伤后综合征患者可有心包炎症反复发作成为复发性心包炎，可以给予秋水仙碱 0.5～1 mg，每天 1 次，至少 1 年，缓慢减量停药。如果是心包积液影响了血流动力学稳定，可以行心包穿刺。病因明确后应该针对病因进行治疗。

（五）护理评估

1.健康史

评估患者有无结核病史和近期有无纵隔、肺部或全身其他部位的感染史；有无风湿性疾病、心肾疾病及肿瘤、外伤、过敏、放射性损伤的病史。

2.身体状况

（1）全身症状：多由原发疾病或心包炎症本身引起，感染性心包炎常有畏寒、发热、肌肉酸痛、出汗等全身感染症状，结核性心包炎还有低热、盗汗、乏力等。

（2）心前区疼痛：为最初出现的症状，是纤维蛋白性心包炎的重要表现，多见于急性非特异心包炎和感染性心包炎（不包括结核性心包炎）。部位常在心前区或胸骨后，呈锐痛或刺痛，可放射至颈部、左肩、左臂、左肩胛区或左上腹部，于体位改变、深呼吸、咳嗽、吞咽、左侧卧位时明显。

（3）呼吸困难：呼吸困难是渗出性心包炎最突出的症状。心脏压塞时，可有端坐呼吸、呼吸浅快、身体前倾和口唇发绀等。

（4）心包摩擦音：心包摩擦音是心包炎特征性体征，在胸骨左缘第 3、4 肋间听诊最清楚，呈抓刮样粗糙音，与心音的发生无相关性。部分患者可在胸壁触到心包摩擦感。

（5）心包积液征及心脏压塞征：心浊音界向两侧扩大，并随体位改变而变化，心尖搏动弱而弥散或消失，心率快，心音低而遥远。颈静脉怒张、肝大、腹腔积液、下肢水肿。血压下降、脉压变小、奇脉，甚至出现休克征象。

（6）其他：气管、喉返神经、食管等受压，可出现刺激性咳嗽、声音嘶哑、吞咽困难等。

3.心理状况

患者常因住院影响工作和生活，及心前区疼痛、呼吸困难而紧张、烦躁，急性心脏压塞时可出现晕厥，患者更感到恐慌不安。

（六）护理诊断

1.疼痛（心前区疼痛）

与心包纤维蛋白性炎症有关。

2.气体交换受损

与肺淤血及肺组织受压有关。

3.心排血量减少

与大量心包积液妨碍心室舒张充盈有关。

4.体温过高

与感染有关。

5.焦虑

与住院影响工作、生活及病情重有关。

(七)护理目标

(1)疼痛减轻或消失。

(2)呼吸困难减轻或消失。

(3)心排血量能满足机体需要,心排血量减少症状和肺淤血症状减轻或消失。

(4)体温降至正常范围。

(5)焦虑感消失,情绪稳定。

(八)护理措施

1.一般护理

(1)保持病房环境安静、舒适,空气新鲜,温湿度适宜;安置患者取半坐卧位或前倾坐位休息,提供床头桌便于伏案休息,以减轻呼吸困难。

(2)给予低热量、低动物脂肪、低胆固醇、适量蛋白质和富含维生素的食物,少食多餐,避免饱餐及刺激性食物、烟酒;有肺淤血症状时给低盐饮食。

(3)出现呼吸困难或胸痛时立即给予氧气吸入,一般为 $1\sim2$ L/min 持续吸氧,嘱患者少说话,以减少耗氧。

(4)心前区疼痛时,遵医嘱适当给予镇静剂以减轻疼痛,嘱患者勿用力咳嗽或突然改变体位,以免诱发或加重心前区疼痛。

(5)畏寒或寒战时,注意保暖;高热时,给予物理降温或按医嘱给予小剂量退热剂,退热时需补充体液,以防虚脱;及时揩干汗液、更换衣服床单,防止受凉。

(6)鼓励患者说出内心的感受,向患者简要介绍病情和进行必要的解释,给予心理安慰,使患者产生信任、安全感。

2.病情观察

(1)定时监测和记录生命体征了解患者心前区疼痛的变化情况,密切观察心脏压塞的表现。

(2)患者呼吸困难,血压明显下降、口唇发绀、面色苍白、心动过速,甚至休克时,应及时向医师报告,并做好心包穿刺的准备工作。

(3)对水肿明显和应用利尿剂治疗患者,需准确记录出入量,观察水肿部位的皮肤及有无乏力、恶心、呕吐、腹胀、心律不齐等低血钾表现,并定期复查血清钾,出现低血钾症时遵医嘱及时补充氯化钾。

3.心包穿刺术护理

(1)术前:应备好心包穿刺包,急救药品及器械;向患者做好解释工作,将治疗的意义、过程、术中配合等情况告诉患者(如术中勿剧烈咳嗽或深呼吸),必要时遵医嘱给予少量镇静剂。

(2)术中:应陪伴患者,给予支持、安慰;熟练地配合医师进行穿刺治疗,配合医师观察心电图,如出现 ST 段抬高或室性期前收缩提示针尖触及心室壁,出现 PR 段抬高和房性期前收缩,则提示针尖触及心房,应提醒医师立即退针。

(3)术后:应记录抽液量和积液性质,按要求留标本送检;嘱患者绝对卧床 4 小时,可采取半坐卧位或平卧位;密切观察患者的血压、呼吸、脉搏、心律的变化,并做好记录,发现异常及时进行处理;如患者因手术刺激出现胸痛或精神紧张影响休息时,可给予镇静剂。

4.健康指导

告知急性心包炎患者,经积极病因治疗,大多数可以痊愈,仅极少数会演变成慢性缩窄性心包炎。因此,必须坚持足够疗程的有效药物治疗,以预防缩窄性心包炎的发生。指导患者充分休息,摄取高热量、高蛋白、高维生素的易消化饮食,限制钠盐摄入。防寒保暖,防止呼吸道感染。

(九)护理评价

(1)心前区疼痛有无缓解,能否随意调整体位,深呼吸、咳嗽、吞咽是否受影响,心包摩擦音是否消失。

(2)呼吸的频率及深度是否已恢复正常,发绀有无消失。

(3)血压和脉压是否已恢复正常,水肿、肝大等心脏压塞征象是否好转或已消失。

(4)体温有无下降或已恢复正常,血白细胞计数是否正常。

(5)紧张、烦躁、恐慌不安等不良心理反应有无消失,情绪是否稳定。

二、慢性缩窄性心包炎

(一)病因与病理

1.病因

慢性缩窄性心包继发于急性炎症,其原因为结核或其他感染、新生物、日光或声音的辐射、创伤和心脏手术等。在我国以结核性为最常见,其次为化脓性或创伤性心包炎后演变而来。少数与心包肿瘤、急性非特异性心包炎及放射性心包炎等有关。

2.病理

缩窄性心包炎继发于急性心包炎。急性心包炎后,随着积液逐渐吸收,可有纤维组织增生、心包增厚粘连、壁层与脏层融合钙化。心包缩窄使心室舒张期扩展受阻,心室舒张期充盈减少,使心搏量下降,导致动脉系统供血不足,进一步发展会影响心脏收缩功能,使静脉回流受阻,出现静脉系统淤血。

(二)临床表现

1.症状

起病隐匿,常于急性心包炎后数月至数年发生心包缩窄。早期症状为劳力性呼吸困难,严重时不能平卧,呈端坐呼吸。常见食欲不振、腹部胀满或疼痛、头晕、乏力等症状。

2.体征

(1)心脏体征:①心尖冲动减弱或消失。②心浊音界正常或稍大,心音低而遥远。③部分患者在胸骨左缘第3、4肋间于舒张早期可听到心包叩击音。④可出现期前收缩与房颤等。

(2)心包腔缩窄和心腔受压的表现:①出现静脉回流受限的体征,如颈静脉怒张、肝大、胸腹腔积液、下肢水肿等。②少数患者出现Friedreich征(舒张早期颈静脉突然塌陷现象)和Kussmaul征(吸气时颈静脉怒张明显,静脉压进一步上升),是因充盈压过高的右心房在三尖瓣开放时压力骤然下降所致。③收缩压降低,舒张压升高,脉压变小,脉搏细弱无力。由于心排血量减少,反射性引起周围小动脉痉挛。

(三)辅助检查

1.实验室检查

可有轻度贫血,肝淤血有肝功能损害、血浆精蛋白生成减少,肾淤血可有蛋白尿、一过性尿素氮升高。

2.X线检查

心搏减弱或消失,可出现心影增大,呈三角形,左、右心缘变直,主动脉弓小或难以辨认,上腔静脉扩张,心包钙化等征象。

3.心电图检查

常提示心肌受累的范围和程度。主要表现为QRS波群低电压和T波倒置或低平;T波倒置越深,提示心肌损害越重。

4.超声心动图检查

可见心包增厚、钙化、室壁活动减弱等表现。

5.CT及MR检查

CT及MR检查是识别心包增厚和钙化可靠与敏感的方法,若见心室呈狭窄的管状畸形、心房增大和下腔静脉扩张,可提示心包缩窄。

6.右心导管检查

可见肺毛细血管压力、肺动脉舒张压力、右心室舒张末期压力及右心房压力均增高(>250 mmHg)等特征性表现。右心房压力曲线呈M形或W形,右心室压力曲线呈收缩压轻度升高、舒张早期下陷和舒张期的高原型曲线。

(四)治疗

慢性缩窄性心包炎是一个进展性疾病,其心包增厚、临床症状和血流动力学表现不会自动逆转,外科心包剥离术是唯一确切的治疗。内科治疗包括利尿、扩张静脉和限盐。窦性心动过速是一种代偿机制,所以β受体阻滞剂应该避免或谨慎使用。房颤伴快心室率,地高辛为首选,并应该在β受体阻滞剂和钙离子拮抗剂之前使用,心率控制在80~90次/min。

(五)护理评估

1.健康史

评估急性心包炎病史和治疗情况。

2.身体状况

起病缓慢,一般在急性心包炎后2~8个月逐渐出现明显的心脏压塞(体循环淤血和心排血量不足)征象。主要表现为不同程度的呼吸困难、头晕、乏力、衰弱、心悸、胸闷、咳嗽、腹胀、纳差、肝区疼痛等;体征主要有颈静脉怒张、肝大、腹腔积液、下肢水肿等;心脏听诊有心音低钝、心包叩击音及期前收缩、心房颤动等心律失常;晚期可有收缩压下降、脉压变小等。

3.心理状况

患者因病程漫长、生活不能自理或需要做心包切开术等而焦虑不安。

(六)护理诊断

1.活动无耐力

与心排血量不足有关。

2.体液过多

与体循环淤血有关。

(七)护理目标

(1)活动耐力增强,能胜任正常体力活动。

(2)水肿减轻或消退。

(八)护理措施

1.一般护理

(1)患者需卧床休息至心慌、气短、水肿症状减轻后,方可起床轻微活动,并逐渐增加活动量。合理安排每天活动计划,以活动后不出现心慌、呼吸困难、水肿加重等为控制活动量的标准。

(2)给予高蛋白、高热量、高维生素饮食,适当限制钠盐摄入,防止因低蛋白血症及水钠潴留而加重腹腔积液及下肢水肿。

(3)因机体抵抗力低下及水肿部位循环不良、营养障碍,易形成压疮和继发感染,故应加强皮肤护理,以免产生压疮。

(4)加强与患者的心理沟通,体贴关怀患者,和家属共同做好思想疏导工作,消除患者的不良心理反应,使患者树立信心,以良好的精神状态配合各项治疗。

2.病情观察

定时监测和记录生命体征,准确记录出入量,密切观察心脏压塞症状的变化,发现病情变化尽快向医师报告,以便及时处理。

3.心包切开术的护理

心包切开引流术的目的是缓解压迫症状,防止心肌萎缩。

(1)术前向患者说明手术的意义和手术的必要性、可靠性,解除思想顾虑,使者和家属增加对手术的心理适应性和对医护人员的信任感。

(2)术后做好引流管的护理,记录引流液的量和性质,并按要求留标本送检;同时严密观察患者的脉搏、心律和血压变化,如有异常及时报告医师并协助处理。

4.健康指导

教育缩窄性心包炎患者应注意充分休息,加强营养,注意防寒保暖,防止呼吸道感染。指出应尽早接受手术治疗,以获得持久的血流动力学恢复和临床症状明显改善。

（九）护理评价

(1)活动后心慌、气短、乏力等症状有无减轻或缓解，日常生活能否自理。

(2)水肿有无减轻或已消失，颈静脉怒张、肝大、腹腔积液等有无减轻或已恢复正常。

第八节　感染性心内膜炎

感染性心内膜炎为心脏内膜表面的微生物感染，伴赘生物形成。赘生物为大小不等、形状不一的血小板和纤维素团块，内含大量微生物和少量炎性细胞。瓣膜为最常受累部位，但感染也可发生在间隔缺损部位、腱索或心壁内膜。根据病程分为急性和亚急性：①急性感染性心内膜炎的特征为中毒症状明显；病程进展迅速，数天至数周引起瓣膜破坏；感染迁移多见；病原体主要为金黄色葡萄球菌。②亚急性感染性心内膜炎的特征为中毒症状轻；病程数周至数月；感染迁移少见；病原体以草绿色链球菌多见，其次为肠球菌。

感染性心内膜炎又可分为自体瓣膜、人工瓣膜和静脉药瘾者的心内膜炎。

一、自体瓣膜心内膜炎

（一）病因及发病机制

1.病因

链球菌和葡萄球菌分别占自体心内膜炎病原微生物的65％和25％。急性自体瓣膜心内膜炎主要由金黄色葡萄球菌引起，少数由肺炎球菌、淋球菌、A族链球菌和流感杆菌等所致。亚急性自体瓣膜心内膜炎最常见的致病菌是草绿色链球菌，其次为D族链球菌、表皮葡萄球菌，其他细菌较少见。

2.发病机制

(1)亚急性病例占2/3以上，发病与下列因素有关。①血流动力学因素：亚急性者主要发生于器质性心脏病，首先为心脏瓣膜病，尤其是二尖瓣和主动脉瓣；其次为先天性心血管病，如室间隔缺损、动脉导管未闭、法洛氏四联症和主动脉瓣缩窄。赘生物常位于血流从高压腔经病变瓣口或先天缺损至低压腔产生高速射流和湍流的下游，可能与这些部位的压力下降和内膜灌注减少，有利于微生物沉积和生长有关。高速射流冲击心脏或大血管内膜处致局部损伤易于感染。②非细菌性血栓性心内膜炎病变：当心内膜的内皮受损暴露其下结缔组织的胶原纤维时，血小板在该处聚集，形成血小板微血栓和纤维蛋白沉着，成为结节样无菌性赘生物，称非细菌性血栓性心内膜病变，是细菌定居瓣膜表面的重要因素。③短暂性菌血症：各种感染或细菌寄居的皮肤黏膜的创伤常导致暂时性菌血症，循环中的细菌若定居在无菌性赘生物上，即可发生感染性心内膜炎。④细菌感染无菌赘生物：取决于发生菌血症之频度和循环中细菌的数量、细菌黏附于无菌性赘生物的能力。草绿色链球菌从口腔进入血流的机会频繁，黏附力强，因而成为亚急性感染性心内膜炎的最常见致病菌。

细菌定居后，迅速繁殖，促使血小板进一步聚集和纤维蛋白沉积，感染赘生物增大。当赘生物破裂时，细菌又被释放进入血流。

(2)急性自体瓣膜心内膜炎发病机制尚不清楚，主要累及正常心瓣膜，主动脉瓣常受累。

病原菌来自皮肤、肌肉、骨骼或肺等部位的活动感染灶。循环中细菌量大,细菌毒力强,具有高度侵袭性和粘附于内膜的能力。

（二）临床表现

1.症状

从暂时的菌血症至出现症状的时间长短不一,多在 2 周以内。

（1）亚急性感染性心内膜炎起病隐匿,可有全身不适、乏力、食欲不振、面色苍白、体重减轻等非特异性症状,头痛、背痛和肌肉关节痛常见。发热是最常见的症状,多呈弛张热型,午后和夜间较高,伴寒战和盗汗。

（2）急性感染性心内膜炎以败血症为主要临床表现。起病急骤,进展迅速,患者出现高热、寒战、呼吸急促,伴有头痛、背痛、胸痛和四肢肌肉关节疼痛,突发心力衰竭者较为常见。

2.体征

（1）心脏杂音:80%～85%的患者可闻及心脏杂音,杂音性质的改变为本病特征性表现,急性者要比亚急性者更易出现杂音强度和性质的变化,可由基础心脏病和(或)心内膜炎导致瓣膜损害所致,与赘生物的生长和破裂、脱落有关。腱索断裂或瓣叶穿孔是迅速出现新杂音的重要因素。

（2）周围体征:多为非特异性,近年已不多见。①瘀点,可出现于任何部位,以锁骨以上皮肤、口腔黏膜和睑结膜常见。②指和趾甲下线状出血。③Osler 结节,为指和趾垫出现的豌豆大的红或紫色痛性结节,略高出皮肤,亚急性者较常见。④Roth 斑,为视网膜的卵圆性出血斑块,其中心呈白色,亚急性者多见。⑤Janeway 损害,是位于手掌或足底直径 1～4 mm 无压痛出血红斑,急性者常见。

（3）动脉栓塞:多见于病程后期,但约 1/3 的患者是首发症状。赘生物引起动脉栓塞占20%～40%,栓塞可发生在机体的任何部位。脑、心脏、脾、肾、肠系膜、四肢和肺为临床常见的动脉栓塞部位。脑栓塞可出现神志和精神改变、视野缺损、失语、吞咽困难、瞳孔大小不对称、偏瘫、抽搐或昏迷等表现。肾栓塞常出现腰痛、血尿等,严重者可有肾功能不全。脾栓塞时,患者出现左上腹剧痛,呼吸或体位改变时加重。肺栓塞常发生突然胸痛、气急、发绀、咯血。

（4）其他:贫血,较常见,主要由于感染导致骨髓抑制而引起,多为轻、中度,晚期患者可重度贫血。15%～50%病程超过 6 周的患者可有脾大;部分患者可见杵状指(趾)。

（三）并发症

（1）心脏并发症:心力衰竭为最常见并发症,其次为心肌炎。

（2）动脉栓塞和血管损害多见于病程后期,急性较亚急性者多见,部分患者中也可为首发症状。①脑:约 1/3 患者有神经系统受累,表现为脑栓塞、脑细菌性动脉瘤、脑出血(细菌性动脉瘤破裂引起)和弥漫性脑膜炎。患者出现神志和精神改变、失语、视野缺损、轻偏瘫、抽搐或昏迷等表现。②肾:大多数患者有肾脏损害,包括肾动脉栓塞和肾梗死、肾小球肾炎和肾脓肿。迁移性脓肿多见于急性患者。肾栓塞常出现血尿、腰痛等,严重者可有肾功能不全。③脾:发生脾栓塞,患者出现左上腹剧痛,呼吸或体位改变时加重。④肺:肺栓塞常出现突然胸闷、气急、胸痛、发绀、咯血等。⑤动脉:肠系膜动脉损害可出现急腹症症状;肢体动脉损害出现受累肢体变白或发绀、发冷、疼痛、跛行,甚至动脉搏动消失。⑥其他:细菌性动脉瘤占 3%～5%。

迁移性脓肿多见于急性期患者。

二、人工瓣膜心内膜炎

发生于人工瓣膜置换术后 60 日以内者为早期人工瓣膜心内膜炎,60 日以后发生者为晚期人工瓣膜心内膜炎。早期者常为急性暴发性起病,约 1/2 的致病菌为葡萄球菌,表皮葡萄球菌多于金黄色葡萄球菌;其次为革兰阴性杆菌和真菌。晚期者以亚急性表现常见,致病菌以链球菌最常见,其次为葡萄球菌。除赘生物形成外,常致人工瓣膜部分破裂、瓣周漏、瓣环周围组织和心肌脓肿,最常累及主动脉瓣。术后发热,出现心杂音、脾大或周围栓塞征,血培养同一种细菌阳性结果至少 2 次,可诊断本病。预后不良,难以治愈。

三、静脉药瘾者心内膜炎

静脉药瘾者心内膜炎多见于年轻男性。致病菌最常来源于皮肤,药物污染所致者较少见,金黄色葡萄球菌为主要致病菌,其次为链球菌、革兰阴性杆菌和真菌。大多累及正常心瓣膜,三尖瓣受累占 50% 以上,其次为主动脉瓣和二尖瓣。急性发病者多见,常伴有迁移性感染灶。亚急性表现多见于有感染性心内膜炎史者。年轻伴右心金黄色葡萄球感染者病死率在 5% 以下,而左心革兰阴性杆菌和真菌感染者预后不良。

四、护理

(一)护理目标

患者体温恢复正常,心功能改善,活动耐力增加;营养改善,抵抗力增强;焦虑减轻,未发生并发症或发生后被及时控制。

(二)护理措施

1.一般护理

(1)休息与活动:急性感染性心内膜炎患者应卧床休息,限制活动,保持环境安静,空气新鲜,减少探视。亚急性者,可适当活动,但应避免剧烈运动及情绪激动。

(2)饮食:给予清淡、高热量、高蛋白、高维生素、低胆固醇、易消化的半流质或软食,补充营养和水分。有心力衰竭者,适当限制钠盐的摄入。注意变换饮食口味,鼓励患者多饮水,做好口腔护理,以增进食欲。

2.病情观察

(1)观察体温及皮肤黏膜变化:每 4~6 小时测量体温 1 次,准确绘制体温曲线,以反映体温动态变化,判断病情进展及治疗效果。评估患者有无皮肤瘀点、指(趾)甲下线状出血、Osler 结节等皮肤黏膜病损。

(2)栓塞的观察:注意观察脑、肾、肺、脾和肢体动脉等栓塞的表现。脑栓塞出现神志和精神改变、失语、偏瘫或抽搐等;肾栓塞出现腰痛、血尿等;肺栓塞发生突然胸痛、呼吸困难、发绀和咯血等;脾栓塞出现左上腹剧痛;肢体动脉栓塞表现为肢体变白或发绀、皮肤温度降低、动脉搏动减弱或消失等。有变化及时报告医师并协助处理。

3.发热护理

高热患者应卧床休息,注意病室的温度和湿度适宜。给予冰袋物理降温或温水擦浴等,准确记录体温变化。出汗较多时可在衣服和皮肤之间垫上柔软毛巾,便于潮湿后及时更换,增强舒适感,并防止因频繁更衣而导致患者受凉。保证被服干燥清洁,以增加舒适感。

4.用药护理

抗微生物药物治疗是最重要的治疗措施。遵医嘱给予抗生素治疗,观察用药效果。坚持大剂量、全疗程、长时间的抗生素治疗,严格按照时间点用药,以确保维持有效的血药浓度。注意保护静脉,可使用静脉留置针,避免多次穿刺而增加患者的痛苦。注意观察药物的不良反应。

5.正确采集血培养标本

告诉患者暂时停用抗生素和反复多次采血培养的必要性,以取得患者的理解与配合。本病的菌血症为持续性,无须在体温升高时采血。每次采血量10～20 mL作需氧和厌氧菌培养,至少应培养3周。

(1)未经治疗的亚急性患者,应在第一天每间隔1小时采血1次,共3次。如次日未见细菌生长,重复采血3次后,开始抗生素治疗。

(2)用过抗生素者,停药2～7日后采血。

(3)急性患者应在入院后立即安排采血,在3小时内每隔1小时采血1次,共取3次血标本后,按医嘱开始治疗。

6.心理护理

由于发热、感染不易控制,疗程长,甚至出现并发症,患者常出现情绪低落、恐惧心理,应加强与患者的沟通,耐心解释治疗目的与意义,安慰鼓励患者,给予心理支持,使其积极配合治疗。

7.健康指导

告诉患者及家属有关本病的知识、坚持足够疗程的抗生素治疗的重要意义。患者在施行口腔手术、泌尿、生殖和消化道的侵入性检查或外科手术治疗前应预防性使用抗生素。嘱患者注意防寒保暖,保持口腔和皮肤清洁,少去公共场所,减少病原体入侵的机会。教会患者自我监测体温变化、有无栓塞表现,定期门诊随访。教育家属应给患者以生活照顾、精神支持,鼓励患者积极治疗。

(三)护理评价

通过治疗和护理患者体温基本恢复正常,心功能得到改善,提高了活动耐力;营养状况改善,抵抗力增强;焦虑减轻,未发生并发症或发生后得到及时控制。

第九节　心律失常

正常心律起源于窦房结,并沿正常房室传导系统顺序激动心房和心室,频率为60～100次/min(成人),节律基本规则。心律失常是指心脏冲动的起源、频率、节律、传导速度和传导顺序等异常。

一、分类

心律失常按其发生机制分为冲动形成异常和冲动传导异常两大类。

(一)冲动形成异常

1.窦性心律失常

(1)窦性心动过速。

(2)窦性心动过缓。

(3)窦性心律不齐。

(4)窦性停搏等。

2.异位心律

(1)主动性异位心律:①期前收缩(房性、房室交界区性、室性)。②阵发性心动过速(房性、房室交界区性、室性)。③心房扑动、心房颤动。④心室扑动、心室颤动。

(2)被动性异位心律:①逸搏(房性、房室交界区性、室性)。②逸搏心律(房性、房室交界区性、室性)。

(二)冲动传导异常

1.生理性

干扰及房室分离。

2.病理性

(1)窦房传导阻滞。

(2)房内传导阻滞。

(3)房室传导阻滞。

(4)室内传导阻滞(左、右束支及左束支分支传导阻滞)。

3.房室间传导途径异常

预激综合征。

此外,临床上依据心律失常发作时心率的快慢分为快速性心律失常和缓慢性心律失常。

二、病因及发病机制

(一)生理因素

健康人均可发生心律失常,特别是窦性心律失常和期前收缩等。情绪激动、精神紧张、过度疲劳,大量吸烟、饮酒、喝浓茶或咖啡等常为诱发因素。

(二)器质性心脏病

各种器质性心脏病是引发心律失常的最常见原因,以冠心病、心肌病、心肌炎、风湿性心脏病多见,尤其是发生心力衰竭或心肌梗死时。

(三)非心源性疾病

除了心脏病外,其他系统的严重疾病,均可引发心律失常,如急性脑血管病、甲状腺功能亢进、慢性阻塞性肺病等。

(四)其他

电解质紊乱(低钾血症、低钙血症、高钾血症等)、药物作用(洋地黄、肾上腺素等)、心脏手术或心导管检查、中暑、电击伤等均可引发心律失常。

心律失常发生的基本原理是由于多种原因引起心肌细胞的自律性、兴奋性、传导性改变,导致心脏冲动形成异常、冲动传导异常,或两者兼而有之。

三、诊断要点

通过病史、体征可以做出初步判定。确定心律失常的类型主要依靠心电图,某些心律失常尚需做心电生理检查。

(一)病史

心律失常的诊断应从详尽采集病史入手,让患者客观描述发生心悸等症状时的感受。症状的严重程度取决于心律失常对血流动力学的影响。轻者可无症状或出现心悸、头晕;严重者可诱发心绞痛、心力衰竭、晕厥甚至猝死,增加心血管病死亡的危险性。

(二)体格检查

包括心脏视诊、触诊、叩诊、听诊的全面检查,并注意检查患者的神志、血压、脉搏频率及节律。

(三)辅助检查

心电图是诊断心律失常最重要的一项无创性检查技术。应记录多导联心电图,并记录能清楚显示P波导联的心电图长条以备分析,通常选择Ⅱ或V_1导联。其他辅助诊断的检查还有动态心电图、运动试验和食管心电图等。临床心电生理检查,如食管心房调搏检查、心室内心电生理检查对明确心律失常的发病机制、治疗、预后均有很大帮助。

四、各种心律失常的概念、临床意义及心电图特点

(一)窦性心律失常

正常心脏起搏点位于窦房结,由窦房结发出冲动引起的心律称窦性心律,成人频率为60～100次/min。正常窦性心律的心电图特点为:①P波在Ⅰ、Ⅱ、aVF导联直立,aVR导联倒置。②PR间期0.12～0.20秒。③PP间期之差<0.12秒。窦性心律的频率可因年龄、性别、体力活动等不同有显著差异。

1.窦性心动过速

(1)成人窦性心律的频率超过100次/min,称为窦性心动过速,其心率的增快和减慢是逐渐改变的。

(2)心电图特点为窦性心律,PP间期<0.60秒,成人频率大多在100～180次/min。

(3)窦性心动过速一般不需特殊治疗。治疗主要针对原发病和去除诱因,必要时可应用β受体阻滞剂(如普萘洛尔)或镇静剂(如地西泮)。

2.窦性心动过缓

(1)成人窦性心律的频率低于60次/min,称为窦性心动过缓。

(2)心电图特点为窦性心律,PP间期>1.0秒。常伴窦性心律不齐,即PP间期之差>0.12秒。

(3)无症状的窦性心动过缓通常无须治疗。因心率过慢出现头晕、乏力等心排血量不足症状时,可用阿托品、异丙肾上腺素等药物,必要时需行心脏起搏治疗。

3.窦性停搏

(1)窦性停搏是指窦房结冲动形成暂停或中断,导致心房及心室活动相应暂停的现象,又称窦性静止。

(2)心电图特点为一个或多个PP间期显著延长,而长PP间期与窦性心律的基本PP间期之间无倍数关系,其后可出现交界性或室性逸搏或逸搏心律。

(3)窦性停搏可由迷走神经张力增高或洋地黄、胺碘酮、钾盐、乙酰胆碱等药物,高钾血症、心肌炎、心肌病、冠心病等引起。临床症状轻重不一,轻者无症状或偶尔出现心搏暂停,重者可

发生阿-斯综合征甚至死亡。

4.病态窦房结综合征

(1)病态窦房结综合征(SSS),简称病窦综合征。由窦房结及其邻近组织病变引起窦房结起搏功能和(或)窦房结传导功能障碍,从而产生多种心律失常的综合表现。

(2)病窦综合征常见病因为冠心病、心肌病、心肌炎,亦可见于结缔组织病、代谢性疾病及家族性遗传性疾病等,少数病因不明。主要临床表现为心动过缓所致脑、心、肾等脏器供血不足症状,尤以脑供血不足症状为主。轻者表现为头晕、心悸、乏力、记忆力减退等,重者可发生短暂晕厥或阿-斯综合征。部分患者合并短阵室上性快速性心律失常发作(慢-快综合征),进而可出现心悸、心绞痛或心力衰竭。

(3)心电图特点:①持续而显著的窦性心动过缓(<50 次/min)。②窦性停搏或(和)窦房阻滞。③窦房传导阻滞与房室传导阻滞并存。④心动过缓-心动过速综合征,又称慢-快综合征,是指心动过缓与房性快速性心律失常(如房性心动过速、心房扑动、心房颤动)交替发作,房室交界区性逸搏心律。

(4)积极治疗原发疾病。无症状者,不必给予治疗,仅定期随访观察;反复出现严重症状及心电图大于 3 秒长间歇者宜首选安装人工心脏起搏器。慢-快综合征应用起搏器治疗后,患者仍有心动过速发作,则可同时用药物控制快速性心律失常发作。

(二)期前收缩

期前收缩又称过早搏动,简称早搏。是指窦房结以外的异位起搏点发出的过早冲动引起的心脏搏动。根据异位起搏点的部位不同可分为房性、房室交界性和室性。早搏可偶发或频发。如每个窦性搏动后出现一个早搏,称为二联律;每两个窦性搏动后出现一个早搏,称三联律。在同一导联上如室性早搏的形态不同,称为多源性室性早搏。

期前收缩可见于健康人,其发生与情绪激动、过度疲劳、过量饮酒或吸烟、饮浓茶及咖啡等有关。冠心病急性心肌梗死、风湿性心瓣膜病、心肌病、心肌炎等各种心脏病常可引起。此外,药物毒性作用、电解质紊乱、心脏手术或心导管检查均可引起期前收缩。

1.临床意义

偶发的期前收缩一般无症状,部分患者可有漏跳的感觉。频发的期前收缩由于影响心排血量,可引起头痛、乏力、晕厥等;原有心脏病者可诱发或加重心绞痛或心力衰竭。听诊心律不规则,期前收缩的第一心音增强,第二心音减弱或消失。脉搏触诊可发现脉搏脱落。

2.心电图特点

(1)房性期前收缩:提前出现的房性异位 P 波,其形态与同导联窦性 P 波不同;PR 间期>0.12 秒;P 波后的 QRS 波群有 3 种可能:①与窦性心律的 QRS 波群相同。②因室内差异性传导出现宽大畸形的 QRS 波群。③提前出现的 P 波后无 QRS 波群,称为未下传的房性期前收缩;多数为不完全性代偿间歇(即期前收缩前后窦性 P 波之间的时限常短于 2 个窦性 PP 间期)。

(2)房室交界区性期前收缩:提前出现的 QRS 波群,其形态与同导联窦性心律QRS 波群相同,或因室内差异性传导而变形;逆行 P 波(Ⅰ、Ⅱ、aVF 导联倒置,aVR 导联直立)有 3 种可能:①P'波位于 QRS 波群之前,P'R 间期<0.12 秒。②P'波位于 QRS 波群之后,RP'间期<

0.20 秒。③P 波埋于 QRS 波群中,QRS 波群之前后均看不见 P 波;多数为完全性代偿间期(即期前收缩前后窦性 P 波之间的时限等于 2 个窦性 PP 间期)。

(3)室性期前收缩:①提前出现的 QRS 波群宽大畸形,时限>0.12 秒。②QRS 波群前无相关的 P 波。③T 波方向与 QRS 波群主波方向相反。④多数为完全性代偿间歇。

3.治疗要点

(1)病因治疗:积极治疗原发病,解除诱因。如改善心肌供血,控制心肌炎症,纠正电解质紊乱,避免情绪激动或过度疲劳等。

(2)药物治疗:无明显自觉症状或偶发的期前收缩者,一般无须抗心律失常药物治疗,可酌情使用镇静剂,如地西泮等。如频繁发作,症状明显或有器质性心脏病者,必须积极治疗。根据期前收缩的类型选用不同的药物。房性期前收缩、交界性期前收缩可选用维拉帕米、普罗帕酮、莫雷帕酮或 β 受体阻滞剂等药物。室性期前收缩选用 β 受体阻滞剂、美西律、普罗帕酮、莫雷帕酮等药物。

(3)其他:急性心肌梗死早期发生的室性期前收缩可选用利多卡因;洋地黄中毒引起的室性期前收缩者首选苯妥英钠。

(三)阵发性心动过速

阵发性心动过速是一种阵发性快速而规律的异位心律,是由 3 个或 3 个以上连续发生的期前收缩形成,根据异位起搏点的部位不同可分为房性、房室交界性和阵发性室性心动过速。由于房性、房室交界性阵发性心动过速在临床上难以区别,故统称为阵发性室上性心动过速(PSVT)。阵发性室上性心动过速常见于无器质性心脏病者,其发作与体位改变、情绪激动、过度疲劳、烟酒过量等有关。阵发性室性心动过速多见于心肌病变广泛而严重的患者,如冠心病发生急性心肌梗死时;其次是心肌病、心肌炎、二尖瓣脱垂、心瓣膜病等。

1.临床意义

(1)阵发性室上性心动过速突然发作、突然终止,持续时间长短不一。发作时患者常有心悸、焦虑、紧张、乏力,甚至诱发心绞痛、心功能不全、晕厥或休克。症状轻重取决于发作时的心率、持续时间和有无心脏病变等。听诊,心律规则,心率 150~250 次/min,心尖部第一心音强度不变。

(2)阵发性室性心动过速症状轻重取决于室速发作的频率、持续时间、有无器质性心脏病及心功能状况。非持续性室速(发作时间<30 秒)患者通常无症状或仅有心悸;持续性室速患者常伴明显血流动力学障碍与心肌缺血,可出现低血压、晕厥、心绞痛、休克或急性肺水肿。听诊心律略不规则,心率常在100~250 次/min。如发生完全性房室分离,则第一心音强度不一致。

2.心电图特点

(1)阵发性室上性心动过速:①3 个或 3 个以上连续而迅速的室上性早搏,频率范围达150~250 次/s,节律规则。②P 波不易分辨。③绝大多数患者 QRS 波群形态与时限正常。

(2)阵发性室性心动过速:①3 个或 3 个以上连续而迅速的室性早搏,频率范围达100~250 次/min,节律较规则或稍有不齐。②QRS 波群形态畸形,时限>0.12 秒,有继发ST-T改变。③如有 P 波,则 P 波与 QRS 波无关,且其频率比 QRS 频率缓慢。④常可见心室夺获与室性融合波。

3.治疗要点

(1)阵发性室上性心动过速。

急性发作时治疗:①刺激迷走神经,可起到减慢心率、终止发作的作用。方法包括刺激悬雍垂诱发恶心、呕吐,深吸气后屏气,再用力做呼气动作(Valsalva动作),颈动脉窦按摩等。上述方法可重复多次使用。②药物终止发作。当刺激迷走神经无效时,可采用维拉帕米或三磷酸腺苷(ATP)静脉注射。

预防复发:除避免诱因外,发作频繁者可选用地高辛、长效钙通道阻滞剂、长效普萘洛尔等药物。

对于反复发作或药物治疗无效者:可考虑施行射频消融术。该方法具有安全、迅速、有效且能治愈心动过速的优点,可作为预防发作的首选方法。

(2)阵发性室性心动过速:由于室速多发生于器质性心脏病者,往往导致血流动力学障碍,甚至发展为室颤,应严密观察予以紧急处理,终止其发作。

一般遵循的原则:无器质性心脏病者发生的非持续性室速,如无症状,无须进行治疗;持续性室速发作,无论有无器质性心脏病,均应给予治疗;有器质性心脏病的非持续性室速亦应考虑治疗。药物首选利多卡因,静脉注射100 mg,有效后可予静脉滴注维持。其他药物如普罗帕酮、胺碘酮也有疗效。如使用上述药物无法终止发作,且患者已出现低血压、休克、脑血流灌注不足等危险表现,应立即给予同步直流电复律。

(四)扑动与颤动

当自发性异位搏动的频率超过阵发性心动过速的范围时,形成扑动或颤动。根据异位起搏点的部位不同可分为心房扑动(简称房扑)与心房颤动(简称房颤)、心室扑动(简称室扑)与心室颤动(简称室颤)。房颤是成人最常见的心律失常之一,远较房扑多见,二者发病率之比为10∶1～20∶1,绝大多数见于各种器质性心脏病,其中以风湿性心瓣膜病最为常见。室扑与室颤是最严重的致命性心律失常,室扑多为室颤的前奏,而室颤则是导致心源性猝死的常见心律失常,也是心脏病或其他疾病临终前的表现。

1.临床意义

(1)心房扑动与心房颤动:房扑和房颤的症状取决于有无器质性心脏病、基础心功能以及心室率的快慢。如心室率不快且无器质性心脏病者可无症状;心室率快者可有心悸、胸闷、头晕、乏力等。房颤时心房有效收缩消失,心排血量减少25%～30%,加之心室率增快,对血流动力学影响较大,导致心排血量、冠状循环及脑部供血明显减少,引起心力衰竭、心绞痛或晕厥;还易引起心房内附壁血栓的形成,部分血栓脱落可引起体循环动脉栓塞,以脑栓塞最常见。体检时房扑的心室律可规则或不规则。房颤时,听诊第一心音强弱不等,心室律绝对不规则;心室率较快时,脉搏短绌(脉率慢于心率)明显。

(2)心室扑动与心室颤动:室扑和室颤对血流动力学的影响均等于心室停搏,其临床表现无差别,二者具有下列特点。意识突然丧失,常伴有全身抽搐,持续时间长短不一;心音消失,脉搏触不到,血压测不出;呼吸不规则或停止;瞳孔散大,对光反射消失。

2.心电图特点

(1)心房扑动心电图特征:①P波消失,代之以250~350次/min,间隔均匀,形状相似的锯齿状心房扑动波(F波)。②F波与QRS波群成某种固定的比例,最常见的比例为2∶1房室传导,有时比例关系不固定,则引起心室律不规则。③QRS波群形态一般正常,伴有室内差异性传导者QRS波群可增宽、变形。

(2)心房颤动心电图特征:①P波消失,代之以大小不等、形态不一、间期不等的心房颤动波(f波),频率为350~600次/min。②RR间期绝对不等。③QRS波群形态通常正常,当心室率过快,发生室内差异性传导时,QRS波群增宽、变形。

(3)心室扑动的心电图特点:P-QRS-T波群消失,代之以150~300次/min波幅大而较规则的正弦波(室扑波)图形。

(4)心室颤动的心电图特点:P-QRS-T波群消失,代之以形态、振幅与间隔绝对不规则的颤动波(室颤波),频率为150~500次/min。

3.治疗要点

(1)心房扑动和颤动:房扑或房颤伴有较快心室率时,可使用洋地黄类药物减慢心室率,以保持血流动力学的稳定,此法可以使有些房扑或房颤转为窦性心律。其他药物如维拉帕米、地尔硫草等也能起到终止房扑、房颤的作用。对于持续性房颤的患者,符合条件者可采用药物如奎尼丁、胺碘酮等进行复律。无效时可使用电复律。

(2)心室扑动和颤动:室扑或室颤发生后,如果不迅速采取抢救措施,患者一般在3~5分钟内死亡,因此必须争分夺秒、尽快恢复有效心律。一旦心电监测确定为心室扑动或颤动时,立即采用除颤器进行非同步直流电除颤,同时配合胸部按压及人工呼吸等心肺复苏术,并经静脉注射利多卡因以及其他复苏药物如肾上腺素等。

(五)房室传导阻滞

房室传导阻滞(AVB)是指冲动从心房传到心室的过程中,冲动传导的延迟或中断。根据病因不同,其阻滞部位可发生在房室结、房室束以及束支系统内,按阻滞程度可分为三类。常见器质性心脏病,偶尔第一度和第二度Ⅰ型房室传导阻滞可见于健康人,与迷走神经张力过高有关。

1.临床意义

(1)第一度房室传导阻滞:指传导时间延长(PR间期延长);患者多无自觉症状,听诊时第一心音可略为减弱。

(2)第二度房室传导阻滞:指心房冲动部分不能传入心室(心搏脱漏);心搏脱漏仅偶尔出现时,患者多无症状或偶有心悸,如心搏脱漏频繁心室率缓慢时,可有乏力、头晕甚至短暂晕厥;听诊有心音脱漏,触诊脉搏脱落,若为2∶1传导阻滞,则可听到慢而规则的心室率。

(3)第三度房室传导阻滞:指心房冲动全部不能传入心室;患者症状取决于心室率的快慢,如心室率过慢,心排血量减少,导致心脑供血不足,可出现头晕、疲乏、心绞痛、心力衰竭等,如心室搏动停顿超过15秒可引起晕厥、抽搐,即阿-斯综合征发生,严重者可猝死;听诊心律慢而规则,心室率多为35~50次/min,第一心音强弱不等,间或闻及心房音及响亮清晰的第一心音(大炮音)。

2.心电图特点

(1)第一度房室传导阻滞心电图特征:①PR间期延长,成人>0.20秒(老年人>0.21秒);

②每个 P 波后均有 QRS 波群。

(2)第二度房室传导阻滞:按心电图表现可分为Ⅰ型和Ⅱ型。

第二度Ⅰ型房室传导阻滞心电图特征:①PR 间期在相继的心搏中逐渐延长,直至发生心室脱漏,脱漏后的第一个 PR 间期缩短,如此周而复始。②相邻的 RR 间期进行性缩短,直至 P 波后 QRS 波群脱漏。③心室脱漏造成的长 RR 间期小于两个 PP 间期之和。

第二度Ⅱ型房室传导阻滞心电图特征:①PR 间期固定不变(可正常或延长);②数个 P 波之后有一个 QRS 波群脱漏,形成 2∶1、3∶1、3∶2 等不同比例房室传导阻滞;③QRS 波群形态一般正常,亦可有异常。

如果第二度Ⅱ型房室传导阻滞下传比例≥3∶1 时,称为高度房室传导阻滞。

(3)第三度房室传导阻滞心电图特征:①P 波与 QRS 波群各有自己的规律,互不相关,呈完全性房室分离。②心房率>心室率。③QRS 波群形态和时限取决于阻滞部位,如阻滞位于希氏束及其附近,心室率约 40~60 次/min,QRS 波群正常。④如阻滞部位在希氏束分叉以下,心室率可在 40 次/min 以下,QRS 波群宽大畸形。

3.治疗要点

(1)病因治疗:积极治疗引起房室传导阻滞的各种心脏病,纠正电解质紊乱,停用有关药物,解除迷走神经过高张力等。第一度或第二度Ⅰ型房室传导阻滞,心室率不太慢(>50 次/min)且无症状者,仅需病因治疗,心律失常本身无须进行治疗。

(2)药物治疗:第二度Ⅱ型或第三度房室传导阻滞,心室率慢并影响血流动力学,应及时提高心室率以改善症状,防止发生阿-斯综合征。常用药物:①异丙肾上腺素持续静脉滴注,使心室率维持在 60~70 次/min,对急性心肌梗死患者要慎用。②阿托品静脉注射,适用于阻滞部位位于房室结的患者。

(3)人工心脏起搏治疗:对心室率低于 40 次/min、症状严重者,特别是曾发生过阿-斯综合征者,应首选安装人工心脏起搏器。

五、常见护理诊断

(一)活动无耐力

与心律失常导致心排血量减少有关。

(二)焦虑

与心律失常致心跳不规则、停跳及反复发作、治疗效果不佳有关。

(三)潜在并发症

心力衰竭、猝死。

六、护理措施

(一)一般护理

1.体位与休息

当心律失常发作患者出现胸闷、心悸、头晕等不适时,应采取高枕卧位、半坐卧位或其他舒适体位,尽量避免左侧卧位。有头晕、晕厥发作或曾有跌倒病史者应卧床休息,加强生活护理。

2.饮食护理

给予清淡易消化、低脂和富于营养的饮食,且少量多餐,避免刺激性饮料。有心力衰竭患者应限制钠盐摄入,对服用利尿剂者应鼓励多进食富含钾盐的食物,避免出现低钾血症而诱发心律失常。

(二)病情观察

(1)评估心律失常可能引起的临床症状,如心悸、乏力、胸闷、头晕、晕厥等,注意观察和询问这些症状的程度、持续时间以及给患者日常生活带来的影响。

(2)定期测量心律,判断有无心动过速、心动过缓、过早搏动、房颤等心律失常发生。对于房颤患者,2名护士应同时测量患者心率和脉率1分钟,并记录,以观察脉短绌的变化发生情况。

(3)心电图检查是判断心律失常类型及检测心律失常病情变化的最重要的手段。护士应掌握心电图机的使用方法,在患者心律失常突然发作时及时描记心电图并标明日期和时间。行24小时动态心电图检查的患者,应嘱其保持平素的生活和活动,并记录症状出现的时间及当时所从事的活动,以利于发现病情及查找病因。

(4)对持续心电监测的患者,应注意观察是否出现心律失常及心律失常的类型、发作次数、持续时间、治疗效果等情况。当患者出现频发、多源性室性早搏、RonT现象、阵发性室性心动过速、第二度Ⅱ型及第三度房室传导阻滞时,应及时通知医师。

(三)用药护理

严格遵医嘱按时按量应用抗心律失常药物;静脉注射抗心律失常药物时速度应缓慢,静脉滴注速度严格按医嘱执行。用药期间严密监测脉率、心律、血压及患者的反应,及时发现因用药而引起的新的心律失常和药物中毒,做好相应的护理。

1.奎尼丁

毒性反映较重,可致心力衰竭、窦性停搏、房室传导阻滞、室性心动过速等心脏毒性反应,故在给药前要测量血压、心律,如有血压低于12.0/8.0 kPa(90/60 mmHg),心率慢于60次/min,或心律不规则时需告知医师。

2.普罗帕酮

可引起恶心、呕吐、眩晕、视物模糊、房室传导阻滞,诱发和加重心力衰竭等。餐时或餐后服用可减少胃肠道刺激。

3.利多卡因

有中枢抑制作用和心血管系统不良反应,剂量过大可引起震颤、抽搐,甚至呼吸抑制和心脏停搏等,应注意给药的剂量和速度。对心力衰竭、肝肾功能不全、酸中毒和老年人应减少剂量。

4.普萘洛尔

可引起低血压、心动过缓、心力衰竭等,并可加重哮喘与慢性阻塞性肺部疾病。在给药前应测量患者的心率,当心率低于50次/min时应及时停药。糖尿病患者可能引起低血糖、乏力。

5.胺碘酮

可致胃肠道反应、肝功能损害、心动过缓、房室传导阻滞,久服可影响甲状腺功能和引起角膜碘沉着,少数患者可出现肺纤维化,是其最严重的不良反应。

6.维拉帕米

可出现低血压、心动过缓、房室传导阻滞等。严重心衰、高度房室传导阻滞及低血压者禁用。

7.腺苷

可出现面部潮红、胸闷、呼吸困难,通常持续时间小于1分钟。

(四)特殊护理

当患者发生较严重心律失常时应采取如下护理措施。

(1)嘱患者卧床休息,保持情绪稳定,以减少心肌耗氧量和对交感神经的刺激。

(2)给予鼻导管吸氧,改善因心律失常造成血流动力学改变而引起的机体缺氧。立即建立静脉通道,为用药、抢救做好准备。

(3)准备好纠正心律失常的药物、其他抢救药品,及除颤器、临时起搏器等。对突然发生室扑或室颤的患者,应立即施行非同步直流电除颤。

(4)遵医嘱给予抗心律失常药物,注意药物的给药途径、剂量、给药速度,观察药物的作用效果和不良反应。用药期间严密监测心电图、血压,及时发现因用药而引起的新的心律失常。

(五)健康教育

1.疾病知识指导

向患者及家属讲解心律失常的常见病因、诱因及防治知识,使患者和家属能充分了解该疾病,而与医护人员配合共同控制疾病。

2.生活指导

快速心律失常患者应改变不良的生活习惯,如吸烟、饮酒、喝咖啡及浓茶等;避开造成精神紧张激动的环境,保持乐观稳定的情绪,分散注意力,不要过分注意心悸的感受。使患者和亲属明确无器质性心脏病的良性心律失常对人的影响主要是心理方面。帮助患者协调好活动与休息,根据心功能情况合理安排,注意劳逸结合。运动有诱发心律失常的危险,建议做较轻微的运动或最好在有家人陪同的条件下运动。心动过缓者应避免屏气用力的动作,以免兴奋迷走神经而加重心动过缓。

3.用药指导

让患者认识服药的重要性,按医嘱继续服用抗心律失常药物,不可自行减量或撤换药物。教会患者观察药物疗效和不良反应,必要时提供书面材料,嘱有异常时及时就医。对阵发性室上性心动过速的患者和家属,教会采用刺激迷走神经的方法,如刺激咽后壁诱发恶心、深吸气后屏气再用力呼气,可终止或缓解室上速。教会患者家属徒手心肺复苏的方法,以备紧急需要时应用。

4.自我监测指导

教会患者及家属测量脉搏的方法,每天至少1次,每次应在1分钟以上并做好记录。告诉患者和家属何时应来医院就诊:①脉搏过缓,少于60次/min,并有头晕、目眩或黑矇。②脉搏过快,超过100次/min,休息及放松后仍不减慢。③脉搏节律不齐,出现漏搏、期前收缩超过5次/min。④原本整齐的脉搏出现脉搏忽强忽弱、忽快忽慢的现象。⑤应用抗心律失常药物后出现不良反应。出现上述情形应及时就诊,并按时随诊复查。

第六章 神经内科疾病护理

第一节 脑 出 血

一、疾病概述

(一)概念和特点

脑出血(intracerebral hemorrhage,ICH)又称出血性脑卒中,是指原发性非外伤性脑实质内出血,是发病率和病死率都很高的疾病,可分为继发性和原发性脑出血。继发性脑出血是由于某种原发性血管病变如血液病、结缔组织病、脑肿瘤、脑血管畸形等引发的脑出血。原发性脑出血是指在动脉硬化的基础上,脑动脉破裂出血。

(二)相关病理生理

绝大多数高血压性脑出血发生在基底节区的壳核和内囊区,约占 ICH 的 70%。脑叶、脑干及小脑齿状核出血约各占 10%。壳核出血常侵入内囊,如出血量大也可破入侧脑室,使血液充满脑室系统和蛛网膜下腔;丘脑出血常破入第三脑室或侧脑室,向外也可损伤内囊;脑桥或小脑出血则可直接破入到蛛网膜下腔或第四脑室。脑出血血肿较大时,可使脑组织和脑室变形移位,形成脑疝;幕上的半球出血,可出现小脑幕疝;小脑大量出血可发生枕大孔疝。

(三)病因与诱因

最常见的病因为高血压合并细小动脉硬化,其他病因包括脑动脉粥样硬化、颅内动脉瘤和动静脉畸形、脑动脉炎、血液病(再生障碍性贫血、白血病、特发性血小板减少性紫癜、血友病等)、梗死后出血、脑淀粉样血管病、脑底异常血管网病、抗凝及溶栓治疗等。

(四)临床表现

脑出血好发年龄为 50~70 岁,男性稍多于女性,冬春季发病率较高,多有高血压病史。情绪激动或活动时突然发病,症状常于数分钟至数小时达到高峰。不同部位出血的表现如下。

1.壳核出血

壳核出血最常见,占脑出血的 50%~60%,系豆纹动脉破裂所致,可分为局限型(血肿局限于壳核内)和扩延型(血肿向内扩展波及内囊外侧)。患者常有病灶对侧偏瘫、偏身感觉缺失和同向性偏盲,还可出现眼球向病灶对侧同向凝视不能,优势半球受累可有失语。

2.丘脑出血

丘脑出血约占脑出血的 20%,系丘脑穿通动脉或丘脑膝状体动脉破裂所致,分为局限型(血肿局限于丘脑)和扩延型(出血侵及内囊内侧)。患者常有"三偏征",通常感觉障碍重于运动障碍,深浅感觉均受累,但深感觉障碍更明显。可有特征性眼征,如上视不能或凝视鼻尖、眼球偏斜或分离性斜视等。优势侧出血可出现丘脑性失语(言语缓慢不清、重复语言、发音困难等),也可出现丘脑性痴呆(记忆力减退、计算力下降、情感障碍和人格改变等)。

3.脑干出血

脑干出血约占脑出血的 10%,绝大多数为脑桥出血,系基底动脉的脑桥分支破裂所致。偶见中脑出血,延髓出血罕见。脑桥出血患者常表现为突发头痛、呕吐、眩晕、复视、交叉性瘫痪或偏瘫、四肢瘫等。大量出血(血肿＞5 mL)者,患者立即昏迷、双侧瞳孔缩小如针尖样、呕吐咖啡色胃内容物、中枢性高热、呼吸衰竭和四肢瘫痪,多于 48 小时内死亡。出血量小可无意识障碍。中枢性高热由下丘脑散热中枢受损所致,表现为体温迅速升高,39～40 ℃,解热镇痛剂无效,物理降温有效。

4.小脑出血

小脑出血约占脑出血的 10%,多由小脑上动脉破裂所致。小量出血主要表现为小脑症状,如眼球震颤、病变侧共济失调、站立和步态不稳等,无肢体瘫痪。出血量较大者,发病 12～24 小时内颅内压迅速升高、昏迷、双侧瞳孔缩小如针尖样、呼吸节律不规则、枕骨大孔疝形成而死亡。

5.脑室出血

脑室出血约占脑出血的 3%～5%,分为原发性和继发性。原发性脑室出血为脉络丛血管或室管膜下动脉破裂所致,继发性脑室出血为脑实质内出血破入脑室。出血量较少时,仅表现为头痛、呕吐、脑膜刺激征阳性。出血量较大时,很快昏迷、双侧针尖样瞳孔、四肢肌张力增高。

6.脑叶出血

脑叶出血约占脑出血的 5%～10%,常由淀粉样脑血管疾病、脑动脉畸形、高血压、血液病等所致。出血以顶叶最为常见,其次为颞叶、枕叶及额叶。临床表现为头痛、呕吐等,肢体瘫痪较轻,昏迷少见。额叶出血可有前额痛、呕吐、对侧偏瘫和精神障碍,优势半球出血可出现运动性失语。顶叶出血偏瘫较轻,而偏侧感觉障碍显著,优势半球出血可出现混合型失语。颞叶出血表现为对侧中枢性面舌瘫及以上肢为主的瘫痪,优势半球出血可出现感觉性或混合性失语。枕叶出血表现为对侧同向性偏盲,可有一过性黑矇和视物变形,多无肢体瘫痪。

(五)辅助检查

1.头颅 CT

头颅 CT 是确诊脑出血的首选检查方法,可清晰、准确地显示出血的部位、出血量、血肿形态、脑水肿情况及是否破入脑室等。发病后立即出现边界清楚的高密度影像。

2.头颅 MRI

头颅 MRI 对检出脑干、小脑的出血灶和监测脑出血的演进过程优于 CT。

3.脑脊液

脑出血患者需谨慎进行腰椎穿刺检查,以免诱发脑疝。

4.DSA

脑出血患者一般不需要进行 DSA 检查,除非疑有血管畸形、血管炎或 Moyamoya 病有需要外科手术或介入手术时才考虑进行。

5.其他检查

其他检查包括血常规、血液生化、凝血功能、心电图检查。

(六)治疗原则

治疗原则为脱水降颅压、调整血压、防止继续出血、减轻血肿所致继发性损害、促进神经功能恢复、加强护理防治并发症。

1.一般治疗

卧床休息，密切观察生命体征，保持呼吸道通畅，吸氧，保持肢体功能位，鼻饲，预防感染，维持水电解质平衡等。

2.脱水降颅压

积极控制脑水肿、降低颅内压是脑出血急性期治疗的重要环节。可选用20%甘露醇125～250 mL，快速静脉滴注，1次用时6～8小时；呋塞米20～40 mg静脉推注，2～4次/d；甘油果糖500 mL静脉滴注，3～6小时滴完，1～2次/d。

3.调控血压

脑出血患者血压过高时，可增加再出血的风险，应及时控制血压，常用的药物有苯磺酸氨氯地平、硝普钠等。血压过低时，应进行升压治疗以维持足够的脑灌注，常用的药物有多巴胺、去甲肾上腺素等。

4.止血和凝血治疗

止血和凝血治疗仅用于并发消化道出血或有凝血障碍时，对高血压性脑出血无效。常用的药物有6-氨基己酸、对羧基苄酸、氨甲环酸等。应激性溃疡导致消化道出血时，可应用西咪替丁、奥美拉唑等药物。

5.亚低温治疗

亚低温治疗是脑出血的新型辅助治疗方法，越早应用越好。

6.康复治疗

早期将患肢置于功能位，病情稳定时，尽早行肢体、语言、心理康复治疗。

二、护理措施

(一)休息与运动

绝对卧床休息2～4周，抬高床头15°～30°，减轻脑水肿。病室安静，减少探视，操作集中进行，减少刺激。躁动患者适当约束，必要时应用镇静剂，便秘患者应用缓泻剂。

(二)饮食护理

给予高蛋白、高维生素、清淡、易消化、营养丰富的流质或半流质饮食，补充足够的水分和热量。昏迷或有吞咽功能障碍的患者发病第2～3天遵医嘱予鼻饲饮食。食物应无刺激性，温度适宜，少量多餐，并加强口腔护理，保持口腔清洁。

(三)用药护理

脑出血患者抢救时，遵医嘱快速静脉滴注甘露醇或静脉注射呋塞米，甘露醇应在15～30分钟内滴完，避免药物外渗。注意甘露醇的致肾衰不良反应，观察尿液的颜色、量和性质，定期复查电解质。上消化道出血患者用药，应观察药物疗效和不良反应，如奥美拉唑可致转氨酶升高、枸橼酸铋钾引起大便发黑等。

(四)心理护理

详细告诉患者本病的原因、常见症状、预防、治疗知识及自我护理方法。帮助患者了解本病的危害性,帮助患者寻找和去除自身的危险因素,积极治疗相关疾病。安慰患者,消除其紧张情绪,创造安静舒适的环境,保证患者休息。

(五)皮肤护理

加强皮肤护理和大小便护理,每天床上擦浴1~2次,每2~3小时应协助患者变换体位一次,变换体位时,尽量减少头部摆动幅度,以免加重脑出血。注意保持床单整洁和干燥,应用气垫床或自动减压床,预防压疮。将患者瘫痪侧肢体置于功能位,指导和协助患者进行肢体的被动运动,预防关节僵硬和肢体挛缩畸形。

(六)健康教育

1.疾病预防指导

指导高血压患者避免情绪激动,保持心态平和;建立健康的生活方式,保证充足的睡眠、适当的运动,避免体力或脑力过度劳累和突然用力;低盐、低脂、高蛋白、高维生素饮食;戒烟限酒,养成定时排便的习惯,保持大便通畅。

2.用药指导与病情监测

告知患者和家属疾病的基本病因、主要危险因素和防治原则,遵医嘱服用降压药等。教会患者测量血压、血糖,并会鉴别早期疾病表现,发现剧烈头痛、头晕、恶心、肢体麻木、乏力、语言障碍等症状时,应及时就医。

3.康复指导

教会患者和家属自我护理方法和康复训练技巧,并使其认识到坚持主动或被动康复训练的意义。

4.就诊指标

出现肢体麻木、无力、头痛、头晕、视物模糊等症状及时就诊,定期门诊复查,积极治疗高血压、高血脂、糖尿病等疾病。

第二节 蛛网膜下腔出血

一、疾病概述

(一)概念和特点

蛛网膜下腔出血(SAH)指各种原因致脑底部或脑表面的血管破裂,血液直接流入蛛网膜下腔引起的一种临床综合征,又称为原发性蛛网膜下腔出血。还可见因脑实质内脑室出血,硬膜外或硬膜下血管破裂,血液穿破脑组织流入蛛网膜下腔,称为继发性蛛网膜下腔出血。约占急性脑卒中的10%,是一种非常严重的常见疾病。

(二)相关病理生理

血液进入蛛网膜下腔后,血性脑脊液刺激血管、脑膜和神经根等脑组织,引起无菌性脑膜炎反应。脑表面常有薄层凝块掩盖,其中有时可找到破裂的动脉瘤或血管。随时间推移,大量红细胞开始溶解,释放出含铁血黄素,使软脑膜呈现锈色关有不同程度的粘连。如脑沟中的红细胞溶解,蛛网膜绒毛细胞间小沟再开道,则脑脊液的回吸收可以恢复。

(三)病因与诱因

凡能引起脑出血的病因都能引起本病,但以颅内动脉瘤、动静脉畸形、高血压动脉硬化症、脑底异常血管网和血液病等为最常见。本病多在情绪激动或过度用力时发病(如排便)。

(四)临床表现

突然发生的剧烈头痛、恶心、呕吐和脑膜刺激征,以颈项强直最为典型,伴或不伴局灶体征。部分患者,尤其是老年患者头痛、脑膜刺激征等临床表现常不典型,而精神症状较明显。

原发性中脑出血的患者症状较轻,CT 表现为中脑或脑桥周围脑池积血,血管造影未发现动脉瘤或其他异常,一般不发生再出血或迟发型血管痉挛等情况,临床预后良好。

(五)辅助检查

1.头颅影像学检查

(1)CT:是诊断 SAH 的首选方法,CT 显示蛛网膜下腔内高密度影可以确诊 SAH。

(2)MRI:当病后数天 CT 的敏感性降低时,MRI 可发挥较大作用。4 天后 T1 像能清楚地显示外渗的血液,血液高信号可持续至少 2 周,在 FLAIR 像则持续更长时间。因此,当病后1~2 周,CT 不能提供蛛网膜下腔出血的证据时,MRI 可作为诊断蛛网膜下腔出血和了解破裂动脉瘤部位的一种重要方法。

2.脑脊液(CSF)检查

CSF 也是诊断 SAH 的重要方法。

3.脑血管影像学检查

(1)脑血管数字减影(DSA):是诊断颅内动脉瘤最有价值的方法,阳性率达 95%,可以清楚显示动脉瘤的位置、大小、与载瘤动脉的关系、有无血管痉挛等,血管畸形和烟雾病也能清楚显示。但以出血 3 天内或 3~4 周后进行为宜。

(2)CT 血管成像(CTA)和 MR 血管成像(MRA):CTA 和 MRA 是无创性的脑血管显影方法,但敏感性、准确性不如 DSA。主要用于动脉瘤患者的随访以及急性期不能耐受 DSA 检查的患者。

(3)其他:经颅超声多普勒(TCD)。

4.实验室检查

血常规、凝血功能、肝功能及免疫学检查有助于寻找出血的其他原因。

(六)治疗原则

制止继续出血,防止血管痉挛及复发,以降低病死率。

二、护理措施

(一)一般护理

绝对卧床休息,卧床时间应在 4 周以上,尽量减少搬动,减少人员探视,避免精神刺激。亲属探望过多,会引起情绪激动、身体劳累诱发再出血。

(二)严密观察病情变化

注意脑血管痉挛发生。脑血管痉挛是蛛网膜下腔出血的主要并发症,继发于出血后 4~5 天,这是出血后患者死亡和致残的主要原因。因此严密观察病情变化,除观察体温、脉搏、呼吸、血压外,应特别观察瞳孔、头痛、呕吐和抽搐等情况的变化。

（三）保持呼吸道通畅

保持呼吸道通畅，预防肺部感染并发症，对昏迷患者尤为重要，因为昏迷患者咳嗽及吞咽反射减弱或消失。口腔呼吸道分泌物及呕吐物误吸或坠积于肺部而发生肺部感染，此外亦可引起窒息，故患者应取侧卧位，头部略抬高稍后仰。吸痰时，吸痰管从鼻腔或口腔内插入，轻轻地吸出，避免损伤黏膜。

（四）保持大便通畅

患者因长期卧床，肠蠕动减少，或不习惯于床上排便，常常引起便秘，用力排便可使血压突然升高，再次出血。因此，应培养患者良好的生活习惯，多吃高维生素、粗纤维食物，锻炼床上大小便能力，防止便秘及尿潴留，对便秘者可用开塞露、石蜡油或缓泻剂。昏迷者可留置尿管。切忌灌肠，以免腹压突然增加，使患者烦躁不安，加重出血。

（五）再出血的护理

蛛网膜下腔再出血是病情变化的重要因素，一般在病后2～3周内发生，发生率及死亡率均较高。如患者经治疗后出现剧烈头痛，意识障碍进行性加重，频繁呕吐，瞳孔不等大应高度怀疑再出血的发生。

预防再出血要做到：①绝对卧床休息8周以上，饮食、大小便均不能下床。②保持大便通畅，排便时不能用力过猛。③避免情绪激动以免引起再出血。

（六）心理护理

护士要细心观察患者的心理反应，及时做好心理疏导工作，耐心安慰患者，向其介绍疾病的特点和病程转归，使他对疾病有正确的认识，取得合作，同时指导患者学会自我调节，保持情绪稳定，避免情绪激动和突然用力，对于合并肢体瘫痪患者，帮助其进行功能锻炼。

（七）健康教育

1.饮食指导

指导患者了解肥胖、吸烟、酗酒及饮食因素与脑血管病的关系，改变不合理的饮食习惯和饮食结构。选择低盐、低脂、充足蛋白质和丰富维生素的饮食，如多食谷类和鱼类、新鲜蔬菜水果，少吃糖类和甜食。限制钠盐和动物油的摄入；忌辛辣、油炸食物和暴饮暴食；注意粗细搭配，荤素搭配，戒烟限酒，控制食物热量，保持理想体重。

2.避免诱因

指导患者尽量避免使血压骤然升高的各种因素。如保持情绪稳定和心态平衡，避免过分喜悦、愤怒、焦虑、恐惧和悲伤等不良心理和惊吓等刺激；建立健康的生活方式，保证充足睡眠，适当运动，避免体力和脑力的过度劳累和突然用力过猛；养成定时排便的习惯，保持大便通畅，避免用力排便，戒烟酒。

3.检查指导

SAH患者一般在首次出血3周后进行DSA检查，应告知脑血管造影的相关知识，指导患者积极配合；已明确病因，尽早手术，解除隐患或危险。

4.照顾者指导

家属应关心体贴患者，为其创造良好的修养环境，督促尽早检查和手术，发现再出血征象及时就诊。

5.就诊指标

患者出现意识障碍、肢体麻木、无力、头痛、头晕、视物模糊等症状及时就诊;定期门诊复查。

第三节 脑梗死

一、疾病概述

(一)概念和特点

脑梗死又称缺血性脑卒中,是由于脑组织局部供血动脉血流的突然减少或停止,造成该血管供血区的脑组织缺血、缺氧,导致脑组织坏死、软化,并伴有相应部位的临床症状和体征,如偏瘫、失语等神经功能缺失的症候。

脑梗死发病率、患病率和死亡率随年龄增加,45岁后均呈明显增加,65岁以上人群增加最明显,75岁以上者发病率是45~54岁组的5~8倍。男性发病率高于女性,男∶女为$(1.3∶1)$~$(1.7∶1)$。

(二)相关病理生理

动脉内膜损伤、破裂,随后胆固醇沉积于内膜下,形成粥样斑块,管壁变性增厚,使管腔狭窄,动脉变硬弯曲,最终动脉完全闭塞,导致供血区形成缺血性梗死。梗死区伴有脑水肿及毛细血管周围点状出血,后期病变组织萎缩,坏死组织被格子细胞清除,留下瘢痕组织及空腔,通常称为缺血性坏死。脑栓塞引起的梗死发生快,可产生红色充血性梗死或白色缺血性或混合性梗死。红色充血性梗死,常由较大栓子阻塞血管所引起,在梗死基础上导致梗死区血管破裂和脑内出血。大脑的神经细胞对缺血的耐受性最低,3~4分钟的缺血即引起梗死。

(三)病因与诱因

脑血管病是神经科最常见的疾病,病因复杂,受多种因素的影响。一般根据常规把脑血管病按病因分类分为血管壁病变、血液成分改变和血流动力学改变。

流行病学研究证实,高血脂和高血压是动脉粥样硬化的两个主要危险因素,吸烟、饮酒、糖尿病、肥胖、高密度脂蛋白胆固醇降低、三酰甘油增高、血清脂蛋白增高均为脑血管病的危险因素,尤其是缺血性脑血管病的危险因素。

(四)临床表现

临床表现因梗死的部位和梗死面积而有所不同,常见的临床表现如下。

1.病势

起病突然,常于安静休息或睡眠时发病。起病在数小时或1~2天内达到高峰。

2.症状

头痛、眩晕、耳鸣、半身不遂,可以是单个肢体或一侧肢体,也可以是上肢比下肢重或下肢比上肢重,并出现吞咽困难,说话不清,伴有恶心、呕吐等多种情况,严重者很快昏迷不醒。

3.腔隙性脑梗死

患者可以无症状或症状轻微,因其他病而行脑CT检查发现此病,有的已属于陈旧性病灶。这种情况以老年人多见,患者常伴有高血压病、动脉硬化、高脂血症、冠心病、糖尿病等慢性病。腔隙性脑梗死可以反复发作,有的患者最终发展为有症状的脑梗死,有的患者病情稳定,多年不变。故对老年人"无症状性脑卒中"应引起重视,在预防上持积极态度。

(五)治疗原则

1.急性期治疗

(1)溶栓治疗:发病后 6 小时之内,常用药物有尿激酶、链激酶、重组组织型纤溶酶原激活剂等。

(2)脱水剂:对较大面积的梗死应及时应用脱水治疗。

(3)抗血小板聚集药:低分子右旋糖酐,有心、肾疾病者慎用。此外,可口服小剂量阿司匹林,有出血倾向或溃疡病患者禁用。

(4)钙拮抗剂:可选用脑益嗪、盐酸氟桂嗪(西比灵)。

(5)血管扩张剂。

2.恢复期治疗

继续口服抗血小板聚集药、钙拮抗剂等,但主要应加强功能锻炼,进行康复治疗,经过 3~6 个月即可生活自理。

二、护理措施

(一)一般护理

(1)严密观察病情,监测生命体征。备齐各种急救药品、仪器。患者病情变化时,及时报告医师。

(2)保持呼吸道通畅,及时吸痰,防止窒息。

(3)多功能监护,氧气吸入。

(4)躁动的患者给予安全措施,必要时用约束带。

(5)保证呼吸机正常工作,观察血氧、血气结果,遵医嘱对症处理。

(6)保持各种管道通畅,并妥善固定,观察引流液的色、量、性状,做好记录。准确测量 24 小时出入量并记录。

(7)做好鼻饲喂养的护理。口腔护理 2 次/d。尿管护理 2 次/d。做好晨晚间护理,做到两短六洁。

(8)保持肢体功能位,按时翻身、叩背,预防压疮发生。

(9)脑血管造影术后,穿刺侧肢体制动,观察足背动脉、血压,有病情变化及时报告医师。

(10)护理记录客观、及时、准确、真实、完整。严格按计划实施护理措施。

(二)健康教育

1.疾病知识指导

脑梗死患者康复时间比较长,患者出院后要教会患者及家属必要的护理方法。教会患者药物的名称、用法、疗效及不良反应。介绍脑梗死的症状及体征。并与患者及其家属共同制定包括饮食、锻炼在内的康复计划,告知其危险因素。

2.就诊指标

出现肢体麻木、无力、头痛、头晕、视物模糊等症状及时就诊,定期门诊复查,积极治疗高血压、高血脂、糖尿病等疾病。

第四节　急性脊髓炎

一、概述

脊髓炎系指由于感染或毒素侵及脊髓所致的疾病,更因其在脊髓的病变常为横贯性者,故亦称横贯性脊髓炎。

二、病因

脊髓炎不是一个独立的疾病,可由许多不同的病因所引起,主要包括感染与毒素两类。

(一)感染

感染是引致脊髓炎的主要原因之一。可以是原发的,亦可以为继发的。原发性者最为多见,即指由病毒所致的急性脊髓炎。继发性者为起病于急性传染病,如麻疹、猩红热、白喉、流行性感冒、丹毒、水痘、肺炎、心内膜炎、淋病与百日咳等病的病程中,疫苗接种后或泌尿系统慢性感染性疾病时。

(二)毒素

无论外源毒素或内源毒素,当作用于脊髓时均可引致脊髓炎。较为常见可能引起脊髓炎的外源毒素有下列几种,即一氧化碳中毒、二氧化碳中毒、脊髓麻醉与蛛网膜下腔注射药物等。脊髓炎亦偶可发生妊娠或产后期。

三、病理

脊髓炎的病理改变,主要在脊髓本身。

(一)急性期

脊髓肿胀、充血、发软、灰质与白质界限不清。镜检则可见细胞浸润,小量出血,神经胶质增生,血管壁增厚,神经细胞和纤维变性改变。

(二)慢性期

脊髓萎缩、苍白、发硬,镜检则可见神经细胞和纤维消失,神经胶质纤维增生。

四、临床表现

病毒所致的急性脊髓炎多见于青壮年,散在发病。起病较急,一般多有轻度前驱症状,如低热、全身不适或上呼吸道感染的症状,脊髓症状急骤发生。可有下肢的麻木与麻刺感,背痛并放射至下肢或围绕躯体的束带状感觉等,一般持续 1~2 日(罕有持续数小时者),长者可至1 周,即显现脊髓横贯性损害症状。因脊髓横贯性损害可为完全性者,也可为不完全性者,同时因脊髓罹患部位的不同,故其症状与体征亦各异。胸节脊髓最易罹患,都因为胸髓最长与循环功能不全,所以依脊髓罹患节段,分别论述其症状与体征如下。

(一)胸髓

胸髓脊髓炎患者的最初症状为下肢肌力弱,可迅速进展而成完全性瘫痪。疾病早期,瘫痪为弛缓性者,此时肌张力低下,浅层反射与深层反射消失,病理反射不能引出,称为脊髓休克,为痉挛性截瘫。与此同时出现膀胱与直肠的麻痹,开始为尿与大便潴留,后为失禁。因病变的横贯性,故所有感觉束都受损,因此病变水平下的各种感觉都减退或消失。感觉障碍的程度,决定于病变的严重度。瘫痪的下肢可出现血管运动障碍,如水肿与少汗或无汗。阴茎异常勃起偶可见到。

由于感觉消失、营养障碍与污染,褥疮常发生于骶部、股骨粗隆、足跟等骨骼隆起处。

(二)颈髓

颈髓脊髓炎患者,弛缓性瘫痪见于上肢,而痉挛性瘫痪见于下肢。感觉障碍在相应的颈髓病变水平下,病变若在高颈髓(颈髓3、4)则为完全性痉挛性四肢瘫痪且并有膈肌瘫痪,可出现呼吸麻痹,并有高热,可导致死亡。

(三)腰骶髓

严重的腰骶髓脊髓炎呈现下肢的完全性弛缓性瘫痪,明显的膀胱与直肠功能障碍,下肢腱反射消失,其后肌肉萎缩。

五、实验室检查

血液中白细胞数增多,尤以中性多形核者为甚。脑脊髓液压力可正常,除个别急性期脊髓水肿严重者外,一般无椎管阻塞现象。脑脊髓液外观无色透明,白细胞数可增高,主要为淋巴细胞,蛋白质含量增高,糖与氯化物含量正常。

六、诊断与鉴别诊断

确定脊髓炎的部位与病理诊断并不困难,其特点包括起病急骤,有前驱症状,迅即发生的脊髓横贯性损害症状与体征以及脑脊髓液的异常等。但欲确定病因则有时不易,详细的病史非常重要,例如起病前不久曾疫苗接种,则其脊髓炎极可能与之有关。

本病需与急性硬脊膜外脓肿、急性多发性神经根神经炎、视神经脊髓炎和脊髓瘤相鉴别。

七、治疗

一切脊髓炎患者在急性期皆应绝对卧床休息。急性期可应用糖皮质激素,如氢化可的松100～200 mg或地塞米松5～10 mg静脉滴注,每天1次,连续10天,以后改为口服强的松,已有并发感染或为预防感染,可选用适当的抗生素,并应加用维生素 B_1、维生素 B_{12} 等。

有呼吸困难者应注意呼吸道通畅,勤翻身,定时拍背,务使痰液尽量排出,如痰不能咳出或有分泌物储积,可行气管切开。

必须采取一切措施预防褥疮的发生,患者睡衣与被褥必须保持清洁、干燥、柔软,且无任何皱折。骶部应置于裹有白布的橡皮圈上,体位应定时变换,受压部分的皮肤亦应涂擦滑石粉。若褥疮已发生,可局部应用氧化锌粉、代马妥或鞣酸软膏。

尿潴留时应使用留置导尿管,每3～4小时放尿1次,每天应以3％硼酸或1％呋喃西林或者1％高锰酸钾液,每次250 mL冲洗灌注,应停留0.5小时再放出,每天冲洗1～2次;一有功能恢复迹象时则应取去导尿管,训练患者自动排尿。

便秘时应在食物中增加蔬菜,给予轻泻药,必要时灌肠。

急性期时应注意避免屈曲性截瘫的发生以及注意足下垂的预防,急性期后应对瘫痪肢进行按摩、全关节的被动运动与温浴,可改善局部血循环与防止挛缩。急性期后仍为弛缓性瘫痪时,可应用平流电治疗。

八、护理

(一)评估要点

1.一般情况

了解患者起病的方式、缓急;有无接种疫苗、病毒感染史;有无受凉、过劳、外伤等明显的诱因和前驱症状。评估患者的生命体征有无改变,了解对疾病的认识。

2.专科情况

(1)评估患者是否存在呼吸费力、吞咽困难和构音障碍。

(2)评估患者感觉障碍的部位、类型、范围及性质。观察双下肢麻木、无力的范围、持续时间;了解运动障碍的性质、分布、程度及伴发症状。评估运动和感觉障碍的平面是否上升。

(3)评估排尿情况:观察排尿的方式、次数与量,了解膀胱是否膨隆。区分是尿潴留还是充溢性尿失禁。

(4)评估皮肤的情况:有无皮肤破损、发红等。

3.实验室及其他检查

(1)肌电图是否呈失神经改变;下肢体感诱发电位及运动诱发电位是否异常。

(2)脊髓 MRI 是否有典型的改变,即病变部位脊髓增粗。

(二)护理诊断

1.躯体移动障碍

与脊髓病变所致截瘫有关。

2.排尿异常

与自主神经功能障碍有关。

3.低效性呼吸形态

与高位脊髓病变所致呼吸肌麻痹有关。

4.感知改变

与脊髓病变、感觉传导通路受损有关。

5.潜在并发症

压疮、肺炎、泌尿系统感染。

(三)护理措施

1.心理护理

双下肢麻木、无力易引起患者情绪紧张,护理人员应给予安慰,向患者及家属讲解疼痛过程。教会患者分散注意力的方法,如听音乐、看书。多与患者进行沟通,树立战胜疾病的信心,提高疗效。

2.病情观察

(1)监测生命体征:如血压偏低、心率慢、呼吸慢、血氧饱和度低、肌张力低,立即报告医师,同时建立静脉通道,每 15 分钟监测生命体征 1 次,直至正常。

(2)观察双下肢麻木、无力的范围、持续时间。

(3)监测血常规、脑脊液中淋巴细胞及蛋白、肝功能、肾功能情况,并准确记录。

3.皮肤护理

每 1～2 小时翻身 1 次,并观察受压部位皮肤情况。保持皮肤清洁、干燥,床单柔软、平坦、舒适,受压部位皮肤用软枕、海绵垫悬空,防止压疮形成。保持肢体的功能位置,定时活动,防止关节挛缩和畸形,避免屈曲性痉挛的发生。

4.饮食护理

饮食上给予清淡、易消化、营养丰富的食物,新鲜的瓜果和蔬菜,如苹果、梨、香蕉、冬瓜、木耳等,避免辛辣刺激性强和油炸食物。

5.预防并发症

(1)预防压疮,做到"七勤"。如已发生压疮,应积极换药治疗。

(2)做好便秘、尿失禁、尿潴留的护理,防治尿路感染。

(3)注意保暖,避免受凉。经常拍背,帮助排痰,防止坠积性肺炎。

(四)应急措施

如患者出现呼吸费力、呼吸动度减小、呼吸浅慢、发绀、吞咽困难时,即刻给予清理呼吸道,吸氧,建立人工气道,应用简易呼吸器进行人工捏球辅助呼吸,有条件者给予呼吸机辅助呼吸;建立静脉液路,按医嘱给予抢救用药,必要时行气管插管或气管切开。

(五)健康教育

1.入院教育

(1)鼓励患者保持良好的心态,关心、体贴、尊重患者,树立战胜疾病的信心。

(2)告知本病的治疗、护理及预后等相关知识。

(3)病情稳定后及早开始瘫痪肢体的功能锻炼。

2.住院教育

(1)指导患者按医嘱正确服药,告知药物的不良反应与服药注意事项。

(2)给予高热量、高蛋白、高维生素饮食,多吃酸性及纤维素丰富的食物,少食胀气食物。

(3)告知患者及家属膀胱充盈的表现及尿路感染的表现,鼓励多饮水,2500～3000 mL/d,保持会阴部清洁。保持床单位及衣物整洁、干燥。

(4)指导患者早期进行肢体的被动与主动运动。

3.出院指导

(1)坚持肢体的功能锻炼和日常生活动作的训练,忌烟酒,做力所能及的家务和工作,促进功能恢复。

(2)患者出院后,继续遵医嘱服药。

(3)定期门诊复查,一旦发现肢体麻木、乏力、四肢瘫痪等情况,立即就医。

九、腰椎穿刺术的护理

腰椎穿刺术是将腰椎穿刺针通过腰椎间隙刺入蛛网膜下腔进行抽取脑脊液和注射药物的一种临床诊疗技术,是神经内科临床常用的检查方法之一。腰椎穿刺术对神经系统疾病的诊断和治疗有重要价值,简便易行,也比较安全。

(一)适应证及禁忌证

1.适应证

(1)脑血管病变。

(2)各种中枢神经系统的炎性病变。

(3)脑肿瘤。

(4)中枢神经系统白血病。

(5)脊髓病变。

2.禁忌证

(1)穿刺部位的皮肤、皮下软组织或脊柱有感染。

(2)颅内压明显增高或已出现脑疝迹象。

(3)高颈段脊髓肿物或脊髓外伤的急性期。

(4)有全身严重感染性疾病、病情危重、躁动不安者等。

(二)诊疗操作的护理配合

1.术前准备

(1)物品准备:腰椎穿刺包(内有腰椎穿刺针、5 mL及10 mL注射器、7号注射针头、洞巾、纱布、试管、测压管)、2%利多卡因注射液、消毒盘、手套、胶布。根据需要,可准备培养基。

(2)患者准备:向患者介绍腰椎穿刺术的目的及注意事项,家属签字同意穿刺;患者排空大小便;消除患者紧张心理。

(3)环境准备:安静、清洁、温暖,有屏风遮挡。

2.术中配合

(1)安排患者卧于硬板床或将其身下垫一硬板。

(2)协助医师保持患者腰穿体位,暴露穿刺部位。

(3)配合进行穿刺部位消毒、术者戴手套、铺巾及2%利多卡因行局部麻醉。

(4)当穿刺成功,应观察脑脊液是否缓缓流出。

(5)询问患者有无不适,观察患者面色、呼吸、脉搏、瞳孔等,发现异常立即通知医师,停止穿刺并做相应处理。若患者感到下肢电击样疼痛,应告之为针尖碰击马尾所致,无须处理。

(6)收集脑脊液3～5 mL于无菌试管中,送检。若需做细菌培养,试管及棉塞应在火焰下灭菌。

(7)术毕,当拔出穿刺针后,穿刺点用碘附消毒后覆盖纱布,胶布固定。整理用物。

3.术后护理

(1)嘱患者去枕平卧4～6小时,不要抬头,但可翻身,防止发生低颅压性头痛。

(2)出现头痛,可静脉滴注等渗盐水,将卧床时间延长至24小时。

(3)观察穿刺点有无脑脊液渗漏、出血或感染。若有异常,通知医师做相应处理。

(三)操作方法

1.体位

患者去枕弯腰抱膝侧卧位,背垂直于床面,腰部尽量后凸,使椎间隙拉宽。

2.穿刺点

一般取第3或第4腰椎间隙作为穿刺部位,相当于两髂后上棘连线与后正中线的交点。

3.操作

(1)穿刺部位消毒,术者戴手套、铺巾及2%利多卡因行局部麻醉。

(2)左手固定穿刺处皮肤,右手用无菌纱布包裹穿刺针(套上针心)从椎间隙缓慢进针,与脊柱成垂直方向,针尖略偏向头端,成人进针深度为4～6 cm,儿童为2～4 cm。当均匀进针过程中感到阻力突然消失,说明针尖已刺入蛛网膜下腔。将针芯缓慢抽出,防止脑疝形成。

（3）测定颅内压时，应接上测压管［正常脑脊液压力为 7.85～17.65 kPa（80～180 mm H$_2$O）或每分钟 40～50 滴］；若需做动力试验（压颈试验）了解蛛网膜下腔有无阻塞，即在测压后，压迫一侧颈静脉约 10 分钟。正常时，脑脊液压力立即上升，解除压迫后 10～20 秒又降至原来水平，称动力试验阴性，表示蛛网膜下腔通畅；若压迫颈静脉后，不能使脑脊液压力上升，则为动力试验阳性，表示蛛网膜下腔阻塞；若压迫颈静脉后，脑脊液压力缓慢上升，放松压力缓慢下降，也为动力试验阳性，表示蛛网膜下腔未完全阻塞。

（4）移去测压管，收集脑脊液 3～5 mL 分置 2～3 个试管，及时送检。

（5）术毕，先将针芯插入再拔出穿刺针，针孔做无菌处理，敷料覆盖。

第五节　面神经炎

面神经炎又称 Bell 麻痹，系面神经在茎乳孔以上面神经管内段的急性非化脓性炎症。

一、病因

病因不明，一般认为面部受冷风吹袭、病毒感染、自主神经功能紊乱造成面神经的营养微血管痉挛，引起局部组织缺血、缺氧所致。近年来也有认为可能是一种免疫反应。膝状神经节综合征则系带状疱疹病毒感染，使膝状神经节及面神经发生炎症所致。

二、临床表现

无年龄和性别差异，多为单侧，偶见双侧，多为格林-巴利综合征。发病与季节无关，通常急性起病，数小时至 3 天达到高峰。病前 1～3 天患侧乳突区可有疼痛。同侧额纹消失，眼裂增大，闭眼时，眼睑闭合不全，眼球向外上方转动并露出白色巩膜，称 Bell 现象。病侧鼻唇沟变浅，口角下垂。不能作噘嘴和吹口哨动作，鼓腮时病侧口角漏气，食物常滞留于齿颊之间。

若病变波及鼓索神经，尚可有同侧舌前 2/3 味觉减退或消失。镫骨肌支以上部位受累时，出现同侧听觉过敏。膝状神经节受累时除面瘫、味觉障碍和听觉过敏外，还有同侧唾液、泪腺分泌障碍，耳内及耳后疼痛，外耳道及耳郭部位带状疱疹，称膝状神经节综合征。一般预后良好，通常于起病 1～2 周后开始恢复，2～3 个月内痊愈。发病时伴有乳突疼痛、老年、患有糖尿病和动脉硬化者预后差。可遗有面肌痉挛或面肌抽搐。可根据肌电图检查及面神经传导功能测定判断面神经受损的程度和预后。

三、诊断与鉴别诊断

根据急性起病的周围性面瘫即可诊断。但需与以下疾病鉴别。

（1）格林-巴利综合征：可有周围面瘫，多为双侧性，并伴有对称性肢体瘫痪和脑脊液蛋白-细胞分离。

（2）中耳炎迷路炎乳突炎等并发的耳源性面神经麻痹，以及腮腺炎肿瘤下颌化脓性淋巴结炎等所致者多有原发病的特殊症状及病史。

（3）颅后窝肿瘤或脑膜炎引起的周围性面瘫：起病较慢，且有原发病及其他脑神经受损表现。

四、治疗

(一)急性期治疗

以改善局部血液循环,消除面神经的炎症和水肿为主。如系带状疱疹所致的 Hunt 综合征,可口服阿昔洛韦 5 mg/(kg·d),每天 3 次,连服 7～10 天。①类固醇皮质激素:泼尼松(20～30 mg)每天 1 次,口服,连续 7～10 天。②改善微循环,减轻水肿:706 代血浆(羟乙基淀粉)或低分子右旋糖酐 250～500mL,静脉滴注每天 1 次,连续 7～10 天,亦可加用脱水利尿药。③神经营养代谢药物的应用:维生素 B_1 50～100 mg,维生素 B_{12} 500 μg,胞磷胆碱 250 mg,辅酶 Q_{10} 5～10 mg等,肌内注射,每天 1 次。④理疗:茎乳孔附近超短波透热疗法,红外线照射。

(二)恢复期治疗

以促进神经功能恢复为主。①口服维生素 B_1、维生素 B_{12} 各 1～2 片,每天 3 次;地巴唑 10～20 mg,每天 3 次。亦可用加兰他敏 2.5～5 mg,肌内注射,每天 1 次。②中药,针灸,理疗。③采用戴眼罩、滴眼药水、涂眼药膏等方法保护暴露的角膜。④病后 2 年仍不恢复者,可考虑行神经移植治疗。

五、护理

(一)一般护理

(1)病后 2 周内应注意休息,减少外出。

(2)本病一般预后良好,约80%患者可在 3～6 周内痊愈,因此应向患者说明病情,使其积极配合治疗,解除心理压力,尤其年轻患者,应保持健康心态。

(3)给予易消化、高热能的半流饮食,保证机体足够营养代谢,增加身体抵抗力。

(二)观察要点

面神经炎是神经科常见病之一,在护理观察中主要注意以下两个方面的鉴别。

1.分清面瘫属中枢性还是周围性瘫痪

中枢性面瘫系由对侧皮质延髓束受损引起的,故只产生对侧下部面肌瘫痪,表现为鼻唇沟浅、口角下坠、露齿、鼓腮、吹口哨时出现肌肉瘫痪,而皱额、闭眼仍正常或稍差。哭笑等情感运动时,面肌仍能收缩。周围性面瘫所有表情肌均瘫痪,不论随意或情感活动,肌肉均无收缩。

2.正确判断患病一侧

面肌挛缩时病侧鼻唇沟加深,眼裂缩小,易误认健侧为病侧。如让患者露齿时可见挛缩侧面肌不收缩,而健侧面肌收缩正常。

(三)保护暴露的角膜及防止结膜炎

由于患者不能闭眼,因此必须注意眼的清洁卫生。①外出必须戴眼罩,避免尘沙进入眼内;②每天抗生素眼药水滴眼,入睡前用眼药膏,以防止角膜炎或暴露性角结膜炎;③擦拭眼泪的正确方法是向上,以防止加重外翻。④注意用眼卫生,养成良好习惯,不能用脏手、脏手帕擦泪。

(四)保持口腔清洁防止牙周炎

由于患侧面肌瘫痪,进食时食物残渣常停留于患侧颊齿间,故应注意口腔卫生。①经常漱口,必要时使用消毒漱口液;②正确使用刷牙方法,应采用"短横法或竖转动法"两种方法,以去除菌斑及食物残片;③牙齿的邻面与间隙容易堆积菌斑而发生牙周炎,可用牙线紧贴牙齿颈部,然后在邻面作上下移动,每个牙齿4～6次,直至刮净;④牙龈乳头萎缩和齿间空隙大的情况下可用牙签沿着牙龈的形态线平行插入,不宜垂直插入,以免影响美观和功能。

(五)家庭护理

1.注意面部保暖

夏天避免在窗下睡觉,冬天迎风乘车要戴口罩,在野外作业时注意面部及耳后的保护。耳后及病侧面部给予温热敷。

2.平时加强身体锻炼

增强抗风寒侵袭的能力,积极治疗其他炎性疾病。

3.瘫痪面肌锻炼

因面肌瘫痪后常松弛无力,患者自己可对着镜子用手掌贴于瘫痪的面肌上做环形按摩,每天3～4次,每次15分钟,以促进血液循环,并可减轻患者面肌受健侧的过度牵拉。当神经功能开始恢复时,鼓励患者练习病侧的各单个面肌的随意运动,以促进瘫痪肌的早日康复。

第六节　三叉神经痛

三叉神经痛是指三叉神经分布范围内反复发作短暂性剧烈疼痛,分为原发性及继发性两种。前者病因未明,可能是某些致病因素使三叉神经脱髓鞘而产生异位冲动或伪突触传递。近年来由于显微血管减压术的开展,多数认为主要原因是邻近血管压迫三叉神经根所致。继发性三叉神经痛常见原因有鼻咽癌颅底转移、中颅窝脑膜瘤、听神经瘤、半月节肿瘤、动脉瘤压迫、颅底骨折、脑膜炎、颅底蛛网膜炎、三叉神经节带状疱疹病毒感染等。

一、病因和发病机制

近年来由于显微血管减压术的开展,认为三叉神经痛是邻近血管压迫了三叉神经根所致。绝大部分为小脑上动脉从三叉神经根的上方或内上方压迫了神经根,少数为小脑前下动脉从三叉神经根的下方压迫了神经根。血管对神经的压迫,使神经纤维挤压在一起,逐渐使其发生脱髓鞘改变,从而引起相邻纤维之间的短路现象,而轻微的刺激即可形成一系列的冲动通过短路传入中枢,引起一阵阵剧烈的疼痛。

二、临床表现

多发生于40岁以上,女略多于男,多为单侧发病。突发闪电样、刀割样、钻顶样、烧灼样剧痛,严格限三叉神经感觉支配区内,伴有面部抽搐,又称"痛性抽搐",每次发作持续数秒钟至2分钟即骤然停止,间歇期无任何疼痛。在疲劳或紧张时发作较频。

三、治疗原则

三叉神经痛,无论原发性或继发性,在未明确病因或难以查出病因的情况下均可用药物治疗或封闭治疗,以缓解症状。一旦确诊病因,应针对病因治疗,除非因高龄、身患严重疾患等因素难以接受者或病因去除治疗后仍疼痛发作,可继续采用药物治疗或封闭疗法。若服药不良反应大者亦可先选择封闭疗法。

四、治疗

(一)药物治疗

三叉神经痛的药物治疗,主要用于患者发病初期或症状较轻者。经过一段时间的药物治疗,部分患者可达到完全治愈或症状得到缓解,表现在发作程度减轻、发作次数减少。

目前应用最广泛的、最有效的药物是抗癫痫药。在用药方面应根据患者的具体情况进行具体分析,各药可单独使用,亦可互相联合应用。在采用药物治疗过程中,应特别注意各种药物不良反应,联合应用,并进行必要的检测。

1.痛痉宁

痛痉宁亦称卡马西平、痛可宁等。该药对三叉神经脊束核及丘脑中央内侧核部位的突触传导有显著的抑制作用。用药达到有效治疗量后多数患者于 24 小时内发作性疼痛即消失或明显减轻。文献报道,卡马西平可使 70%以上的患者完全止痛,20%患者疼痛缓解,此药需长期服用才能维持疗效,多数停药后疼痛再现。不少患者服药后疗效有时会逐渐下降,需加大剂量。此药不能根治三叉神经痛,复发者再次服用仍有效。

用法与用量:口服开始时一次 0.1~0.2 g,每天 1~2 次,然后逐日增加 0.1 g。每天最大剂量不超过1.6 g,取得疗效后,可逐日逐次地减量,维持在最小有效量。如最大剂量应用 2 周后疼痛仍不消失或减轻时,则应停止服用,改用其他药物或治疗方法。

不良反应有眩晕、嗜睡、步态不稳、恶心,数天后消失,偶有白细胞减少、皮疹,可停药。

2.苯妥英钠

苯妥英钠为一种抗癫痫药,在未开始应用卡马西平之前,该药曾被认为是治疗三叉神经痛的首选药物。本药疗效不如卡马西平,止痛效果不完全,长期使用止痛效果减弱,因此,目前已列为第二位选用药物。

本品主要通过增高周围神经对电刺激的兴奋阈值及抑制脑干三叉神经脊髓束的突触间传导而起作用。其疗效仅次于卡马西平,文献报道有效率为 88%~96%,但需长期用药,停药后易复发。

用法与用量:成人开始时每次 0.1 g,每天 3 次口服。如用药后疼痛不见缓解,可加大剂量到每天0.2 g,每天 3 次,但最大剂量不超过 0.8 g/d。取得疗效后再逐渐递减剂量,以最小量维持。肌内注射或静脉注射:一次 0.125~0.25 g,每天总量不超过 0.5 g。临用时用等渗盐水溶解后方可使用。

不良反应为长期服用该药或剂量过大,可出现头痛、头晕、嗜睡、共济失调以及神经性震颤等。一般减量或停药后可自行恢复。本品对胃有刺激性,易引起厌食、恶心、呕吐及上腹痛等症状。饭后服用可减轻上述症状。长期服用可出现黏膜溃疡,多见于口腔及生殖器,并可引起牙龈增生,同时服用钙盐及抗过敏药可减轻。苯妥英钠并可引起白细胞减少、视力减退等症状。大剂量静脉注射,可引起心肌收缩力减弱、血管扩张、血压下降,严重时可引起心脏传导阻滞,心搏骤停。

3.氯硝安定

本品为抗癫痫药物,对三叉神经痛也有一定疗效。服药 4~12 天,血浆药浓度达到稳定水平,为30~60 μg/mL。口服氯硝基安定后,30~60 分钟作用逐渐显著,维持 6~8 小时,一般在最初 2 周内可达最大效应,其效果次于卡马西平和苯妥英钠。

用法与用量:氯硝安定药效强,开始 1 mg/d,分 3 次服,即可产生治疗效果。而后每 3 日调整药量 0.5~1 mg,直至达到满意的治疗效果,至维持剂量为 3~12 mg/d。最大剂量为 20 mg/d。

不良反应有嗜睡、行为障碍、共济失调、眩晕、言语不清、肌张力低下等,对肝肾功能也有一定的损害,有明显肝脏疾病的禁用。

4.山莨菪碱(654-2)

山莨菪碱为从我国特产茄科植物山莨菪中提取的一种生物碱,其作用与阿托品相似,可使平滑肌松弛,解除血管痉挛(尤其是微血管),同时具有镇痛作用。本药对治疗三叉神经痛有一定疗效,近期效果满意,据文献报道有效率为 76.1%~78.4%,止痛时间一般为 2~6 个月,个别达 5 年之久。

用法与用量。①口服:每次 5~10 mg,每天 3 次,或每次 20~30 mg,每天 1 次。②肌内注射:每次 10 mg,每天 2~3 次,待疼痛减轻或疼痛发作次数减少后改为每次 10 mg,每天 1 次。

不良反应有口干、面红、轻度扩瞳、排尿困难、视近物模糊及心率增快等反应。以上反应多在 1~3 小时内消失,长期用药不会蓄积中毒。有青光眼和心脏病患者忌用。

5.巴氯芬

巴氯芬化学名[β-(P-氯苯基)γ-氨基丁酸]是抑制性神经递质 γ 氨基丁酸的类似物,临床实验研究表明本品能缓解三叉神经痛。用法:巴氯芬开始每次 10 mg,每天 3 次,隔日每天增加 10 mg,直到治疗的第 2 周结束时,将用量递增至每天 60~80 mg。每天平均维持量:单用者为 50~60 mg,与卡马西平或苯妥英钠合用者为 30~40 mg。文献报道,治疗三叉神经痛的近期疗效,巴氯芬与卡马西平几乎相同,但远期疗效不如卡马西平。巴氯芬与卡马西平或苯妥英钠均具有协同作用,且比卡马西平更安全,这一特点使巴氯芬在治疗三叉神经痛方面颇受欢迎。

6.麻黄碱

本品可以兴奋脑啡肽系统,因而具有镇痛作用,其镇痛程度为吗啡的 1/12~1/7。用法:每次 30 mg,肌注,每天 2 次。甲亢、高血压、动脉硬化、心绞痛等患者禁用。

7.硫酸镁

本品在眶上孔或眶下孔注射可治疗三叉神经痛。

8.维生素 B_{12}

文献报道,用大剂量维生素 B_{12} 对治疗三叉神经痛确有较好疗效。方法:维生素 B_{12} 4000 μg 加维生素 B_1 200 mg 加 2% 普鲁卡因 4 mL 对准扳机点作深、浅上、下、左、右四点式注药,对放射的始端作深层肌下进药,放射的终点作浅层四点式进药,药量可根据疼痛轻重适量进入。但由于药物作用扳机点可能变位,治疗时可酌情根据变位更换进药部位。

9.哌咪清(匹莫齐特)

文献报道,用其他药物治疗无效的顽固性三叉神经痛患者本品有效,且其疗效明显优于卡马西平。开始剂量为每天 4 mg,逐渐增加至每天 12~14 mg,分 2 次服用。不良反应以锥体外系反应较常见,亦可有口干、无力、失眠等。

10.维生素 B_1

在神经组织蛋白合成过程中起辅酶作用,参与胆碱代谢,其止痛效果差,只能作为辅助药物。用法与用量:①肌内注射 1 mg/d,每天 1 次,10 天后改为 2～3 次/w,持续 3 周为一个疗程。②三叉神经分支注射:根据疼痛部位可作眶上神经、眶下神经、上颌神经和下颌神经注射。剂量 500～1000 μg/次,每周2～3 次。③穴位注射:每次 25～100 μg,每周 2～3 次。常用颊车、下关、四白及阿是穴等。

11.激素

原发性三叉神经痛和继发性三叉神经痛的病例,其病理改变在光镜和电镜下都表现为三叉神经后根有脱髓鞘改变。在临床治疗中发现,许多用卡马西平、苯妥英钠等治疗无效的患者,改用强的松、地塞米松等治疗有效。这种激素治疗的原理与治疗脱髓鞘疾病相同,利用激素的免疫抑制作用达到治疗三叉神经痛的目的。由于各学者报告的病例少,只是对一部分卡马西平、苯妥英钠治疗无效者应用有效,其长期效果和机理有待进一步观察。剂量与用量:①强的松(泼尼松、去氧可的松),每次 5 mg,每天 3 次。②地塞米松(氟美松),每次 0.75 mg,每天 3 次。

(二)神经封闭法

神经封闭法主要包括三叉神经半月节及其周围支酒精封闭术和半月节射频热凝法,其原理是通过酒精化学作用或热凝物理作用于三叉神经纤维,使其发生坏变,从而阻断神经传导达到止痛目的。

1.三叉神经酒精封闭法

封闭用酒精一般在浓度80%左右(因封闭前注入局麻,故常用98%浓度)。

(1)眶上神经封闭:适用于三叉神经第 1 支痛。方法:患者取坐或卧位;位于眶上缘中内1/3交界处触及切迹,皮肤消毒及局麻后,用短细针头自切迹刺入皮肤直达骨面,找到骨孔后刺入;待患者出现放射痛时,先注入 2%利多卡因 0.5～1mL,待眶上神经分布区针感消失,再缓慢注入酒精 0.5mL 左右。

(2)眶下神经封闭:在眶下孔封闭三叉神经上颌支的眶下神经。适用于三叉神经第 2 支痛(主要疼痛局限在鼻旁、下眼睑、上唇等部位)。方法:患者取坐或卧位;位于距眶下缘约1 cm,距鼻中线 3 cm,触及眶下孔,该孔走向与矢状面成 40°～45°角,长约 1 cm,故穿刺时针头由眶下孔作 40°～45°角向外上、后进针,深度不超过 1 cm;患者出现放射痛时,以下操作同眶上神经封闭。

(3)后上齿槽神经封闭:在上颌结节的后上齿槽孔处进行。适用于三叉神经第 2 支痛(痛区局限在上白齿及其外侧黏膜者)。方法:患者取坐或卧位,头转向健侧;穿刺点在颧弓下缘与齿槽嵴成角处,即相当于过眼眶外缘的垂线与颧骨下缘相交点;局部消毒后,先用左手指将附近皮肤向下前方拉紧,继之以4～5 cm长穿刺针自穿刺点稍向后上方刺入直达齿槽嵴的后侧骨面,然后紧贴骨面缓慢深入 2 cm 左右,即达后上齿槽孔处,先注入 2%利多卡因,后再注入酒精。

(4)颏神经封闭:在下颌骨的颏孔处进行,适用于三叉神经第 3 支痛(主要局限在颏部、下唇)。方法:在下颌骨上、下缘间之中点相当于咬肌前缘和颏正中线之间中点找到颏孔,然后自后上方并与皮肤成 45°角向前下进针刺入骨面,插入颏孔,以下操作同眶上神经封闭。

(5)上颌神经封闭:用于三叉神经第二支痛(痛区广泛及眶下神经封闭失效者)。上颌神经主干自圆孔穿出颅腔至翼腭窝。常用侧入法:穿刺点位于眼眶外缘至耳道间连线中点下方,穿刺针自该点垂直刺入深约 4 cm,触及翼突板,继之退针 2 cm 左右稍改向前方 15°角重新刺入,滑过翼板前缘,再深入 0.5 cm 即入翼胪窝内;患者有放射痛时,回抽无血后,先注入 2%利多卡因,待上颌部感觉麻后,注入酒精 1 mL。

(6)下颌神经封闭:用于三叉神经第 3 支痛(痛区广泛及眶下神经封闭失效者)。下颌神经主干自卵圆孔穿出。常用侧入法:穿刺点同上颌神经穿刺点,垂直进针达翼突板后,退针 2 cm 再改向上后方 15°角进针;患者出现放射痛后,注药同上颌神经封闭。

(7)半月神经节封闭:用于三叉神经 2、3 支痛或 1、2、3 支痛。常用前入法:穿刺点在口角上方及外侧约 3 cm 处,自该点进针,向后、上、内即正面看应对准向前直视的瞳孔,从侧面看朝颧弓中点,约进针 5 cm 处达颅底触及试探;当刺入卵圆孔时,患者即出现放射痛(下颌区),则再推进 0.5 cm,上颌部亦出现剧痛即确入半月节内。回抽无血、无脑脊液,先注入 2%利多卡因 0.5 mL 同侧面部麻木后,再缓慢注入酒精 0.5 mL。

以上酒精封闭法的治疗效果差异较大,短者数月,长者可达数年。复发者可重复封闭,但难以根治。

2.三叉神经半月节射频热凝法

该法首先由 Sweat(1974)提出。它通过穿刺半月节插入电极后用电刺激确定电极位置,从而有选择地用射频温控定量灶性破坏法,达到止痛目的。

(1)半月节穿刺:同半月节封闭术。

(2)电刺激:穿入成功后,插入电极通入 0.2～0.3 V,用 50～75 W/s 的方波电流,这时患者感觉有刺激区的蚁行感。

(3)射频温探破坏:电刺激准确定位后,打开射频发生器,产生射频电场,此时为进一步了解电极位置,可将温度控制在 42～44 ℃;这种电流可造成可逆性损伤并刺激产生疼痛,一旦电极位置无误,则可将温度增高,每次 5 ℃,增高至 60～80 ℃,每次 30～60 秒;在破坏第 1 支时,则稍缓慢加热并检查角膜反射。此方法有效率为 85%左右,但仍复发而不能根治。

3.三叉神经痛的 γ 刀放射疗法

1991 年,有学者利用 MRI 定位像输入 HP-9000 计算机,使用 Gamma plan 进行定位和定量计算,选择三叉神经感觉根进脑干区为靶点照射,达到缓解症状目的,其疗效尚不明确。

五、护理

(一)护理评估

1.健康史评估

(1)原发性三叉神经痛是一种病因尚不明确的疾病。但三叉神经痛可继发于脑桥、小脑脚占位病变压迫三叉神经以及多发硬化等。因此,应询问患者是否患有多发硬化,检查有无占位性病变,每次面部疼痛有无诱因。

(2)评估患者年龄。此病多发生于中老年人,40 岁以上起病者占 70%～80%。女略多于男,比例为 3∶1。

2.临床观察与评估

(1)评估疼痛的部位、性质、程度、时间。通常疼痛无预兆,大多数人单侧,开始和停止都很突然,间歇期可完全正常。发作表现为电击样、针刺样、刀割样或撕裂样的剧烈疼痛,每次数秒至2分钟。疼痛以面颊、上下颌及舌部最为明显;口角、鼻翼、颊部和舌部为敏感区。轻触即可诱发,称为扳机点;当碰及触发点如洗脸、刷牙时疼痛发作。或因咀嚼、呵欠和讲话等引起疼痛,以致患者不敢做这些动作。表现为面色憔悴、精神抑郁和情绪低落。

(2)严重者伴有面部肌肉的反复性抽搐、口角牵向患侧,称为痛性抽搐。并可伴有面部发红、皮温增高、结膜充血和流泪等。严重者可昼夜发作,夜不成眠或睡后痛醒。

(3)病程可呈周期性。每次发作期可为数日、数周或数月不等;缓解期亦可数日至数年不等。病程越长,发作越频繁越重。神经系统检查一般无阳性体征。

(4)心理评估。使用焦虑量表评估患者的焦虑程度。

(二)患者问题

1.疼痛

主要由于三叉神经受损引起面颊、上下颌及舌疼痛。

2.焦虑

与疼痛反复、频繁发作有关。

(三)护理目标

(1)患者自感疼痛减轻或缓解。

(2)患者述舒适感增加,焦虑症状减轻。

(四)护理措施

1.治疗护理

(1)药物治疗:原发性三叉神经痛首选卡马西平治疗。其不良反应为头晕、嗜睡、口干、恶心、皮疹、再生障碍性贫血、肝功能损害、智力和体力衰弱等。护理者必须注意观察,每1~2个月复查肝功和血常规。偶有皮疹、肝功能损害和白细胞减少,需停药;也可按医师建议单独或联合使用苯妥英钠、氯硝西泮、巴氯芬、野木瓜等治疗。

(2)封闭治疗:三叉神经封闭是注射药物于三叉神经分支或三叉神经半月节上,阻断其传导,导致面部感觉丧失,获得一段时间的止痛效果。注射药物有无水酒精、甘油等。封闭术的止痛效果往往不够满意,远期疗效较差,还有可能引起角膜溃疡、失明、颅神经损害、动脉损伤等并发症。且对三叉神经第1支疼痛不适用。但对全身状况差不能耐受手术的患者、鉴别诊断以及为手术创造条件的过渡性治疗仍有一定的价值。

(3)经皮选择性半月神经节射频电凝治疗:在X线监视下或经CT导向将射频电极针经皮插入半月神经节,通电加热至65~75℃维持1分钟,可选择性地破坏节后无髓鞘的传导痛温觉的 Aβ 和 C 细纤维,保留有髓鞘的传导触觉的 Aα 和粗纤维,疗效可达90%以上,但有面部感觉异常、角膜炎、咀嚼无力、复视和带状疱疹等并发症。长期随访复发率为21%~28%,但重复应用仍有效。本方法尤其适用于年老体弱不适合手术治疗的患者、手术治疗后复发者以及不愿意接受手术治疗的患者。

射频电凝治疗后并发症的观察护理:观察患者的恶心、呕吐反应,随时处理污物,遵医嘱补液补钾;询问患者有无局部皮肤感觉减退,观察其是否有同侧角膜反射迟钝、咀嚼无力、面部异样不适感觉。并注意给患者进餐软食,洗脸水温要适宜。如有术中穿刺方向偏内、偏深误伤视神经引起视力减退、复视等并发症,应积极遵医嘱给予治疗并防止患者活动摔伤、碰伤。

(4)外科治疗。①三叉神经周围支切除及抽除术:两者手术较简单,因神经再生而容易复发,故有效时间短,目前较少采用,仅限于第1支疼痛者姑息使用。②三叉神经感觉根切断术:经枕下入路三叉神经感觉根切断术,三叉神经痛均适用此种入路。手术操作较复杂,危险性大,术后反应较多,但常可发现病因,可很好保护运动根及保留部分面部和角膜触觉,复发率低,至今仍广泛使用。③三叉神经脊束切断术:此手术危险性太大,术后并发症严重,现很少采用。④微血管减压术:已知有85%~96%的三叉神经痛是三叉神经根存在血管压迫所致,用手术方法将压迫神经的血管从三叉神经根部移开,疼痛则会消失,这就是微血管减压术。因为微血管减压术是针对三叉神经痛的主要病因进行治疗,去除血管对神经的压迫后,约90%的患者疼痛可以完全消失,面部感觉完全保留,而达到彻底根治的目的;微血管减压术可以保留三叉神经功能,运用显微外科技术进行手术,减小了手术创伤,很少遗留永久性神经功能障碍;术中手术探查可以发现引起三叉神经痛的少见病因,如影像学未发现的小肿瘤、蛛网膜增厚及粘连等,因而成为原发性三叉神经痛的首选手术治疗方法。

三叉神经微血管减压术的手术适应证:正规药物治疗一段时间后,药物效果不明显或疗效明显减退的患者;药物过敏或严重不良反应不能耐受;疼痛严重,影响工作、生活和休息者。

微血管减压术治疗三叉神经痛的临床有效率为90%~98%,影响其疗效的因素很多,其中压迫血管的类型、神经受压的程度及减压方式的不同对其临床治疗和预后的判断有着重要的意义。微血管减压术治疗三叉神经痛也存在5%~10%的复发率,不同术者和手术方法的差异很大。研究表明,患者的性别与年龄、疼痛的支数、疼痛部位、病程、近期疗效及压迫血管的类型可能与复发存在一定的联系。导致三叉神经痛术后复发的主要原因:①病程大于8年;②静脉为压迫因素;③术后无即刻症状消失者。三叉神经痛复发最多见于术后2年内,2年后复发率明显降低。

2.心理支持

由于本病为突然发作的反复的阵发性剧痛,易出现精神抑郁和情绪低落等表现,护士应关心、理解、体谅患者,帮助其减轻心理压力,增强战胜疾病的信心。

3.健康教育

指导患者生活有规律,合理休息、娱乐;鼓励患者运用指导式想象、听音乐、阅读报刊等分散注意力,消除紧张情绪。

第七节　偏头痛

偏头痛是一类发作性且常为单侧的搏动性头痛。发病率各家报告不一:Solomon 描述约6%的男性、18%的女性患有偏头痛,男女之比为1∶3;Wilkinson 的数字为约10%的英国人口患有偏头痛;Saper 报告在美国约有2300万人患有偏头痛,其中男性占6%,女性占17%。偏头痛多开始于青春期或成年早期,约 25% 的患者于 10 岁以前发病,55% 的患者发生在 20 岁以前,90% 以上的患者发生于 40 岁以前。在美国,偏头痛造成的社会经济负担为 10 亿～17 亿美元。在我国也有大量患者因偏头痛而影响工作、学习和生活。多数患者有家庭史。

一、病因与发病机制

偏头痛的确切病因及发病机制仍处于讨论之中。很多因素可诱发、加重或缓解偏头痛的发作。通过物理或化学的方法,学者们也提出了一些学说。

(一)激发或加重因素

对于某些个体而言,很多外部或内部环境的变化可激发或加重偏头痛发作。

(1)激素变化:口服避孕药可增加偏头痛发作的频度;月经是偏头痛常见的触发或加重因素("周期性头痛");妊娠、性交可触发偏头痛发作("性交性头痛")。

(2)某些药物:某些易感个体服用心痛定、消心痛或硝酸甘油后可出现典型的偏头痛发作。

(3)天气变化:特别是天气转热、多云或天气潮湿。

(4)某些食物添加剂和饮料:最常见者是酒精性饮料,如某些红葡萄酒;奶制品、奶酪,特别是硬奶酪;咖啡;含亚硝酸盐的食物,如汤、热狗;某些水果,如柑橘类水果;巧克力("巧克力性头痛");某些蔬菜;酵母;人工甜食;发酵的腌制品如泡菜;味精。

(5)运动:头部的微小运动可诱发偏头痛或使之加重,有些人因惧怕乘车引起偏头痛而不敢乘车;踢足球的人以头顶球可诱发头痛("足球运动员偏头痛");爬楼梯上楼可出现偏头痛。

(6)睡眠过多或过少。

(7)一顿饭漏吃或延后。

(8)抽烟或置身于烟中。

(9)闪光、灯光过强。

(10)紧张、生气、情绪低落、哭泣("哭泣性头痛"):很多女性逛商场或到人多的场合可致偏头痛发作;国外有人骑马时;尽管拥挤不到 1 分钟,也可使偏头痛加重。

在激发因素中,剂量、联合作用及个体差异尚应考虑。如对于敏感个体,吃一片橘子可能不致引起头痛,而吃数枚橘子则可引起头痛。有些情况下,吃数枚橘子也不引起头痛发作,但如同时有月经的影响,这种联合作用就可引起偏头痛发作。有的个体在商场中待一会儿即出现发作,而有的个体仅于商场中久待才出现偏头痛发作。

偏头痛尚有很多改善因素。有人于偏头痛发作时静躺片刻,即可使头痛缓解。有人于光线较暗淡的房间闭目而使头痛缓解。有人于头痛发作时喜以双手压迫双颞侧,以期使头痛缓解;有人通过冷水洗头使头痛得以缓解。妇女绝经后及妊娠 3 个月后偏头痛趋于缓解。

(二)有关发病机制的几个学说

1.血管活性物质

在所有血管活性物质中,5-HT 学说是学者们提及最多的一个。人们发现偏头痛发作期血小板中 5-HT 浓度下降,而尿中 5-HT 代谢物 5-HT 羟吲哚乙酸增加。脑干中 5-HT 能神经元及去甲肾上腺素能神经元可调节颅内血管舒缩。很多 5-HT 受体拮抗剂治疗偏头痛有效。

2.三叉神经血管脑膜反应

通过刺激啮齿动物的三叉神经,可使其脑膜产生炎性反应,而治疗偏头痛药物麦角胺,双氢麦角胺、Sumatriptan(舒马普坦)等可阻止这种神经源性炎症。在偏头痛患者体内可检测到由三叉神经所释放的降钙素基因相关肽(CGRP),而降钙素基因相关肽为强烈的血管扩张剂。双氢麦角胺、Sumatriptan 既能缓解头痛,又能降低降钙素基因相关肽含量。因此,偏头痛的疼痛源自神经血管性炎症产生的无菌性脑膜炎。Wilkinson 认为三叉神经分布于涉痛区域,偏头痛可能就是一种神经源性炎症。Solomon 在复习儿童偏头痛的研究文献后指出,儿童眼肌瘫痪型偏头痛的复视源于海绵窦内颈内动脉的肿胀伴第Ⅲ对脑神经的损害。另一种解释是小脑上动脉和大脑后动脉肿胀造成的第Ⅲ对脑神经的损害,也可能为神经的炎症。

3.内源性疼痛控制系统障碍

中脑水管周围及第四脑室室底灰质含有大量与镇痛有关的内源性阿片肽类物质,如脑啡肽、β-内啡肽等。正常情况下,这些物质通过对疼痛传入的调节起镇痛作用。虽然报告的结果不一,但多数报告显示偏头痛患者脑脊液或血浆中 β-内啡肽或其类似物降低,提示偏头痛患者存在内源性疼痛控制系统障碍。这种障碍导致患者疼痛阈值降低,对疼痛感受性增强,易于发生疼痛。鲑钙紧张素治疗偏头痛的同时可引起患者血浆 β-内啡肽水平升高。

4.自主功能障碍

自主功能障碍很早即引起了学者们的重视。瞬时心率变异及心血管反射研究显示,偏头痛患者存在交感功能低下。24 小时动态心率变异研究提示,偏头痛患者存在交感、副交感功能平衡障碍。也有学者报道偏头痛患者存在瞳孔直径不均,提示这部分患者存在自主功能异常。有人认为在偏头痛患者中的猝死现象可能与自主功能障碍有关。

5.偏头痛的家族聚集性及基因研究

偏头痛患者具有肯定的家族聚集性倾向。遗传因素最明显,研究较多的是家族性偏瘫型偏头痛及基底型偏头痛。有先兆偏头痛比无先兆偏头痛具有更高的家族聚集性。有先兆偏头痛和偏瘫发作可在同一个体交替出现,并可同时出现于家族中,基于此,学者们认为家族性偏瘫型偏头痛和非复杂性偏头痛可能具有相同的病理生理和病因。Baloh 等报告了数个家族,其家族中多个成员出现偏头痛性质的头痛,并有眩晕发作或原发性眼震,有的晚年继发进行性周围性前庭功能丧失,有的家族成员发病年龄趋于一致,如均于 25 岁前出现症状发作。

有报告,偏瘫型偏头痛家族基因缺陷与 19 号染色体标志点有关,但也有发现提示有的偏瘫型偏头痛家族与 19 号染色体无关,提示家族性偏瘫型偏头痛存在基因的变异。与 19 号染色体有关的家族性偏瘫型偏头痛患者出现发作性意识障碍的频度较高,这提示各种与 19 号染色体有关的偏头痛发作的外部诱发阈值较低是由遗传决定的。Ophoff 报告 34 例与 19 号染色体有关的家族性偏瘫型偏头痛家族,在电压闸门性钙通道 α_1 亚单位基因代码功能区域存在 4 种不同的错义突变。

有一种伴有发作间期眼震的家族性发作性共济失调,其特征是共济失调。眩晕伴以发作间期眼震,为显性遗传性神经功能障碍。这类患者约有 50% 出现无先兆偏头痛,临床症状与家族性偏瘫型偏头痛有重叠,二者亦均与基底型偏头痛的典型状态有关,且均可有原发性眼震及进行性共济失调。Ophoff 报告了2 例伴有发作间期眼震的家族性共济失调家族,存在 19 号染色体电压依赖性钙通道基因的突变,这与在家族性偏瘫型偏头痛所探测到的一样。所不同的是其阅读框架被打断,并产生一种截断的 α_1 亚单位,这导致正常情况下可在小脑内大量表达的钙通道密度的减少,由此可能解释其发作性及进行性加重的共济失调。同样的错义突变如何导致家族性偏瘫型偏头痛中的偏瘫发作尚不明。

Baloh报告了3个伴有双侧前庭病变的家族性偏头痛家族。家族中多个成员经历偏头痛性头痛、眩晕发作(数分钟),晚年继发前庭功能丧失;晚期,当眩晕发作停止,由于双侧前庭功能丧失导致平衡障碍及走路摆动。

6.血管痉挛学说

颅外血管扩张可伴有典型的偏头痛性头痛发作。偏头痛患者是否存在颅内血管的痉挛尚有争议。以往认为偏头痛的视觉先兆是由血管痉挛引起的,现在有确切的证据表明,这种先兆是由皮层神经元活动由枕叶向额叶的扩布抑制(3 mm/min)造成的。血管痉挛更像是视网膜性偏头痛的始动原因,一些患者经历短暂的单眼失明,于发作期检查,可发现视网膜动脉的痉挛。另外,这些患者对抗血管痉挛剂有反应。与偏头痛相关的听力丧失和/或眩晕可基于内听动脉耳蜗和/或前庭分支的血管痉挛来解释。血管痉挛可导致内淋巴管或囊的缺血性损害,引起淋巴液循环损害,并最终发展成为水肿。经颅多普勒(TCD)脑血流速度测定发现,不论是在偏头痛发作期还是发作间期,均存在血流速度的加快,提示这部分患者颅内血管紧张度升高。

7.离子通道障碍

很多偏头痛综合征所共有的临床特征与遗传性离子通道障碍有关。偏头痛患者内耳存在局部细胞外钾的积聚。当钙进入神经元时钾退出。因为内耳的离子通道在维持富含钾的内淋巴和神经元兴奋功能方面是至关重要的,脑和内耳离子通道的缺陷可导致可逆性毛细胞除极及听觉和前庭症状。偏头痛中的头痛则是继发现象,这是细胞外钾浓度增加的结果。偏头痛综合征有很多诱发因素,包括紧张、月经,也可能是激素对有缺陷的钙通道影响的结果。

8.其他学说

有人发现偏头痛于发作期存在血小板自发聚集和黏度增加。另有人发现偏头痛患者存在TXA_2、PGI_2平衡障碍、P物质及神经激肽的改变。

二、临床表现

(一)偏头痛发作

Saper在描述偏头痛发作时将其分为五期来叙述。需要指出的是,这五期并非每次发作所必备的,有的患者可能只表现其中的数期,大多数患者的发作表现为两期或两期以上,有的仅表现其中的一期。另外,每期特征可以存在很大不同,同一个体的发作也可不同。

1.前驱期

60%的偏头痛患者在头痛开始前数小时至数天出现前驱症状。前驱症状并非先兆,不论是有先兆偏头痛还是无先兆偏头痛均可出现前驱症状。可表现为精神、心理改变,如精神抑郁、疲乏无力、懒散、昏昏欲睡,也可情绪激动、易激惹、焦虑、心烦或欣快感等。尚可表现为自主神经症状,如面色苍白、发冷、厌食或明显的饥饿感、口渴、尿少、尿频、排尿费力、打哈欠、颈项发硬、恶心、肠蠕动增加、腹痛、腹泻、心慌、气短、心率加快、对气味过度敏感等,不同患者前驱症状具有很大的差异,但每例患者每次发作的前驱症状具有相对稳定性。这些前驱症状可在前驱期出现,也可于头痛发作中,甚至持续到头痛发作后成为后续症状。

2.先兆

约有 20％的偏头痛患者出现先兆症状。先兆多为局灶性神经症状,偶为全面性神经功能障碍。典型的先兆应符合下列 4 条特征中的 3 条,即重复出现、逐渐发展、持续时间不多于 1 小时跟随出现头痛。大多数病例先兆持续 5～20 分钟,极少数情况下先兆可突然发作,也有的患者于头痛期间出现先兆性症状,尚有伴迁延性先兆的偏头痛,其先兆不仅始于头痛之前,尚可持续到头痛后数小时至 7 天。

先兆可为视觉性的、运动性的、感觉性的,也可表现为脑干或小脑性功能障碍。最常见的先兆为视觉性先兆,约占先兆的 90％。如闪电、暗点、单眼黑矇、双眼黑矇、视物变形、视野外空白等。闪光可为锯齿样或闪电样闪光、城垛样闪光。视网膜动脉型偏头痛患者眼底可见视网膜水肿,偶可见樱红色黄斑。仅次于视觉现象的常见先兆为麻痹。典型的是影响一侧手和面部,也可出现偏瘫。如果优势半球受累,可出现失语。数十分钟后出现对侧或同侧头痛,多在儿童期发病。这称为偏瘫型偏头痛。偏瘫型偏头痛患者的局灶性体征可持续 7 天以上,甚至在影像学上发现脑梗死。偏头痛伴迁延性先兆和偏头痛性偏瘫以前曾被划入"复杂性偏头痛"。偏头痛反复发作后出现眼球运动障碍称为眼肌瘫痪型偏头痛,多为动眼神经麻痹所致,其次为滑车神经和展神经麻痹所致。多有无先兆偏头痛病史,反复发作者麻痹可经久不愈。如果先兆涉及脑干或小脑,则这种状况被称为基底型偏头痛,又称基底动脉型偏头痛。可出现头昏、眩晕、耳鸣、听力障碍、共济失调、复视,视觉症状包括闪光、暗点、黑矇、视野缺损、视物变形。双侧损害可出现意识抑制,后者尤见于儿童。尚可出现感觉迟钝、偏侧感觉障碍等。

偏头痛先兆可不伴头痛出现,称为偏头痛等位症。多见于儿童偏头痛。有时见于中年以后。先兆可为头痛很轻或无头痛。也可与头痛发作交替出现,可表现为闪光、暗点、腹痛、腹泻、恶心、呕吐、复发性眩晕、偏瘫、偏身麻木及精神心理改变。如儿童良性发作性眩晕、前庭性美尼尔氏病、成人良性复发性眩晕。有跟踪研究显示,为数不少的以往诊断为美尼尔氏病的患者,其症状大多数与偏头痛有关。有报告描述了一组成人良性复发性眩晕患者,年龄在 7～55 岁,晨起发病症状表现为反复发作的头晕、恶心、呕吐及大汗,持续数分钟至 4 天不等。发作开始及末期表现为位置性眩晕,发作期间无听觉症状。发作间期几乎所有患者无症状。这些患者眩晕发作与偏头痛有着几个共同的特征,包括可因酒精、睡眠不足、情绪紧张造成及加重,女性多发,常见于经期。

3.头痛

头痛可出现于围绕头或颈部的任何部位,可位颞侧、额部、眶部。多为单侧痛,也可为双侧痛,甚至发展为全头痛,其中单侧痛者约占 2/3。头痛性质往往为搏动性痛,但也有的患者描述为钻痛。疼痛程度往往为中、重度痛,甚至难以忍受。往往是晨起后发病,逐渐发展,达高峰后逐渐缓解,也有的患者于下午或晚上起病。成人头痛大多历时 4 小时至 3 天,而儿童头痛多历时 2 小时至 2 天。尚有持续时间更长者,可持续数周。有人将发作持续 3 天以上的偏头痛称为偏头痛持续状态。

头痛期间不少患者伴随出现恶心、呕吐、视物不清、畏光、畏声等,喜独居。恶心为最常见伴随症状,达 1/2 以上,且常为中、重度恶心。恶心可先于头痛发作,也可于头痛发作中或发作后出现。近 1/2 的患者出现呕吐,有些患者的经验是呕吐后发作即明显缓解。其他自主功能障碍也可出现,如尿频、排尿障碍、鼻塞、心慌、高血压、低血压,甚至可出现心律失常。发作累及脑干或小脑者可出现眩晕、共济失调、复视、听力下降、耳鸣、意识障碍。

4.头痛终末期

此期为头痛开始减轻至最终停止这一阶段。

5.后续症状期

为数不少的患者于头痛缓解后出现一系列后续症状。表现怠倦、困顿、昏昏欲睡。有的感到精疲力竭、饥饿感或厌食、多尿、头皮压痛、肌肉酸痛。也可出现精神心理改变,如烦躁、易怒、心境高涨或情绪低落、少语、少动等。

(二)儿童偏头痛

儿童偏头痛是儿童期头痛的常见类型。儿童偏头痛与成人偏头痛在一些方面有所不同。性别方面,发生于青春期以前的偏头痛,男女患者比例大致相等,而成人期偏头痛,女性比例大大增加,约为男性的 3 倍。

儿童偏头痛的诱发及加重因素有很多与成人偏头痛一致,如劳累和情绪紧张可诱发或加重头痛,为数不少的儿童可因运动而诱发头痛,儿童偏头痛患者可有睡眠障碍,而上呼吸道感染及其他发热性疾病在儿童比成人更易使头痛加重。

在症状方面,儿童偏头痛与成人偏头痛亦有区别。儿童偏头痛持续时间常较成人短。偏瘫型偏头痛多在儿童期发病,成年期停止,偏瘫发作可从一侧到另一侧,这种类型的偏头痛常较难控制。反复的偏瘫发作可造成永久性神经功能缺损,并可出现病理征,也可造成认知障碍。基底动脉型偏头痛,在儿童也比成人常见,表现闪光、暗点、视物模糊、视野缺损,也可出现脑干、小脑及耳症状,如眩晕、耳鸣、耳聋、眼球震颤。在儿童出现意识恍惚者比成人多,尚可出现跌倒发作。有些偏头痛儿童尚可仅出现反复发作性眩晕,而无头痛发作。一个平时表现完全正常的儿童可突然恐惧、大叫、面色苍白、大汗、步态蹒跚、眩晕、旋转感,并出现眼球震颤,数分钟后可完全缓解,恢复如常,称之为儿童良性发作性眩晕,属于一种偏头痛等位症。这种眩晕发作典型地始于4岁以前,可每天数次发作,其后发作次数逐渐减少,多数于7~8岁以后不再发作。与成人不同,儿童偏头痛的前驱症状常为腹痛,有时可无偏头痛发作而代之以腹痛、恶心、呕吐、腹泻,称为腹型偏头痛等位症。在偏头痛的伴随症状中,儿童偏头痛出现呕吐较成人更加常见。

儿童偏头痛的预后较成人偏头痛好。6 年后约有 1/2 儿童不再经历偏头痛,约 1/3 的偏头痛得到改善。而始于青春期以后的成人偏头痛常持续几十年。

三、诊断与鉴别诊断

偏头痛的诊断应根据详细的病史做出,特别是头痛的性质及相关的症状非常重要。如头痛的部位、性质、持续时间、疼痛严重程度、伴随症状及体征、既往发作的病史、诱发或加重因素等。

对于偏头痛患者应进行细致的一般内科查体及神经科检查,以除外症状与偏头痛有重叠、类似或同时存在的情况。诊断偏头痛虽然没有特异性的实验室指标,但有时给予患者必要的实验室检查非常重要,如血、尿、脑脊液及影像学检查,以排除器质性病变。特别是中年或老年期出现的头痛,更应排除器质性病变。当出现严重的先兆或先兆时间延长时,有学者建议行颅脑 CT 或 MRI 检查。也有学者提议当偏头痛发作每月超过 2 次时,应警惕偏头痛的原因。

国际头痛协会(IHS)头痛分类委员会于 1962 年制定了一套头痛分类和诊断标准,这个旧的分类与诊断标准在世界范围内应用了 20 余年,我国尚有部分学术专著仍在沿用或参考这个分类。1988 年国际头痛协会头痛分类委员会制定了新的关于头痛、脑神经痛及面部痛的分类和诊断标准。临床及科研多采用这个标准。本标准将头痛分为 13 个主要类型,包括了总共 129 个头痛亚型。其中常见的头痛类型为偏头痛、紧张型头痛、丛集性头痛和慢性发作性偏头痛,而偏头痛又被分为 7 个亚型(表 6-1 至表6-4)。这 7 个亚型中,最主要的 2 个亚型是无先兆偏头痛和有先兆偏头痛,其中最常见的是无先兆偏头痛。

表 6-1　偏头痛分类

无先兆偏头痛
有先兆偏头痛
偏头痛伴典型先兆
偏头痛伴迁延性先兆
家族性偏瘫型偏头痛
基底动脉型偏头痛
偏头痛伴急性先兆发作
眼肌瘫痪型偏头痛
视网膜型偏头痛
可能为偏头痛前驱或与偏头痛相关联的儿童期综合征
儿童良性发作性眩晕
儿童交替性偏瘫
偏头痛并发症
偏头痛持续状态
偏头痛性偏瘫
不符合上述标准的偏头痛性障碍

表 6-2　国际头痛协会(1988)关于无先兆偏头痛的定义

无先兆偏头痛
诊断标准:
1.至少 5 次发作符合第 2～4 项标准
2.头痛持续 4～72 小时(未治疗或没有成功治疗)
3.头痛至少具备下列特征中的 2 条
(1)位于单侧
(2)搏动性质
(3)中度或重度(妨碍或不敢从事每天活动)
(4)因上楼梯或类似的日常体力活动而加重

4.头痛期间至少具备下列1条

  (1)恶心和/或呕吐

  (2)畏光和畏声

5.至少具备下列1条

  (1)病史、体格检查和神经科检查不提示器质性障碍

  (2)病史和/或体格检查和/或神经检查确实提示这种障碍(器质性障碍),但被适当的观察所排除

  (3)这种障碍存在,但偏头痛发作并非在与这种障碍有密切的时间关系上首次出现

表 6-3　国际头痛协会(1988)关于有先兆偏头痛的定义

有先兆偏头痛

先前用过的术语:经典型偏头痛,典型偏头痛;眼肌瘫痪型、偏身麻木型、偏瘫型、失语型偏头痛

诊断标准:

1.至少2次发作符合第2项标准

2.至少符合下列4条特征中的3条

  (1)1个或1个以上提示局灶大脑皮质或脑干功能障碍的完全可逆性先兆症状

  (2)至少1个先兆症状逐渐发展超过4分钟,或2个及2个以上的症状接着发生

  (3)先兆症状持续时间不超过60分钟,如果出现1个以上先兆症状,持续时间可相应增加

  (4)继先兆出现的头痛间隔期在60分钟之内(头痛尚可在先兆前或与先兆同时开始)

3.至少具备下列1条

  (1)病史:体格检查及神经科检查不提示器质性障碍

  (2)病史和/或体格检查和/或神经科检查确实提示这种障碍,但通过适当的观察被排除

  (3)这种障碍存在,但偏头痛发作并非在与这种障碍有密切的时间关系上首次出现

有典型先兆的偏头痛

诊断标准:

1.符合有先兆偏头痛诊断标准,包括第2项全部4条标准

2.有1条或1条以上下列类型的先兆症状

  (1)视觉障碍

  (2)单侧偏身感觉障碍和/或麻木

  (3)单侧力弱

  (4)失语或非典型言语困难

    国际头痛协会的诊断标准为偏头痛的诊断提供了一个可靠的、可量化的诊断标准,对于临床和科研的意义是显而易见的,有学者特别提到其对于临床试验及流行病学调查有重要意义。但临床上有时遇到患者并不能完全符合这个标准,对这种情况学者们建议随访及复查,以确定诊断。

    由于国际头痛协会的诊断标准掌握起来比较复杂,为了便于临床应用,国际上一些知名的学者一直在探讨一种简单化的诊断标准。其中 Solomon 介绍了一套简单标准,符合这个标准

的患者99%符合国际头痛协会关于无先兆偏头痛的诊断标准。

表 6-4　国际头痛协会(1988)关于儿童偏头痛的定义

1.至少5次发作符合第(1)(2)项标准

　(1)每次头痛发作持续2～48小时

　(2)头痛至少具备下列特征中的2条

　　①位于单侧

　　②搏动性质

　　③中度或重度

　　④可因常规的体育活动而加重

2.头痛期间内至少具备下列1条

　(1)恶心和/或呕吐

　(2)畏光和畏声

　　具备下列4条特征中的任何2条,即可诊断无先兆偏头痛:①疼痛位于单侧。②搏动性痛。③恶心。④畏光或畏声。

　　另有2条附加说明:①首次发作者不应诊断。②应无器质性疾病的证据。

　　在临床工作中尚能遇到患者有时表现为紧张型头痛,有时表现为偏头痛性质的头痛,为此有学者查阅了国际上一些临床研究文献后得到的答案是,紧张型头痛和偏头痛并非截然分开的,其临床上确实存在着重叠,故有学者提出二者可能是一个连续的统一体。有时遇到有先兆偏头痛患者可表现为无先兆偏头痛,同样,学者们认为二型之间既可能有不同的病理生理,又可能是一个连续的统一体。

　　偏头痛应与下列疼痛相鉴别。

　　1.紧张型头痛

　　紧张型头痛又称肌收缩型头痛。其临床特点如下:头痛部位较弥散,可位于前额、双颞、顶、枕及颈部。头痛性质常呈钝痛,头部压迫感、紧箍感,患者常述犹如戴着一个帽子。头痛常呈持续性,可时轻时重。多有头皮、颈部压痛点,按摩头颈部可使头痛缓解,多有额、颈部肌肉紧张。多少伴有恶心、呕吐。

　　2.丛集性头痛

　　丛集性头痛又称组胺性头痛,Horton综合征。表现为一系列密集的、短暂的、严重的单侧钻痛。与偏头痛不同,头痛部位多局限并固定于一侧眶部、球后和额颞部。发病时间常在夜间,并使患者痛醒。发病时间固定,起病突然而无先兆,开始可为一侧鼻部烧灼感或球后压迫感,继之出现特定部位的疼痛,常疼痛难忍,并出现面部潮红、结膜充血、流泪、流涕、鼻塞。为数不少的患者出现Horner征,可出现畏光,不伴恶心、呕吐。诱因可为发作群集期饮酒、兴奋或服用扩血管药。发病年龄常较偏头痛晚,平均25岁,男女之比约4:1。罕见家族史。治疗包括:非甾体类消炎止痛剂;激素治疗;睾丸素治疗;吸氧疗法(国外介绍为100%氧,8～10 L/min,共10～15分钟,仅供参考);麦角胺咖啡因或双氢麦角碱睡前应用,对夜间头痛特别有效;碳酸锂疗效尚有争议,多数介绍其有效,但中毒剂量有时与治疗剂量很接近,曾有老年患者(精神患者)服 1 片致昏迷者,故建议有条件者监测血锂水平,该剂不良反应有胃肠道症状、肾功能改变、内分泌改变、震颤、眼球震颤、抽搐等;其他药物尚有钙通道阻滞剂、sumatriptan 等。

3.痛性眼肌麻痹

又称 Tolosa-Hunt 综合征。是一种以头痛和眼肌麻痹为特征,涉及特发性眼眶和海绵窦的炎性疾病。病因可为颅内颈内动脉的非特异性炎症,也可能涉及海绵窦。常表现为球后及眶周的顽固性胀痛、刺痛,数天或数周后出现复视,并可有第Ⅲ、Ⅳ、Ⅵ脑神经受累表现,间隔数月数年后复发,需行血管造影以排除颈内动脉瘤。皮质类固醇治疗有效。

4.颅内占位所致头痛

占位早期,头痛可为间断性或晨起为重,但随着病情的发展,多成为持续性头痛、进行性加重,可出现颅内高压的症状与体征,如头痛、恶心、呕吐、视乳头水肿,并可出现局灶症状与体征,如精神改变。偏瘫、失语、偏身感觉障碍、抽搐、偏盲、共济失调、眼球震颤等,典型者鉴别不难。但需注意,也有表现为十几年的偏头痛,最后被确诊为巨大血管瘤者。

四、防治

(一)一般原则

偏头痛的治疗策略包括 2 个方面:对症治疗及预防性治疗。对症治疗的目的在于消除、抑制或减轻疼痛及伴随症状。预防性治疗用来减少头痛发作的频度及减轻头痛严重性。对偏头痛患者是单用对症治疗还是同时采取对症治疗及预防性治疗,要具体分析。一般说来,如果头痛发作频度较小,疼痛程度较轻,持续时间较短,可考虑单纯选用对症治疗。如果头痛发作频度较大,疼痛程度较重,持续时间较长,对工作、学习、生活影响较明显,则在给予对症治疗的同时,给予适当的预防性治疗。总之,既要考虑到疼痛对患者的影响,又要考虑到药物不良反应对患者的影响,有时还要参考患者个人的意见。Saper 的建议是每周发作 2 次以下者单独给予药物性对症治疗,而发作频繁者应给予预防性治疗。

不论是对症治疗还是预防性治疗均包括 2 个方面,即药物干预及非药物干预。

非药物干预方面,强调患者自助。嘱患者详细记录前驱症状、头痛发作与持续时间及伴随症状,找出头痛诱发及缓解的因素,并尽可能避免。如避免某些食物、保持规律的作息时间、规律饮食。不论是在工作日,还是周末抑或假期,坚持这些方案对于减轻头痛发作非常重要,接受这些建议对 30%患者有帮助。另有人倡导有规律的锻炼,如长跑等,可有效地减少头痛发作。认知和行为治疗,如生物反馈治疗等,已被证明有效,另有患者于头痛时进行痛点压迫,于凉爽、安静、暗淡的环境中独处,或以冰块冷敷均有一定效果。

(二)药物对症治疗

偏头痛对症治疗可选用非特异性药物治疗,包括简单的止痛药、非甾体消炎药及麻醉剂。对于轻、中度头痛,简单的镇痛药及非甾体消炎药常可缓解头痛的发作。常用的药物有脑清片、扑热息痛、阿斯匹林、萘普生、消炎痛、布洛芬、颅痛定等。麻醉药的应用是严格限制的,Saper 提议主要用于严重发作,其他治疗不能缓解,或对偏头痛特异性治疗有禁忌或不能忍受的情况下应用。偏头痛特异性 5-HT 受体拮抗剂主要用于中、重度偏头痛。偏头痛特异性 5-HT 受体拮抗剂结合简单的止痛剂,使大多数头痛可得到有效的治疗。

5-HT 受体拮抗剂治疗偏头痛的疗效是肯定的。麦角胺咖啡因既能抑制去甲肾上腺素的再摄取，又能拮抗其与 β-肾上腺素受体的结合。于先兆期或头痛开始后服用 1 片，常可使头痛发作终止或减轻。如效果不显，于数小时后加服 1 片，每天不超过 4 片，每周用量不超过 10 片。该药缺点是不良反应较多，并且有成瘾性，有时剂量会越来越大。常见不良反应为消化道症状、心血管症状，如恶心、呕吐、胸闷、气短等。孕妇，心肌缺血、高血压、肝肾疾病等患者忌用。

麦角碱衍生物酒石酸麦角胺、Sumatriptan 和酒石酸二氢麦角胺为偏头痛特异性药物，均为5-HT受体拮抗剂。这些药物作用于中枢神经系统和三叉神经中受体介导的神经通路，通过阻断神经源性炎症起到抗偏头痛作用。

酒石酸麦角胺主要用于中、重度偏头痛，特别是当简单的镇痛治疗效果不足或不能耐受时。其有多项作用：既是 $5-HT_{1A}$、$5-HT_{1B}$、$5-HT_{1D}$ 和 $5-HT_{1F}$ 受体拮抗剂，又是 α-肾上腺素受体拮抗剂，通过刺激动脉平滑肌细胞 5-HT 受体而产生血管收缩作用；它可收缩静脉容量性血管，抑制交感神经末端去甲肾上腺素再摄取。作为 $5-HT_1$ 受体拮抗剂，它可抑制三叉神经血管系统神经源性炎症，其抗偏头痛活性中最基础的机制可能在此，而非其血管收缩作用。其对中枢神经递质的作用对缓解偏头痛发作亦是重要的。给药途径有口服、舌下及直肠给药。生物利用度与给药途径关系密切。口服及舌下含化吸收不稳定，直肠给药起效快，吸收可靠。为了减少过多应用导致麦角胺依赖性或反跳性头痛，一般每周应用不超过 2 次，应避免大剂量连续用药。

Saper 总结酒石酸麦角胺在下列情况下慎用或禁用：年龄 55～60 岁（相对禁忌）；妊娠或哺乳；心动过缓（中至重度）；心室疾病（中至重度）；胶原病；心肌炎；冠心病，包括血管痉挛性心绞痛；高血压（中至重度）；肝、肾损害（中至重度）；感染或高热/败血症；消化性溃疡性疾病；周围血管病；严重瘙痒。另外，该药可加重偏头痛造成的恶心、呕吐。

sumatriptan 亦适用于中、重度偏头痛发作。作用于神经血管系统和中枢神经系统，通过抑制或减轻神经源性炎症而发挥作用。曾有人称 sumatriptan 为偏头痛治疗的里程碑。皮下用药 2 小时，约 80% 的急性偏头痛有效。尽管 24～48 小时内 40% 的患者重新出现头痛，这时给予第 2 剂仍可达到同样的有效率。口服制剂的疗效稍低于皮下给药，起效亦稍慢，通常在 4 小时内起效。皮下用药后 4 小时给予口吸制剂不能预防再出现头痛，但对皮下用药后 24 小时内出现的头痛有效。

sumatriptan 具有良好的耐受性，其不良反应通常较轻和短暂，持续时间常在 45 分钟以内。包括注射部位的疼痛、耳鸣、面红、烧灼感、热感、头昏、体重增加、颈痛及发音困难。少数患者于首剂时出现非心源性胸部压迫感，仅有很少患者于后续用药时再出现这些症状。罕见引起与其相关的心肌缺血。

Saper 总结应用 sumatriptan 注意事项及禁忌证为：年龄超过 55～60 岁（相对禁忌证）；妊娠或哺乳；缺血性心肌病（心绞痛、心肌梗死病史、记录到的无症状性缺血）；不稳定型心绞痛；高血压（未控制）；基底型或偏瘫型偏头痛；未识别的冠心病（绝经期妇女，男性＞40 岁，心脏病危险因素如高血压、高脂血症、肥胖、糖尿病、严重吸烟及强阳性家族史）；肝肾功能损害（重度）；同时应用单胺氧化酶抑制剂或单胺氧化酶抑制剂治疗终止后 2 周内；同时应用含麦角胺或麦角类制剂(24 小时内),首次剂量可能需要在医师监护下应用。

酒石酸二氢麦角胺的效果超过酒石酸麦角胺。大多数患者起效迅速,在中、重度发作特别有用,也可用于难治性偏头痛。与酒石酸麦角胺有共同的机制,但其动脉血管收缩作用较弱,有选择性收缩静脉血管的特性,可静脉注射、肌内注射及鼻腔吸入。静脉注射途径给药起效迅速。肌内注射生物利用度达 100%。鼻腔吸入的绝对生物利用度 40%。应用酒石酸二氢麦角胺后再出现头痛的频率较其他现有的抗偏头痛剂小,这可能与其半衰期长有关。

酒石酸二氢麦角胺较酒石酸麦角胺具有较好的耐受性,恶心和呕吐的发生率及程度非常低,静脉注射最高,肌内注射及鼻吸入给药低。极少成瘾和引起反跳性头痛。通常的不良反应包括胸痛、轻度肌痛、短暂的血压上升。不应给予有血管痉挛反应倾向的患者,包括已知的周围性动脉疾病、冠状动脉疾病(特别是不稳定性心绞痛或血管痉挛性心绞痛)或未控制的高血压。注意事项和禁忌证同酒石酸麦角胺。

(三)药物预防性治疗

偏头痛的预防性治疗应个体化,特别是剂量的个体化。可根据患者体重、一般身体情况、既往用药体验等选择初始剂量,逐渐加量,如无明显不良反应,可连续用药 2～3 天,无效时再接用其他药物。

1.抗组织胺药物

苯噻啶为一有效的偏头痛预防性药物。可每天 2 次,每次 0.5 mg 起,逐渐加量,一般可增加至每天3 次,每次 1.0 mg,最大量不超过 6 mg/d。不良反应为嗜睡、头昏、体重增加等。

2.钙通道拮抗剂

氟桂利嗪,每晚 1 次,每次 5～10 mg,不良反应有嗜睡、锥体外系反应、体重增加、抑郁等。

3.β-受体阻滞剂

普萘洛尔,开始剂量 3 次/d,10 mg/次,逐渐增加至 60 mg/d,也有介绍 120 mg/d,心率<60 次/min者停用。哮喘、严重房室传导阻滞者禁用。

4.抗抑郁剂

阿密替林每天 3 次,25 mg/次,逐渐加量。可有嗜睡等不良反应,加量后不良反应明显。氟西汀(我国商品名百优解)20 mg/片,每晨 1 片,饭后服,初始剂量及有效剂量相同,服用方便,不良反应有睡眠障碍、胃肠道症状等,常较轻。

5.其他

非甾体消炎药,如萘普生;抗惊厥药,如卡马西平、丙戊酸钠等;舒必利、泰必利。

(四)关于特殊类型偏头痛

与偏头痛相关的先兆是否需要治疗及如何治疗,目前尚无定论。通常先兆为自限性的、短暂的,大多数患者于治疗尚未发挥作用时可自行缓解。如果患者经历复发性、严重的、明显的先兆,考虑舌下含化尼非地平,但头痛有可能加重,且疗效亦不肯定。给予 sumatriptan 及酒石酸麦角胺的疗效亦尚处观察之中。

(五)关于难治性、严重偏头痛性头痛

这类头痛主要涉及偏头痛持续状态,头痛常不能为一般的门诊治疗所缓解。患者除持续的进展性头痛外尚有一系列生理及情感症状,如恶心、呕吐、腹泻、脱水、抑郁、绝望,甚至自杀倾向。用药过度及反跳性依赖、戒断症状常促发这些障碍。这类患者常需收入急症室观察或住院,以纠正患者存在的生理障碍,如脱水等;排除伴随偏头痛出现的严重的神经内科或内科疾病;治疗纠正药物依赖;预防患者于家中自杀等。应注意患者的生命体征,可做心电图检查。药物可选用酒石酸二氢麦角胺、sumatriptan、阿片类及止吐药,必要时亦可谨慎给予氯丙嗪等。可选用非肠道途径给药,如静脉或肌内注射给药。一旦发作控制,可逐渐加入预防性药物治疗。

(六)关于妊娠妇女的治疗

Schulman 建议给予地美罗注射剂或片剂,并应限制剂量。还可应用泼尼松,其不易穿过胎盘,在妊娠早期不损害胎儿,但不宜应用太频。如欲怀孕,最好尽最大可能不用预防性药物并避免应用麦角类制剂。

(七)关于儿童偏头痛

儿童偏头痛用药的选择与成人有很多重叠,如止痛药物、钙离子通道拮抗剂、抗组织胺药物等,但也有人质疑酒石酸麦角胺药物的疗效。如能确诊,重要的是对儿童及其家长进行安慰,使其对本病有一个全面的认识,以缓解由此带来的焦虑,对治疗当属有益。

五、护理

(一)护理评估

1.健康史

(1)了解头痛的部位、性质和程度:询问是全头疼还是局部头疼,是搏动性头疼还是胀痛、钻痛,是轻微痛、剧烈痛还是无法忍受的疼痛。偏头疼常描述为双侧颞部的搏动性疼痛。

(2)头疼的规律:询问头疼发病的急缓,是持续性还是发作性,起始与持续时间,发作频率,激发或缓解的因素,与季节、气候、体位、饮食、情绪、睡眠、疲劳等的关系。

(3)有无先兆及伴发症状:如头晕、恶心、呕吐、面色苍白、潮红、视物不清、闪光、畏光、复视、耳鸣、失语、偏瘫、嗜睡、发热、晕厥等。典型偏头疼发作常有视觉先兆和伴有恶心、呕吐、畏光。

(4)既往史与心理社会状况:询问患者的情绪、睡眠、职业情况以及服药史,了解头疼对日常生活、工作和社交的影响,及患者是否因长期反复头疼而出现恐惧、忧郁或焦虑心理。大部分偏头疼患者有家族史。

2.身体状况

检查意识是否清楚,瞳孔是否等大等圆、对光反射是否灵敏;体温、脉搏、呼吸、血压是否正常;面部表情是否痛苦,精神状态怎样;眼睑是否下垂、有无脑膜刺激征。

3.主要护理问题及相关因素

(1)偏头疼:与发作性神经血管功能障碍有关。

(2)焦虑:与偏头疼长期、反复发作有关。

(3)睡眠形态紊乱:与头疼长期反复发作和/或焦虑等情绪改变有关。

(二)护理措施

1.避免诱因

告知患者可能诱发或加重头疼的因素,如情绪紧张、进食某些食物、饮酒、月经来潮、用力性动作等；保持环境安静、舒适、光线柔和。

2.指导减轻头疼的方法

如指导患者缓慢深呼吸，听音乐，练气功，生物反馈治疗，引导式想象，冷、热敷以及理疗、按摩、指压止痛法等。

3.用药护理

告知止痛药物的作用与不良反应，让患者了解药物依赖性或成瘾性的特点，如大量使用止痛剂、滥用麦角胺咖啡因可致药物依赖。指导患者遵医嘱正确服药。

第八节 帕金森病

帕金森病(PD)由 James Parkinson 于 1817 年首先描述，旧称震颤麻痹，是发生于中年以上的中枢神经系统慢性进行性变性疾病，病因至今不明。多缓慢起病，逐渐加重。其病变主要在黑质和纹状体。其他疾病累及锥体外系统也可引起同样的临床表现者，称为震颤麻痹综合征或帕金森综合征。65 岁以上人群患病率为 1000/10 万，随年龄增高，男性稍多于女性。

一、临床表现

(一)震颤

肢体和头面部不自主抖动，这种抖动在精神紧张时和安静时尤为明显，病情严重时抖动呈持续性，只有在睡眠后消失。

(二)肌肉僵直，肌张力增高

表现手指伸直、掌指关节屈曲、拇指内收、腕关节伸直、头前倾、躯干俯屈、髋关节和膝关节屈曲等特殊姿势。

(三)运动障碍

运动减少，动作缓慢，写字越写越小，精细动作不能完成；开步困难，慌张步态，走路前冲，呈碎步；面部缺乏表情。

(四)其他症状

多汗、便秘，油脂脸，直立性低血压，精神抑郁症状等，部分患者伴有智力减退。

二、体格检查

(一)震颤

检查可发现静止性、姿势性震颤，手部可有搓丸样动作。

(二)肌强直

患肢肌张力增高，可因均匀的阻力而出现"铅管样强直"，如伴有震颤则似齿轮样转动，称为"齿轮样强直"。四肢躯干颈部和面部肌肉受累出现僵直，患者出现特殊姿态。

(三)运动障碍

平衡反射、姿势反射和翻正反射等障碍以及肌强直导致的一系列运动障碍，写字过小症以及慌张步态等。

(四)自主神经系统体征

仅限于震颤一侧的大量出汗和皮脂腺分泌增加等体征,食管、胃及小肠的功能障碍导致吞咽困难和食管反流,以及顽固性便秘等。

三、辅助检查

(一)MRI

唯一的改变为在 T_2 相上呈低信号的红核和黑质网状带间的间隔变窄。

(二)正电子发射计算机断层扫描(PET)

可检出纹状体摄取功能下降,其中又以壳核明显,尾状核相对较轻,即使症状仅见于单侧的患者也可查出双侧纹状体摄功能降低。尚无明确症状的患者,PET 若检出纹状体的摄取功能轻度下降或处于正常下界,以后均发病。

四、诊断

(一)诊断思维

(1)帕金森病实验室检查及影像学检查多无特殊异常,临床诊断主要依赖发病年龄、典型临床症状及治疗性诊断(即应用左旋多巴有效)。

(2)帕金森病诊断明确后,还须进行 UPDRS 评分及分级,来评判帕金森病的严重程度并指导下步治疗。

(二)鉴别诊断

1.脑炎后帕金森综合征

通常所说的昏睡性脑炎所致帕金森综合征,现已未见报道,因此该脑炎所致脑炎后帕金森综合征也随之消失。报道病毒性脑炎患者可有帕金森样症状,但本病有明显感染症状,可伴有颅神经麻痹、肢体瘫痪、抽搐、昏迷等神经系统损害的症状,脑脊液可有细胞数轻中度增高、蛋白增高、糖减低等。病情缓解后其帕金森样症状随之缓解,可与帕金森病鉴别。

2.肝豆状核变性

隐性遗传性疾病、约 1/3 有家族史,青少年发病,可有肢体肌张力增高、震颤、面具样脸、扭转痉挛等锥体外系症状。具有肝脏损害、角膜 K-F 环及血清铜蓝蛋白降低等特征性表现,可与帕金森病鉴别。

3.特发性震颤

特发性震颤属显性遗传病,表现为头、下颌、肢体不自主震颤,震颤频率可高可低,高频者甚似甲状腺功能亢进,低频者甚似帕金森震颤。本病无运动减少、肌张力增高及姿势反射障碍,并于饮酒后消失,普萘洛尔治疗有效,可与原发性帕金森病鉴别。

4.进行性核上性麻痹

本病也多发于中老年,临床症状可有肌强直、震颤等锥体外系症状。但本病有突出的眼球凝视障碍、肌强直以躯干为重、肢体肌肉受累轻而较好地保持了肢体的灵活性、颈部伸肌张力增大致颈项过伸与帕金森病颈项屈曲显然不同,均可与帕金森病鉴别。

5.Shy-Drager 综合征

临床常有锥体外系症状,但因有突出的自主神经症状,如晕厥、直立性低血压、性功能及膀胱功能障碍、左旋多巴制剂治疗无效等,可与帕金森病鉴别。

6.药物性帕金森综合征

过量服用利血平、氯丙嗪、氟哌啶醇及其他抗抑郁药物均可引起锥体外系症状,因有明显的服药史,并于停药后减轻可资鉴别。

7.良性震颤

良性震颤指没有脑器质性病变的生理性震颤(肉眼不易觉察)和功能性震颤。功能性震颤包括:①生理性震颤加强(肉眼可见)。多呈姿势性震颤,与肾上腺素能的调节反应增强有关;也见于某些内分泌疾病,如嗜铬细胞瘤、低血糖、甲状腺功能亢进。②可卡因和酒精中毒以及一些药物的不良反应;癔症性震颤,多有心因性诱因,分散注意力可缓解震颤。③其他。情绪紧张时和做精细动作时出现的震颤。良性震颤临床上无肌强直、运动减少和姿势异常等帕金森病的特征性表现。

五、治疗

(一)一般治疗

因本病的临床表现为震颤、强直、运动障碍、便秘和生活不能自理,故家属及医务人员应鼓励 PD 早期患者多做主动运动,尽量继续工作,培养业余爱好,多吃蔬菜水果或蜂蜜,防止摔跤,避免刺激性食物和烟酒。对晚期卧床患者,应勤翻身,多在床上做被动运动,以防发生关节固定、褥疮及坠积性肺炎。

(二)药物治疗

PD 宜首选内科治疗,多数患者可通过内科药物治疗缓解症状。

各种药物治疗虽能使患者的症状在一定时期内获得一定程度的好转,但皆不能阻止本病的自然发展。药物治疗必须长期坚持,而长期服药则药效减退和不良反应难以避免。虽然有相当一部分患者通过药物治疗可获得症状改善,但即使目前认为效果较好的左旋多巴或复方多巴(美多芭及信尼麦),也有 15% 左右患者根本无效。用于治疗本病的药物种类繁多,现今最常用者仍为抗胆碱能药和多巴胺替代疗法。

1.抗胆碱能药物

该类药物最早用于 Parkinson 病的治疗,常用者:苯海索 2 mg,每天 3 次口服,可酌情增加;东莨菪碱 0.2 mg,每天 3~4 次口服;苯甲托品 2~4 mg,每天 1~3 次口服等。因苯甲托品对周围副交感神经的阻滞作用,不良反应多,应用越来越少。

2.多巴胺替代疗法

此类药物主要补充多巴胺的不足,使乙酰胆碱-多巴胺系统重获平衡而改善症状。最早使用的是左旋多巴,但其可刺激外周多巴胺受体,引起多方面的外周不良反应,如恶心、呕吐、厌食等消化道症状和血压降低、心律失常等心血管症状。目前不主张单用左旋多巴治疗,而用它与苄丝肼或甲基多巴肼的复合制剂。常用的药物有美多芭、息宁或帕金宁。

(1)美多芭:是左旋多巴和苄丝肼 4∶1 配方的混合剂。对病变早期的患者,开始剂量可用62.5 mg,日服 3 次。如患者开始治疗时症状显著,则开始剂量可为 125 mg,每天 3 次;如效果不满意,可在第 2 周每天增加 125 mg,第 3 周每天再增加 125 mg。如果患者的情况仍不满意,则应每隔 1 周每天再增加 125 mg。如果美多芭的日剂量>1000 mg,需再增加剂量只能每月增加1 次。该药明显减少了左旋多巴的外周不良反应,但不能改善其中枢不良反应。

(2)息宁:是左旋多巴和甲基多巴肼 10∶1 的复合物,开始剂量可用 125 mg,日服 2 次,以后根据病情逐渐加量。其加药的原则和上述美多芭的加药原则是一致的。帕金宁是左旋多巴和甲基多巴肼 10∶1 的复合物的控释片,它可使左旋多巴血浓度更稳定并达 4～6 小时,有利于减少左旋多巴的剂末现象、开始现象和剂量高峰多动现象。但是,控释片也有一些缺陷,如起效慢,并且由于在体内释放缓慢,有可能在体内产生蓄积作用,反而有时出现异动症的现象,改用美多芭后消失。

3.多巴胺受体激动剂

多巴胺受体激动剂能直接激动多巴胺能神经细胞突触受体,刺激多巴胺释放。

(1)溴隐亭:最常用,对震颤疗效好,对运动减少和强直均不及左旋多巴,常用剂量维持量为每天 15～40 mg。

(2)协良行:患者使用时应逐步增加剂量,以达到不出现或少出现不良反应的目的。一般来讲,增加到每天 0.3 mg 是比较理想的剂量,但对于个别早期的患者,可能并不需要增加到这个剂量,那么可以在你认为合适的剂量长期服用而不再增加。如果效果不理想,还可以根据病情的需要及对药物的耐受情况,每隔 5 天增加 0.025 mg 或 0.05 mg。

(3)泰舒达:使用剂量是每天 100～200 mg。可以从小剂量每天 50 mg 开始,可逐渐增加剂量。在帕金森病的早期,可以单独使用泰舒达治疗帕金森病,剂量最大可增加至每天 150 mg。如果和左旋多巴合并使用,剂量可以维持在每天 50～150 mg。一般每使用 250 mg 左旋多巴,可考虑合并使用泰舒达 50 mg 左右。

六、护理

(一)护理评估

1.健康史评估

(1)询问患者职业:农民的发病率较高,主要是他们与杀虫剂、除草剂接触有关。

(2)评估患者家族中有无患此病的人:PD 与家族遗传有关,患者的家族发病率为 7.5%～94.5%。

(3)评估患者居住、生活、工作的环境:农业环境中神经毒物(杀虫剂、除草剂),工业环境中暴露重金属等是 PD 的重要危险因素。

2.临床观察评估

帕金森病常为 50 岁以上的中老年人发病,发病年龄平均为 55 岁,男性稍多,起病缓慢,进行性发展,首发症状多为动作不灵活与震颤,随着病程的发展,可逐渐出现下列症状和体征。

(1)震颤:常为首发症状,多由一侧上肢远端(手指)开始,逐渐扩展到同侧下肢及对侧肢体,下颌、口唇、舌及头部通常最后受累,典型表现是静止性震颤,拇指与屈曲的示指间呈"搓丸样"动作,安静或休息时出现或明显,随意运动时减轻或停止,紧张时加剧,入睡后消失。

(2)肌强直:肌强直表现为屈肌和伸肌同时受累,被动运动关节时始终保持增高的阻力,类似弯曲软铅管的感觉,故称"铅管样强直";部分患者因伴有震颤,检查时可感到在均匀掌的阻力中出现断续停顿,如同转动齿轮感,称为"齿轮样强直",是由肌强直与静止性震颤叠加所致。

(3)运动迟缓:表现为随意动作减少,包括行动困难和运动迟缓,并因肌张力增高、姿势反射障碍而表现一系列特征性运动症状,如起床、翻身、步行、方向变换等运动迟缓;面部表情肌活动减少,常常双眼凝视,瞬目运动减少,呈现"面具"脸;手指做精细动作如扣钮、系鞋带等困难;书写时字越写越小,呈现"写字过小征"。

(4)姿势步态异常:站立时呈屈曲体姿,步态障碍甚为突出,患者自坐位、卧位起立困难,迈步后即以极小的步伐向前冲去,越走越快,不能及时停步或转弯,称慌张步态。

(5)其他症状:反复轻敲眉弓上缘可诱发眨眼不止。口、咽、腭肌运动障碍,讲话缓慢,语音低沉、单调,流涎,严重时可有吞咽困难。还有顽固性便秘、直立性低血压等;睡眠障碍;部分患者疾病晚期可出现认知功能减退、抑郁和视幻觉等,但常不严重。

3.诊断性检查评估

(1)头颅 CT:CT 可显示脑部不同程度的脑萎缩表现。

(2)生化检测:采用高效液相色谱(HPLC)可检测到脑脊液和尿中 HVA 含量降低。

(3)基因检测:DNA 印迹技术、PCR、DNA 序列分析等在少数家族性 PD 患者可能会发现基因突变。

(4)功能显像检测:采用 PET 或 SPECT 与特定的放射性核素检测,可发现 PD 患者脑内 DAT 功能显著降低,且疾病早期即可发现,D_2 型 DA 受体(D_2R)活性在疾病早期超敏、后期低敏,以及 DA 递质合成减少,对 PD 的早期诊断、鉴别诊断及病情进展监测均有一定的价值。

(二)护理问题

1.运动障碍

帕金森病患者由于其基底核或黑质发生病变,以致负责运动的锥体外束发生功能障碍,患者运动的随意肌失去了协调与控制,产生运动障碍并随之带来一定的意外伤害。

(1)跌倒:震颤、关节僵硬、动作迟缓、协调功能障碍常是患者摔倒的原因。

(2)误吸:舌头、唇、颈部肌肉和眼睑亦有明显的震颤及吞咽困难。

2.营养摄取不足

患者常因手、头不自主地震颤,进食时动作太慢,常常无法独立吃完一顿饭,以致未能摄取日常所需热量,因此,约有 70% 的患者有体重减轻的现象。

3.便秘

由于药物的不良反应、缺乏运动、胃肠道中缺乏唾液(因吞咽能力丧失,唾液由口角流出)、液体摄入不足及肛门括约肌无力,所以大多数患者有便秘。

4.尿潴留

吞咽功能障碍以致水分摄取不足,贮存在膀胱的尿液不足 200～300 mL 则不会有排尿的冲动感;排尿括约肌无力引起尿潴留。

5.精神障碍

疾病使患者协调功能不良、顺口角流唾液,而且又无法进行日常生活的活动,因此患者会有心情抑郁、产生敌意、罪恶感或无助感等情绪反应。由于外观的改变,有些患者还会发生因自我形象的改变而造成与社会隔离的问题。

(三)护理目标

(1)患者未发生跌倒或跌倒次数减少。

(2)患者有足够的营养;患者进食水时不发生呛咳。

(3)患者排便能维持正常。

(4)患者能维持部分自我照顾的能力。

(5)患者及家属的焦虑症状减轻。

(四)护理措施

1.安全护理

(1)安全配备。由于患者行动不便,在病房楼梯两旁、楼道、门把附近的墙上,增设沙发或木制的扶手,以增加患者开、关门的安全性;配置牢固且高度适中的坐厕、沙发或椅,以利于患者坐下或站起,并在厕所、浴室增设可供扶持之物,使患者排便及穿脱衣服方便;应给患者配置助行器辅助设备;呼叫器置于患者床旁,日常生活用品放在患者伸手可及处。

(2)定时巡视。主动了解患者的需要,既要指导和鼓励患者增强自我照顾能力,做力所能及的事情,又要适当协助患者洗漱、进食、沐浴、如厕等。

(3)防止患者自伤。患者动作笨拙,常有失误,应谨防其进食时烫伤。端碗持筷困难者,尽量选择不易打碎的不锈钢餐具,避免使用玻璃和陶瓷制品。

2.饮食护理

(1)增加饮食中的热量、蛋白质的含量及容易咀嚼的食物;吃饭少量多餐。定时监测体重变化;在饮食中增加纤维与液体的摄取,以预防便秘。

(2)进食时,营造愉快的气氛,因患者吞咽困难及无法控制唾液,所以有的患者喜欢单独进食;应将食物事先切成小块或磨研,并给予粗大把手的叉子或汤匙,使患者易于把持;给予患者充分的进食时间,若进食中食物冷却了,应予以温热。

(3)吞咽障碍严重者,吞咽可能极为困难,在进食或饮水时有呛咳的危险,而造成吸入性肺炎,故不要勉强进食,可改为鼻饲喂养。

3.保持排便畅通

给患者摄取足够的营养与水分,并教导患者解便与排尿时,吸气后闭气,利用增加腹压的方法解便与排尿。另外,依患者的习惯,在进食后半小时应试着坐于马桶上排便。

4.运动护理

告知患者运动锻炼的目的在于防止和推迟关节僵直和肢体挛缩,与患者和家属共同制订锻炼计划,以克服运动障碍的不良影响。

(1)尽量参与各种形式的活动,如散步、太极拳、床边体操等。注意保持身体和各关节的活动强度与最大活动范围。

(2)对于已出现某些功能障碍或坐起已感到困难的患者,要有目的有计划地锻炼。告诉患者知难而退或由他人包办只会加速功能衰退。如患者感到坐立位变化有困难,应每天做完一般运动后,反复练习起坐动作。

(3)必须指导患者注意姿势,以预防畸形。应小心观察头与颈部是否有弯曲的倾向。正确姿势有助于头、颈直立。躺于床上时,不应垫枕头,且患者应定期俯卧。

(4)本病常使患者起步困难和步行时突然僵住,因此嘱患者步行时思想要放松。尽量跨大步伐;向前走时脚要抬高,双臂摆动,目视前方而不要注视地面;转弯时,不要碎步移动,否则会失去平衡;护士和家属在协助患者行走时,不要强行拖着患者走;当患者感到脚黏在地上时,可告诉患者先向后退一步,再往前走,这样会比直接向前容易。

(5)过度震颤者让他坐在有扶手的椅子上,手抓着椅臂,可以稍加控制震颤。

(6)晚期患者出现显著的运动障碍时,要帮助患者活动关节,按摩四肢肌肉,注意动作轻柔,勿给患者造成疼痛。

(7)鼓励患者尽量试着独立完成日常生活的活动,自己安排娱乐活动,培养兴趣。

(8)让患者穿轻便宽松的衣服,可减少流汗与活动的束缚。

5.合并抑郁症的护理

帕金森病患者的抑郁与帕金森疾病程度呈正相关,即患者的运动障碍越大对其神经心理的影响越严重。在护理患者时要教会患者一些心理调适技巧:重视自己的优点和成就;尽量维持过去的兴趣和爱好,积极参加文体活动,寻找业余爱好;向医师、护士及家人倾诉内心想法,疏泄郁闷,获得安慰和同情。

6.睡眠异常的护理

(1)创造良好的睡眠环境:建议患者要有舒适的睡眠环境,如室温和光线适宜;床褥不宜太软,以免翻身困难;为运动过缓和僵直较重的患者提供方便上下床的设施;卧室内放尿壶及便器,有利于患者夜间如厕等。避免在有限的睡眠时间内实施影响患者睡眠的医疗护理操作,必须进行的治疗和护理操作应穿插于患者的自然觉醒时,以减少被动觉醒次数。

(2)睡眠卫生教育:指导患者养成良好的睡眠习惯和方式,建立比较规律的活动和休息时间表。

(3)睡眠行为干预。①刺激控制疗法:只在有睡意时才上床;床及卧室只用于睡眠,不能在床上阅读、看电视或工作;若上床15~20分钟不能入睡,则应考虑换别的房间,仅在又有睡意时才上床(目的是重建卧室与睡眠间的关系);无论夜间睡多久,清晨应准时起床;白天不打瞌睡。②睡眠限制疗法:教导患者缩短在床上的时间及实际的睡眠时间,直到允许躺在床上的时间与期望维持的有效睡眠时间一样长。当睡眠效率超过90%时,允许增加15~20分钟卧床时间。睡眠效率低于80%,应减少15~20分钟卧床时间。睡眠效率为80%~90%,则保持卧床时间不变。最终,通过周期性调整卧床时间达到适度的睡眠时间。③依据睡眠障碍的不同类型和药物的半衰期遵医嘱有的放矢地选择镇静催眠药物。并主动告知患者及家属使用镇静催眠药的原则,即最小剂量、间断、短期用药,注意停药反弹、规律停药等。

7.治疗指导

药物不良反应的观察如下。

(1)遵医嘱准时给药,预防或减少"开关"现象、剂末现象、异动症的发生。

(2)药物治疗初起可出现胃肠不适,表现为恶心、呕吐等,有些患者可出现幻觉。但这些不良反应可以通过逐步增加剂量或降低剂量的办法得到克服。特别值得指出的是,有一部分患者过分担心药物的不良反应,表现为尽量推迟使用治疗帕金森病的药物,或过分地减少药物的服用量,这不仅对疾病的症状改善没有好处,长期如此将导致患者的心、肺、消化系统等出现严重问题。

(3)精神症状:服用安坦、金刚烷胺药物后,患者易出现幻觉。当患者表述一些离谱事时,护士应考虑到服药引起的幻觉,立即报告医师,遵医嘱给予停药或减药,以防其发生意外。

8.给予患者及家属心理的支持

对于心情抑郁的患者,应鼓励其说出对别人依赖感的感受。对于怀有敌意、罪恶感或无助感的患者,应给予帮助与支持,提供良好的照顾。寻找患者感兴趣的活动,鼓励患者参与。

9.健康教育

(1)指导术后服药(参见本章节治疗中所述)。针对手术的患者,要让患者认识到手术虽然改善运动障碍,但体内多巴胺缺乏客观存在,仍需继续服药。

(2)指导日常生活中的运动训练。告知患者运动锻炼的目的在于防止和推迟关节僵直和肢体挛缩,与患者和家属共同制订锻炼计划,以克服运动障碍的不良影响。①关节活动度的训练:脊柱、肩、肘、腕、指、髋、膝、踝及趾等各部位都应进行活动度训练。对于脊柱,主要进行前屈后伸、左右侧屈及旋转运动。②肌力训练:上肢可进行哑铃操或徒手训练;下肢股四头肌的力量和膝关节控制能力密切相关,可进行蹲马步或反复起坐练习;腰背肌可进行仰卧位的桥式运动或俯卧位的燕式运动;腹肌力量较差行仰卧起坐训练。③姿势转换训练:必须指导患者注意姿势,以预防畸形。应小心观察头与颈部是否有弯曲的倾向。正确姿势有助于头、颈直立。躺于床上时,不应垫枕头,且患者应定期俯卧,注意翻身、卧位转为坐位、坐位转为站位训练。④重心转移和平衡训练:训练坐位平衡时可让患者重心在两臀间交替转移,也可训练重心的前后移动;训练站立平衡时双足分开 5～10 cm,让患者从前后方或侧方取物,待稳定后便可突然施加推或拉外力,最好能诱发患者完成迈步反射。⑤步行步态训练:对于下肢起步困难者,最初可用脚踢患者的足跟部向前,用膝盖推挤患者腘窝使之迈出第一步,以后可在患者足前地上放一矮小障碍物,提醒患者迈过时方能起步。抬腿低可进行抬高腿练习,步距短的患者行走时予以提醒;步频快则应给予节律提示。对于上下肢动作不协调的患者,一开始嘱患者做一些站立相的两臂摆动,幅度可较大;还可站于患者身后,两人左、右手分别共握一根体操棒,然后喊口令一起往前走,手的摆动频率由治疗师通过体操棒传给患者。⑥让患者穿轻便宽松的衣服,可减少流汗与活动的束缚。

第七章　内分泌科疾病护理

第一节　糖　尿　病

糖尿病是一常见的代谢内分泌疾病,可分为原发性和继发性两类。原发者简称糖尿病,其基本病理生理改变为胰岛素分泌绝对或相对不足,从而引起糖、脂肪和蛋白质代谢紊乱。临床以血糖升高、糖耐量降低和尿糖,以及多尿、多饮、多食和消瘦为特点。长期血糖控制不良可并发血管、神经、眼和肾脏等慢性并发症,急性并发症中以酮症酸中毒和高渗非酮性昏迷最多见和最严重。糖尿病的患病率在国内为 2%～3.6%。继发性糖尿病又称症状性糖尿病,大多继发于拮抗胰岛素的内分泌疾病。

一、病因

本病病因至今未明,目前认为与下列因素有关。

(一)遗传因素

遗传因素在糖尿病发病中的重要作用较为肯定,但遗传方式不清。糖尿病患者,尤其成年发病的糖尿病患者有明显的遗传因素已在家系调查中得到证实。同卵孪生子,一个发现糖尿病,另一个发病的机会就很大。

(二)病毒感染

尤以柯萨奇病毒 B、巨细胞病毒、心肌炎、脑膜炎病毒感染后,导致胰岛 β 细胞破坏致糖尿病。幼年型发病的糖尿病患者与病毒感染致胰岛功能减退关系更为密切。

(三)自身免疫紊乱

糖尿病患者常发现同时并发其他自身免疫性疾病,如甲亢、慢性淋巴细胞性甲状腺炎等。此外,在部分糖尿病患者血清中可发现抗胰岛细胞的抗体。

(四)胰高糖素过多

胰岛细胞分泌胰岛糖素,其分泌受胰岛素和生长激素抑制因子的抑制。糖尿病患者常发现胰高血糖素水平增高,故认为糖尿病除有胰岛素相对或绝对不足外,还有胰高血糖素的分泌增多。

(五)其他因素

不健康的生活方式、摄入的热量过多而体力活动减少导致肥胖、紧张的生活工作节奏、社会、精神等应激增加都与糖尿病的发病有密切的关系。

二、糖尿病的分类

(一)1 型糖尿病

1 型糖尿病其特征为起病较急,三多一少症状典型,有酮症倾向,体内胰岛素绝对缺乏,故必须用胰岛素治疗,多为幼年发病。多伴特异性免疫或自身免疫反应,血中抗胰岛细胞抗体阳性。

(二)2型糖尿病

2型糖尿病多为成年起病,症状不典型,病情进展缓慢。对口服降糖药反应好,但后期可因胰岛 β 细胞功能衰竭而需胰岛素治疗。本型中有部分糖尿病患者幼年起病、肥胖、有明显遗传倾向,无须胰岛素治疗,称为幼年起病的成年型糖尿病(MODY)。2型糖尿病中体重超过理想体重的20%为肥胖型,其余为非肥胖型。

(三)与营养失调有关的糖尿病(MROM,3型)

近年来在热带、亚热带地区发现一些糖尿病患者表现为营养不良、消瘦;需要但不完全依赖胰岛素,对胰岛素的需要量大,且不敏感,但不易发生酮症。发病年龄在10～35岁,有些病例常伴有胰腺炎,提示糖尿病为胰源性,已发现长期食用一种高碳水化合物、低蛋白的木薯与3型糖尿病有关。该型中至少存在2种典型情况。

1.纤维结石性胰性糖尿病(FCPD)

小儿期有反复腹痛发作史,病理可见胰腺弥漫性纤维化及胰管的钙化。我国已有该型病例报道。

2.蛋白缺乏性胰性糖尿病(PDPD)

该型无反复腹痛既往史,有胰岛素抵抗性但无胰管内钙化或胰管扩张。

(四)其他类型(继发性糖尿病)

(1)因胰腺损伤、胰腺炎、肿瘤、外伤、手术等损伤了胰岛,引起糖尿病。

(2)内分泌疾病引起的糖尿病:如继发于库欣综合征、肢端肥大症、嗜铬细胞瘤、甲状腺功能亢进症等,升糖激素分泌过多。

(3)药物或化学物质损伤了胰岛 β 细胞引起糖尿病。

(4)胰岛素受体异常。

(5)某些遗传性综合征伴发的糖尿病。

(6)葡萄糖耐量异常:一般无自觉症状,多见于肥胖者。葡萄糖耐量显示血糖水平高于正常人,但低于糖尿病的诊断标准。有报道,对这部分人跟踪观察,其中50%最终转化为糖尿病。部分经控制饮食减轻体重,可使糖耐量恢复正常。

(7)妊娠期糖尿病(GDM):指妊娠期发生的糖尿病或糖耐量异常。多数患者分娩后,糖耐量可恢复正常,约1/3患者以后可转化为真性糖尿病。

三、临床表现

(一)代谢紊乱综合征

1.1型糖尿病

1型糖尿病以青少年多见,起病急,症状有口渴、多饮、多尿、多食、善饥、乏力,组织修复力和抵抗力降低,生长发育障碍等,易发生酮症酸中毒。

2.2型糖尿病

40岁以上,体型肥胖的患者多发。症状较轻,有些患者空腹血糖正常,仅进食后出现高血糖,尿糖阳性。部分患者饭后胰岛素分泌持续增加,3～5小时后甚至引起低血糖。在急性应激情况下,患者亦可能发生酮症酸中毒。

(二)糖尿病慢性病变

1.心血管病变

大、中动脉硬化主要侵犯主动脉、冠状动脉、大脑动脉、肾动脉和肢体外周动脉,引起冠心病(心肌梗死)、脑血栓形成、肾动脉硬化、肢体动脉硬化等。患病年龄较轻,病情进展也较快。冠心病和脑血管意外的患病率较非糖尿病者高2～3倍,是近代糖尿病的主要死因。肢体外周动脉硬化常以下肢动脉病变为主,表现为下肢疼痛、感觉异常和间歇性跛行等症状,严重者可导致肢端坏疽。糖尿病者肢端坏疽的发生率约为正常人的70倍,我国少见。心脏微血管病变及心肌代谢紊乱,可导致心肌广泛损害,称为糖尿病性心肌病。其主要表现为心律失常、心力衰竭、猝死。

2.糖尿病性肾病变

糖尿病史超过10年者合并肾脏病变较常见,主要表现在糖尿病性微血管病变、毛细血管间肾小球硬化症、肾动脉硬化和慢性肾盂肾炎。毛细血管间肾小球硬化症表现为蛋白尿、水肿、高血压。1型糖尿病患者约40%死于肾衰竭。

3.眼部病变

糖尿病患者眼部表现较多,血糖增高可使晶体和眼液(房水和玻璃体)中葡萄糖浓度也相应增高,临床表现为视觉模糊、调节功能减低、近视、玻璃体混浊和白内障。最常见的是糖尿病视网膜病变。糖尿病病史超过10年,半数以上患者出现这些并发症,并可有小静脉扩张、水肿、渗出、微血管病变,严重者可导致失明。

4.神经病变

神经病变最常见的是周围神经病变,病程在10年以上者90%以上均出现。临床表现为对称性长袜形感觉异常,轻者为对称性麻木、触觉过敏、蚁行感。典型症状是针刺样或烧灼样疼痛,卧床休息时明显,活动时可稍减轻,以致患者不能安宁;触觉和痛觉在晚期减退是患者肢端易受创伤的原因。亦可有运动神经受累,肌张力低下、肌力减弱、肌萎缩等晚期运动神经损害的表现。自主神经损害表现为体位性低血压、瞳孔小而不规则、光反射消失、泌汗异常、心动过速、胃肠功能失调、胃张力降低、胃内容物滞留、便秘与腹泻交替、排尿异常、尿潴留、尿失禁、性功能减退、阳痿等。

5.皮肤及其他病变

皮肤感染极为常见,如疖、痈、毛囊炎。真菌感染多见于足部感染、阴道炎、肛门周围脓肿。

四、实验室检查

(1)空腹尿糖、餐后2小时尿糖阳性。

(2)空腹血糖>7 mmol/L,餐后2小时血糖>11.1 mmol/L。

(3)血糖、尿糖检查不能确定糖尿病诊断时,可作口服葡萄糖耐量试验,如糖耐量减低,又能排除非糖尿病所致的糖耐量降低的因素,则有助于糖尿病的诊断。

(4)血浆胰岛素水平:胰岛素依赖型者,空腹胰岛素水平低于正常值。

五、护理观察要点

(一)病情判断

糖尿病患者入院后首先要明确患者是属于哪一型的,是1型还是2型。病情的轻重、有无并发症,包括急性和慢性并发症。对于合并急性并发症如糖尿病酮症酸中毒、高渗非酮性昏迷等应迅速抢救,做好给氧、输液、定时检测血糖、血气分析、血电解质及尿糖、尿酮体等检查准备。

(二)胰岛素相对或绝对不足所致代谢紊乱症群观察

(1)葡萄糖利用障碍:由于肝糖原合成降低,分解加速,糖异生增加,临床出现明显高血糖和尿糖、口渴、多饮、多尿,善饥多食症状加剧。

(2)蛋白质分解代谢加速,导致负氮平衡,患者表现为体重下降、乏力,组织修复和抵抗力降低,儿童则出现发育障碍、延迟。

(3)脂肪动用增加,血游离脂肪酸浓度增高,酮体的生成超过组织排泄速度,可发展为酮症及酮症酸中毒。脂肪代谢紊乱可导致动脉粥样硬化,影响眼底动脉、脑动脉、冠状动脉、肾动脉及下肢动脉,发生相应的病变如心肌梗死、脑血栓形成、肾动脉硬化、肢端坏死等。

(三)其他糖尿病慢性病变观察

神经系统症状、视力障碍、皮肤变化,有无创伤、感染等。

(四)生化检验

尿糖、血糖、糖化血红蛋白、血脂、肝功能、肾功能、血电解质、血气分析等。

(五)糖尿病酮症酸中毒观察

1.诱因

常见的诱因是感染、胰岛素中断或减量过多、饮食不当、外伤、手术、分娩、情绪压力、过度疲劳等,对胰岛素的需要量增加。

2.症状

症状有烦渴、多尿、消瘦、软弱加重,逐渐出现恶心、呕吐、脱水,甚至少尿、肌肉疼痛、痉挛。亦可有不明原因的腹部疼痛,中枢神经系统有头痛、嗜睡,甚至昏迷。

3.体征

(1)有脱水征:皮肤干燥、缺乏弹性,眼球下陷。

(2)库司毛耳呼吸:呼吸深快和节律不整,呼气有酮味(烂苹果味)。

(3)循环衰竭表现:脉细速,四肢厥冷,血压下降甚至休克。

(4)各种反射迟钝、消失,嗜睡甚至昏迷。

4.实验室改变

血糖显著升高>16.7 mmol/L,血酮增高,二氧化碳结合力降低,尿糖及尿酮体呈强阳性反应,血白细胞增高。酸中毒失代偿期血 pH<7.35,动脉 HCO_3^-<15 mmol/L,剩余碱负值增大,血 K^+、Na^+、Cl^- 降低。

(六)低血糖观察

1.常见原因

糖尿病患者过多使用胰岛素,口服降糖药物,进食减少,或活动量增加而未增加食物的摄入。

2.症状

头晕、眼花、饥饿感、软弱无力、颤抖、出冷汗、心悸、脉快,严重者出现精神、神经症状甚至昏迷。

3.体征

面色苍白、四肢湿冷、心率加快、血压初期上升后期下降,共济失调,定向障碍甚至昏迷。

4.实验室改变

血糖<2.78 mmol/L。

(七)高渗非酮性糖尿病昏迷的观察

1.诱因

最常见于老年糖尿病患者,常突然发作。感染、急性胃肠炎、胰腺炎、脑血管意外、严重肾脏疾患、血液透析治疗、手术,及服用加重糖尿病的某些药物,如可的松、免疫抑制剂、噻嗪类利尿剂,在病程早期因误诊而输入葡萄糖液、口服大量糖水、牛奶,诱发或促使病情发展恶化,出现高渗非酮性糖尿病昏迷。

2.症状

多尿、多饮、发热、食欲减退、恶心、失水、嗜睡、幻觉、上肢震颤,最后陷入昏迷。

3.体征

失水及休克体征。

4.实验室改变

高血糖>33.0 mmol/L、高血浆渗透压>330 mmol/L,高钠血症>155 mmol/L和氮质血症,血酮、尿酮阴性或轻度增高。

六、检查护理

(一)血糖

关于血糖的监测目前国内大多地区一直用静脉抽取血浆(或离心取血清)测血糖,这对于病情轻、血糖控制满意者,只需数周观察 1 次血糖者仍是目前常用方法。但这种方法不可能自我监测。近年来袖珍式快速毛细血管血糖计的应用日渐趋普遍,用这种方法就可能由患者自己操作,进行监测。这种测定仪器体积较小,可随身携带,取手指血或耳垂血,只需一滴血,滴在血糖试纸条的有试剂部分。袖珍血糖计的种类很多,从操作来说大致可分两类:一类是要抹去血液的,另一类则不必抹去血液。约 1 分钟即可得到血糖结果。血糖监测的频度应该根据病情而定。袖珍血糖计只要操作正确,即可反映血糖水平,但操作不符合要求,如对于要抹去血液的血糖计,如血液抹得不干净、血量不足、计时不准确等可造成误差。国外医院内设有专门的 DM 教员,由高级护师担任,指导患者正确的使用方法、如何校正血糖计、更换电池等。

1.空腹血糖

一般指过夜空腹 8 小时以上,于晨 6－8 时采血测得的血糖。反映了无糖负荷时体内的基础血糖水平。测定结果可受到前 1 天晚餐进食量及成分、夜间睡眠情况、情绪变化等因素的影响。故于测试前晚应避免进食过量或含油脂过高的食物,在保证睡眠及情绪稳定时检测。一般从肘静脉取血,止血带压迫时间不宜过长,应在几秒内抽出血液,以免血糖数值不准确。采血后立即送检。正常人空腹血糖为 3.8～6.1 mmol/L,如空腹血糖大于 7 mmol/L,提示胰岛分泌能力减少 3/4。

2.餐后 2 小时血糖

指进餐后 2 小时所采取的血糖。有标准餐或随意餐两种进餐方式。标准餐是指按统一规定的碳水化合物含量所进的饮食,如100 g或75 g葡萄糖和100 g馒头等;随意餐多指患者平时常规早餐,包括早餐前、后常规服用的药物,为平常治疗效果的1个观察指标。均反映了定量糖负荷后机体的耐受情况。正常人餐后2小时血糖应小于7 mmol/L。

3.即刻血糖

根据病情观察需要所选择的时间采血测定血糖,反映了所要观察时的血糖水平。

4.口服葡萄糖耐量试验(OGTT)

观察空腹及葡萄糖负荷后各时点血糖的动态变化,了解机体对葡萄糖的利用和耐受情况,是诊断糖尿病和糖耐量低减的重要检查。①方法:空腹过夜8小时以上,于晨6~8时抽血测定空腹血糖,抽血后即饮用含75 g葡萄糖的溶液(75 g葡萄糖溶于250~300 mL,20~30 ℃的温开水中,3~5分钟内饮完),于饮葡萄糖水后1小时、2小时分别采血测定血糖。②判断标准:成人服75 g葡萄糖后2小时血糖≥11.1 mmol/L可诊断为糖尿病。血糖在7~11.1 mmol/L之间为葡萄糖耐量低减(IGT)。

要熟知本试验方法,并注意以下影响因素:①饮食因素,试验前3天要求饮食中含糖量每天不少于150 g。②剧烈体力活动,在服糖前剧烈体力活动可使血糖升高,服糖后剧烈活动可致低血糖反应。③精神因素,情绪剧烈变化可使血糖升高。④药物因素影响,如避孕药、心得安等应在试验前3天停药。此外,采血时间要准确,要及时观察患者的反应。

5.馒头餐试验

原理同OGTT。本试验主要是对已明确诊断的糖尿病患者,须了解其对定量糖负荷后的耐受程度时选用。也可适用于不适应口服葡萄糖液的患者。准备100 g的馒头1个,其中含碳化合物的量约等于75 g葡萄糖;抽取空腹血后食用,10分钟内吃完,从吃第1口开始计算时间,分别是于食后1小时、2小时采血测定血糖。结果判断同OGTT。

(二)尿糖

检查尿糖是诊断糖尿病最简单的方法,正常人每天仅有极少量葡萄糖从尿中排出(100 mg/d),一般检测方法不能测出。如果每天尿中排糖量大于150 mg,则可测出。但除葡萄糖外,果糖、乳糖或尿中一些还原性物质(如吗啡、水杨酸类、水合氯醛、氨基比林、尿酸等)都可发生尿糖阳性。尿糖含量的多少除反映血糖水平外,还受到肾糖阈的影响,故对尿糖结果的判定要综合分析。下面是临床常用的尿糖测定的方法。

1.定性测定

定性测定为较粗糙的尿糖测定方法,依尿糖含量的高低分为5个等级。因检测方便,易于为患者接受。常用班氏试剂检测法:试管内滴班氏试剂20滴加尿液2滴煮沸冷却,观察尿液的颜色以判断结果。近年来尿糖试纸亦广泛应用,为患者提供了方便。根据临床需要,常用以下几种测定形式。

2.随机尿糖测定

随机尿糖测定常作为粗筛检查。随机留取尿液测定尿糖,其结果反映测定前末次排尿后至测定时这一段时间所排尿中的含糖量。

3.次尿糖测定

次尿糖测定也称即刻尿糖测定。方法是准备测定前先将膀胱内原有尿液排尽,适量

(200 mL)饮水,30 分钟后再留尿测定尿糖,此结果反映了测定当时尿中含糖量,常作为了解餐前血糖水平的间接指标。常用于新入院或首次使用胰岛素的患者、糖尿病酮症酸中毒患者抢救时,可根据三餐前及睡前 4 次尿糖定性结果,推测患者即时血糖水平,以利随时调整胰岛素的用量。

4.分段尿糖测定

将 1 天(24 小时)按三餐进食、睡眠分为 4 个阶段,测定每个阶段尿中的排糖情况及尿量,间接了解机体在三餐进餐后及夜间空腹状态下的血糖变化情况,作为调整饮食及治疗药物用量的观察指标。方法为按 4 段时间分别收集各阶段时间内的全部尿液,测量各段尿量并记录,分别留取 4 段尿标本 10 mL 测定尿糖。第 1 段,早餐后至午餐前(上午 7—11 时);第 2 段,午餐后至晚餐前(上午 11 时至下午 5 时);第 3 段,晚餐后至睡前(下午 5 时—晚上 10 时);第 4 段,入睡后至次日早餐前(晚上 10 时—次日上午 7 时)。

5.尿糖定量测定

尿糖定量测定指单位时间内排出尿糖的定量测定。通常计算 24 小时尿的排糖量。此项检查是对糖尿病患者病情及治疗效果观察的一个重要指标。方法如下:留取 24 小时全部尿液收集于 1 个储尿器内,测量总量并记录,留取 10 mL 送检,余尿弃之。或从已留取的 4 段尿标本中用滴管依各段尿量按比例(50 mL取 1 滴)吸取尿液,混匀送检即可。经葡萄糖氧化酶法测定每100 mL尿液中含糖量,结果乘以全天尿量(mL 数),再除以 100,即为检查日 24 小时排糖总量。

七、饮食治疗护理

饮食治疗是糖尿病治疗中最基本的措施。通过饮食控制,减轻胰岛 β 细胞负担,以求恢复或部分恢复胰岛的分泌功能,对于年老肥胖者饮食治疗常常是主要或单一的治疗方法。

(一)饮食细算法

1.计算出患者的理想体重

身高(cm)-105=体重(kg)。

2.饮食总热卡的估计

根据理想体重和工作性质,估计每天所需总热量。

儿童、孕妇、乳母、营养不良及消瘦者、伴有消耗性疾病者应酌情增加;肥胖者酌减,使患者体重逐渐下降到正常体重±5%。

3.食物中糖、蛋白质、脂肪的分配比例

蛋白质按成人每天每千克体重$(1\sim1.5)\times10^{-3}$kg 计算,脂肪每天每千克体重$(0.6\sim1)\times10^{-3}$kg,从总热量中减去蛋白质和脂肪所供热量,余则为糖所提供的热量。总括来说:糖类占饮食总热量的50%~60%,蛋白质占 12%~15%,脂肪约占 30%。但近来有实验证明,在总热量不变的情况下,增加糖供热量的比例,即糖类占热量的 60%~65%,对糖尿病的控制有利。此外,在糖类食物中,以高纤维碳水化合物更为有利。

4.热卡分布

三餐热量分布约 1/5、2/5、2/5 或 1/3、1/3、1/3,亦可按饮食习惯和病情予以调整,如可以分为四餐等。

(二)饮食粗算法

(1)肥胖患者,每天主食4～6两(200～300 g),副食中蛋白质30～60 g、脂肪25 g。

(2)体重在正常范围者:轻体力劳动每天主食250～400 g,重体力劳动每天主食400～500 g。

(三)注意事项

(1)首先向患者阐明饮食治疗的目的和要求,使患者自觉遵守医嘱按规定进食。

(2)应严格定时进食,对于使用胰岛素治疗的患者,尤应注意。如因故不能进食,餐前应暂停注射胰岛素;注射胰岛素后,要定时进食。

(3)除三餐主食外,糖尿病患者不宜食用糖和糕点甜食。水果含糖量多,病情控制不好时应禁止食用;病情控制较好,可少量食用。医护人员应劝说患者亲友不送其他食物,并要检查每次进餐情况,核对数量是否符合要求、患者是否按量进食。

(4)患者需甜食时,一般食用糖精或木糖醇或其他代糖品。

(5)控制饮食的关键在于控制总热量。在治疗开始,患者会因饮食控制而出现易饥的感觉,此时可增加蔬菜、豆制品等副食。在蔬菜中碳水化合物含量少于5%的有南瓜、青蒜、小白菜、油菜、菠菜、西红柿、冬瓜、黄瓜、芹菜、大白菜、茄子、卷心菜、茭白、韭菜、丝瓜等。豆制品如含碳水化合物1%～3%的豆浆、豆腐,4%～6%的豆腐干等均可食用。

(6)在总热量不变的原则下,凡增加一种食物应同时相应减去其他食物,以保证平衡。指导患者熟悉并灵活掌握食品热量交换表。

(7)定期测量体重,一般每周1次。定期监测血糖、尿糖变化,观察饮食控制效果。

(8)当患者腹泻或饮食锐减时,要警惕腹泻诱发的糖尿病急性并发症,同时也应注意有无电解质失衡,必要时给予输液以免过度脱水。

八、运动疗法护理

(一)运动的目的

运动能促进血液循环中的葡萄糖与游离脂肪酸的利用,降低血糖、甘油三酯,增加人体对胰岛素的敏感性,使胰岛素与受体的结合率增加。尤其对肥胖的糖尿病患者,运动既可减轻体重,降低血压,又能改善机体的异常代谢状况,改善血液循环与肌肉张力,增强体力,同时还能减轻患者的压力和紧张性。

(二)运动方式

最好做有氧运动,如散步、跑步、骑自行车、做广播操、游泳、爬山、打太极拳、打羽毛球、滑冰、划船等。其中步行安全简便,容易坚持,可作为首选的锻炼方式。如步行30分钟约消耗能量0.4 J,如每天坚持步行30分钟,1年内可减轻体重4 kg。骑自行车每小时消耗1.2 J,游泳每小时消耗1.2 J,跳舞每小时消耗1.21 J,球类活动每小时消耗1.6～2.0 J。

(三)运动时间的选择

2型患者运动时肌肉利用葡萄糖增多,血糖明显下降,但不易出现低血糖。因此,2型患者什么时候进行运动无严格限制。1型患者在餐后0.5～1.5小时运动较为合适,可使血糖下降。

(四)注意事项

(1)在运动前,首先请医生评估糖尿病的控制情况,有无增殖性视网膜病变、肾病和心血管病变。有微血管病变的糖尿病患者,在运动时最大心率应限制在同年龄正常人最大心率的80%~85%,血压升高不要超过 26.6/13.8 kPa;晚期病变者,应限于快步走路或轻体力活动。

(2)采用适中的运动量,逐渐增加,循序渐进。

(3)不在胰岛素作用高峰时间运动,以免发生低血糖。

(4)运动肢体注射胰岛素,可使胰岛素吸收加快,应予注意。

(5)注意运动诱发的迟发性低血糖,可在运动停止后数小时发生。

(6)制订运动计划,持之以恒,不要随便中断,但要避免过度运动,反而使病情加重。

九、口服降糖药物治疗护理

口服降糖药主要有磺脲类和双胍类,是治疗大多数 2 型糖尿病的有效药物。

(一)磺脲类

磺脲类包括 D860、优降糖、达美康、美吡哒、克糖利、糖适平等。

1.作用机制

主要是刺激胰岛 β 细胞释放胰岛素,还可以减少肝糖原输出,增加周围组织对糖的利用。

2.适应证与禁忌证

只适用于胰岛 β 细胞有分泌胰岛素功能者。①2 型的轻、中度患者。②单纯饮食治疗无效的 2 型。③1 型和重度糖尿病、有酮症史或出现严重的并发症,以及肝、肾疾患和对磺脲类药物过敏者均不宜使用。

3.服药观察事项

(1)磺脲类药物,尤其是优降糖,用药剂量过大时,可发生低血糖反应,甚至低血糖昏迷。如果患者伴有肝、肾功能不全或同时服用一些可以延长磺脲类药物作用时间的药物,如心得安、苯妥英钠、水杨酸制剂等都可能促进低血糖反应出现。

(2)胃肠道反应,如恶心、厌食、腹泻等。出现这些不良反应时,服用制酸剂可以使症状减轻。

(3)出现较少的不良反应如变态反应,表现为皮肤红斑、荨麻疹。

(4)发生粒细胞减少、血小板减少、全血细胞减少和溶血性贫血。这些症状常出现在用药6~8周后,出现这些症状或不良反应时,应及时停药和予以相应处理。

(二)双胍类

常用药物有降糖片(二甲双胍)。降糖灵现已少用。

1.作用机制

双胍类降糖药可增加外周组织对葡萄糖的利用,减少糖原异生,使肝糖原输出下降,也可通过抑制肠道吸收葡萄糖、氨基酸、脂肪、胆固醇来发挥作用。

2.适应证

(1)主要用于治疗 2 型中经饮食控制失败者。

(2)肥胖需减重但又难控制饮食者。

(3)1 型用胰岛素后血糖不稳定者可加服降糖片。

(4)已试用磺脲类药物或已加用运动治疗失效时。

3.禁忌证

(1)凡肝肾功能不好、低血容量等用此药物易引发乳酸性酸中毒。

(2)1型糖尿病者不能单用此药。

(3)有严重糖尿病并发症。

4.服药观察事项

服用本药易发生胃肠道反应,因有效剂量与发生不良反应剂量很接近,常见胃肠症状有厌食、恶心、呕吐、腹胀、腹泻等;多发生在用药1～2天内,易致体重下降,故消瘦者慎用。双胍类药物可抑制维生素 B_{12} 吸收,导致维生素 B_{12} 缺乏;可引起乳酸性酸中毒;长期服用可致嗜睡、头昏、倦怠、乏力。

十、胰岛素治疗护理

胰岛素能加速糖利用,抑制糖原异生以降低血糖,并改善脂肪和蛋白质代谢。胰岛素制剂是从家畜(牛、猪)或鱼的胰腺制取,人工基因重组合成的人胰岛素也常用,如诺和灵、优泌林等。因胰岛素是一种蛋白质,口服后易被消化酶破坏而失效,故需用注射法给药。

(一)适应证

(1)1型患者。

(2)重型消瘦型。

(3)糖尿病急性并发症或有严重心、肾、眼并发症的糖尿病。

(4)饮食控制或口服降糖药不能控制病情时。

(5)外科大手术前后。

(6)妊娠期、分娩期。

(二)制剂类型

可分为速(短)效、中效和长效三种。三种均可经皮下或肌内注射,而仅短效胰岛素可作静脉注射用。

(三)注意事项

(1)胰岛素的保存:长效及中效胰岛素在5℃可放置3年效价不变,而普通胰岛素(RI)在5℃放置3个月后效价稍减。一般而言,中效及长效胰岛素比 RI 稳定。胰岛素在使用时放在室温中1个月效价不会改变。胰岛素不能冰冻,温度太低可使胰岛素变性。在使用前应注意观察,如发现有异样或结成小粒的情况应弃之不用。

(2)注射胰岛素剂量需准确,用1 mL 注射器抽吸。要注意剂量换算,有的胰岛素1 mL 内含40 U,也有含80U、100 U 的,必须分清,注意不要把 U 误认为 mL。

(3)使用时注意胰岛素的有效期,一般各种胰岛素出厂后有效期多为1～2年,过期胰岛素影响效价。

(4)用具和消毒:1 mL 玻璃注射器及针头用高压蒸气消毒最理想,在家庭中可采用75%乙醇浸泡法,每周用水煮沸15分钟。现多采用一次性注射器、笔式胰岛素注射器等。

(5)混合胰岛素的抽吸:普通胰岛素(RI)和鱼精蛋白锌胰岛素(PZI)同时注射时要先抽 RI 后抽 PZI 并充分混匀,因为 RI 是酸性,其溶液不含酸碱缓冲液,而 PZI 则含缓冲液,若先抽 PZI 则可能使 RI 因 pH 改变而变性,反之,如果把小量 RI 混至 PZI 中,因 PZI 有缓冲液,对

pH 的影响不大。另外 RI 与 PZI 混合后,在混合液中 RI 的含量减少,而 PZI 含量增加,这是因为 PZI 里面所含鱼精蛋白锌只有一部分和胰岛素结合,而一部分没有结合,当 RI 与其混合后,没有结合的一部分能和加入的 RI 结合,使其变成 PZI。大约 1U PZI 可结合 0.5U RI,也有人认为可以结合 1U RI。

(6)注射部位的选择与轮替:胰岛素采用皮下注射法,宜选择皮肤疏松部位,如上臂三角肌、臀大肌、股部、腹部等,若患者自己注射以股部和腹部最方便。注射部位要有计划地轮替进行(左肩→右肩→左股→右股→左臀→右臀→腹部→左肩),针眼之间应间隔 1.5～2 cm,1 周内不要在同一部位注射 2 次。以免形成局部硬结,影响药物的吸收及疗效。

(7)经常运动的部位会造成胰岛素吸收太快,应避免注射。吸收速度依注射部位而定,如普通胰岛素(RI)注射于三角肌后吸收速度快于大腿前侧,大腿、腹部注射又快于臀部。

(8)餐前 15～30 分钟注射胰岛素,严格要求患者按时就餐,注射时间与进餐时间要密切配合好,防止低血糖反应的发生。

(9)各种原因引起的食欲减退、进食量少,或因胃肠道疾病呕吐、腹泻,而未及时减少胰岛素用量,都可引起低血糖,因此注射前要注意患者的病情变化,询问进食情况,如有异常,及时报告医师做相应处理。

(10)如从动物胰岛素改换成人胰岛素,则应减少剂量,大约减少 1/4 剂量。

(四)不良反应观察

1.低血糖反应

低血糖反应是最常见不良反应,其反应有饥饿、头晕、软弱、心悸、出汗、脉速等,重者晕厥、昏迷、癫痫等,轻者进食饼干、糖水,重者静脉注射 50% 的葡萄糖 20～40 mL。

2.变态反应

极少数人有,如荨麻疹、血管神经性水肿、紫癜等。可用抗组织胺类药物,重者需调换胰岛素剂型,或采用脱敏疗法。

3.胰岛素性水肿

胰岛素性水肿多在糖尿病控制不良、糖代谢显著失调经胰岛素治疗迅速得到控制时出现。表现为下肢轻度水肿直至全身性水肿,可自然消退。处理方法主要给患者低盐饮食、限制水的摄入,必要时给予利尿剂。

4.局部反应

注射部位红肿、发痒、硬结、皮下脂肪萎缩等,多见于小儿与青年。预防可采用高纯度胰岛素制剂及注射部位轮替、胰岛素深部注射法。

十一、慢性并发症的护理

(一)感染的预防护理

糖尿病患者因三大代谢紊乱,机体抵抗力下降,易发生各种感染,因此,需采取以下护理措施。

(1)加强皮肤护理:因高血糖及维生素 B 代谢紊乱,可致皮肤干燥、发痒;在酮症酸中毒时酮体自汗腺排出可刺激皮肤而致瘙痒。故须勤沐浴,以减轻刺痒,避免因皮肤抓伤而引起感染;皮肤干燥者可涂擦羊毛脂保护。

(2)女患者因尿糖刺激,外阴常瘙痒,必须每晚用温水清洗,尿后可用4‰硼酸液冲洗。

(3)对皮肤感觉障碍者,应避免任何刺激。避免用热水袋保暖,防止烫伤。

(4)每晚用温水泡脚,水温不宜过热,防止烫伤。穿宽松柔软鞋袜,修剪趾甲勿损伤皮肤,以免发生感染,形成糖尿病足。

(5)保持口腔卫生,坚持早晚刷牙、饭后漱口。酮症酸中毒患者口腔有烂苹果味,必须加强口腔护理。

(6)嘱患者预防呼吸系统感染,及时增减衣服,注意保暖,已有感染时,应及时治疗,预防并发肺炎。

(7)根据细菌感染的病变部位,进行针对性观察护理。如泌尿道感染时,要注意有无排尿困难、尿少、尿频、尿痛等症状,注意尿标本的收集,保持外阴部清洁;皮肤化脓感染时进行清洁换药。

(二)糖尿病肾脏病变护理

除积极控制高血糖外,主要是限制患者活动,给予低盐高蛋白饮食,对应用激素的患者,注意观察用药效果和不良反应。一旦出现肾衰,则需限制蛋白。由于肾衰竭,胰岛素灭活减弱,一些应用胰岛素治疗的患者,常因胰岛素未能及时调整而产生低血糖反应,甚至低血糖昏迷。

(三)神经病变的护理

(1)密切观察病情,及早控制高血糖,以减轻或预防神经病变。

(2)对于因周围神经损害而剧烈疼痛者除用止痛剂及大量维生素 B_1 外,要进行局部按摩和理疗,以改善血液循环。对于那些痛觉异常过敏,不能接触皮肤,甚至接触被服亦难忍受者,要注意室内保暖,用支撑架支撑被褥,以避免接触引起的剧痛,并注意安慰患者,解除其烦恼。教会患者每天检查足部,预防糖尿病足的发生。

(3)如出现五更泻或膀胱收缩无力等自主神经症状,要注意勤换内裤、被褥,做好肛周清洁护理,防止损伤肛周皮肤。

(4)对膀胱收缩无力者,鼓励患者定时自行解小便和按压下腹部尽量排出残余尿,并要训练患者白天每2~3小时排尿一次,以弥补排尿感缺乏造成的不足。尿潴留明显须导尿时应严格无菌技术操作,采用闭式引流,每天用 1:5000 呋喃西林液冲洗膀胱;病情允许时尽早拔尿管。

(5)颅神经损害者,依不同病变部位采取不同的措施,如面神经损害影响眼睛不能闭合时,应注意保护眼睛,定期涂眼膏、戴眼罩。第Ⅸ、Ⅹ对颅神经损害进食困难者,应鼻饲流质饮食、维持营养,并防止吸入性肺炎、口腔炎及化脓性腮腺炎的发生。

(四)糖尿病足的护理

1.原因

因糖尿病引起神经功能缺损及循环障碍,引起下肢及足部缺血、疼痛、麻木、感觉异常。40 岁以上糖尿病患者或糖尿病病史 10 年以上者,糖尿病足的发病率明显增高。

2.糖尿病足的危险信号

(1)吸烟者,因为吸烟可使循环障碍加重。

(2)末梢神经感觉丧失及末梢动脉搏动减弱或消失者。

(3)足的畸形如高足弓爪形趾者。

(4)有足部溃疡或截肢史者。

3.护理措施

(1)每天查足部是否有水泡、裂口、擦伤以及其他异常改变。如发现有皮肤发红、肿胀或脓肿等感染征象时,应立即到医院治疗。

(2)每天晚上用温水(低于 40 ℃)及软皂洗足,用柔软而吸水性强的毛巾,轻柔地将脚擦干。然后用羊毛脂或植物油涂抹并按摩足部皮肤,以保护皮肤的柔软性,防止干燥。

(3)如为汗脚者,可放少许滑石粉于趾间、鞋里及袜中。

(4)勿赤足行走,以免足部受伤。

(5)严禁用强烈的消毒药物如碘酒等,避免使用侵蚀性药物抹擦鸡眼和胼胝。

(6)为防止烫伤足,禁用热水袋、电热毯及其他热源温暖足部。可通过多穿袜子、穿护脚套等保暖。但不要有松紧带,以免妨碍血液循环。

(7)足部变形者应选择质地柔软、透气性好、鞋头宽大的运动鞋或软底布鞋。

(8)每天做小腿和足部运动,以改善血液循环。

(9)若趾甲干脆,可用 1%的硼砂温水浸泡半小时,以软化趾甲。

(10)指导患者每天检查并按摩双脚,注意足部皮肤颜色、完整性、表面温度及感染征象等。

十二、急性并发症抢救护理

(一)酮症酸中毒的护理

(1)按糖尿病及昏迷护理常规。

(2)密切观察 T、P、R、BP、神志以及全身症状,尤其要注意呼吸的气味、深度和频度的改变。

(3)留好标本提供诊治依据:尽快留取好血糖、钾、钠、氯、CO_2 结合力,肾功能、动脉血气分析、尿酮体等标本,及时送检。切勿在输液肢体抽取血标本,以免影响化验结果。

(4)患者入院后立即建立 2 条静脉通道,1 条通道用以输入胰岛素,另 1 条通道主要用于大量补液及输入抗生素和碱性液体、电解质,以维持水电解质及酸碱平衡。

(5)采用小剂量胰岛素疗法,按胰岛素 4～10 U/h,如 24 U 胰岛素加入 1000 mL 生理盐水中静脉滴注,调整好输液速度 250 mL/h,70 滴/min 左右,最好使用输液泵调节。

(6)禁食,待神志清醒后改为糖尿病半流或普食。

(7)做好基础护理,预防皮肤、口腔、肺部及泌尿系感染等并发症。

(二)低血糖的护理

(1)首先了解胰岛素治疗情况,根据低血糖临床表现做出正确判断(与低血糖昏迷鉴别)。

(2)立即测定血糖浓度。

(3)休息与补糖:低血糖发作时卧床休息,轻者食用少量馒头、饼干等食物,重者(血糖低于2.7 mmol/L)立即口服或静脉注射 50%葡萄糖 40～60 mL。

(4)心理护理:对神志清楚者,给予精神安慰,嘱其勿紧张,主动配合治疗。

(三)高渗非酮性昏迷的护理

(1)按糖尿病及昏迷护理常规。

（2）严密观察患者神志、精神、体温、脉搏、呼吸、血压、瞳孔等变化。

（3）入院后立即采集血糖、乳酸、CO_2 结合力，血 pH、K^+、Na^+、Cl^-，及血、尿渗透压标本送检，并注意观察其结果，及时提供诊断治疗依据。

（4）立即建立静脉通道，做好补液护理。补液内容应依据所测得的血生化指标参数，正确选择输液种类。无血压下降者遵医嘱静脉滴注低渗盐水（0.45%～0.6%），输入时速度宜慢，慎防发生静脉内溶血及血压下降，注意观察血压、血钠、血糖情况。小剂量应用胰岛素，在血糖稳步下降的同时，严密观察患者有无低血糖的症状，一旦发现及时与医师联系进行处理。补钾时，注意液体勿渗出血管外，以免血管周围组织坏死。

（5）按昏迷护理常规，做好基础护理。

第二节　痛　风

一、疾病概述

(一)概念

痛风（gout）是嘌呤代谢障碍或尿酸排泄障碍引起的代谢性疾病，但痛风发病有明显的异质性，除高尿酸血症外可表现为急性关节炎、痛风石沉积、慢性关节炎、关节畸形、慢性间质性肾炎和尿酸性尿路结石。随着经济发展和生活方式的改变，其患病率逐渐上升。痛风发病年龄为30～70岁，男性发病年龄有年轻化趋势，一般成人仅有10%～20%的高尿酸血症者发生痛风，老年人高尿酸血症患病率达24%以上。高尿酸血症发生的男女比例为2∶1，而痛风发病的男女比例为20∶1，即约95%的痛风患者是男性。这是因为男性喜饮酒、赴宴，喜食富含嘌呤、蛋白质的食物，使体内尿酸增加，排出减少。

(二)相关病理生理

痛风的发生取决于血尿酸的浓度和在体液中的溶解度。血尿酸的平衡取决于嘌呤的吸收和生成与分解和排泄。①嘌呤的吸收：体内的尿酸20%来源于富含嘌呤食物的摄取，摄入过多可诱发痛风发作。②嘌呤的分解：尿酸是嘌呤代谢的终产物，正常人约1/3的尿酸在肠道经细菌降解处理，约2/3经肾以原型排出。③嘌呤的生成：体内的尿酸80%来源于体内嘌呤生物合成。参与尿酸代谢的嘌呤核苷酸有3种，次黄嘌呤核苷酸、腺嘌呤核苷酸、鸟嘌呤核苷酸。在嘌呤代谢过程中，各环节都有酶参与调控，一旦酶发生异常，即可发生血尿酸增多或减少。④嘌呤的排泄：在原发性痛风中，80%～90%的直接发病机制是肾小管对尿酸盐的清除率下降或重吸收升高。痛风意味着尿酸盐结晶、沉积致反应性关节炎或痛风石疾病。

(三)痛风的病因与诱因

临床上仅有部分高尿酸血症的患者发展为痛风，确切原因不清。临床上分为原发性和继发性两大类。原发性基本属于遗传性，与肥胖、原发性高血压、血脂异常、糖尿病、胰岛素抵抗关系密切。继发性主要因肾脏病、血液病等疾病或药物、高嘌呤食物等引起。

(四)临床表现

临床多见于40岁以上的男性，女性多在绝经期后发病。

1.无症状期

早期症状不明显,有些可终身不出现症状,仅有血尿酸持续性或波动性增高,但随着年龄增长其患病率也随之增加,且与高尿酸血症的水平和持续时间有关。

2.急性关节炎期

为通风的首发症状,多于春秋季节发病。常有以下特点:①多在夜间或清晨突然起病,多呈剧痛,数小时内出现受累关节的红、肿、热、痛和功能障碍,最常见于单侧踇趾及第1跖趾关节,其次为踝、膝、腕、指、肘等关节。②秋水仙碱治疗后,关节炎症状可迅速缓解。③发热,白细胞增多。④初次发作常呈自限性,数日内自行缓解,受累关节局部皮肤出现脱屑和瘙痒,是本病特有的表现。⑤关节腔滑囊液偏振光显微镜检查可见双折光的针形尿酸盐结晶,是确诊本病的依据。⑥高尿酸血症。

3.痛风石及慢性关节炎期

痛风石(tophi)是痛风的特征性临床表现,是尿酸盐沉积所致,常见于耳轮、跖趾、指间和掌指关节,常为多关节受累,多见关节远端,表现为关节肿胀、僵硬、畸形及周围组织的纤维化和变形,严重时患处皮肤发亮、菲薄,破溃则有豆渣样的白色物质排出。

4.肾脏病变

肾脏病变分为痛风性肾病和尿酸性肾石病两种。前者早期仅有间歇性蛋白尿,随着病情的发展而呈持续性,晚期可发生肾功能不全,表现为水肿、高血压、血尿素氮和肌酐升高。少数表现为急性肾衰竭,出现少尿或无尿。$10\% \sim 25\%$的痛风患者的肾脏有尿酸结石,呈泥沙样,常无症状,结石者可发生肾绞痛、血尿。

(五)辅助检查

1.血尿酸测定

正常值:男性为$150 \sim 380\ \mu mol/L$,女性为$100 \sim 300\ \mu mol/L$,更年期后接近男性。血尿酸测定高于正常值可确定高尿酸血症。

2.尿尿酸测定

限制嘌呤饮食5天后,每天尿酸排出量超过$3.57\ mmol/L$,可认为尿酸生成增多。

3.滑囊液或痛风石内容物检查

急性关节炎期行关节穿刺,提取滑囊液,在激光显微镜下可见针形尿酸盐结晶。

4.X线检查

急性关节炎期可见非特征性软组织肿胀;慢性期或反复发作后可见软骨破坏,关节面不规则,特征性改变为穿凿样、虫蚀样圆形或弧形的骨质透亮缺损。

5.电子计算机X线体层显像(CT)与磁共振显像(MRI)检查

CT扫描受累部位可见不均匀的斑点状高密度痛风石影像;MRI的T_1和T_2加权图像呈斑点状低信号。

(六)主要治疗原则

目前尚无根治原发性痛风的方法。治疗原则:①控制高尿酸血症,预防尿酸盐沉积。②迅速终止急性关节炎的发作,防止复发。③防止尿酸结石形成和肾功能损害。

(七)治疗

1.一般治疗

控制饮食总热量:限制饮酒和高嘌呤食物(如动物的内脏:肝、肾、心等)的大量摄入;每天饮水2000 mL以上以增加尿酸排泄;慎用抑制尿酸排泄的药物,如噻嗪类利尿药等;避免诱发因素和积极治疗相关疾病。

2.高尿酸血症的治疗

(1)排尿酸药:抑制近端肾小管对尿酸盐的重吸收,增加尿酸排泄,降低尿酸水平,适用于肾功能良好者。当内生肌酐清除率<30 mL/min时无效;已有尿酸盐结石形成,或每天尿排出尿酸盐>3.57 mmol时不宜使用。用药期间多饮水,并服用碳酸氢钠3~6 g/d。常用药物有苯溴马隆、丙磺舒、磺吡酮等。

(2)抑制尿酸生成药物:常用药物为别嘌醇,通过抑制黄嘌呤氧化酶,使尿酸的生成减少,适用于尿酸生成过多或不适合使用排尿酸药物者。

3.急性痛风性关节炎期的治疗

绝对卧床休息,抬高患肢,避免负重,迅速给秋水仙碱,越早用药疗效越好。

(1)秋水仙碱:是治疗急性痛风性关节炎的特效药,通过抑制中性粒细胞、单核细胞释放白三烯 B_4、白细胞介素-1等炎症因子,同时抑制炎症细胞的变形和趋化,从而缓解炎症。不良反应有恶心、呕吐、厌食、腹胀和水样腹泻,如出现上述症状应及时调整剂量或停药;还可出现白细胞减少、血小板计数减少等,也会发生脱发现象。

(2)非甾体抗炎药:通过抑制花生四烯酸代谢中的环氧化酶活性,进而抑制前列腺素的合成而达到消炎镇痛的作用。活动性消化性溃疡、消化道出血为禁忌证。常用药物有吲哚美辛、双氯芬酸、布洛芬、罗非昔布等。

(3)糖皮质激素:上述药物治疗无效或不能使用秋水仙碱和非甾体抗炎药时,可考虑使用糖皮质激素或 ACTH 短程治疗。疗程一般不超过 2 周。

二、护理评估

(一)一般评估

1.生命体征(T、P、R、Bp)

每天监测 T、P、R、Bp,特别是体温的变化。

2.关节与皮肤

评估患者痛风石、关节炎的情况;评估皮肤的情况,如有无皮疹,剥脱性皮炎、出血性带状疱疹、过敏性皮炎等。

3.相关记录

饮食、皮肤等,必要时记录饮水量。

(二)身体评估

1.视诊

患者痛风石、关节炎情况,有无红、肿、热、痛等。全身皮肤情况,有无皮疹等异常。

2.触诊

痛风石、关节炎疼痛情况。皮肤弹性,皮肤压之是否褪色等。

(三)心理社会评估

评估患者对疾病治疗的信心,对痛风相关知识的掌握情况。

(四)辅助检查

1.血尿酸

当血尿酸男性超过 420 μmol/L、女性＞350 mmol/L 可诊断为高尿酸血症。血尿酸波动较大,应反复监测。限制嘌呤饮食5天后,如每天小便中尿酸排出量＞3.57 mmol/L,则提示尿酸生成增多。

2.滑囊液或痛风石检查

急性关节炎期行关节腔穿刺,抽取滑囊液,如见白细胞内有双折光现象的针形尿酸结晶,即可确诊本病。痛风结石活检也可见此现象。

3.慢性并发症的检查

全身关节、足部检查、疼痛评估等。

(五)主要用药的评估

1.应用治疗高尿酸血症药的评估

用药剂量、用药时间、药物不良反应的评估与记录。

2.急性痛风性关节炎期治疗药物的评估

用药剂量、用药时间、药物不良反应的评估,注意有无出现"反跳"现象并记录。

三、主要护理诊断/问题

(一)疼痛:关节痛

与痛风结石、关节炎症有关。

(二)躯体活动障碍

与关节受累、关节畸形有关。

(三)知识缺乏

缺乏痛风用药知识和饮食知识。

(四)潜在并发症

肾衰竭。

四、护理措施

(一)疾病知识指导

指导患者与家属有关痛风预防、饮食、治疗、活动等的相关知识。如注意避免进食高蛋白和高嘌呤的食物,忌饮酒,每天多饮水,饮水量＞2000 mL/d,特别是服药排尿酸药物时更应多饮水,以帮助尿酸的排出。

(二)保护关节指导

指导患者日常生活中应注意:①活动时尽量使用大肌群,如能用肩部负重者不用手提,能用手臂者不用手指。②避免长时间持续进行重体力劳动。③经常变换姿势,保持受累关节舒适。④如有关节局部湿热和肿胀,尽可能避免其活动。如运动后疼痛超过 1～2 小时,应暂时停止该项运动。

(三)药物服用的指导

排尿酸药、抑制尿酸生成药应逐渐递增用量,用药过程中应按要求对肝功能、肾功能和尿酸水平进行测定,使用过程中,注意胃肠道反应,有无皮疹、过敏性皮炎等不良情况。如发生上述不良反应,应减量。

(四)关节及皮肤护理

指导患者保持关节功能位,防止变形。保持皮肤清洁,防止外伤导致皮肤破损,一旦发生皮肤破损,应及时予处理。如皮肤出现瘙痒,注意不要抓破皮肤。

五、护理效果评估

(1)患者血尿酸水平控制正常。

(2)患者尿尿酸检测结果正常。

(3)患者无出现关节肿胀、畸形等并发症的发生。

(4)患者及家属基本掌握痛风相关知识,特别是预防和饮食的相关知识。

第三节　嗜铬细胞瘤

嗜铬细胞瘤起源于肾上腺髓质、交感神经节或其他部位的嗜铬组织,这种瘤持续或间断地释放大量儿茶酚胺,引起持续性或阵发性高血压和多个器官功能及代谢紊乱。本病以 20～50 岁最多见,男女发病率无明显差异。嗜铬细胞瘤大多为良性,如及早诊治,手术切除可根治。恶性肿瘤约占 10%,治疗困难,已发生转移者预后不一,重者在数月内死亡,少数可存活 10 年以上,5 年生存率为 45%。

一、病因与发病机制

发病原因尚不明确。肿瘤位于肾上腺者占 80%～90%,大多为一侧性,少数为双侧性或一侧肾上腺瘤与另一侧肾上腺外瘤并存,多见于儿童和家族性患者。

肾上腺髓质的嗜铬细胞瘤可产生去甲肾上腺素和肾上腺素,以前者为主,极少数只分泌肾上腺素,家族性者以肾上腺素为主,尤其是在早期、肿瘤较小时;肾上腺外的嗜铬细胞瘤,除主动脉旁嗜铬体所致者外,只产生去甲肾上腺素,不能合成肾上腺素。

嗜铬细胞瘤可产生多种肽类激素,并可引起一些不典型的症状,如面部潮红、便秘、腹泻、面色苍白、血管收缩及低血压或休克等。

二、临床表现

以心血管症状为主,兼有其他系统的表现。

(一)心血管系统表现

1.高血压

为最主要症状,有阵发性和持续性两型,持续性者也可有阵发性加剧。

2.低血压、休克

本病可发生低血压,甚至休克;或出现高血压和低血压相交替的表现。这种患者还可发生急性腹痛、心前区痛、高热等。

3.心脏表现

大量儿茶酚胺可引起儿茶酚胺性心肌病,伴心律失常,如期前收缩、阵发性心动过速,甚至心室颤动。部分患者可发生心肌退行性变、坏死、炎性改变。

(二)代谢紊乱

1.基础代谢增高

肾上腺素可作用于中枢神经及交感神经系统控制下的代谢过程,使患者耗氧量增加。代谢亢进可引起发热、消瘦。

2.糖代谢紊乱

肝糖原分解加速及胰岛素分泌受抑制而致糖异生加强,可引起血糖过高、糖耐量减低。

3.脂代谢紊乱

脂肪分解加速,血游离脂肪酸增高。

4.电解质紊乱

少数患者可出现低钾血症、高钙血症。

(三)其他临床表现

1.消化系统

肠坏死、出血、穿孔,便秘,甚至肠扩张,且胆石症发生率较高。

2.腹部肿块

少数患者在左或右侧中上腹部可触及肿块,个别肿块可很大,扪及时应注意有可能诱发高血压。恶性嗜铬细胞瘤可转移到肝,引起肝脏肿大。

3.泌尿系统

肾功能减退、高血压发作、膀胱扩张,无痛性肉眼血尿。

4.血液系统

血容量减少,血细胞重新分布,周围血中白细胞计数增多,有时红细胞计数也可增多。

5.伴发其他疾病

嗜铬细胞瘤可伴发于一些因基因种系突变而致的遗传性疾病,如2型多发性内分泌腺瘤病、多发性神经纤维瘤等疾病。

三、医学检查

(一)血、尿儿茶酚胺及其代谢物测定

持续性高血压型患者尿儿茶酚胺及其代谢物香草基杏仁酸(VMA)及甲氧基肾上腺素(MN)和甲氧基去甲肾上腺素(NMN)皆升高,常在正常高限的2倍以上。阵发性者平时儿茶酚胺可不明显升高,而在发作后才高于正常,故需测定发作后血或尿儿茶酚胺。摄入可乐、咖啡类饮料及左旋多巴、拉贝洛尔、普萘洛尔(心得安)、四环素等药物可导致假阳性结果;休克、低血糖、高颅内压可使内源性儿茶酚胺增高。

(二)胰升糖素激发试验

对于阵发性,且一直等不到发作者可作该试验。

(三)影像学检查

(1)B超作肾上腺及肾上腺外肿瘤定位检查,对直径1 cm以上者,阳性率较高。

（2）CT扫描,90％以上的肿瘤可准确定位。

（3）MRI扫描有助于鉴别嗜铬细胞瘤和肾上腺皮质肿瘤,可用于孕妇。

（4）放射性核素标记定位。

（5）静脉导管术。

四、诊断要点

本病的早期诊断尤为重要,诊断的重要依据必须建立在24小时尿儿茶酚胺或其他代谢产物增加的基础上。对于高血压呈阵发性或持续性发作的患者,尤其是儿童和年轻人,要考虑本病的可能性。并根据家族史、临床表现、实验室检查等确定诊断。并要与其他继发性高血压及原发性高血压相鉴别。

五、治疗

（一）药物治疗

嗜铬细胞瘤手术切除前可采用α受体阻断药使血压下降,减轻心脏负担,使原来缩减的血管容量扩大。常用口服的α受体阻断药有酚苄明、哌唑嗪。

（二）手术治疗

手术治疗可根治良性的嗜铬细胞瘤,但手术切除时有一定危险性。在麻醉诱导期,手术过程中,尤其在接触肿瘤时,可出现血压急骤升高、心律失常和休克。瘤被切除后,血压一般降至90/60 mmHg。如血压低,表示血容量不足,应补充适量全血或血浆,必要时可静脉滴注适量去甲肾上腺素,但不可用缩血管药来代替补充血容量。

（三）并发症的治疗

当患者发生高血压危象时,应立即予以抢救。

（四）恶性嗜铬细胞瘤的治疗

较困难,一般对放疗和化疗不敏感,可用抗肾上腺素药作对症治疗。

六、护理诊断/问题

（一）组织灌注无效

与去甲肾上腺素分泌过量致持续性高血压有关。

（二）疼痛

头痛与血压升高有关。

（三）潜在并发症

高血压危象。

七、护理措施

（一）安全与舒适管理

急性发作时应绝对卧床休息,保持环境安静,光线宜偏暗,避免刺激。护理人员操作应集中进行以免过多打扰患者。高血压发作间歇期患者可适量活动,但不能剧烈活动。

（二）饮食营养

给予高热量、高蛋白质、高维生素、易消化饮食,避免饮含咖啡因的饮料。

（三）疾病监测

1.常规监测

密切观察血压变化，注意阵发性或持续性高血压，或高血压和低血压交替出现，或阵发性低血压、休克等病情变化，定时、定血压计、定体位、定人进行血压测量；观察有无头痛及头痛程度、持续时间，是否有其他伴随症状；观察患者的发病是否存在诱发因素；记录液体出入量，监测患者水、电解质变化。

2.并发症监测

如患者出现剧烈头痛、面色苍白、大汗淋漓、恶心、呕吐、视力模糊、复视等高血压危象表现，或心力衰竭、肾衰竭、高血压脑病的症状和体征，应立即通知医生，并配合抢救。

（四）高血压危象急救配合

（1）卧床休息，吸氧，抬高床头以减轻脑水肿，加用床栏以防患者因躁动而坠床。

（2）按医嘱给予酚妥拉明等急救药。

（3）持续心电图、血压监测，每15分钟记录1次测量结果。

（4）因情绪激动、焦虑不安可加剧血压升高，应专人护理，及时解释病情变化，安抚患者，使其保持平静。

（5）若有心律失常、心力衰竭、高血压脑病、脑卒中和肺部感染者，协助医生处理并给予相应的护理。

（五）用药护理

α受体阻滞剂在降低血压的同时易引起直立性低血压，因此要严密观察血压变化及药物不良反应，指导患者服药后平卧30分钟，缓慢更换体位，防止意外发生。此外，患者还可能出现鼻黏膜充血、心动过速、低钠倾向等，要及时发现、及时处理；头痛剧烈者按医嘱给予镇静剂。

（六）心理护理

因本病发作突然，症状严重，患者常有恐惧感，渴望早诊早治。护士要主动关心患者，向其介绍有关疾病知识、治疗方法及注意事项。患者发作时，护士要守护在患者身边，使其具有安全感，消除恐惧心理和紧张情绪。

八、健康指导

（一）预防疾病

患者充分休息，生活有规律，避免劳累，保持情绪稳定、心情舒畅。

（二）管理疾病

告知患者当双侧肾上腺切除后，需终身应用激素替代治疗，并使患者知晓药物的作用、服药时间、剂量、过量或不足的征象、常见的不良反应。

（三）康复指导

嘱患者随身携带识别卡，以便发生紧急情况时能得到及时处理。并定期返院复诊，以便及时调整药物剂量。

第四节　尿崩症

尿崩症(DI)是指精氨酸加压素(AVP)[又称抗利尿激素(ADH)],严重缺乏或部分缺乏(称中枢性尿崩症),以及肾脏对 AVP 不敏感,致肾远曲小管和集合管对水的重吸收减少(称肾性尿崩症),从而引起多尿、烦渴、多饮与低密度尿为特征的一组综合征。正常人每天尿量仅1.5 L 左右。任何情况使 ADH 分泌不足或不能释放,或肾脏对 ADH 不反应都可使尿液无法浓缩而有多尿,随之有多饮。尿崩症可发生于任何年龄,但以青少年为多见。男性多于女性,男女之比为 2∶1。

一、病因分类

(一)中枢性尿崩症

任何导致 AVP 合成、分泌与释放受损的情况都可引起本症的发生。中枢性尿崩症的病因有原发性、继发性与遗传性三种。

1.原发性

病因不明者占 1/3～1/2。此型患者的下丘脑视上核与室旁核内神经元数目减少,Nissl 颗粒耗尽。AVP 合成酶缺陷,神经垂体缩小。

2.继发性

中枢性尿崩症可继发于下列原因导致的下丘脑-神经垂体损害:颅脑外伤或手术后、肿瘤等;感染性疾病,如结核、梅毒、脑炎等;浸润性疾病,如结节病、肉芽肿病;脑血管病变,如血管瘤;自身免疫性疾病,如患者血中存在针对下丘脑 AVP 细胞的自身抗体;Sheehan 综合征等。

3.遗传性

一般症状轻,可无明显多饮多尿。临床症状包括尿崩症、糖尿病、视神经萎缩和耳聋;是一种常染色体隐性遗传疾病,常为家族性;患者从小多尿。本症可能为渗透压感受器缺陷所致。

(二)肾性尿崩症

肾脏对 AVP 产生反应的各个环节受到损害导致肾性尿崩症。病因有遗传性与继发性两种。

1.遗传性

呈 X 连锁隐性遗传方式,由女性遗传,男性发病,多为家族性。近年已把肾性尿崩症基因即 G 蛋白耦联的 AVP-V2R 基因精确定位于 X 染色体长臂端粒 Xq28 带上。

2.继发性

肾性尿崩症可继发于多种疾病导致的肾小管损害,如慢性肾盂肾炎、阻塞性尿路疾病、肾小管性酸中毒、肾小管坏死、淀粉样变、骨髓瘤、肾脏移植与氮质血症。代谢紊乱如低钾血症、高钙血症也可导致肾性尿崩症。多种药物可致肾性尿崩症,如庆大霉素、头孢唑林、诺氟沙星、阿米卡星、链霉素、大剂量地塞米松、过期四环素、碳酸锂等。应用碳酸锂的患者中20%～40%可致肾性尿崩症,其机制可能是锂盐导致了细胞 cAMP 生成障碍,干扰肾脏对水的重吸收。

二、诊断要点

(一)临床特征

(1)大量低密度尿,尿量超过 3 L/d。

(2)因鞍区肿瘤过大或向外扩展者,常有蝶鞍周围神经组织受压表现,如视力减退、视野缺失。

(3)有渴觉障碍者,可出现脱水、高钠血症、高渗状态、发热、抽搐等,甚至脑血管意外。

(二)实验室检查

1.尿渗透压

为 50～200 mOsm/L,明显低于血浆渗透压,血浆渗透压可高于 300 mOsm/L(正常参考值为 280～295 mOsm/L)。

2.血浆抗利尿激素值

降低(正常基础值为 1～1.5pg/mL),尤其是禁水和滴注高渗盐水时仍不能升高,提示垂体抗利尿激素储备能力降低。

3.禁水试验

是最常用的诊断垂体性尿崩症的功能试验。

方法:试验前测体重、血压、尿量、尿密度、尿渗透压。以后每 2 小时排尿,测尿量、尿密度、尿渗透压、体重、血压等,至尿量无变化、尿密度及尿渗透压持续 2 次不再上升为止。抽血测定血浆渗透压,并皮下注射抗利尿激素(水剂)5U,每小时再收集尿量,测尿密度、尿渗透压 1～2 次。一般需禁水 8 小时以上。如有血压下降、体重减轻 3 kg 以上时,应终止试验。

三、鉴别要点

(一)精神性多饮性多尿

有精神刺激史,主要表现为烦渴、多饮、多尿、低密度尿,与尿崩症极相似,但 AVP 并不缺乏,禁水试验后尿量减少,尿密度增高,尿渗透压上升,注射加压素后尿渗透压和尿密度变化不明显。

(二)糖尿病多饮多尿

糖尿病为高渗性利尿,尿糖阳性,尿密度高,血糖高。

(三)高钙血症

甲旁亢危象时血钙增高。尿钙增高,肾小管对抗利尿激素反应下降,产生多饮多尿,亦是高渗利尿,尿密度增高。

(四)其他

如慢性肾功能不全、肾上腺皮质功能减退。

四、规范化治疗

(一)中枢性尿崩症

1.病因治疗

针对各种不同的病因积极治疗有关疾病,以改善继发于此类疾病的尿崩症病情。

2.药物治疗

轻度尿崩症患者仅需多饮水,如长期多尿,每天尿量大于 4000 mL 时因可能造成肾脏损害而致肾性尿崩症,需要药物治疗。

(1)抗利尿激素制剂。①1-脱氨-8-右旋精氨酸血管升压素(DDAVP):为目前治疗尿崩症的首选药物,可由鼻黏膜吸入,每天2次,每次10～20 μg(儿童患者为每次5 μg,每天1次),肌内注射制剂每毫升含4 μg,每天1～2次,每次1～4 μg(儿童患者每次0.2～1 μg)。②长效尿崩停针(鞣酸加压素油剂注射液):每毫升油剂注射液含5 U,从0.1 mL开始肌内注射,必要时可加至0.2～0.5 mL。疗效持续5～7日。长期应用2年左右可因产生抗体而减效,过量则可引起水潴留,导致水中毒。故因视病情从小剂量开始,逐渐调整用药剂量与间隔时间。③粉剂尿崩停:每次吸入20～50 mg,每4～6小时1次。长期应用可致萎缩性鼻炎,影响吸收或过敏而引起支气管痉挛,疗效亦减弱。④赖氨酸血管升压素粉剂(尿崩灵):为人工合成粉剂,由鼻黏膜吸入,疗效持续3～5小时,每天吸入2～3次。长期应用亦可发生萎缩性鼻炎。⑤神经垂体素水剂:每次5～10 μg,每天2～3次,皮下注射。作用时间短,适用于一般尿崩症,注射后有头痛、恶心、呕吐及腹痛不适等症状,故多数患者不能坚持用药。⑥抗利尿素纸片:每片含AVP 10 μg,可于白天或睡前舌下含化,使用方便,有一定的疗效。⑦神经垂体素喷雾剂:赖氨酸血管升压素与精氨酸血管升压素均有此制剂,疗效与粉剂相当,久用亦可致萎缩性鼻炎。

(2)口服治疗尿崩症药物。①氢氯噻嗪:小儿每天2 mg/kg,成人每次25 mg、每天3次,或50 mg、每天2次,服药过程中应限制钠盐摄入,同时应补充钾(每天60 mg氯化钾)。②氯磺丙脲:每次0.125～0.25 g,每天1～2次,一般每天剂量不超过0.5 g。服药24小时后开始起作用,4日后出现最大作用,单次服药72小时后恢复疗前情况。③氯贝丁酯:用量为每次0.5～0.75 g,每天3次,24～48小时迅速起效,可使尿量下降,尿渗透压上升。④卡马西平:为抗癫痫药物,其抗尿崩作用机制大致同氯磺丙脲,用量每次0.2 g,每天2～3次,作用迅速,尿量可减至2000～3000 mL,不良反应为头痛、恶心、疲乏、眩晕、肝损害与白细胞减低等。⑤吲哒帕胺:为利尿、降压药物,其抗尿崩作用机制可能类似于氢氯噻嗪。用量为每次2.5～5 mg,每天1～2次。用药期间应监测血钾变化。

(二)肾性尿崩症

由药物引起的或代谢紊乱所致的肾性尿崩症,只要停用药物,纠正代谢紊乱,就可以恢复正常。如果为家族性的,治疗相对困难,可限制钠盐摄入,应用噻嗪类利尿剂、前列腺素合成酶抑制剂(如吲哚美辛),上述治疗可将尿量减少80%。

五、护理措施

按内科及本系统疾病的一般护理常规。

(一)病情观察

(1)准确记录患者尿量、尿比重、饮水量,观察液体出入量是否平衡,以及体重变化。

(2)观察饮食情况,如食欲缺乏以及便秘、发热、皮肤干燥、倦怠、睡眠不佳等症状。

(3)观察脱水症状,如头痛、恶心、呕吐、胸闷、虚脱、昏迷。

(二)对症护理

(1)对于多尿、多饮者应给予扶助与预防脱水,根据患者的需要供应水。

(2)测尿量、饮水量、体重,从而监测液体出入量,正确记录,并观察尿色、尿比重等及电解质、血渗透压情况。

(3)患者因夜间多尿而失眠、疲劳以及精神焦虑等,应给予护理照料。

(4)注意患者出现的脱水症状,一旦发现要尽早补液。

(5)保持皮肤、黏膜的清洁。

(6)有便秘倾向者及早预防。

(7)药物治疗及检查时,应注意观察疗效及不良反应,嘱患者准确用药。

(三)一般护理

(1)患者夜间多尿,白天容易疲倦,要注意保持安静舒适的环境。

(2)在患者身边经常备足温开水。

(3)定时测血压、体温、脉搏、呼吸及体重,以了解病情变化。

(四)健康指导

(1)患者由于多尿、多饮,要嘱患者在身边备足温开水。

(2)注意预防感染,尽量休息,适当活动。

(3)指导患者记录尿量及体重变化。

(4)准确遵医嘱给药,不得自行停药。

(5)门诊定期随访。

第五节　皮质醇增多症

皮质醇增多症又称库欣(Cushing)综合征,是由多种原因使肾上腺皮质分泌过盛的糖皮质激素所引起的综合征。主要表现为向心性肥胖、多血质貌、皮肤紫纹、高血压等。女性多于男性,成人多于儿童。

一、病因

肾上腺皮质通常是在 ACTH 作用下分泌皮质醇,当皮质醇超过生理水平时,就反馈抑制 ACTH 的释放。本病的发生表明皮质醇或 ACTH 分泌调节失衡;或肾上腺无须 ACTH 作用就能自行分泌皮质醇;或是皮质醇对 ACTH 分泌不能发挥正常的抑制作用。

(一)原发性肾上腺皮质病变——原发于肾上腺的肿瘤

其中皮质腺瘤约占 20%,皮质腺癌约占 5%,其生长与分泌不受 ACTH 控制。

(二)垂体瘤或下丘脑-垂体功能紊乱

继发于下丘脑-垂体病变可引起肾上腺皮质增生型皮质醇增多症或库欣病(约占 70%)。

(三)异源 ACTH 综合征

由垂体以外的癌瘤产生类 ACTH 活性物质,少数可能产生类促肾上腺皮质激素释放因子(CRF)样物质,刺激肾上腺皮质增生,分泌过多的皮质类固醇。多见于肺燕麦细胞癌(约占50%),其次是胸腺癌与胰腺癌(约占 10%)。

(四)医源性糖皮质激素增多症

由长期大量应用糖皮质激素治疗所致。

二、临床表现

(一)体型改变

因脂肪代谢障碍造成头、颈、躯干肥胖,即水牛背;尤其是面部,由于两侧颊部脂肪堆积,造成脸部轮廓呈圆型,即满月脸;嘴唇前突微开,前齿外露,多血质面容;四肢消瘦为临床诊断提供线索。

(二)蛋白质分解过多

蛋白质分解过多表现为皮肤变薄,真皮弹力纤维断裂、出现紫纹,肌肉消瘦、乏力,骨质疏松,容易发生骨折。

(三)水钠潴留

患者表现为高血压、足踝部水肿。

(四)性腺功能障碍

性腺功能障碍表现为多毛、痤疮,女性月经减少或停经或出现胡须、喉结增大等,男性可出现性欲减退、阴茎缩小、睾丸变软等。

(五)抵抗力降低

患者易发生霉菌及细菌感染,甚至出现菌血症、败血症。

(六)精神障碍

患者常有不同程度的情绪变化,如烦躁、失眠,个别患者可发生偏狂。

三、检查

(一)生化检查

(1)尿 17-羟皮质类固醇(17-OHCS)＞20 mg/24 h。

(2)小剂量地塞米松抑制试验不能被抑制。

(3)尿游离皮质醇＞110 μg/24 h。

(4)血浆皮质醇增高,节律消失。

(5)低血钾性碱中毒。

(二)肾上腺病变部位检查

腹膜后充气造影、肾上腺同位素扫描、B 超或 CT 扫描等。

(三)蝶鞍部位检查

X 线蝶鞍正侧位片或断层,CT 扫描,如发现蝶鞍扩大、骨质破坏,说明垂体有占位性病变。

四、护理

(一)观察要点

(1)病情判断:皮质醇增多的临床表现如前所述,但由于病因不同,可有不同表现,应仔细观察,以提供临床诊断依据。肾上腺肿瘤所致的库欣氏综合征没有色素沉着,而垂体性库欣病和异源 ACTH 综合征由于血浆 ACTH 高,皮肤色素加深,且以异源 ACTH 综合征更为明显。肾上腺恶性肿瘤多见于儿童,并且多有性征改变。异源 ACTH 综合征由恶性肿瘤所致,消瘦、水肿明显,并且有严重低血钾性碱中毒。

(2)观察体型异常状态的改变。

（3）观察心率、有无高血压及心脑缺血表现。

（4）观察有无发热等各种感染症状。

（5）观察皮肤、肌肉、骨骼状态：皮肤干燥、皮下出血、痤疮、创伤化脓、四肢末梢发绀、水肿、多毛、肌力低下、乏力、疲劳感，骨质疏松与病理性骨折等。

（6）观察尿量、尿液性状改变：有无血尿、蛋白尿、尿糖。

（7）观察有无失眠、烦躁不安、抑郁、兴奋、精神异常等表现。

（8）有无电解质紊乱和糖尿病等症状。

（9）有无月经异常、性功能改变等。

（二）检查的护理

皮质醇增多症的确诊、病理分类及定位诊断依赖于实验室检查。有没有皮质醇增多症存在，是什么原因引起，在做治疗之前，都需要检查清楚。

1.筛选试验

检查有无肾上腺皮质分泌的异常，方法如下。①24 小时尿 17-OHCS、17-KS、游离皮质醇测定。②血浆皮质醇测定。③皮质醇分泌节律检查：正常皮质醇分泌呈昼夜节律性改变。清晨高，午夜低。检查时可分别于 8：00、16：00、24：00 抽血测皮质醇。皮质醇增多症患者不但分泌量改变，而且节律消失，下午血皮质醇浓度等于或高于清晨血皮质醇浓度。皮质醇节律消失是该病的早期表现。④小剂量地塞米松抑制试验：（服地塞米松 0.5 mg，6 小时 1 次，共 48 小时）皮质醇增多症者不受小剂量地塞米松抑制。

2.定性试验

为了进一步鉴别肾上腺皮质为增生或肿瘤，可行大剂量地塞米松抑制试验。将地塞米松增加至 2 mg，方法同小剂量法。对肾上腺皮质增生者可抑制 50％以上，而肾上腺肿瘤或异源 ACTH 综合征呈阴性结果。

3.其他

头颅、胸、肾的 X 线照片、CT、MRI 检查、血生化指标等。

在这些检查中，除了保证方法和收集标本正确外，试验药物的服用时间、剂量的准确是试验成败的关键，护士一定要按量、按时投送药物并看患者服下全部药物，如有呕吐，要补足剂量。

（三）预防感染

（1）患者由于全身抵抗力下降，易引起细菌或真菌感染，但感染症状不明显。因此，对患者的日常生活要进行卫生指导。

（2）早期发现感染症状，如出现咽痛、发热以及尿路感染等症状，及时报告医师，及时处理。

（四）观察精神症状，防止发生意外

（1）患者多表现为精神不安、抑郁状态、失眠或兴奋状态。失眠往往是精神症状的早期表现，应予重视。护理人员需特别注意抑郁状态之后企图自杀者，且患者身边不宜放置危险物品。

（2）患者情绪不稳定时，避免讲刺激性的言语，要耐心倾听其谈话。

（3）要理解患者由于肥胖等原因引起容貌、体态的变化而产生的苦闷，多给予解释、安慰。

(五)饮食护理

(1)给予高蛋白、高维生素、低钠、高钾饮食。

(2)患者每餐进食不宜过多或过少,宜均匀进餐,指导患者采用正确摄取营养平衡的饮食。

(3)并发糖尿病者,应按糖尿病饮食要求限制主食摄入量。

(六)防止外伤、骨折

(1)患者容易发生肋骨、脊柱自发性骨折,如有骨质疏松、肌力低下,容易挫伤、骨折,应关心患者日常生活活动的安全,防止受伤。

(2)本病患者皮肤菲薄,易发生皮下瘀斑,注射、抽血后按压针眼时间宜长,嘱患者要穿着柔软的睡衣,不要系紧腰带,勿用力搓澡,防止碰伤。

(3)嘱患者在疲劳、倦怠时,不要勉强参加劳动,活动范围与运动量也应有所限制。指导患者遵守日常生活制度。

(七)治疗护理

1.病因治疗

对已查明的垂体或肾上腺腺瘤或腺癌给予手术和(或)放射治疗,去除病因。异位分泌ACTH 的肿瘤亦争取定位,行手术和(或)放射治疗。

2.抑制糖皮质激素合成的药物

适用于:①存在严重代谢紊乱(低血钾、高血糖、骨质疏松)的患者作术前准备。②对不能手术治疗的异位分泌 ACTH 肿瘤患者行姑息性治疗。服药剂量宜由小至大,注意药物不良反应,多于饭后服用,以减少胃肠道反应。

3.并发症的预防与护理

皮质醇增多症如果不予治疗,患者可于数年内死于感染、高血压或自杀,所以对于本病应争取早期诊断、早期治疗,防止并发症,预防感染和外伤,控制高血压及糖尿病;更应注意精神护理,防止自杀。

(八)心理护理

(1)绝大多数患者呈向心性肥胖、满月脸、水牛背等特殊状态改变,心理上不愿承受这一现实,医护人员切勿当面议论其外表。

(2)手术是治疗本病的重要手段,而患者往往对手术有顾虑而焦躁不安、情绪低落、不思饮食,有的患者因手术费用高、担心预后等也可引起情绪的改变。针对以上心理状态,医护人员应向其讲解手术治疗的效果、手术成功事例及术前注意事项,以助其消除顾虑,树立战胜疾病的信心。

第六节 高 脂 血 症

高脂血症是指脂质代谢或运转异常而使血浆中一种或几种脂质高于正常的一类疾病。由于血脂在血液中是以脂蛋白的形式进行运转的,因此高脂血症实际上也可认为是高脂蛋白血症。老年人高脂血症的发病率明显高于年轻人。血浆低密度脂蛋白(LDL)、血清总胆固醇

(TC)、高密度脂蛋白(HDL)与临床心血管病事件发生密切相关。

一、护理评估

(一)健康史

(1)询问患者病史,主要是引起高脂血症的相关疾病,如有无糖尿病、甲状腺功能减退症、肾病综合征、透析、肾移植、胆道阻塞等。

(2)询问患者有无高脂饮食、嗜好油炸食物、酗酒、运动少等不良生活和饮食习惯。

(二)临床表现

患者血脂中一项或多项脂质检测指标超过正常值范围。此外,部分患者的临床特征是眼睑黄斑瘤、肌腱黄色瘤及皮下结节状黄色瘤(好发于肘、膝、臀部)。易伴发动脉粥样硬化、肥胖或糖尿病。少数患者有肝、脾大。此外,患者常有眩晕、心悸、胸闷、健忘、肢体麻木等自觉症状,但多数患者虽血脂高而无任何自觉症状。

(三)实验室及其他检查

1.血脂

常规检查血浆 TC 和 TG 的水平。我国血清 TC 的理想范围是低于 5.20 mmol/L,5.23～5.69 mmol/L为边缘升高,高于 5.72 mmol/L 为升高。TG 的合适范围是低于1.70 mmol/L,高于1.70 mmol/L为升高。

2.脂蛋白

正常值 LDL 低于 3.12 mmol/L,3.15～3.61 mmol/L 为边缘升高,高于 3.64 mmol/L 为升高;正常 HDL 不低于1.04 mmol/L,低于 0.91 mmol/L 为减低。

(四)心理-社会状况

了解老年患者对高脂血症的认识和患病的态度、治疗的需求。

二、主要护理诊断

(一)活动无耐力

与肥胖导致体力下降有关。

(二)知识缺乏

患者缺乏高脂血症的有关知识。

(三)个人应对无效

与不良饮食习惯有关。

三、护理目标

(1)患者体重接近或恢复正常。

(2)患者血脂指标恢复正常或趋于正常。

(3)患者自觉饮食习惯得到纠正。

四、主要护理措施

(一)建立良好的生活习惯,纠正不良的生活方式

1.饮食

由于降血脂药物的不良反应及考虑治疗费用,并且大部分人经过饮食控制可以使血脂水平有所下降,故提倡首先采用饮食治疗。饮食控制应长期坚持进行。膳食宜清淡、低脂肪。烹

调食用油用植物油,每天低于 25 g。少吃动物脂肪、内脏、甜食、油炸食品及含热量较高的食品,宜多吃新鲜蔬菜和水果,少饮酒、不吸烟。设计饮食治疗方案时应仔细斟酌膳食,尽可能与患者的生活习惯相吻合。以便使患者可接受而又不影响营养需要的最低程度。主食每天不要超过300 g,可适当饮绿茶,以利降低血脂。

2.休息

生活要有规律,注意劳逸结合,保证充足睡眠。

3.运动

鼓励老年人进行适当的体育锻炼,如散步、慢跑、太极拳、门球等,不仅能增加脂肪的消耗、减轻体重,而且可减轻高脂血症。活动量应根据患者的心脑功能、生活习惯和身体状况而定,提倡循序渐进,不宜剧烈运动,运动后达个人最大心率的80%。若经过饮食和调节生活方式达半年以上,血脂仍未降至正常水平,则可考虑使用药物治疗。

(二)用药护理

对饮食治疗无效,或有冠心病、动脉粥样硬化等危险因素的患者应考虑药物治疗。治疗前应向患者进行药物治疗目的、药物的作用与不良反应等方面的详细指导,以利长期合作。向患者详述服药的剂量和时间,并定期随诊,监测血脂水平。常用的调节血脂药有以下几种。

1.羟甲基戊二酰辅酶 A

主要能抑制胆固醇的生物合成。

2.贝特类

此类药不良反应较轻微,主要有恶心、呕吐、腹泻等胃肠道症状。肝肾功能不全者忌用。

3.胆酸螯合树脂质

此类药阻止胆酸或胆固醇从肠道吸收,使其随粪便排出。不良反应有胀气、恶心、呕吐、便秘,并干扰叶酸、地高辛、甲状腺素及脂溶性维生素的吸收。

4.烟酸

有明显的调脂作用。主要不良反应有面部潮红、瘙痒、胃肠道症状。

(三)心理护理

主动关心患者,耐心解答其各种问题,使患者明了本病经过合理的药物和非药物治疗病情可控制,解除患者思想顾虑,使其保持乐观情绪,树立战胜疾病的信心,并长期坚持治疗,以利控制病情。

五、健康教育

(1)向患者及其家属讲解老年高脂血症的有关知识,使其明了糖尿病、肾病综合征和甲减等可引起高脂血症,积极治疗原发病。

(2)引导患者及其家属建立健康的生活方式,坚持低脂肪、低胆固醇、低糖、清淡的饮食原则,控制体重;生活规律,坚持运动,劳逸结合;戒烟、戒酒。

(3)嘱咐患者严格遵医嘱服药,定期监测血脂、肾功能等。

第七节 肥 胖 症

肥胖症指体内脂肪堆积过多和/或分布异常、体重增加,是包括遗传和环境因素在内的多种因素相互作用所引起的慢性代谢性疾病。肥胖症分单纯性肥胖症和继发性肥胖症两大类。临床上无明显内分泌及代谢性病因所致的肥胖症,称单纯性肥胖症。若作为某些疾病的临床表现之一,称为继发性肥胖症,约占肥胖症的1%。据估计,在西方国家成年人中,约有半数人超重和肥胖。我国肥胖症患病率也迅速上升。肥胖症已成为重要的世界性健康问题之一。

一、病因与发病机制

病因未明,被认为是包括遗传和环境因素在内的多种因素相互作用的结果。总的来说,脂肪的积聚是由于摄入的能量超过消耗的能量。

(一)遗传因素

肥胖症有家族聚集倾向,但遗传基础未明,也不能排除共同饮食、活动习惯的影响。

(二)中枢神经系统

体重受神经系统和内分泌系统双重调节,最终影响能量摄取和消耗的效应器官而发挥作用。

(三)内分泌系统

肥胖症患者均存在血中胰岛素升高,而高胰岛素血症可引起多食和肥胖。

(四)环境因素

通过饮食习惯和生活方式的改变,如坐位生活方式、体育运动少、体力活动不足使能量消耗减少,进食多、喜甜食或油腻食物使能量摄入增多。

(五)其他因素

1.与棕色脂肪组织(BAT)功能异常有关

可能由于棕色脂肪组织产热代谢功能低下,使能量消耗减少。

2.肥胖症与生长因素有关

幼年起病者多为增生型或增生肥大型,肥胖程度较重,且不易控制;成年起病者多为肥大型。

3.调定点说

肥胖者的调定点较高,具体机制仍未明了。

二、临床表现

肥胖症可见于任何年龄,女性较多见。多有进食过多和(或)运动不足、肥胖家族史。引起肥胖症的病因不同,其临床表现也不相同。

(一)体型变化

脂肪堆积是肥胖的基本表现。脂肪组织分布存在性别差异,通常男性型主要分布在腰部以上,以颈项部、躯干部为主,称为苹果型。女性型主要分布在腰部以下,以下腹部、臀部、大腿部为主,称为梨型。

(二)心血管疾病

肥胖患者血容量、心输出量均较非肥胖者增加而加重心脏负担,引起左心室肥厚、扩大;心肌脂肪沉积导致心肌劳损,易发生心力衰竭。由于静脉回流障碍,患者易发生下肢静脉曲张、栓塞性静脉炎和静脉血栓形成。

(三)内分泌与代谢紊乱

常有高胰岛素血症、动脉粥样硬化、冠心病等,且糖尿病发生率明显高于非肥胖者。

(四)消化系统疾病

胆石症、胆囊炎发病率高,慢性消化不良、脂肪肝、轻至中度肝功能异常较常见。

(五)呼吸系统疾病

由于胸壁肥厚,腹部脂肪堆积,使腹内压增高、横膈升高而降低肺活量,引起呼吸困难。严重者导致缺氧、发绀、高碳酸血症,可发生肺动脉高压和心力衰竭。还可引起睡眠呼吸暂停综合征及睡眠窒息。

(六)其他

恶性肿瘤发生率升高,如女性子宫内膜癌、乳腺癌,男性结肠癌、直肠癌、前列腺癌发生率均升高。因长期负重易发生腰背及关节疼痛。皮肤皱褶易发生皮炎、擦烂,并发化脓性或真菌感染。

三、医学检查

肥胖症的评估包括测量身体肥胖程度、体脂总量和脂肪分布,其中后者对预测心血管疾病危险性更为准确。常用测量方法如下。

(一)体重指数(BMI)

测量身体肥胖程度,BMI=体重(kg)/身长(m)^2,是诊断肥胖症最重要的指标。我国成年人 BMI 值≥24 为超重,≥28 为肥胖。

(二)腰围(WC)

目前认为测定腰围更为简单可靠,是诊断腹部脂肪积聚最重要的临床指标。WHO 建议男性 WC>94 cm、女性 WC>80 cm 为肥胖。中国肥胖问题工作组建议,我国成年男性 WC≥85 cm、女性 WC≥80 cm 为腹部脂肪积蓄的诊断界限。

(三)腰臀比(WHR)

反映脂肪分布。腰围测量髂前上棘和第 12 肋下缘连线的中点水平,臀围测量环绕臀部的骨盆最突出点的周径。正常成人 WHR 男性<0.90,女性<0.85,超过此值为中央型(又称腹内型或内脏型)肥胖。

(四)CT 或 MRI

计算皮下脂肪厚度或内脏脂肪量。

(五)其他

身体密度测量法、生物电阻抗测定法、双能 X 线(DEXA)吸收法测定体脂总量等。

四、诊断要点

目前国内外尚未统一。根据病史、临床表现和判断指标即可诊断。在确定肥胖后,应鉴别单纯性或继发性肥胖症,并注意肥胖症并非单纯体重增加。

五、治疗

治疗要点：减少热量摄取、增加热量消耗。

(一)行为治疗

教育患者采取健康的生活方式，改变饮食和运动习惯，并自觉地长期坚持。

(二)营养治疗

控制总进食量，采用低热量、低脂肪饮食。对肥胖患者应制订能为之接受、长期坚持下去的个体化饮食方案，使体重逐渐减轻到适当水平，再继续维持。

(三)体力活动和体育运动

体力活动和体育运动与医学营养治疗相结合，并长期坚持，尽量创造多活动的机会、减少静坐时间，鼓励多步行。运动方式和运动量应适合患者具体情况，注意循序渐进，有心血管并发症和肺功能不好的患者必须更为慎重。

(四)药物治疗

长期用药可能产生药物不良反应及耐药性，因而选择药物必须十分慎重，减重药物应根据患者个体情况在医生指导下应用。

(五)继发性肥胖

应针对病因进行治疗。

六、护理诊断/问题

(一)营养失调

高于机体需要量与能量摄入和消耗失衡有关。

(二)身体意象紊乱

身体意象紊乱与肥胖对身体外形的影响有关。

(三)有感染的危险

与机体抵抗力下降有关。

七、护理措施

(一)安全与舒适管理

肥胖症患者的体育锻炼应长期坚持，并提倡进行有氧运动，包括散步、慢跑、游泳、跳舞、太极拳、球类活动等，而运动方式根据年龄、性别、体力、病情及有无并发症等情况确定。

1.评估患者的运动能力和喜好

帮助患者制订每天活动计划并鼓励实施，避免运动过度和过猛。

2.指导患者固定每天运动的时间

每次运动30～60分钟，包括前后10分钟的热身及整理运动，持续运动20分钟左右。如出现头昏、眩晕、胸闷或胸痛、呼吸困难、恶心、丧失肌肉控制能力等应停止活动。

(二)饮食护理

1.评估

评估患者肥胖症的发病原因，仔细询问患者单位时间内体重增加的情况、饮食习惯，了解患者每天进餐量及次数、进食后感觉和消化吸收情况、排便习惯，有无气急、行动困难、腰痛、便秘、怕热、多汗、头晕、心悸等伴随症状及其程度，是否存在影响摄食行为的精神心理因素。

2.制定饮食计划和目标

与患者共同制定适宜的饮食计划和减轻体重的具体目标,而饮食计划应为患者能接受并长期坚持的个体化方案,护士应监督和检查计划执行情况,使体重逐渐减轻(每周降低0.5~1 kg)直到理想水平并保持。①热量的摄入:采用低热量、低脂肪饮食,控制每天总热量的摄入。②采用混合的平衡饮食,合理分配营养比例,进食平衡饮食:饮食中蛋白质占15%~20%,碳水化合物占50%~55%,脂肪占30%以下。③合理搭配饮食:饮食包含适量优质蛋白质、复合糖类(如谷类)、足量的新鲜蔬菜(400~500 g/d)和水果(100~200 g/d)、适量维生素及微量营养素。④养成良好的饮食习惯:少食多餐、细嚼慢咽、蒸煮替代煎炸、粗细搭配、少脂肪多蔬菜、多饮水、停止夜食及饮酒、控制情绪化饮食。

(三)疾病监测

定期评估患者营养状况和体重的控制情况,观察生命体征、睡眠、皮肤状况,动态观察实验室有关检查的变化。注意热量摄入过低可引起衰弱、脱发、抑郁,甚至心律失常,应严密观察并及时按医嘱处理。对于焦虑的患者,应观察焦虑感减轻的程度,有无焦虑的行为和语言表现;对于活动无耐力的患者,应观察活动耐力是否逐渐增加,能否耐受日常活动和一般性运动。

(四)用药护理

对使用药物辅助减肥者,应指导患者正确服用,并观察和处理药物的不良反应。①服用西布曲明患者可出现头痛、口干、畏食、失眠、便秘、心率加快、血压轻度升高等不良反应,故禁用于冠心病、充血性心力衰竭、心律失常和脑卒中的患者。②奥利司他主要不良反应为胃肠胀气、大便次数增多和脂肪便。由于粪便中含有脂肪多而呈烂便、脂肪泻、恶臭,肛门常有脂滴溢出而容易污染内裤,应指导患者及时更换,并注意肛周皮肤护理。

(五)心理护理

鼓励患者表达自己的感受;与患者讨论疾病的治疗及预后,增加其战胜疾病的信心;鼓励患者自身修饰,加强自身修养,提高自身的内在气质;及时发现患者情绪问题,及时疏导,严重者建议心理专科治疗。

八、健康指导

(一)预防疾病

加强患者的健康教育,特别是有肥胖家族史的儿童,妇女产后及绝经期,男性中年以上或病后恢复期尤应注意。说明肥胖对健康的危害,使其了解肥胖症与心血管疾病、高血压、糖尿病、血脂异常等密切相关。告知肥胖患者体重减轻5%~10%,就能明显改善以上与肥胖相关的心血管病危险因素以及并发症。

(二)管理疾病

向患者宣讲饮食、运动对减轻体重及健康的重要性,指导患者坚持运动,并养成良好的进食习惯。

(三)康复指导

运动要循序渐进并持之以恒,避免运动过度或过猛,避免单独运动;患者运动期间,不要过于严格控制饮食;运动时注意安全,运动时有家属陪伴。

第八节　骨质疏松症

骨质疏松症(OP)是一种以骨量降低和骨组织微结构破坏为特征,导致骨脆性增加和易于骨折的代谢性疾病。本病各年龄段均可发病,但常见于老年人,尤其是绝经后女性,其发病居所有代谢性骨病的首位。

一、病因与发病机制

正常成熟骨的代谢主要以骨重建形式进行。凡使骨吸收增加和/或骨形成减少的因素都会导致骨丢失和骨质量下降,脆性增加,直至发生骨折。

(一)骨吸收及其影响因素

1.妊娠和哺乳

妊娠和哺乳期间,饮食含钙量不足,易导致母体骨质疏松。

2.性激素缺乏

雌激素缺乏使破骨细胞功能增强,骨丢失加速,这是绝经后骨质疏松症的主要病因。而雄激素缺乏在老年性 OP 的发病中起重要作用。

3.活性维生素 D 缺乏和甲状旁腺激素(PTH)升高

由于高龄和肾功能减退等原因致肠钙吸收和 $1,25-(OH)_2D_3$ 生成减少,PTH 呈代偿性分泌增多,加强了破骨细胞介导的骨吸收过程。

4.细胞因子表达紊乱

骨组织的 IL-1、IL-6 和 TNF 升高,导致破骨细胞活性增强和骨吸收增加。

(二)骨形成及其影响因素

1.遗传因素

青春发育期是人体骨量增加最快的时期,约在 30 岁达到峰值骨量(PBM)。遗传因素决定了 $70\%\sim80\%$ 的 PBM。

2.钙摄入量

钙是骨质中最基本的矿物质成分,当钙摄入量不足时,可造成峰值骨量下降。

3.生活方式和生活环境

活动过少或过度运动均容易发生骨质疏松症。高龄、吸烟、酗酒、长期卧床、长期服用糖皮质激素、光照减少、钙和维生素 D 摄入不足等均为骨质疏松症的易发因素。

4.骨重建功能衰退

可能是老年性 OP 的重要发病原因,成骨细胞的功能与活性缺陷导致骨形成不足和骨丢失量增多。

二、临床表现

(一)骨痛和肌无力

轻者无症状,较重者常诉腰背部疼痛、乏力或全身骨痛。骨痛通常为弥漫性,无固定部位,检查不能发现压痛区(点)。常于劳累或活动后加重,负重能力下降或不能负重。

（二）骨折

是骨质疏松症最常见和最严重的并发症,常因轻微活动、创伤、弯腰、负重、挤压或跌倒后发生骨折。多发部位为脊柱、髋部和前臂。椎体骨折多见于绝经后骨质疏松,可引起驼背和身高变矮。

（三）并发症

驼背和胸廓畸形者常伴胸闷、气短、呼吸困难,甚至发绀等表现。髋部骨折者常因感染、心血管病或慢性衰竭而死亡;幸存者生活自理能力下降或丧失,需长期卧床,从而加重骨丢失,使骨折极难愈合。

三、辅助检查

（一）骨量的测定

包括单光子吸收测定法、双能 X 线吸收测定法、定量 CT 和超声检查。

（二）骨转换的生化测定

1.与骨吸收有关的生化指标

空腹尿钙或 24 小时尿钙排量测定是反映骨吸收状态最简易的方法。

2.与骨形成有关的生化指标

包括血清碱性磷酸酶、血清 I 型前胶原羧基前肽和血骨钙素。

（三）骨形态计算和微损伤分析

主要用于探讨 OP 的早期形态与功能变化。

(四)X 线检查

操作简单,较易普及。

四、治疗要点

（一）一般治疗

1.适当运动

适当的运动对预防跌倒、减少骨折的发生有好处,而运动的类型、方式和量应根据患者的具体情况而定。

2.合理膳食

补给足够的蛋白质有助于 OP 的治疗,多进富含异黄酮类食物,如大豆等。少饮酒、咖啡和浓茶,不吸烟。

3.补充钙剂和维生素 D

不论何种 OP 均应补充适量钙剂,使每天元素钙的总摄入量达 800～1200 mg。除增加饮食钙含量外,可补充碳酸钙、葡萄糖酸钙、枸橼酸钙等制剂,同时补充维生素 D 400～600 IU/d。

（二）特殊治疗

1.性激素补充疗法

雌激素是女性绝经后骨质疏松症的首选用药。雄激素则可用于男性老年患者。

2.应用抑制骨吸收药物

二膦酸盐能抑制破骨细胞生成和骨吸收,增加骨密度,缓解骨痛。常用制剂有依替膦酸二钠、帕米膦酸钠和阿仑膦酸钠。

3.介入治疗

介入治疗又称椎体成形术,是一种脊柱微创手术。适用于有疼痛症状的新鲜或陈旧性骨质疏松性椎体压缩性骨折。

(三)对症治疗

有疼痛者可给予适量非甾体抗炎药镇痛,如阿司匹林或吲哚美辛;发生骨折或遇顽固性疼痛时,可应用降钙素制剂。骨畸形者应局部固定或采用其他矫形措施以防止畸形加剧。骨折者应给予牵引、固定、复位或手术治疗,同时应尽早辅以物理康复治疗。

五、护理措施

(一)饮食护理

(1)指导患者摄入充足的富含钙食物,如牛奶、小鱼和海带。蛋白质的摄入也应保证,但动物蛋白不宜过多,可多摄入植物蛋白,如豆制品。

(2)应增加富含维生素 D、维生素 A、维生素 C 及含铁的食物,以利于钙的吸收。

(3)戒烟酒,少饮碳酸饮料,少吃糖及食盐。

(二)疼痛的护理

1.休息

使用硬板床,卧床休息数天到 1 周,可缓解疼痛。

2.对症护理

(1)使用骨科辅助物,必要时使用背架、紧身衣等,以限制脊柱的活动度和给予脊柱支持,从而减轻疼痛。

(2)物理疗法:对疼痛部位给予湿热敷,可促进血液循环,减轻肌肉痉挛,缓解疼痛。给予局部肌肉按摩,以减少因肌肉僵直所引发的疼痛。也可用各种物理治疗仪达到消炎和镇痛效果。

3.用药护理

正确评估疼痛程度,遵医嘱用药,并观察药物的效果和不良反应。

(三)用药护理

(1)服用钙剂时要增加饮水量,以增加尿量,减少泌尿系结石形成的机会;空腹服用效果最好。服用维生素 D 时,不可同时进食绿叶蔬菜,以免形成钙螯合物而减少钙的吸收。

(2)性激素必须在医师的指导下使用,剂量要准确,并要与钙剂、维生素 D 同时服用。服用雌激素应定期进行妇科检查和乳腺检查,反复阴道出血应减少用量,甚至停药。服用雄激素应定期监测肝功能。

(3)服用二膦酸盐时,应晨起空腹服用,同时饮清水 200~300 mL,服药后至少半小时内不能进食或喝饮料,也不能平卧,应采取立位或坐位,以减轻对食管的刺激。同时,应嘱患者不要咀嚼或吮吸药片,以防发生口咽部溃疡。如果出现咽下困难、吞咽痛或胸骨后疼痛,警惕可能发生了食管炎、食管溃疡和食管糜烂情况,应立即停止用药。

(4)服用降钙素应注意观察不良反应,如食欲缺乏、恶心、颜面潮红等。

(5)镇痛药物如吲哚美辛、阿司匹林等应餐后服用,以减轻胃肠道反应。

(四)预防跌倒的护理

(1)保证住院环境安全：如走廊、厕所有扶手,病房和浴室地面干燥,灯光明暗适宜,过道避免有障碍物等。

(2)生活护理：指导患者维持良好姿势,且在改变体位时动作应缓慢,必要时建议患者使用手杖或助行器,以增加其活动时的稳定性;将日常用物放于患者随手可及处;鞋子大小适中,衣服穿着合适,有利于活动。

(3)加强巡视,防止意外发生。

(4)对使用利尿剂和镇静药的患者,应密切观察,防止其因频繁如厕或精神恍惚而发生意外。

(五)心理护理

骨质疏松患者由于疼痛及害怕骨折,常不敢运动而影响日常生活;当发生骨折时,需限制活动,不仅患者本身需要角色适应,其家属亦要面对此情境。因此,护士要协助患者及家属适应其角色,尽量避免对患者康复治疗不利的心理因素。

(六)健康指导

1.用药指导

嘱患者按时服用各种药物,学会自我监测药物不良反应。

2.预防跌倒

加强预防跌倒的宣传教育和保护措施,如家庭、公共场所防滑、防绊、防碰撞措施。

3.疾病预防

指导青少年保持合理的生活方式和饮食习惯,其中运动、充足的钙摄入较为可行有效。成年后的预防主要是尽量延缓骨丢失的速度和程度,除一般运动、生活指导外,绝经后骨质疏松患者应早期补充雌激素或雄、孕激素合剂。

4.适当运动

运动要循序渐进、持之以恒、因人而异。指导患者进行步行、游泳、慢跑、骑自行车等运动,应避免剧烈、有危险的运动。老年人规律的户外活动有助于训练全身肌肉和关节运动的协调性和平衡性,对预防跌倒、减少骨折的发生很有好处。

第八章　妇产科疾病护理

第一节　外阴炎

外阴炎是由于病原体侵犯或受到各种不良刺激引起的外阴炎症。

一、非特异性外阴炎

非特异性外阴炎主要指外阴部皮肤与黏膜的炎症。由于外阴部与外界接触较多,尿道、肛门、阴道邻近,易发生炎症,其中以大、小阴唇为最多见。

(一)病因

阴道分泌物、月经血、产后恶露、尿液、粪便的刺激可引起外阴不同程度的炎症。此外,糖尿病患者的糖尿的长期浸渍、穿紧身化纤内裤、月经垫通透性差、局部经常潮湿等均可引起外阴部的炎症。

(二)临床表现

1.症状

外阴皮肤瘙痒、疼痛、红肿、灼热感,于活动、排尿、排便及性交时加重。病情严重时形成外阴溃疡可导致行走不便。

2.体征

检查见局部充血、肿胀、糜烂,常有抓痕,严重者形成溃疡或湿疹。慢性炎症者,外阴局部皮肤或黏膜增厚、粗糙、皲裂,甚至苔藓样变。

(三)治疗

1.病因治疗

积极去除病因。由糖尿液的刺激引起的外阴炎,应治疗糖尿病;尿、粪瘘引起的外阴炎则应及时修补。

2.局部治疗

保持局部清洁、干燥,局部使用1∶5000高锰酸钾坐浴,水温40 ℃,每次15~30分钟,每天1~2次,急性期还可选用微波或红外线局部物理治疗。

(四)护理措施

1.健康教育

教会患者坐浴的方法,包括液体的配制、温度、坐浴的时间及注意事项。取高锰酸钾结晶加温开水配成1∶5000约40 ℃溶液,注意配制的溶液浓度不宜过高,以免灼伤皮肤。肉眼观为淡玫瑰红色。每次坐浴20分钟,每天2次。坐浴时要使会阴部浸没于溶液中,月经期停止坐浴。外阴溃破者要预防继发感染,局部严禁搔抓,勿用刺激性药物或肥皂擦洗。减少摩擦和混合感染的机会。

2.预防

注意个人卫生,保持外阴清洁、干燥,勤换棉质内裤,使用柔软无菌会阴垫。做好经期、孕期、分娩期及产褥期卫生。勿饮酒,少进辛辣食物。

二、前庭大腺炎

前庭大腺炎是病原体侵入前庭大腺引起的炎症,包括前庭大腺脓肿和前庭大腺囊肿。此病育龄妇女多见,幼女及绝经后妇女少见。

(一)病因

主要病原体为内源性病原体(葡萄球菌、链球菌、大肠埃希菌、肠球菌等)及性传播病原体(淋病奈瑟菌及沙眼衣原体)。在性交、流产、分娩或其他情况污染外阴部时,病原体容易侵入前庭大腺,引发炎症。急性炎症发作时,细菌先侵犯腺管,腺管呈急性化脓性炎症,腺管口因炎症肿胀阻塞,脓液不能外流、积存而形成脓肿,称前庭大腺脓肿。当急性炎症消退后,腺管口粘连闭塞,分泌物不能排出,形成前庭大腺囊肿。

(二)临床表现

炎症多为一侧。初起时局部肿胀、疼痛、灼烧感,行走不便,大小便困难。局部见皮肤红肿、发热、压痛明显。患者出现发热等全身症状。当脓肿形成时,疼痛加剧,严重者脓肿直径可达5～6 cm,表面皮肤发红、变薄,触及波动感,周围组织水肿。当脓肿内压力增大时,表面皮肤变薄,脓肿自行破溃。若破口大,可自行引流,炎症较快消退而痊愈;若破口小,引流不畅,则炎症持续不消退,可反复急性发作。

(三)治疗

急性炎症发作时,需卧床休息。取前庭大腺开口处分泌物作细菌培养和药敏试验,根据病原体选用抗生素、磺胺药。脓肿形成后可切开引流并做造口术,尽量避免切口闭合后形成囊肿或反复感染。

(四)护理措施

1.一般护理

急性期嘱患者卧床休息,按医嘱给予抗生素及镇痛药。

2.术后护理

脓肿或囊肿切开术后,局部放置引流条引流,引流条需每天更换。外阴用1:5000氯己定(洗必泰)棉球擦洗,每天2次。伤口愈合后,改用1:8000呋喃西林坐浴,每天2次。

第二节 阴 道 炎

阴道炎即阴道炎症,是导致外阴阴道症状如瘙痒、灼痛、刺激和异常流液的一组病症。

一、滴虫性阴道炎

滴虫性阴道炎是由阴道毛滴虫引起的常见的阴道炎。

(一)病因与发病机制

滴虫适宜生长在温度为 25～40 ℃、pH 为 5.2～6.6 的潮湿环境,在 pH 为 5 以下或7.5 以上的环境中则不生长。滴虫性阴道炎患者的阴道 pH 一般在 6.5,月经前后阴道 pH 发生变化,经后接近中性。寄生于阴道或腺体中的滴虫于月经前后常得以繁殖,引起炎症的发作。妊娠期及产后等阴道环境改变,适于滴虫生长繁殖而引起滴虫性阴道炎。滴虫能消耗或吞噬阴道上皮细胞内的糖原,阻碍乳酸生成,使阴道 pH 升高,以降低阴道酸度而有利于繁殖。滴虫还可侵入尿道或尿道旁腺,甚至膀胱、肾盂以及男方的包皮皱褶中。

滴虫的传染途径:①经性交直接传播。②经公共浴池、浴盆、浴巾、游泳池、坐式便器、衣物等间接传播。③医源性传播,通过污染的器械及敷料传播。

(二)临床表现

潜伏期 4~28 天。典型症状是稀薄的泡沫状白带增多,外阴瘙痒。瘙痒部位主要为阴道口及外阴间,或有灼热、疼痛、性交痛等。合并其他细菌感染呈脓性,可有臭味。尿道口有感染时,可有尿频、尿痛,有时可见血尿。阴道毛滴虫能吞噬精子、阻碍乳酸生成,可致不孕。妇科检查时见阴道黏膜充血,严重者有散在出血斑点,后穹窿白带量多,呈灰黄色、黄白色稀薄液体或黄绿色脓性分泌物,常呈现泡沫状。少数患者阴道内有滴虫存在而无炎症反应,称为带虫者。

(三)治疗

本病的治疗原则是切断传染途径,杀灭阴道毛滴虫,恢复阴道正常 pH,保持阴道自净功能。

1.全身用药

性伴侣应同时治疗。对初次治疗患者单次口服甲硝唑(灭滴灵)2 g。孕早期及哺乳期孕妇慎用。也可用甲硝唑(灭滴灵)400 mg,每天 2 次,7 天为一个疗程;口服吸收好,疗效高,毒性小,应用方便。

2.局部用药

不能耐受口服药物或不适宜全身用药者可以局部给药,也可全身及局部联合用药,以联合用药效果佳。局部用药前可先用 1%~5% 醋酸液冲洗阴道,改善阴道内环境,以提高疗效。

(四)护理措施

1.指导患者自我护理

保持外阴部清洁、干燥,尽量避免搔抓外阴部致皮肤破损。滴虫性阴道炎主要由性行为传播,治疗期间禁止性交,勤换内裤,洗涤内裤时应煮沸消毒 5~10 分钟以消灭病原体,避免交叉和重复感染的机会。性伴侣应同时进行治疗,有助于提高疗效。

2.指导患者配合检查

做分泌物培养前,告知患者取分泌物前 24~48 小时避免性交、阴道灌洗及局部用药。分泌物取出后应及时送检并注意保暖,否则滴虫活动力减弱。

3.指导患者正确阴道用药

告知患者各种阴道用药方法,及酸性药液冲洗阴道后再塞药的原则。月经期间暂停坐浴、阴道冲洗及阴道用药。

4.观察用药反应

患者口服甲硝唑(灭滴灵)后偶见胃肠道反应,如食欲缺乏、恶心、呕吐。偶见头痛、皮疹、白细胞减少等,一旦发现应报告医师并停药。甲硝唑(灭滴灵)使用期间要禁酒,孕20周前或哺乳期妇女禁用。

5.强调治愈标准及随访

滴虫性阴道炎常于月经后复发,应向患者解释坚持按照医嘱正规治疗的重要性。治疗后检查滴虫阴性者,仍应每次月经后复查阴道分泌物,若经几次检查均阴性,方可称为治愈。

二、外阴、阴道假丝酵母菌病

外阴、阴道假丝酵母菌病(VCC)是由假丝酵母菌引起的常见的外阴、阴道炎,也称外阴阴道假丝酵母菌病。国外资料显示约75%妇女一生中至少患过1次,45%妇女经历过1次复发。

(一)病因

80%～90%的病原体为白假丝酵母菌,10%～20%为光滑假丝酵母菌、近平滑假丝酵母菌、热带假丝酵母菌等。由假丝酵母菌感染的阴道pH多为4～4.7,通常<4.5。白假丝酵母菌为双相菌:酵母相为芽生孢子,在无症状寄居及传播中起作用;菌丝相为芽生孢子伸长成假菌丝,侵袭组织能力加强。假丝酵母菌对热的抵抗力不强,加热至60℃1小时即可死亡,但对干燥、日光、紫外线及化学制剂的抵抗力较强。

白假丝酵母菌为条件致病菌,正常情况下阴道内菌量极少,呈酵母相,并不引起症状。当阴道内糖原增加、局部细胞免疫力下降,适合白假丝酵母菌的繁殖并转变为菌丝相,才出现症状。多见于孕妇、糖尿病患者及接受大量雌激素治疗者。此外,长期应用抗生素,改变了阴道内微生物之间的相互制约关系;服用类固醇皮质激素或免疫缺陷综合征,使机体的抵抗力降低;穿紧身化纤内裤、肥胖可使会阴局部的温度及湿度增加,也易使白假丝酵母菌得以繁殖而引起感染。

(二)传播方式

包括以下3种方式。

1.内源性感染

为主要感染。假丝酵母菌除寄生阴道外,还可寄生于人的口腔、肠道。这3个部位的假丝酵母菌可互相传染,当局部环境条件适合时易发病。

2.性交传染

少部分患者可通过性交直接传染。

3.间接传染

极少通过接触污染的衣物间接传染。

(三)临床表现

主要为外阴瘙痒、灼痛、尿痛及性交痛,严重时坐卧不宁,急性期阴道分泌物增多,分泌物的特征是白色稠厚呈凝乳或豆渣样。妇科检查可见外阴红斑、水肿,常伴有抓痕,小阴唇内侧及阴道黏膜有白色膜状物,擦除后露出红肿黏膜面,急性期还可见到糜烂及浅表溃疡。

(四)治疗

本病的治疗原则是消除诱因,根据患者情况选择局部或全身应用抗真菌药物。

1.局部用药

用 2%～4%碳酸氢钠液冲洗阴道,改变阴道酸碱度,再选用咪康唑栓剂、克霉唑栓剂或片剂、制霉菌素栓剂或片剂等药物放于阴道内。

2.全身用药

若局部用药效果差或病情较顽固者,可选用伊曲康唑、氟康唑、酮康唑等口服。

(五)护理措施

基本同滴虫性阴道炎,为提高效果,可用 2%～4%碳酸氢钠液坐浴或阴道冲洗。鼓励患者坚持用药,不随意中断疗程。妊娠期合并感染者,为避免胎儿感染,应禁用口服唑类药物并坚持局部治疗,直至到妊娠 8 个月。约 15%男性与女性患者接触后患有龟头炎,对有症状男性也应进行检查及治疗,无症状不需治疗。

三、萎缩性阴道炎

萎缩性阴道炎常见于自然绝经及卵巢去势后妇女,也可见于产后闭经或药物假绝经治疗的妇女。

(一)病因

因卵巢功能衰退,雌激素水平降低,阴道壁萎缩,黏膜变薄,上皮细胞内糖原含量减少,阴道内 pH 值增加,局部抵抗力降低,致病菌容易侵入繁殖引起炎症。

(二)临床表现

主要症状为阴道分泌物增多及外阴瘙痒、灼热感,可伴有性交痛。阴道分泌物稀薄,呈淡黄色,感染严重者呈血样脓性白带。检查见阴道呈老年性改变,上皮萎缩,皱襞消失,上皮平滑、菲薄。阴道黏膜充血,有小出血点,有时可见浅表小溃疡。溃疡面可与对侧粘连,严重时造成狭窄甚至闭锁,炎症分泌物引流不畅形成阴道积脓或宫腔积脓。

(三)治疗

萎缩性阴道炎的治疗原则是补充激素,增加阴道抵抗力及抑制细菌生长。

1.抑制细菌生长

用 1%乳酸液或 0.1%～0.5%醋酸液冲洗阴道,增加阴道酸度,抑制细菌生长繁殖。

2.增加阴道抵抗力

针对病因给予雌激素制剂,可局部给药,也可全身用药。己烯雌酚 0.125～0.25 mg,每晚放入阴道内,7 天为 1 个疗程。全身用药可口服尼尔雌醇,首次 4 mg,以后每 2～4 周 1 次,每晚 2 mg,维持 2～3 个月。

(四)护理措施

加强健康教育,告知患者按医嘱正确用药,并指导局部用药方法,用药前洗净双手及会阴,以减少感染的机会。自己用药有困难者,指导家属协助用药。乳腺癌或子宫内膜癌患者慎用雌激素制剂。注意保持会阴清洁,勤换会阴垫、内裤。

第三节 子宫颈炎

子宫颈炎症是妇科最常见的疾病之一，包括宫颈阴道部炎症及宫颈管黏膜炎症，有急性和慢性两种。急性子宫颈炎症常见于急性子宫内膜炎或急性阴道炎同时发生。临床以慢性子宫颈炎多见，本节仅叙述慢性子宫颈炎。

一、病因

多见于分娩、流产或手术损伤宫颈后，由病原体侵入引起感染。卫生不良或雌激素缺乏，局部抗感染能力差，也易引起慢性宫颈炎。病原体主要为葡萄球菌、链球菌、大肠埃希菌及厌氧菌。其次为性传播疾病的病原体，如淋病奈瑟菌、沙眼衣原体。宫颈黏膜皱襞多，病原体侵入在黏膜处隐藏，感染不易彻底清除。

二、临床表现

主要症状是分泌物增多，呈黏液脓性或血性。阴道分泌物刺激可引起外阴瘙痒及灼热感。此外，可出现经间期出血、性交后出血等症状。若合并尿路感染，可出现尿频、尿急、尿痛。当炎症沿宫骶韧带扩散到盆腔时，可有腰骶部疼痛、盆腔部下坠痛等。宫颈黏稠性分泌物不利于精子穿过，可造成不孕。妇科检查可见宫颈有不同程度糜烂、肥大、充血、水肿，有时质较硬，有时可见息肉、裂伤、外翻及宫颈腺囊肿等。

三、治疗

宫颈炎症的治疗原则是排除早期宫颈癌后针对病原体及时采用足量抗生素治疗。

治疗前取宫颈管分泌物做培养及药敏试验，同时查找淋病奈瑟菌及沙眼衣原体，根据检测结果采用相应的抗感染药物。对于合并细菌性阴道病者，同时治疗细菌性阴道病，否则将导致宫颈炎症持续存在。

四、护理措施

（一）一般护理

保持外阴清洁干燥，减少局部摩擦；按医嘱及时、足量、规范应用抗生素。

（二）预防措施

指导妇女定期做妇科检查。发现宫颈炎症予以积极治疗。治疗前应常规做宫颈刮片行细胞学检查，以除外癌变可能。避免分娩时或器械损伤宫颈；产后发现宫颈裂伤应及时缝合。

第四节 盆腔炎性疾病

盆腔炎性疾病（PID）是指女性上生殖道及其周围组织的炎症，主要有子宫内膜炎、输卵管炎、输卵管卵巢脓肿、盆腔腹膜炎。最常见的是输卵管炎。引起盆腔炎的病原体有两个来源，来自外界的病原体如淋病奈瑟菌、沙眼衣原体、结核分枝杆菌、铜绿假单胞菌和原寄居于阴道内的菌群包括厌氧菌及需氧菌。初潮前、绝经后或未婚者很少发生盆腔炎。盆腔炎大多发生于性活跃期,有月经的妇女。炎症可局限于一个部位,也可以同时累及几个部位,单纯的子宫内膜炎或卵巢炎较少见。盆腔炎有急性和慢性两类。

一、病因

(一)急性盆腔炎

1.宫腔内手术操作后感染

如子宫颈检查、子宫输卵管造影术、刮宫术、输卵管通液术等,由于手术消毒不严格引起的感染或术前适应证选择不当引起炎症发作或扩散。长期放置宫内节育器后也有继发感染形成慢性炎症的可能,以及慢性盆腔炎急性发作。

2.产后或流产后感染

分娩后或流产后产道损伤、组织残留于宫腔内,或手术无菌操作不严格,均可发生急性盆腔炎。

3.其他原因

经期卫生不良、使用不洁的卫生垫、经期性交、不洁性生活史、早年性交、多个性伴侣、性交过频者可导致性传播疾病的病原体入侵;邻近器官炎症蔓延均可导致炎症。

(二)慢性盆腔炎

常为急性盆腔炎未能彻底治疗,或患者体质较差病程迁延所致,但亦可无急性盆腔炎病史。慢性盆腔炎病情较顽固,当机体抵抗力较差时,可有急性发作,严重影响妇女健康、生活、工作。

二、病理

(一)子宫内膜炎及子宫肌炎

子宫内膜充血、水肿、有炎性渗出物,严重者内膜坏死、脱落形成溃疡。可发生于产后、流产后或剖宫产后,因胎盘、胎膜残留或子宫复旧不良,极易感染,严重者宫颈管粘连形成宫腔积脓。也见于绝经后雌激素低下的老年妇女,由于内膜菲薄,易受细菌感染。

(二)输卵管炎与输卵管积水

输卵管炎多为双侧性,输卵管呈轻度或中度肿大,伞端可部分或完全闭锁,并与周围组织粘连。输卵管炎症较轻时,伞端及峡部粘连闭锁,浆液性渗出物积聚形成输卵管积水。有时输卵管积脓变为慢性,脓液逐渐被吸收,浆液性液体继续自管壁渗出充满管腔,亦可形成输卵管积水。积水输卵管表面光滑,管壁甚薄,形成腊肠或呈曲颈的蒸馏瓶状,可游离或与周围组织有膜样粘连。

(三)输卵管卵巢炎及输卵管卵巢囊肿

输卵管发炎时波及卵巢,输卵管与卵巢相互粘连形成炎性肿块,或输卵管伞端与卵巢粘连并贯通,液体渗出形成输卵管卵巢囊肿,也可由输卵管卵巢脓肿的脓液被吸收后由渗出物替代而形成。

(四)盆腔结缔组织炎

内生殖器急性炎症或阴道、宫颈有创伤时,病原体经淋巴管进入盆腔结缔组织而引起组织充血、水肿及中性粒细胞浸润。开始局部增厚,质地较软,边界不清,以后向两侧盆壁呈扇形浸润,若组织化脓则形成盆腔腹膜外脓肿,可自发破入直肠或阴道。若由宫颈炎症蔓延至宫骶韧带处,会使纤维组织增生、变硬;若蔓延范围广泛,可使子宫固定,宫颈旁组织也增厚,形成"冰冻骨盆"。

(五)盆腔腹膜炎

盆腔内器官发生严重感染时往往蔓延到盆腔腹膜。发炎的腹膜充血、水肿,并有少量含纤维素的渗出液,形成盆腔脏器粘连。当有大量的脓性渗出液积聚于粘连的间隙内,可形成散在小脓肿;积聚于直肠子宫陷凹处则形成盆腔脓肿,较多见。脓肿可破入直肠而使症状突然减轻,也可破入腹腔引起弥漫性腹膜炎。

(六)败血症及脓毒血症

当病原体毒性强、数量多、患者抵抗力降低时常发生败血症。多见于严重的产褥感染、感染性流产及播散性淋病。发生 PID 后若身体其他部位发现多处炎症病灶或脓肿者,应考虑有脓毒血症存在,需经血培养证实。

(七)肝周围炎

肝周围炎(Fitz-Hugh-Curtis 综合征)是指肝包膜炎症而无肝实质损害的肝周围炎。淋病奈瑟菌及衣原体感染均可引起。由于肝包膜水肿,吸气时右上腹疼痛。肝包膜上有脓性或纤维渗出物,早期在肝包膜与前腹壁腹膜之间形成松软粘连,晚期形成琴弦样粘连。5%～10%输卵管炎可出现此综合征,临床表现为继下腹痛后出现右上腹痛,或下腹疼痛与右上腹疼痛同时出现。

三、临床表现

(一)急性盆腔炎

1.症状

轻者无症状或症状轻微,常见症状为下腹痛、发热、阴道分泌物增多,重者可有寒战、高热、头痛、食欲缺乏。若有脓肿形成可有下腹部包块及局部压迫刺激症状。

2.体征

患者呈急性面容,体温升高,心率加快,腹胀,小腹伴有压痛、反跳痛及肌紧张,肠鸣音减弱或消失。妇科检查阴道可充血,大量脓性分泌物从宫颈外流;宫颈充血、水肿、举痛明显;宫体增大,有压痛,活动受限;子宫两侧压痛明显,若有脓肿形成则可触及包块且压痛明显。急性盆腔炎发展可引起弥漫性腹膜炎、败血症、感染性休克,严重者可危及生命。

(二)慢性盆腔炎

1.症状

全身症状多不明显,有时出现低热、乏力。由于病程较长,部分患者可有神经衰弱症状。当患者抵抗力下降时,易急性发作。慢性炎症形成的瘢痕粘连以及盆腔充血,常引起腰骶部酸痛、下腹部坠胀、隐痛。常在月经前后、劳累、性交后加重。慢性炎症导致盆腔淤血,患者出现经量增多;输卵管粘连堵塞可致不孕。卵巢功能损害时可致月经失调。

2.体征

子宫后倾、后屈,活动受限或粘连固定。输卵管积水或输卵管卵巢囊肿,盆腔一侧或两侧可触及囊性肿物,活动受限。盆腔结缔组织炎时,子宫一侧或两侧有片状增厚、压痛,宫骶韧带常增粗、变硬,有触痛。输卵管炎症时子宫一侧或两侧触及呈索条状的增粗输卵管,伴有轻度压痛。

四、治疗

盆腔炎性疾病的治疗原则是及时给予足量的抗生素,必要时手术治疗。对慢性盆腔炎可采用支持疗法、物理治疗、药物治疗和手术治疗等措施控制炎症、消除病灶。

五、护理措施

(一)手术护理

为需手术治疗的患者做好术前准备、术中配合和术后护理。患者出现高热时宜采取物理降温;若有腹胀应行胃肠减压;遵医嘱输液并给予足量有效抗生素。注意纠正电解质紊乱和酸碱失衡状况;观察输液反应等。

(二)减轻不适

必要时,按照医嘱给予镇静镇痛药物缓解患者的不适。

(三)指导随访

对于接受抗生素治疗的患者应在 72 小时内随诊以确定疗效。若此期间症状无改善,则需进一步检查,重新进行评估,必要时行腹腔镜或手术探查。对沙眼衣原体及淋病奈瑟菌感染者,可在治疗后 4～6 周复查病原体。

第五节　痛　经

痛经是指在行经前、后或月经期出现下腹疼痛、坠胀伴腰酸及其他不适,严重影响生活和工作质量。痛经分为原发性痛经与继发性痛经两类。前者指生殖器官无器质性病变的痛经,称功能性痛经;后者指盆腔器质性病变引起的痛经,如子宫内膜异位症等。本节仅叙述原发性痛经。

一、护理评估

(一)健康史

原发性痛经常见于青少年,多发生在有排卵的月经周期,精神紧张、恐惧、寒冷刺激及经期剧烈运动可加重疼痛。评估时需了解患者的年龄和月经史、疼痛特点及与月经的关系、伴随症状和缓解疼痛的方法等。

(二)身体状况

1.痛经

痛经是主要症状,多自月经来潮后开始,最早出现在月经来潮前 12 小时,月经第 1 日疼痛最剧烈,持续 2～3 日后逐渐缓解。疼痛呈痉挛性,多位于下腹正中,常放射至腰骶部、外阴与肛门,少数人的疼痛可放射至大脚内侧。可伴面色苍白、出冷汗、恶心、呕吐、腹泻、头晕、乏力等。痛经多于月经初潮后 1～2 年发病。

2.妇科检查

生殖器官无器质性病变。

（三）心理-社会状况

患者缺乏痛经的相关知识,担心痛经可能影响健康及婚后的生育能力,表现为情绪低落、烦躁、焦虑;月经的疼痛,常常使患者抱怨自己是女性。

（四）辅助检查

B超检查生殖器官有无器质性病变。

（五）处理要点

以解痉、镇痛等对症治疗为主,并注意对患者的心理治疗。

二、护理问题

（一）急性疼痛

与经期宫缩有关。

（二）焦虑

与反复疼痛及缺乏相关知识有关。

三、护理措施

（一）一般护理

(1)下腹部局部可用热水袋热敷。

(2)鼓励患者多饮热茶、热汤。

(3)注意休息,避免紧张。

（二）病情观察

(1)观察疼痛的发生时间、性质、程度。

(2)观察疼痛时的伴随症状,如恶心、呕吐、腹泻。

(3)了解引起疼痛的精神因素。

（三）用药护理

遵医嘱给予解痉、镇痛药,常用药物有前列腺素合成酶抑制剂如吲哚美辛(消炎痛)、布洛芬等,亦可选用避孕药或中药治疗。

（四）心理护理

讲解有关痛经的知识及缓解疼痛的方法,使患者了解经期下腹坠胀、腰酸、头痛等轻度不适是生理反应。原发性痛经不影响生育,生育后痛经可缓解或消失,从而消除患者紧张、焦虑的情绪。

（五）健康指导

进行经期保健的教育,包括注意经期清洁卫生,保持精神愉快,加强经期保护,避免剧烈运动及过度劳累,防寒保暖等。疼痛难忍时一般选择非麻醉性镇痛药治疗。

第六节　闭　经

闭经是妇科常见症状,分为原发性闭经和继发性闭经两类。原发性闭经指年龄超过16岁、第二性征已发育,或年龄超过14岁、第二性征尚未发育,且无月经来潮;继发性闭经指正常月经建立后,因病理性原因月经停止6个月,或按自身原来月经周期计算停经3个周期以上者。青春期以前、妊娠期、哺乳期以及绝经后的无月经均属生理现象。

一、护理评估

(一)健康史

原发性闭经较少见,常由遗传性因素或先天性发育缺陷所致,评估时应注意患者生殖器官和第二性征发育情况及家族史。继发性闭经发病率高,病因复杂,评估时应详细询问患者月经史,已婚者应注意有无产后大出血、不孕及流产史。根据控制正常月经周期的4个环节,按病变部位将闭经分为下丘脑性闭经、垂体性闭经、卵巢性闭经及子宫性闭经。

1.下丘脑性闭经

最常见,以功能性原因为主。

(1)精神因素:精神创伤、紧张忧虑、环境改变、过度劳累、盼子心切或畏惧妊娠等可使内分泌调节功能紊乱而发生闭经。闭经多为一时性,可自行恢复。

(2)剧烈运动、体重下降和神经性厌食:均可诱发闭经。因初潮发生和月经维持有赖于一定比例(17%~20%)的机体脂肪,中枢神经对体重下降极为敏感。

(3)药物:一般在停药后3~6个月月经恢复。

2.垂体性闭经

垂体器质性病变或功能失调可影响卵巢功能而引起闭经。

(1)垂体梗死:常见于产后出血使垂体缺血坏死,出现闭经、性欲减退、毛发脱落、第二性征衰退等席汉氏综合征。

(2)垂体肿瘤:可引起闭经溢乳综合征。

3.卵巢性闭经

因性激素水平低落,子宫内膜不发生周期性变化而导致闭经。

(1)卵巢功能早衰:40岁前绝经者称卵巢功能早衰,常伴有围绝经期综合征的表现。

(2)卵巢功能性肿瘤、卵巢切除或组织破坏。

(3)多囊卵巢综合征:表现为闭经、不孕、多毛、肥胖、双侧卵巢增大。

4.子宫性闭经

月经调节功能及第二性征发育正常,但子宫内膜受到破坏或对卵巢激素不能产生正常的反应而引起闭经。

(1)先天性子宫发育不良或子宫切除术后者。

(2)子宫内膜损伤:子宫腔放射治疗后、结核性子宫内膜炎、子宫腔粘连综合征,后者因人工流产刮宫过度,使子宫内膜损伤粘连而无月经产生。

5.其他内分泌功能异常

甲状腺功能减退或亢进、肾上腺皮质功能亢进、糖尿病等可引起闭经。

(二)身体状况

了解患者的闭经类型、时间及伴随症状。注意观察患者精神状态、智力发育、营养与健康状况;检查全身发育状况,测量身高、体重、四肢与躯干比例;检查第二性征如音调、毛发分布、乳房发育状况,挤压乳腺有无乳汁分泌;妇科检查生殖器官有无发育异常和肿瘤等。

(三)心理-社会状况

患者担心闭经对自己的健康、性生活及生育能力有影响,病程过长及治疗效果不佳会加重患者及其家属的心理压力,产生情绪低落、焦虑,反过来又加重闭经。

(四)辅助检查

1.子宫功能检查

(1)诊断性刮宫:适用于已婚妇女,必要时可在宫腔镜直视下检查。

(2)子宫输卵管碘油造影:了解子宫腔及输卵管情况。

(3)药物撤退试验:①孕激素试验可评估内源性雌激素水平;②雌、孕激素序贯疗法。

2.卵巢功能检查

通过 B 超检查、基础体温测定、宫颈黏液结晶检查、阴道脱落细胞检查、血清激素测定、诊断性刮宫,了解排卵情况及体内性激素水平。

3.垂体功能检查

如垂体兴奋试验等。

4.其他检查

B 超检查、染色体检查及内分泌检查等。

(五)治疗

(1)全身治疗:积极治疗全身性疾病,增强体质,加强营养,保持正常体重。

(2)心理治疗:精神因素所致闭经,应行心理疏导。

(3)病因治疗:子宫腔粘连、先天畸形、卵巢及垂体肿瘤等采取相应手术治疗。

(4)性激素替代疗法:根据病变部位及病因,给予相应激素治疗,常用雌激素替代疗法、雌、孕激素序贯疗法和雌、孕激素合并疗法。

(5)诱发排卵:常用氯米芬、HCG。

二、护理问题

(一)焦虑

与担心闭经对健康、性生活及生育的影响有关。

(二)功能障碍性悲哀

与长期闭经及治疗效果不佳,担心丧失女性形象有关。

三、护理措施

(一)一般护理

1.鼓励患者增加营养

营养不良引起的闭经者,应供给足够的营养。

2.保证睡眠

工作紧张引起的闭经者,鼓励患者加强锻炼,增强体质,注意劳逸结合。如为肥胖引起的闭经,指导患者进低热量饮食,但需要富有维生素和矿物质,嘱咐患者适当增加运动量。

(二)病情观察

(1)观察患者情绪变化,了解有无引起闭经的精神因素,如工作、家庭、生活等情况。

(2)对有人工流产、剖宫产史的闭经患者,应监测阴道流血情况及月经变化。

(3)注意患者体重增加或减少的数据和时间,与闭经前、后的关系。

(4)观察患者甲状腺有无肿大、有无糖尿病症状。

(三)用药护理

指导患者合理使用性激素,说明性激素的作用、不良反应、用药方法及注意事项。

(四)心理护理

讲解月经的生理知识,使患者了解闭经与女性特征、生育及健康的关系,减轻心理压力,避免闭经加重。对原发性闭经者,特别是生殖器官畸形者进行心理疏导,保持心情舒畅,正确对待疾病,提高对自我形象的认识。

(五)健康指导

(1)告知患者要耐心坚持规范治疗,在医师的指导下接受全身系统检查。

(2)短期治疗效果可能不明显,要有心理准备,不要放弃治疗,树立战胜疾病的信心。

第七节　功能失调性子宫出血

功能失调性子宫出血(dysfunctional uterine bleeding,DUB)简称功血,为妇科常见病。它是由于调节生殖系统的神经内分泌机制失常引起的异常子宫出血,而全身及内、外生殖器官无器质性病变存在。常表现为月经周期长短不一、经期延长、经量过多或不规则阴道出血。功血可分为排卵性功血和无排卵性功血两类,约85％病例属无排卵性功血。功血可发生于月经初潮至绝经期间的任何年龄,约50％患者发生于绝经前期,育龄期约占30％,青春期约占20％。

一、护理评估

(一)健康史

1.无排卵性功血

(1)青春期:与下丘脑-垂体-卵巢轴调节功能未健全有关,过度劳累、精神紧张、恐惧、忧伤、环境及气候改变等应激刺激,及肥胖、营养不良等因素易导致下丘脑-垂体-卵巢轴调节功能紊乱,卵巢不能排卵。

(2)绝经过渡期:因卵巢功能衰退,卵巢对促性腺激素敏感性降低,卵泡在发育过程中因退行性变而不能排卵。

(3)生育期:可因内、外环境改变,如劳累、应激、流产、手术或疾病等引起短暂无排卵。亦可因肥胖、多囊卵巢综合征、高泌乳素血症等因素长期存在,引起持续无排卵。

2.排卵性功血

黄体功能不足原因在于神经内分泌调节功能紊乱,导致卵泡期卵泡刺激素(FSH)缺乏,卵泡发育缓慢,雌激素分泌减少,正反馈作用不足,黄体生成素(LH)峰值不高,使黄体发育不全、功能不足。子宫内膜不规则脱落者,由于下丘脑-垂体-卵巢轴调节功能紊乱或黄体机制异常引起萎缩过程延长。

评估时注意了解患者的发病年龄、月经史、婚育史及发病诱因,有无性激素治疗不当及全身性出血性疾病史。

(二)身体状况

1.月经紊乱

(1)无排卵性功血:最常见的症状是子宫不规则性出血,特点是月经周期紊乱,经期长短不一,经量多少不定。可先有数周或数月停经,然后阴道流血,量较多,持续2~3周或更长时间,不易自止,无腹痛或其他不适。

(2)排卵性功血:黄体功能不足者月经周期缩短,月经频发(月经周期短于21天),不易受孕或怀孕早期易流产;子宫内膜不规则脱落者月经周期正常,但经期延长,长达9~10天,多发生于产后或流产后。

2.贫血

因出血多或时间长,患者出现头晕、乏力、面色苍白等贫血征象。

3.体格检查

体格检查包括全身检查和妇科检查,排除全身性疾病及生殖器官器质性病变。

(三)心理-社会状况

青春期患者常因害羞而影响及时诊治,生育期患者担心影响生育而焦虑,围绝经期患者因治疗效果不佳或怀疑为恶性肿瘤而焦虑、紧张、恐惧。

(四)辅助检查

1.诊断性刮宫

诊断性刮宫可了解子宫内膜反应、子宫内膜病变,达到止血的目的。不规则流血者可随时刮宫,用以止血。确定有无排卵或黄体功能,于月经前1天或者月经来潮6小时内做诊断性刮宫,无排卵性功血的子宫内膜呈增生期改变,黄体功能不足显示子宫内膜分泌不良。子宫内膜不规则脱落,于月经周期第5~6天进行诊断性刮宫,增生期与分泌期子宫内膜共存。

2.B超检查

了解子宫内膜厚度及生殖器官有无器质性改变。

3.血常规及凝血功能检查

了解有无贫血、感染及凝血功能障碍。

4.宫腔镜检查

直接观察子宫内膜,选择病变区进行活组织检查。

5.卵巢功能检查

判断卵巢有无排卵或黄体功能。

(五)处理要点

1.无排卵性功血

青春期和生育期患者以止血、调整周期、促排卵为原则。围绝经期患者以止血、防止子宫内膜癌变为原则。

2.排卵性功血

黄体功能不足的治疗原则是促进卵泡发育,刺激黄体功能及黄体功能替代,分别应用氯米芬、人绒毛膜促性腺激素(HCG)和孕酮;子宫内膜不规则脱落的治疗原则是促使黄体及时萎缩、子宫内膜及时完整脱落,常用药物有孕激素和HCG。

二、护理问题

(一)潜在并发症

贫血。

(二)知识缺乏

缺乏性激素治疗的知识。

(三)有感染的危险

有感染的危险与经期延长、机体抵抗力下降有关。

(四)焦虑

焦虑与性激素使用及药物不良反应有关。

三、护理措施

(一)一般护理

患者体质往往较差,应加强营养,改善全身情况,可补充铁剂、维生素 C 和蛋白质。成人体内大约每 100 mL 血中含 50 mg 铁,行经期妇女,每天从食物中吸收铁 0.7~2.0 mg,经量多者应额外补充铁。向患者推荐含铁较多的食物如猪肝、胡萝卜、葡萄干等。按照患者的饮食习惯,为患者制订适合于个人的饮食计划,保证患者获得足够的营养。

(二)病情观察

观察并记录患者的生命体征、出量及入量,嘱患者保留出血期间使用的会阴垫及内裤,以便更准确地估计出血量。出血较多者,督促其卧床休息,避免过度疲劳和剧烈活动;贫血严重者,遵医嘱做好配血、输血、止血措施,执行治疗方案,维持患者正常血容量。

(三)对症护理

1.无排卵性功血

(1)止血:对大量出血患者,要求在性激素治疗 8 小时内见效,24~48 小时内出血基本停止,若 96 小时以上仍不止血者,应考虑有器质性病变存在。

性激素止血:①雌激素。应用大剂量雌激素可迅速提高血内雌激素浓度,促使子宫内膜生长,短期内修复创面而止血,主要用于青春期功血。目前多选用妊马雌酮 2.5 mg 或己烯雌酚 1~2 mg。②孕激素。适用于体内已有一定水平雌激素的患者。常用药物如甲羟孕酮或炔诺酮,用药原则同雌激素。③雄激素。拮抗雌激素、增加子宫平滑肌及子宫血管张力而减少出血,主要用于围绝经期功血患者的辅助治疗,可随时停用。④联合用药。止血效果优于单一药物,可用三合激素或口服短效避孕药,血止后逐渐减量。

刮宫术:止血及排除子宫内膜癌变,适用于年龄大于 35 岁、药物治疗无效或存在子宫内膜癌高危因素的患者。

其他止血药:安络血和止血敏可减少微血管的通透性,氨基己酸、氨甲苯酸、氨甲环酸等可抑制纤维蛋白溶酶,有减少出血量的辅助作用,但不能赖以止血。

(2)调整月经周期:一般连续用药 3 个周期。在此过程中务必积极纠正贫血,加强营养,以改善体质。

雌、孕激素序贯疗法:人工周期,通过模拟自然月经周期中卵巢的内分泌变化,将雌、孕激素序贯应用,使子宫内膜发生相应变化,引起周期性脱落。适用于青春期功血或生育期功血者,可诱发卵巢自然排卵。雌激素自月经来潮第 5 日开始用药,妊马雌酮 1.25 mg 或己烯雌酚 1 mg,每晚 1 次,连服 20 日,于服雌激素最后 10 日加用甲羟孕酮每天 10 mg,两药同时用完,停药后 3~7 日出血。于出血第 5 日重复用药,一般连续使用 3 个周期。用药 2~3 个周期后,患者常能自发排卵。

雌、孕激素联合疗法:可周期性口服短效避孕药,适用于生育期功血、内源性雌激素水平较高者或绝经过渡期功血者。

后半周期疗法:于月经周期的后半周期开始(撤药性出血的第 16 日)服用甲羟孕酮,每天 10 mg,连服 10 日为一个周期,共 3 个周期为一个疗程。适用于青春期或绝经过渡期功血者。

(3)促排卵:适用于育龄期功血者。常用药物如氯米芬、人绒毛膜促性腺激素(HCG)等。于月经第 5 日开始每天口服氯米芬 50 mg,连续 5 日,以促进卵泡发育。B 超监测卵泡发育接近成熟时,可大剂量肌内注射 HCG 5000 U 以诱发排卵。青春期不提倡使用。

(4)手术治疗:以刮宫术最常用,既能明确诊断,又能迅速止血。绝经过渡期出血患者激素治疗前宜常规刮宫,最好在子宫镜下行分段诊断性刮宫,以排除子宫内细微器质性病变。对青春期功血刮宫应持慎重态度。必要时行子宫次全切除或子宫切除术。

2.排卵性功血

(1)黄体功能不足:药物治疗如下。①黄体功能替代疗法:自排卵后开始每天肌内注射孕酮 10 mg,共 10~14 日,用以补充黄体分泌孕酮的不足。②黄体功能刺激疗法:通常应用 HCG 以促进及支持黄体功能。于基础体温上升后开始,隔天肌内注射 HCG 1000~2000 U,共 5 次,可使血浆孕酮明显上升,随之正常月经周期恢复。③促进卵泡发育:于月经第 5 日开始,每晚口服氯米芬 50 mg,共 5 日。

(2)子宫内膜不规则脱落:药物治疗如下。①孕激素:自排卵后第 1~2 日或下次月经前 10~14 日开始,每天口服甲羟孕酮 10 mg,连续 10 日,有生育要求可肌内注射孕酮。②HCG:用法同黄体功能不足。

3.性激素治疗的注意事项

(1)严格遵医嘱正确用药,不得随意停服或漏服,以免使用不当引起子宫出血。

(2)药物减量必须按规定在血止后开始,每 3 日减量 1 次,每次减量不超过原剂量的 1/3,直至维持量,持续用至血止后 20 日停药。

(3)雌激素口服可能引起恶心、呕吐等胃肠道反应,可饭后或睡前服用;对存在血液高凝倾向或血栓性疾病史者禁忌使用。

(4)雄激素用量过大可能出现男性化不良反应。

(四)预防感染

(1)测体温、脉搏。

(2)指导患者保持会阴部清洁,出血期间禁止盆浴及性生活。

(3)注意有无腹痛等生殖器官感染征象。

(4)按医嘱使用抗生素。

(五)心理护理

注意情绪调节,避免过度紧张与精神刺激。特别是青春期少女,父母们不仅要关注女孩的学习状况与膳食状况,还要重视女孩的情绪变化,与其多沟通,了解其内心世界的变化,帮助其释放不良情绪,以使其保持相对稳定的精神-心理状态,避免情绪上的大起大落。

（六）健康指导

（1）宜清淡饮食,多食富含维生素C的新鲜瓜果、蔬菜。注意休息,保持心情舒畅。

（2）强调严格掌握雌激素的适应证,并合理使用,对更年期及绝经后妇女更应慎用,应用时间不宜过长,量不宜大,并应严密观察反应。

（3）月经期避免剧烈运动,禁止盆浴及性生活,保持会阴部清洁。

第八节　围绝经期综合征

绝经是每一个妇女生命过程中必然发生的生理过程。绝经提示卵巢功能衰退,生殖功能终止。绝经过渡期是指围绕绝经前、后的一段时期,包括从绝经前出现与绝经有关的内分泌、生理学和临床特征起,至最后一次月经后1年。

围绝经期综合征（perimenopausal syndrome）以往称为更年期综合征,是指妇女在绝经前、后由于卵巢功能衰退、雌激素水平波动或下降所致的以自主神经功能紊乱为主,伴有神经心理症状的一组症候群。多发生于45～55岁,约2/3的妇女出现不同程度的低雌激素血症引发的一系列症状。绝经分为自然绝经和人工绝经。自然绝经是指卵巢内卵泡生理性耗竭所致的绝经;人工绝经是指双侧卵巢经手术切除或受放射线损坏导致的绝经,更易发生围绝经期综合征。

一、护理评估

（一）健康史

了解患者的发病年龄、职业、文化水平及性格特征,询问月经情况及生育史,有无卵巢切除或盆腔肿瘤放疗,有无心血管疾病及其他疾病病史。

（二）身体状况

1.月经紊乱

半数以上妇女出现2～8年无排卵性月经,表现为月经频发、不规则子宫出血、月经稀发（月经周期超过35天）以至绝经,少数妇女可突然绝经。

2.雌激素下降相关征象

（1）血管舒缩症状:主要表现为潮热、出汗,是血管舒缩功能不稳定的表现,是围绝经期综合征最突出的特征性症状。潮热起自前胸,涌向头颈部,然后波及全身。在潮红的区域患者感到灼热,皮肤发红,紧接着大量出汗。持续数秒至数分钟不等。此种血管功能不稳定可历时1年,有时长达5年或更长。

（2）精神神经症状:常有焦虑、抑郁、激动、喜怒无常、脾气暴躁、记忆力下降、注意力不集中、失眠多梦等。

（3）泌尿生殖系统症状:出现阴道干燥、性交困难及老年性阴道炎、排尿困难、尿频、尿急、尿失禁及反复发作的尿路感染。

（4）心血管疾病：绝经后妇女冠状动脉粥样硬化性心脏病（简称冠心病）、高血压和脑出血的发病率及病死率逐渐增加。

（5）骨质疏松症：绝经后妇女约有 25％患骨质疏松症、腰酸背痛、腿抽搐、肌肉关节疼痛等。

3.体格检查

全身检查注意血压、精神状态、皮肤、毛发、乳房改变及心脏功能，妇科检查注意生殖器官有无萎缩、炎症及张力性尿失禁。

（三）心理-社会状况

因家庭和社会环境的变化或绝经前曾有精神状态不稳定等，更易引起患者心情不畅、忧虑、多疑、孤独等。

（四）辅助检查

根据患者的具体情况不同，可选择血常规、尿常规、心电图及血脂检查、B超、宫颈刮片及诊断性刮宫等。

（五）处理要点

1.一般治疗

加强心理治疗及体育锻炼，补充钙剂，必要时选用镇静剂、谷维素。

2.激素替代疗法

补充雌激素是关键，可改善症状、提高生活质量。

二、护理问题

（一）自我形象紊乱

自我形象紊乱与对疾病不正确认识及精神神经症状有关。

（二）知识缺乏

缺乏性激素治疗相关知识。

三、护理措施

（一）一般护理

改善饮食，摄入高蛋白质、高维生素、高钙饮食，必要时可补充钙剂，能延缓骨质疏松症的发生，达到抗衰老效果。

（二）病情观察

（1）观察月经改变情况，注意经量、周期、经期有无异常。

（2）观察面部潮红时间和程度。

（3）观察血压波动、心悸、胸闷及情绪变化。

（4）观察骨质疏松症的影响，如关节酸痛、行动不便等。

（5）观察情绪变化，如情绪不稳定、易怒、易激动、多言多语、记忆力降低。

（三）用药护理

指导应用性激素。

1.适应证

主要用于治疗雌激素缺乏所致的潮热多汗、精神症状、老年性阴道炎、尿路感染，预防存在高危因素的心血管疾病、骨质疏松症等。

2.药物选择及用法

在医师指导下使用,尽量选用天然性激素,剂量个体化,以最小有效量为佳。

3.禁忌证

原因不明的子宫出血、肝胆疾病、血栓性静脉炎及乳腺癌等。

4.注意事项

(1)雌激素剂量过大可引起乳房胀痛、白带多、头痛、水肿、色素沉着、体重增加等,可酌情减量或改用雌三醇。

(2)用药期间可能发生异常子宫出血,多为突破性出血,但应排除子宫内膜癌。

(3)较长时间的口服用药可能影响肝功能,应定期复查肝功能。

(4)单一雌激素长期应用,可使子宫内膜癌危险性增加,雌、孕激素联合用药能够降低风险。坚持体育锻炼,多参加社会活动;定期健康体检,积极防治围绝经期妇女常见病。

(四)心理护理

使患者及其家属了解围绝经期是必然的生理过程,介绍减轻压力的方法,改变患者的认知、情绪和行为,使其正确评价自己。

(五)健康指导

(1)向围绝经期妇女及其家属介绍绝经是一个生理过程,使其了解绝经发生的原因及绝经前、后身体将发生的变化,帮助患者消除因绝经变化产生的恐惧心理,并对将发生的变化做好心理准备。

(2)介绍绝经前、后减轻症状的方法,适当地摄取钙质和维生素 D;坚持锻炼如散步、骑自行车等。合理安排工作,注意劳逸结合。

(3)定期普查,更年期妇女最好半年至一年进行 1 次体格检查,包括妇科检查和防癌检查,有选择地做内分泌检查。

(4)绝经前行双侧卵巢切除术者,宜适时补充雌激素。

第九节 子宫脱垂

子宫脱垂是指子宫从正常位置沿阴道下降,子宫颈外口达到坐骨棘水平以下,甚至子宫部分或全部脱出阴道口外,常伴有阴道前后壁膨出。

一、护理评估

(一)健康史

1.病因与发病机制

(1)分娩损伤:分娩损伤是最主要的原因。在分娩过程中,产妇过早屏气,第二产程延长或经阴道手术助产,盆底肌肉、筋膜以及子宫韧带过度伸展,甚至撕裂,分娩后未及时修补或修补不佳。产褥期产妇过早体力劳动,过高的腹压会压迫子宫向下移位发生脱垂。

(2)长期腹压增加:如长期慢性咳嗽、习惯性便秘、久站、久蹲等使腹内压增高,迫使子宫向下移位,导致脱出,产褥期腹压增加更容易导致子宫脱垂。

(3)盆底组织发育不良或退行性变:子宫脱垂偶见于未产妇女,主要为先天性盆底组织发育不良所致。老年妇女盆底组织萎缩退化或支持组织削弱,也可发生子宫脱垂。

2.病史评估

了解患者分娩史,评估其有无第二产程延长、阴道助产等难产史,产后恢复情况;了解患者有无慢性病病史,如长期慢性咳嗽等;是否存在先天性盆底组织发育不良。

(二)身心状况

1.症状

子宫脱垂轻度时(Ⅰ度)可无自觉症状,加重后(Ⅱ、Ⅲ度)出现以下症状。

(1)下坠感及腰背酸痛:常在久站、走路与重体力劳动时加重,卧床休息后症状减轻。

(2)肿物自阴道脱出:走路、蹲或排便等腹压增加时,阴道口有一肿物脱出。轻者平卧休息后可自行恢复,重者不能自行恢复,需用手还纳,甚至用手也难以还纳,行走不便。

(3)阴道分泌物增多:脱出的子宫及阴道壁由于反复摩擦而发生感染,有脓血性分泌物渗出。

(4)大小便异常:由于膀胱、尿道膨出,患者常伴有尿频、尿急甚至尿潴留或压力性尿失禁。直肠膨出的患者可伴有便秘和排便困难等。

2.体征

患者取膀胱截石位,根据患者向下用力屏气时子宫下降的程度,将子宫脱垂分为三度。

Ⅰ度:轻型为子宫颈外口距处女膜处小于 4 cm,但未达处女膜缘;重型为宫颈外口已达处女膜缘,检查时在阴道口可见子宫颈。

Ⅱ度:轻型为宫颈已脱出阴道口,但宫体仍在阴道内;重型为宫颈或部分宫体脱出阴道口外。

Ⅲ度:子宫颈及宫体全部脱出至阴道口外。脱出的子宫及阴道壁由于长期暴露摩擦,导致宫颈及阴道壁可见溃疡,有少量阴道出血或脓性分泌物。

3.心理-社会状况

由于长期的子宫脱垂使患者行动不便,不能从事体力劳动,使工作和生活受到影响,患者感到烦恼、痛苦;严重会影响性生活;患者常出现烦躁、焦虑、情绪低落等。

二、辅助检查

注意检查血象,注意张力性尿失禁及妇科检查情况。

三、护理诊断

(1)焦虑:与长期的子宫脱出影响日常生活和工作有关。

(2)舒适的改变:与子宫脱出影响行动有关。

(3)组织完整性受损:与外露子宫、阴道前后壁长期摩擦有关。

四、护理目标

(1)患者情绪稳定,能配合治疗、护理活动。

(2)患者病情缓解,舒适感增加。

(3)患者组织完整,无受损。

五、护理措施

(一)一般护理

(1)指导患者保持外阴干燥、清洁,每天用流水冲洗外阴,禁止使用刺激性强的药液。有溃疡者每天用 0.02% 高锰酸钾液坐浴 1～2 次,每次 20～30 分钟,勤换内衣裤。

(2)有肿块脱出者及早就医,及时回纳脱出物并教会患者正确的回纳手法,病情重不能回纳者,应卧床休息,减少下地活动次数和时间。

(3)教患者做盆底肌肉锻炼,如做提肛运动;指导患者避免增加腹压的因素,如咳嗽、久站及久蹲等;保持大便通畅,每天进食蔬菜应保持 500 g。

(4)每天为患者提供酸性果汁,可保持尿液呈酸性,不利于细菌生长;指导患者练习卧床排尿;若有肿块脱出影响排尿,指导患者排尿前先将脱出物还纳;尿潴留留置尿管者,应间歇放尿以训练膀胱功能。排尿功能恢复正常后,鼓励患者每天饮水 2000 mL 以上。

(5)嘱患者加强营养,进食高蛋白、高维生素食物,增强体质。

(二)心理护理

帮助患者树立战胜疾病的信心,耐心讲解子宫脱垂的知识和预后,鼓励病友间交流沟通,促进积极因素。

(三)病情监护

观察患者有无外阴异物感、子宫脱垂的程度;注意阴道分泌物的颜色、气味、性状。

(四)治疗护理

1.治疗原则

治疗以安全、简单、有效为原则。

(1)非手术治疗:用于Ⅰ度轻型子宫脱垂,年老不能耐受手术或需要生育者。①支持疗法:注意休息,增加营养,保持大便通畅,避免重体力劳动,治疗增加腹压的疾病,加强盆底肌的锻炼。②子宫托:子宫托是一种支持子宫和阴道壁使其维持在阴道内不脱出的工具,适用于各度子宫脱垂及阴道前后壁膨出的患者。重度子宫脱垂伴盆底肌明显萎缩以及宫颈或阴道壁有炎症或有溃疡者均不宜使用,经期和妊娠期停用。

(2)手术治疗:适用于非手术治疗无效或Ⅱ度、Ⅲ度子宫脱垂者。手术方式主要包括:阴道前后壁修补术;阴道前后壁修补加主韧带缩短及宫颈部分切除术,也叫曼彻斯特(Manchester)手术;经阴道子宫全切除及阴道前后壁修补术;阴道纵隔成形术等。

2.治疗配合及特殊专科护理

(1)支持治疗的护理:教会患者做盆底肌肉锻炼增强盆底肌肉张力。做缩肛运动,用力收缩 3～10 秒,放松 5～10 秒,每次连续 5～10 分钟,每天 3～4 次,持续 3 个月。

(2)教会患者使用子宫托。①放托:患者排空直肠、膀胱,洗净双手,取半坐卧位或蹲位,双腿分开,一手持子宫托盘呈倾斜位进入阴道内,将托柄向内、向上旋转,直至托盘达子宫颈,向下屏气,使托盘吸附于宫颈,托柄弯曲朝前,对正耻骨弓后面。②取托:手指捏住托柄轻轻摇晃,待负压消失后向后外方牵拉取出。③注意事项:放置子宫托之前阴道应有一定水平的雌激素作用,绝经后的妇女可用阴道雌激素霜剂,4～6 周后再使用子宫托;经期和妊娠期停用;选择大小合适的子宫托,以放置后不脱出又无不适为宜;每晚取出洗净,次晨放入,切忌久置不取,以免过久压迫导致生殖道糜烂、溃疡甚至瘘;放托后,分别于第 1、3、6 个月时到医院检查 1 次,以后每 3～6 个月到医院复查。

(3)做好术前、术后护理。术前护理同外阴、阴道手术护理。术后除按外阴、阴道手术患者的护理外,应卧床休息 7～10 天,留尿管 10～14 天。避免增加腹压,坚持肛提肌锻炼。

六、健康指导

休息 3 个月,3 个月内禁止性生活、盆浴,6 个月内避免重体力劳动;术后 2 个月、3 个月分别门诊复查;宣传产后护理保健知识,进行产后体操锻炼和盆底肌锻炼,增强体质;积极治疗便秘、慢性咳嗽等长期性疾病;实行计划生育。

七、护理评价

评价护理目标是否达到,护理措施的实施情况,健康指导是否落实到位,有无新的护理问题出现。

第十节 妊 娠 剧 吐

少数孕妇早孕反应严重,频繁恶心呕吐,不能进食,以致发生体液失衡及新陈代谢障碍,甚至危及孕妇生命,称为妊娠剧吐。发病率 0.35%～0.47%。

一、临床表现

恶心呕吐,头晕,厌食,甚则食入即吐,或恶闻食气,不食也吐。体格检查见精神萎靡消瘦,严重者可见血压下降,体温升高,黄疸,嗜睡和昏迷。

二、治疗

对妊娠剧吐者,应给予安慰,注意其精神状态,了解其思想情绪,解除顾虑。通常应住院治疗。应先禁食 2～3 天,每天静脉滴注葡萄糖液及葡萄糖盐水共 3000 mL。输液中加入氯化钾、维生素 C 及维生素 B_6,同时肌内注射维生素 B_1。合并有代谢性酸中毒者,应根据血二氧化碳结合力值或血气分析结果,静脉滴注碳酸氢钠溶液。每天尿量至少应达到 1000 mL。一般经上述治疗 2～3 天后,病情多迅速好转。呕吐停止后,可以试进饮食。若进食量不足,应适当补液。经上述治疗,若病情不见好转,体温增高达 38 ℃以上,心率每分钟超过 120 次或出现黄疸时,应考虑终止妊娠。

三、护理

(一)护理措施

1.心理护理

了解患者的心理状态,充分调动患者的主动性,帮患者分析病情,使患者了解妊娠剧吐是一种常见的生理现象,经过治疗和护理是可以预防和治愈的,消除不必要的思想顾虑,克服妊娠剧吐带来的不适,树立妊娠的信心,提高心理舒适度。

2.输液护理

考虑患者的感受,输液前做好解释工作,操作时做到沉着、稳健、熟练、一针见血,尽可能减少穿刺中的疼痛,经常巡视输液情况,观察输液是否通畅,针头是否脱出,输液管有无扭曲、受压,注射部位有无液体外溢、疼痛等。

3.饮食护理

妊娠剧吐往往与孕妇自主神经系统稳定性、精神状态、生活环境有密切关系。患者在精神紧张时,呕吐更加频繁,引起水及电解质紊乱。由于患者呕吐后怕进食,长期饥饿热量摄入不足,故在治疗同时应注意患者的心理因素,予以解释安慰。妊娠剧吐患者见到食物往往有种恐惧心理,胃纳差,因此,呕吐时禁食,使胃肠得到休息。但呕吐停止后应适当进食。饮食以清淡、易消化为主,还应含丰富蛋白质和碳水化合物,可少量多餐。对患者进行营养与胎儿发育指导,把进餐当成轻松愉快的享受而不是负担,使胎儿有足够的营养,顺利度过早孕反应期。

4.家庭护理

(1)少吃多餐,选择能被孕妇接受的食物,以流质为主,避免油腻、异味。吐后应继续再吃,若食后仍吐,多次进食补充,仍可保持身体营养的需要,同时避免过冷过热的食物。必要时饮口服补液盐。

(2)卧床休息,环境安静,通风,减少在视线范围内引起不愉快的情景和异味。呕吐时做深呼吸和吞咽动作即大口喘气,呕吐后要及时漱口,注意口腔卫生。另外要保持外阴的清洁、床铺的整洁。

(3)关心、体贴孕妇,帮助孕妇解除不必要的顾虑,保持心情愉快,避免急躁和情绪激动。

(4)若呕吐导致体温上升,脉搏增快,眼眶凹陷,皮肤无弹性,精神异常,要立即送医院。

5.健康教育

(1)保持情绪的安定与舒畅。呕吐严重者,须卧床休息。

(2)居室尽量布置得清洁、安静、舒适。避免异味的刺激。呕吐后应立即清除呕吐物,以避免恶性刺激,并用温开水漱口,保持口腔清洁。呕吐较剧者,可在食前口中含生姜1片,以达到暂时止呕的目的。

(3)注意饮食卫生。饮食宜营养价值稍高且易消化为主。可采取少吃多餐的方法。为防止脱水,应保持每天的液体摄入量,平时宜多吃一些西瓜、生梨、甘蔗等水果。

(4)保持大便的通畅。

(二)护理效果评估

(1)患者呕吐减轻,水电解质平衡。

(2)患者情绪稳定。

第十一节　异位妊娠

异位妊娠是指受精卵在子宫体腔以外着床发育,习惯称宫外孕。异位妊娠包括输卵管妊娠、卵巢妊娠、腹腔妊娠、宫颈妊娠及阔韧带妊娠等。输卵管妊娠较为常见,其中壶腹部妊娠最多见,其次为峡部、伞部、间质部妊娠。

一、病因

(一)输卵管炎症

输卵管炎症是异位妊娠的主要病因。可分为输卵管黏膜炎和输卵管周围炎。

(二)输卵管手术史

输卵管绝育史及手术史者,输卵管妊娠的发病率为10%～20%。

(三)输卵管发育不良或功能异常

输卵管过长、肌层发育差、黏膜纤毛缺乏等发育不良,均可成为输卵管妊娠的原因。

(四)辅助生殖技术

由于辅助生殖技术的应用,使输卵管妊娠发生率增加,既往少见的异位妊娠,如卵巢妊娠、宫颈妊娠、腹腔妊娠的发生率增加。

(五)避孕失败

宫内节育器避孕失败,则发生异位妊娠的机会较大。

(六)其他

子宫肌瘤或卵巢肿瘤压迫输卵管,影响输卵管通畅,使受精卵运行受阻;输卵管子宫内膜异位可增加受精卵着床于输卵管的可能性。

二、病理

(一)输卵管妊娠流产

多见于输卵管壶腹部妊娠,可分为输卵管完全流产和输卵管不完全流产。

(二)输卵管妊娠破裂

多见于妊娠6周左右输卵管峡部妊娠,患者易出现休克,出血量远大于输卵管妊娠流产。

(三)陈旧性宫外孕

长期反复内出血形成的盆腔血肿不消散、血肿机化变硬并与周围组织粘连导致。

(四)继发性腹腔妊娠

存活胚胎的绒毛组织附着于原位或排至腹腔后重新种植而获得营养,可继续生长发育而形成。

三、临床表现

(一)症状

1.停经

多数患者停经6～8周后出现不规则阴道流血,但有些患者因月经过期几天,误将不规则的阴道流血视为月经。

2.腹痛

腹痛是输卵管妊娠患者就诊的主要症状。输卵管妊娠未发生流产或破裂前,常表现为一侧下腹隐痛或酸胀感。输卵管妊娠流产或破裂时,患者突感一侧下腹撕裂样疼痛,常伴有恶心、呕吐;血液随后由局部、下腹流向全腹,疼痛亦遍及全腹,放射至肩部;当血液积聚于直肠子宫陷凹处,可出现肛门坠胀感。

3.阴道流血

胚胎死亡后,常有不规则阴道流血,色暗红或深褐,量少呈点滴状,一般不超过月经量。少数患者阴道流血量较多,类似月经。阴道流血可伴有蜕膜管型或蜕膜碎片排出,系子宫蜕膜剥离所致。阴道流血常在病灶去除后方能停止。

4.晕厥与休克

急性大量内出血及剧烈腹痛可引起患者晕厥或休克。内出血越多越急,症状出现也越迅速越严重,但与阴道流血量不成比例。

5.腹部包块

当输卵管妊娠流产或破裂后形成的血肿时间过久,可因血液凝固,逐渐机化变硬并与周围器官(子宫、输卵管、卵巢、肠管等)发生粘连而形成包块。

(二)体征

1.一般情况

腹腔内出血较多时,患者呈贫血貌。出现面色苍白、脉快而细弱、血压下降等休克表现。

2.腹部检查

下腹有明显压痛及反跳痛,尤以患侧为重,但腹肌紧张轻微。出血较多时,叩诊有移动性浊音。有些患者下腹可触及包块,若反复出血并积聚,包块可不断增大变硬。

3.盆腔检查

阴道内常有来自宫腔内的少许血液。输卵管妊娠未发生流产或破裂者,除子宫略大较软外,仔细检查可触及胀大的输卵管,轻度压痛。输卵管妊娠流产或破裂者,阴道后穹隆饱满,有触痛。将宫颈轻轻上抬或左右摆动时引起剧烈疼痛,称为宫颈举痛或摇摆痛,此为输卵管妊娠的主要体征之一。内出血多时检查子宫有漂浮感。子宫一侧或其后方可触及肿块,其大小、形状、质地常有变化,边界多不清楚,触痛明显。

四、辅助检查

(一)经阴道后穹隆穿刺

阴道后穹隆穿刺是一种简单可靠的诊断方法,适用于疑有腹腔内出血的患者。

(二)妊娠试验

放射免疫法测血中 HCG,尤其是 β-HCG 阳性有助诊断。异位妊娠时患者体内 β-HCG 水平较宫内妊娠低。

(三)超声检查

B 超显像有助于诊断异位妊娠。阴道 B 超检查较腹部 B 超检查准确性高。

(四)腹腔镜检查

视为异位妊娠诊断的金标准,而且可以在确诊的情况下起到治疗作用。有大量腹腔内出血或伴有休克者禁忌。

(五)子宫内膜病理检查

诊刮仅适用于阴道流血量较多的患者,目的在于排除宫内妊娠流产。

五、治疗

(一)手术治疗

应在积极纠正休克的同时进行手术,而腹腔镜技术成为近年来治疗异位妊娠的主要方法。

(二)药物治疗

用化疗药物氨甲蝶呤等方法治疗输卵管妊娠。但在治疗中若有严重内出血征象,或疑输卵管间质部妊娠或胚胎继续生长时仍应及时手术治疗。

六、护理措施

(一)非手术治疗患者的护理

1.休息

患者入院后应绝对卧床休息,减少活动。嘱患者避免突变换体位及增加腹压的动作,不能灌肠,以免引起反复出血。

2.饮食指导

指导患者进食高营养、高维生素的半流质饮食,保持大便通畅,防止便秘、腹胀等不适。

3.病情观察

密切观察患者血压、脉搏、呼吸、体温、面色的变化,重视患者的主诉,注意阴道流血量与腹腔内出血量比例。当阴道流血量不多时,不要误以为腹腔内出血量亦很少。应告知患者病情发展指征,如出血增多、腹痛加剧、肛门坠胀感明显等,以便病情发展时,能及时发现,并给予相应处理。

4.建立静脉通路

应随时做好输液、输血及腹部手术的准备。

5.健康指导

指导患者正确留取血 β-HCG,以监测治疗效果。患者阴道有排出物时,应立即通知医师,留取好标本送病理检查,并讲明目的及意义。

6.预防感染

观察患者体温变化,若体温过高,给予物理降温,告知患者多饮水;患者卧床期间,做好会阴护理;嘱患者勤换内衣、内裤、纸垫,保持外阴清洁。

7.心理护理

向患者讲述异位妊娠的相关知识,减少和消除患者的紧张、恐惧心理。

(二)手术治疗患者的护理

1.体位

在通知医师即刻到来的同时,应使患者平卧,以减少活动,增加脑血流及氧的供应。

2.病情观察

监测血压、血氧、脉搏、呼吸、体温及观察患者腹痛症状有无加剧,阴道流血量有无变化以及尿量、颜色,并做好记录。

3.抢救配合

立即建立静脉通路,交叉配血,给予患者输血、输液,配合医师积极纠正休克,补充血容量。按急诊手术要求迅速做好术前准备,协助医师通知手术室。

4.心理护理

向患者及家属讲述手术的必要性,保持周围环境安静、有序,减少患者的紧张、恐惧心理,协助患者接受手术。

5.健康指导

输卵管妊娠的预后在于防止输卵管的损伤和感染,因此护士应做好妇女的健康保健工作,防止发生盆腔感染。教育患者保持良好的卫生习惯,勤洗浴,勤换衣,性伴侣稳定。发生盆腔炎后须立即彻底治疗,以免延误病情。护士需告诉患者,下次妊娠时要及时就医,并且不要轻易终止妊娠。

第十二节　自然流产

妊娠不足 28 周、胎儿体重不足 1000 g 而终止者,称为流产。妊娠 12 周前终止者,称为早期流产,妊娠 12 周至不足 28 周终止者,称为晚期流产。流产分为自然流产和人工流产。自然流产占妊娠总数的 10%～15%,其中早期流产占 80% 以上。

一、病因

自然流产病因包括胚胎因素、母体因素、免疫功能异常和环境因素。

(一)胚胎因素

染色体异常是早期流产最常见的原因。半数以上与胚胎染色体异常有关。染色体异常包括数目异常和结构异常。除遗传因素外,感染、药物等因素也可引起胚胎染色体异常。若发生流产,多为空孕囊或已退化的胚胎。少数至妊娠足月可能娩出畸形儿,或有代谢及功能缺陷。

(二)母体因素

1.全身性疾病

孕妇患全身性疾病(如严重感染、高热等疾病)刺激子宫强烈收缩导致流产;引发胎儿缺氧(如严重贫血或心力衰竭)、胎儿死亡(如细菌毒素和某些病毒如巨细胞病毒、单纯疱疹病毒经胎盘进入胎儿血循环)或胎盘梗死(如孕妇患慢性肾炎或高血压)均可导致流产。

2.生殖器官异常

子宫畸形(如子宫发育不良、双子宫、子宫纵隔等),子宫肿瘤(如黏膜下肌瘤等),均可影响胚胎着床发育而导致流产。宫颈重度裂伤、宫颈内口松弛引发胎膜早破而发生晚期自然流产。

3.内分泌异常

黄体功能不足、甲状腺功能减退、严重糖尿病血糖未能控制等,均可导致流产。

4.强烈应激与不良习惯

妊娠期无论严重的躯体(如手术、直接撞击腹部、性交过频)或心理(过度紧张、焦虑、恐惧、忧伤等精神创伤)的不良刺激均可导致流产。孕妇过量吸烟、酗酒,过量饮咖啡、二醋吗啡(海洛因)等毒品,均有导致流产的报道。

5.免疫功能异常

胚胎及胎儿属于同种异体移植物。母体对胚胎及胎儿的免疫耐受是胎儿在母体内得以生存的基础。若孕妇于妊娠期间对胎儿免疫耐受降低可致流产。

6.环境因素

过多接触放射线和砷、铅、甲醛、苯、氯丁二烯、氧化乙烯等化学物质,都有可能引起流产。

二、病理

孕 8 周前的早期流产,胚胎多先死亡。随后发生底蜕膜出血并与胚胎绒毛分离、出血,已分离的胚胎组织作为异物可引起子宫收缩,妊娠物多能完全排出。因这时胎盘绒毛发育不成熟,与子宫蜕膜联系尚不牢固,胚胎绒毛易与底蜕膜分离,出血不多。早期流产时胚胎发育异常。一类是全胚发育异常,即生长结构障碍,包括无胚胎、结节状胚、圆柱状胚和发育阻滞胚;另一类是特殊发育缺陷,以神经管畸形、肢体发育缺陷等最常见。孕 8～12 周时胎盘绒毛发育茂盛,与底蜕膜联系较牢固,流产的妊娠物往往不易完整排出,部分妊娠物滞留在宫腔内,影响子宫收缩,导致出血量较多。孕 12 周以后的晚期流产,胎盘已完全形成,流产时先出现腹痛,然后排出胎儿、胎盘。胎儿在宫腔内死亡过久,被血块包围,形成血样胎块而引起出血不止。也可因血红蛋白长久被吸收而形成肉样胎块,或胎儿钙化后形成石胎。其他尚可见压缩胎儿、纸样胎儿、浸软胎儿、脐带异常等病理表现。

三、临床表现

主要为停经后阴道流血和腹痛。

(一)孕 12 周前的早期流产

开始时绒毛与蜕膜剥离,血窦开放,出现阴道流血,剥离的胚胎和血液刺激子宫收缩,排出胚胎或胎儿,产生阵发性下腹部疼痛。胚胎或胎儿及其附属物完全排出后,子宫收缩,血窦闭合,出血停止。

(二)孕 12 周后的晚期流产

晚期流产的临床过程与早产和足月产相似,胎儿娩出后胎盘娩出,出血不多。

由此可见,早期流产的临床全过程表现为先出现阴道流血,而后出现腹痛。晚期流产的临床全过程表现为先出现腹痛(阵发性子宫收缩),而后出现阴道流血。

四、临床类型

按自然流产发展的不同阶段,分为以下临床类型。

(一)先兆流产

先兆流产是指妊娠 28 周前先出现少量阴道流血,常为暗红色或血性白带,无妊娠物排出,随后出现阵发性下腹痛或腰背痛。妇科检查宫颈口未开,胎膜未破,子宫大小与停经周数相符。经休息及治疗后症状消失,可继续妊娠;若阴道流血量增多或下腹痛加剧,可发展为难免流产。

(二)难免流产

难免流产是指流产不可避免。在先兆流产基础上,阴道流血量增多,阵发性下腹痛加剧,或出现阴道流液(胎膜破裂)。产科检查宫颈口已扩张,有时可见胚胎组织或胎囊堵塞于宫颈口内,子宫大小与停经周数基本相符或略小。

(三)不全流产

不全流产是指难免流产继续发展,部分妊娠物排出宫腔,且部分残留于宫腔内或嵌顿于宫颈口处,或胎儿排出后胎盘滞留宫腔或嵌顿于宫颈口,影响子宫收缩,导致大量出血,甚至发生休克。产科检查见宫颈口已扩张,宫颈口有妊娠物堵塞及持续性血液流出,子宫小于停经周数。

(四)完全流产

完全流产是指妊娠物已全部排出,阴道流血逐渐停止,腹痛逐渐消失。产科检查宫颈口已关闭,子宫接近正常大小。

(五)其他特殊情况

流产有以下 3 种特殊情况。

1.稽留流产

稽留流产又称过期流产。指胚胎或胎儿已死亡滞留宫腔内未能及时自然排出者。典型表现为早孕反应消失,有先兆流产症状或无任何症状,子宫不再增大反而缩小。若已到中期妊娠,孕妇腹部不见增大,胎动消失。产科检查宫颈口未开,子宫较停经周数小,质地不软,未闻及胎心。

2.复发性流产

复发性流产是指连续自然流产 3 次及 3 次以上者。每次流产多发生于同一妊娠月份,其临床经过与一般流产相同。早期流产常见原因为胚胎染色体异常、免疫功能异常、黄体功能不足、甲状腺功能减退症等。晚期流产常见原因为子宫畸形或发育不良、宫颈内口松弛、子宫肌瘤等。宫颈内口松弛常发生于妊娠中期,胎儿长大,羊水增多,宫腔内压力增加,羊膜囊经宫颈内口突出,宫颈管逐渐缩短、扩张。患者常无自觉症状,一旦胎膜破裂,胎儿迅即娩出。

3.流产合并感染

在流产过程中,若阴道流血时间长,有组织残留于宫腔内或非法堕胎,有可能引起宫腔感染。常为厌氧菌及需氧菌混合感染,严重感染可扩展至盆腔、腹腔甚至全身,并发盆腔炎、腹膜炎、败血症及感染性休克。

五、处理

确诊流产后,应根据自然流产的不同类型进行相应处理。

(一)先兆流产

卧床休息,禁性生活,必要时给予对胎儿危害小的镇静剂。黄体功能不足者可肌内注射黄体酮注射液10~20 mg,每天或隔天1次,也可口服维生素E保胎治疗;甲状腺功能减退者可口服小剂量甲状腺片。经治疗2周,若阴道流血停止,B型超声检查提示胚胎存活,可继续妊娠。若临床症状加重,B型超声检查发现胚胎发育不良(β-hCG持续不升或下降),表明流产不可避免,应终止妊娠。此外,应重视心理治疗,使患者情绪安定,增强信心。

(二)难免流产

一旦确诊,应尽早使胚胎及胎盘组织完全排出。早期流产应及时行刮宫术,对妊娠物应仔细检查,并送病理检查。晚期流产时,子宫较大,出血较多,可用缩宫素10~20 U加于5%葡萄糖注射液500 mL中静脉滴注,促进子宫收缩。当胎儿及胎盘排出后检查是否完全,必要时刮宫以清除宫腔内残留的妊娠物,并给予抗生素预防感染。

(三)不全流产

一经确诊,应尽快行刮宫术或钳刮术,清除宫腔内残留组织。阴道大量出血伴休克者,应同时输血输液,并给予抗生素预防感染。

(四)完全流产

流产症状消失,B型超声检查证实宫腔内无残留物,若无感染征象,不需特殊处理。

(五)稽留流产

处理较困难,胎盘组织机化,与子宫壁紧密粘连,致使刮宫困难。稽留时间过长可能发生凝血功能障碍,导致弥散性血管内凝血(DIC),造成严重出血。处理前应检查血常规、出凝血时间、血小板计数、血纤维蛋白原、凝血酶原时间、凝血块收缩试验及血浆鱼精蛋白副凝试验(3P试验)等,并做好输血准备。子宫<12孕周者,可行刮宫术,术中肌内注射缩宫素。手术应特别小心,避免子宫穿孔,一次不能刮净,于5~7日后再次刮宫。子宫>12孕周者,应静脉滴注缩宫素,促使胎儿、胎盘排出。若出现凝血功能障碍。应尽早使用肝素、纤维蛋白原及输新鲜血、新鲜冷冻血浆等,待凝血功能好转后,再行刮宫。

(六)复发性流产

染色体异常夫妇应于孕前进行遗传咨询,确定是否可以妊娠。女方通过产科检查、子宫输卵管造影及宫腔镜检查明确子宫有无畸形与病变,有无宫颈内口松弛等。宫颈内口松弛者应在妊娠前行宫颈内口修补术,或于孕14~18周行宫颈内口环扎术,术后定期随诊,提前住院,待分娩发动前拆除缝线。若环扎术后有流产征象,治疗失败,应及时拆除缝线,以免造成宫颈撕裂。当原因不明的习惯性流产妇女出现妊娠征兆时,应及时补充维生素 E、肌内注射黄体酮注射液 10～20 mg,每天 1次,或肌内注射绒毛膜促性腺激素(HCG)3000 U,隔天 1 次,用药至孕 12 周时即可停药。应安定患者情绪并嘱卧床休息、禁性生活。有学者对不明原因的复发流产患者行主动免疫治疗,将丈夫的淋巴细胞在女方前臂内侧或臀部作多点皮内注射,妊娠前注射 2～4 次,妊娠早期加强免疫 1～3 次,妊娠成功率达 86%以上。

(七)流产合并感染

治疗原则为在控制感染的同时尽快清除宫内残留物。若阴道流血不多,先选用广谱抗生素2～3 日,待感染控制后再行刮宫。若阴道流血量多,静脉滴注抗生素及输血的同时,先用卵网钳将宫腔内残留大块组织夹出,使出血减少,切不可用刮匙全面搔刮宫腔,以免造成感染扩散。术后应继续用广谱抗生素,待感染控制后再行彻底刮宫。若已合并感染性休克者,应积极进行抗休克治疗,病情稳定后再行彻底刮宫。若感染严重或有盆腔脓肿形成,应行手术引流,必要时切除子宫。

六、护理

(一)护理评估

1.病史

停经、阴道流血和腹痛是流产孕妇的主要症状。应详细询问患者:停经史、早孕反应情绪;阴道流血的持续时间与阴道流血量;有无腹痛,腹痛的部位、性质及程度。此外,还应了解阴道有无水样排液,排液的色、量和有无臭味,以及有无妊娠产物排出等。对于既往病史,应全面了解孕妇在妊娠期间有无全身性疾病、生殖器官疾病、内分泌功能失调及有无接触有害物质等,以识别发生流产的诱因。

2.临床表现

流产孕妇可因出血过多而出现休克,或因出血时间过长、宫腔内有残留组织而发生感染。因此,护士应全面评估孕妇的各项生命体征。判断流产类型,尤其须注意与贫血及感染相关的征象。

各型流产的具体临床表现见表 8-1。

表 8-1　各型流产的临床表现

类型	病史			妇科检查	
	出血量	下腹痛	组织排出	宫颈口	子宫大小
先兆流产	少	无或轻	无	闭	与妊娠周数相符
难免流产	中～多	加剧	无	扩张	相符或略小
不全流产	少～多	减轻	部分排出	扩张或有物堵塞或闭	小于妊娠周数
完全流产	少～无	无	全部排出	闭	正常或略大

流产孕妇的心理状况以焦虑和恐惧为特征。孕妇面对阴道流血往往会不知所措,甚至有过度严重化情绪;同时对胎儿健康的担忧也会直接影响孕妇的情绪反应,孕妇可能会表现伤心、郁闷、烦躁不安等。

3.诊断检查

(1)产科检查:在消毒条件下进行妇科检查,进一步了解宫颈口是否扩张、羊膜是否破裂、有无妊娠产物堵塞于宫颈口内、子宫大小与停经周数是否相符、有无压痛等,并应检查双侧附件有无肿块、增厚及压痛等。

(2)实验室检查:多采用放射免疫方法对绒毛膜促性腺激素(HCG)、胎盘生乳素(HPL)、雌激素和孕激素等进行定量测定,如测定的结果低于正常值,提示有流产可能。

(3)B型超声显像:超声显像可显示有无胎囊、胎动、胎心等,从而可诊断并鉴别流产及其类型,指导正确处理。

(二)护理诊断

1.有感染的危险

有感染的危险与阴道出血时间过长、宫腔内有残留组织等因素有关。

2.焦虑

焦虑与担心胎儿健康等因素有关。

(三)护理目标

(1)出院时护理对象无感染征象。

(2)先兆流产孕妇能积极配合保胎措施,继续妊娠。

(四)护理措施

对于不同类型的流产孕妇,处理原则不同,其护理措施亦有差异。护理在全面评估孕妇身心状况的基础上,综合病史及诊断检查,明确基本处理原则,认真执行医嘱,积极配合医师为流产孕妇进行诊断,并为之提供相应的护理措施。

1.先兆流产孕妇的护理

先兆流产孕妇需卧床休息,禁止性生活,禁用肥皂水灌肠,以减少各种刺激。护士除了为其提供生活护理外,通常遵医嘱给孕妇适量镇静剂、孕激素等。随时评估孕妇的病情变化,如是否腹痛加重、阴道流血量增多等。此外,由于孕妇的情绪状态也会影响其保胎效果,因此护士还应注意观察孕妇的情绪反应,加强心理护理,从而稳定孕妇情绪,增强保胎信心。护士须向孕妇及家属讲明以上保胎措施的必要性,以取得孕妇及家属的理解和配合。

2.妊娠不能再继续者的护理

护士应积极采取措施,及时采取终止妊娠的措施,协助医师完成手术过程,使妊娠产物完全排出,同时开放静脉,做好输液、输血准备。并严密检测孕妇的体温、血压及脉搏。观察其面色、腹痛、阴道流血及与休克有关的征象。有凝血功能障碍者应予以纠正,然后再行引产或手术。

3.预防感染

护士应检测患者的体温、血象及阴道流血,以及分泌物的性质、颜色、气味等,并严格执行无菌操作规程,加强会阴部的护理。指导孕妇使用消毒会阴垫,保持会阴部清洁,维持良好的卫生习惯。当护士发现感染征象后应及时报告医师,并按医嘱进行抗感染处理。此外,护士还应嘱患者流产后1个月返院复查,确定无禁忌证后,方可开始性生活。

4.协助患者顺利渡过悲伤期

患者由于失去婴儿,往往会出现伤心、悲哀等情绪反应。护士应给予同情和理解,帮助患者及家属接受现实,顺利渡过悲伤期。此外,护士还应与孕妇及家属共同讨论此次流产的原因,并向他们讲解有关流产的相关知识,帮助他们为再次妊娠做好准备。有习惯性流产史的孕妇在下一次妊娠确诊后卧床休息,加强营养,禁止性生活,补充维生素 B、维生素 E、维生素 C 等,治疗期必须超过以往发生流产的妊娠月份。病因明确者,应积极接受对因治疗。黄体功能不足者,按医嘱正确使用黄体酮治疗,以预防流产;子宫畸形者须在妊娠前先进行矫正手术。宫颈内口松驰者应在未妊娠前做宫颈内口松驰修补术。如已妊娠,则可在妊娠 14～16 周时行子宫内口缝扎术。

(五)护理评价

(1)护理对象体温正常,血红蛋白及白细胞数正常,无出血、感染征象。

(2)先兆流产孕妇配合保胎治疗,继续妊娠。

第十三节　胎膜早破

胎膜早破是指在临产前胎膜破裂,胎膜早破可引起早产、脐带脱垂及母儿感染。

一、病因

(一)下生殖道感染

可由细菌、病毒或弓形虫体上行感染引起胎膜炎,使胎膜局部张力下降而破裂。

(二)胎膜受力不均

胎先露部高浮、头盆不称、胎位异常可使胎囊受压不均导致破裂。

(三)羊膜腔内压力升高

常见多胎妊娠、羊水过多等。

(四)创伤、宫颈内口松驰

前羊膜囊楔入,受力不均及胎膜发育不良常可导致胎膜早破。

(五)营养缺乏

缺乏维生素 C、锌及铜,可使胎膜张力下降而破裂。

(六)机械性刺激

创伤或妊娠后期性交也可导致胎膜早破。

(七)细胞因子

IL-1、IL-6、IL-8、TNF-d 升高、可激活溶酶体酶破坏羊膜组织导致胎膜早破。

二、临床表现

孕妇突感有较多液体自阴道流出,伴有少量持续性流液或间歇性流液。腹压增大如咳嗽、打喷嚏、负重时,羊水即流出。

三、辅助检查

(一)羊水内容

检查阴道液酸碱度,pH＞6.5 时视为阳性,胎膜早破的可能性极大。注意血液、宫颈黏液、尿液、精液、滑石粉、细菌污染均可使测试呈现假阳性。

(二)B 超检查

B 超显示羊水量减少,可怀疑为胎膜早破。

(三)阴道液涂片

阴道液干燥片检查有羊齿植物叶状结晶出现为羊水,准确率达到95%。

四、治疗

(一)期待疗法

适用于妊娠28~35周、胎膜早破不伴感染、羊水平段≥3 cm。患者应绝对卧床休息,保持外阴清洁,避免不必要的肛诊及阴道检查,密切观察,妊娠35周前给予地塞米松促进胎肺成熟,预防感染和脐带脱垂等并发症发生。

(二)终止妊娠

妊娠35周后,胎肺成熟,宫颈成熟,可经阴道分娩。若有羊膜炎,不考虑胎龄大小,应终止妊娠。如胎头高浮,胎位异常,宫颈不成熟,胎肺成熟,明显羊膜腔感染,伴有胎儿窘迫,抗感染同时行剖宫产术终止妊娠,应做好新生儿复苏准备。

五、护理措施

(一)预防脐带脱垂

1.体位

胎膜早破先露部未衔接的住院孕妇应绝对卧床休息,适当抬高臀部,平卧位,尤以左侧卧位为主,以缓解和预防子宫收缩,增加子宫和胎盘血液灌注量,保证胎儿氧气和营养的供给,同时防止脐带脱垂发生。

2.脐带位置判断

检查阴道确定有无隐性脐带脱垂,如有脐带脱垂或脐带先露,应在数分钟内做好结束分娩的准备,及时与医师沟通,并准确记录。

3.风险告知

评估风险,向家属及孕妇告知病情,取得其配合和理解。

(二)防护胎儿受伤

1.胎心监测

应用超声多普勒监测胎心变化,正常胎心率为120~160次/min,如胎心异常应及时通知医师。

2.胎动计数

督促孕妇自数胎动,每天在各时间段各计数1小时胎动,如果每小时胎动少于3~5次或自觉胎动频繁,应告知医师,并配合医师进行下一步监测和检查,判断胎儿宫内安危,及时准确做好护理记录。

3.吸氧

若羊水中有胎粪样物流出,提示胎儿有缺氧表现,应给予鼻导管吸氧,增加母体组织中的氧含量,从而改善胎儿宫内缺氧状态。

4.终止妊娠

对于不足35周的胎膜早破者,应遵医嘱给予地塞米松10 mg静脉滴注,促进胎肺成熟。若孕龄不足37周已临产或孕龄已达37周、破膜12~18小时后尚未临产者,均应按医嘱采取措施,尽快结束分娩。

(三)预防感染

1.羊水观察

密切观察羊水的量、性状、颜色、气味,检查子宫有无压痛。

2.感染征象评估

评估患者体温、脉搏、血常规、血 CRP 的变化,动态检测患者白细胞计数,及时发现感染征象,及时向医师汇报,并做好相应记录。按医嘱一般于胎膜破裂后 12 小时应用抗生素预防感染。

3.会阴护理

嘱孕妇保持外阴清洁,每天用消毒液棉球擦洗会阴 2 次。放置吸水性好的消毒会阴垫于外阴,勤换会阴垫,保持清洁干燥,防止上行性感染。

(四)预防血栓

1.床上活动

鼓励孕妇适当床上翻身,按摩双下肢,定时做下肢的主动或被动运动,保持皮肤完整,促进血液循环,防止肌肉萎缩。

2.下肢血栓观察与护理

观察下肢皮温、皮色及足背动脉搏动情况,防止下肢静脉血栓的发生。可应用抗血栓压力带,促进下肢回流。

(五)提供健康知识

1.疾病预防

向患者讲解胎膜早破注意事项及其影响,嘱孕妇妊娠后期禁止性交,讲明预防感染措施。

2.饮食指导

饮食应清淡,以富含营养和维生素、钙及粗纤维的饮食为主,鼓励多饮水,每天在 2000 mL以上,以保持血容量和预防便秘发生。

3.心理护理

向患者及家属讲明胎膜早破后孕妇与婴儿治疗、预后、转归的相关知识。指导患者自我调节情绪,放松心情,保持愉快。避免精神紧张与焦虑。建立相互信任的护患关系,为患者的需要提供帮助,解释其疑问。

第十四节　前置胎盘

妊娠 28 周后,胎盘附着于子宫下段,甚至胎盘下缘达到或覆盖宫颈内口,其位置低于胎先露部,称为前置胎盘。前置胎盘是妊娠晚期严重并发症,也是妊娠晚期阴道流血最常见的原因。其发病率国外报道约 0.50%,国内报道 0.24%~1.57%。

一、病因

目前尚不清楚,高龄初产妇(年龄＞35 岁)、经产妇及多产妇、吸烟或吸毒妇女为高危人群。其病因可能与下述因素有关。

(一)子宫内膜病变或损伤

多次刮宫、分娩、子宫手术史等是前置胎盘的高危因素。上述情况可损伤子宫内膜,引起子宫内膜炎或萎缩性病变,再次受孕时子宫蜕膜血管形成不良、胎盘血供不足,刺激胎盘面积增大延伸到子宫下段。前次剖宫产手术瘢痕可妨碍胎盘在妊娠晚期向上迁移,增加前置胎盘的可能性。据统计发生前置胎盘的孕妇,85%～95%为经产妇。

(二)胎盘异常

双胎妊娠时胎盘面积过大,前置胎盘发生率较单胎妊娠高1倍;胎盘位置正常而副胎盘位于子宫下段接近宫颈内口,或膜状胎盘大而薄,扩展到子宫下段,均可发生前置胎盘。

(三)受精卵滋养层发育迟缓

受精卵到达子宫腔后,滋养层尚未发育到可以着床的阶段,继续向下游走到达子宫下段,并在该处着床而发育成前置胎盘。

二、分类

根据胎盘下缘与宫颈内口的关系,将前置胎盘分为3类。

(1)完全性前置胎盘又称中央性前置胎盘,胎盘组织完全覆盖宫颈内口。

(2)部分性前置胎盘宫颈内口部分为胎盘组织所覆盖。

(3)边缘性前置胎盘胎盘附着于子宫下段,胎盘边缘到达宫颈内口,未覆盖宫颈内口。

胎盘位于子宫下段,与胎盘边缘极为接近,但未达到宫颈内口,称为低置胎盘。胎盘下缘与宫颈内口的关系可因宫颈管消失、宫口扩张而改变。前置胎盘类型可因诊断时期不同而改变,如临产前为完全性前置胎盘,临产后因口扩张而成为部分性前置胎盘。目前临床上均依据处理前最后一次检查结果来决定其分类。

三、临床表现

(一)症状

前置胎盘的典型症状是妊娠晚期或临产时,发生无诱因、无痛性反复阴道流血。妊娠晚期子宫下段逐渐伸展,牵拉宫颈内口;宫颈管缩短;临产后规律宫缩使宫颈管消失成为软产道的一部分。宫颈外口扩张,附着于子宫下段及宫颈内口的胎盘前置部分不能相应伸展而与其附着处分离,致血窦破裂出血。前置胎盘出血前无明显诱因,初次出血量一般不多,剥离处血液凝固后,出血自然停止;也有初次即发生致命性大出血而导致休克的。由于子宫下段不断伸展,前置胎盘出血常反复发生,出血量也越来越多。阴道流血发生的迟早、反复发生的次数、出血量的多少与前置胎盘的类型有关。完全性前置胎盘初次出血时间早,多在妊娠28周左右,称为"警戒性出血"。边缘性前置胎盘出血多发生于妊娠晚期或临产后,出血量较少。部分性前置胎盘的初次出血时间、出血量及反复出血次数,介于两者之间。

(二)体征

患者一般情况与出血量有关,大量出血呈现面色苍白、脉搏增快微弱、血压下降等休克表现。腹部检查:子宫软,无压痛,大小与妊娠周数相符。由于子宫下段有胎盘占据,影响胎先露部入盆,故胎先露高浮,易并发胎位异常。反复出血或一次出血量过多,使胎儿宫内缺氧,严重者胎死宫内。当前置胎盘附着于子宫前壁时,可在耻骨联合上方听到胎盘杂音。临产时检查见宫缩为阵发性,间歇期子宫完全松驰。

四、处理原则

处理原则是抑制宫缩、止血、纠正贫血和预防感染。根据阴道流血量、有无休克、妊娠周数、胎位、胎儿是否存活、是否临产及前置胎盘类型等综合做出决定。

(一)期待疗法

应在保证孕妇安全的前提下尽可能延长孕周,以提高围生儿存活率。适用于妊娠<34周、胎儿体重<2000 g、胎儿存活、阴道流血量不多、一般情况良好的孕妇。

尽管国外有资料证明,前置胎盘孕妇的妊娠结局在住院与门诊治疗并无明显差异,但我国仍应强调住院治疗。住院期间密切观察病情变化,为孕妇提供全面优质护理是期待疗法的关键措施。

(二)终止妊娠

1.终止妊娠指征

孕妇反复发生多量出血甚至休克者,无论胎儿成熟与否,为了母亲安全应终止妊娠。期待疗法中发生大出血或出血量虽少,但胎龄达孕 36 周以上,胎儿成熟度检查提示胎儿肺成熟者;胎龄未达孕 36 周,出现胎儿窘迫征象,或胎儿电子监护发现胎心异常者;出血量多。危及胎儿;胎儿已死亡或出现难以存活的畸形,如无脑儿。

2.剖宫产

剖宫产可在短时间内娩出胎儿,迅速结束分娩,对母儿相对安全,是处理前置胎盘的主要手段。剖宫产指征应包括:完全性前置胎盘,持续大量阴道流血;部分性和边缘性前置胎盘出血量较多,先露高浮,短时间内不能结束分娩;胎心异常。术前应积极纠正贫血、预防感染等,备血,做好处理产后出血和抢救新生的准备。

3.阴道分娩

边缘性前置胎盘、枕先露、阴道流血不多、无头盆不称和胎位异常,估计在短时间内能结束分娩者,可予试产。

五、护理

(一)护理评估

1.病史

除个人健康史外,在孕产史中尤其注意识别有无剖宫产术、人工流产术及子宫内膜炎等前置胎盘的易发因素。此外妊娠中特别是孕 28 周后,观察是否出现无痛性、无诱因、反复阴道流血症状,并详细记录具体经过及医疗处理情况。

2.身心状况

患者的一般情况与出血量的多少密切相关。大量出血时可见面色苍白、脉搏细速、血压下降等休克症状。孕妇及其家属可因突然阴道流血而感到恐惧或焦虑,既担心孕妇的健康,更担心胎儿的安危,可能显得恐慌、紧张、手足无措。

3.诊断检查

(1)产科检查:子宫大小与停经月份一致,胎儿方位清楚,先露高浮,胎心可以正常,也可因孕妇失血过多致胎心异常或消失。前置胎盘位于子宫下段前壁时,可于耻骨联合上方听见胎盘血管杂音。临产后检查,宫缩为阵发性,间歇期子宫肌肉可以完全放松。

(2)超声波检查:B型超声断层相可清楚看到子宫壁、胎头、宫颈和胎盘的位置,胎盘定位准确率达95%以上,可反复检查,是目前最安全、有效的首选检查方法。

(3)阴道检查:目前一般不主张应用。只有在近临产期出血不多时,终止妊娠前为除外其他出血原因或明确诊断决定分娩方式前考虑采用。要求阴道检查操作必须在输血、输液和做好手术准备的情况下方可进行。怀疑前置胎盘的个案,切忌肛查。

(4)术后检查胎盘及胎膜:胎盘的前置部分可见陈旧血块附着呈黑紫色或暗红色,如这些改变位于胎盘的边缘,而且胎膜破口处距胎盘边缘<7 cm,则为部分性前置胎盘。如行剖宫产术,术中可直接了解胎盘附着的部分并确立诊断。

(二)护理诊断

1.潜在并发症

出血性休克。

2.有感染的危险

与前置胎盘剥离面靠近子宫颈口、细菌易经阴道上行感染有关。

(三)护理目标

(1)接受期待疗法的孕妇血红蛋白不再继续下降,胎龄可达或更接近足月。

(2)产妇产后未发生产后出血或产后感染。

(四)护理措施

根据病情须立即接受终止妊娠的孕妇,立即安排孕妇去枕侧卧位,开放静脉,配血,做好输血准备。在抢救休克的同时,按腹部手术患者的护理进行术前准备,并做好母儿生命体征监护及抢救准备工作。接受期待疗法的孕妇的护理措施如下。

1.保证休息

减少刺激孕妇需住院观察,绝对卧床休息,尤以左侧卧位为佳,并定时间断吸氧,每天3次,每次1小时,以提高胎儿血氧供应。此外,还需避免各种刺激,以减少出血可能。医护人员进行腹部检查时动作要轻柔,禁做阴道检查和肛查。

2.纠正贫血

除采取口服硫酸亚铁、输血等措施外,还应加强饮食营养指导,建议孕妇多食高蛋白及含铁丰富的食物,如动物肝脏、绿叶蔬菜和豆类等,一方面有助于纠正贫血,另一方面还可以增强机体抵抗力,同时也促进胎儿发育。

3.监测生命体征

及时发现病情变化,严密观察并记录孕妇生命体征,阴道流血的量、色,流血事件及一般状况,检测胎儿宫内状态。按医嘱及时完成实验室检查项目,并交叉配血备用。发现异常及时报告医师并配合处理。

4.预防产后出血和感染

(1)产妇回病房休息时严密观察产妇的生命体征及阴道流血情况,发现异常及时报告医师处理,以防止或减少产后出血。

(2)及时更换会阴垫,以保持会阴部清洁、干燥。

（3）胎儿分娩后,及早使用宫缩剂,以预防产后大出血;对新生儿严格按照高危儿处理。

5.健康教育

护士应加强对孕妇的管理和宣教。指导围孕期妇女避免吸烟、酗酒等不良行为,避免多次刮宫、引产或宫内感染,防止多产,减少子宫内膜损伤或子宫内膜炎。对妊娠期出血,无论量多少均应就医,做到及时诊断、正确处理。

（五）护理评价

（1）接受期待疗法的孕妇胎龄接近（或达到）足月时终止妊娠。

（2）产妇产后未出现产后出血和感染。

第十五节　胎盘早剥

妊娠 20 周以后或分娩期正常位置的胎盘在胎儿娩出前部分或全部从子宫壁剥离,称为胎盘早剥。胎盘早剥是妊娠晚期严重并发症,具有起病急、发展快特点,若处理不及时可危及母儿生命。胎盘早剥的发病率:国外 1.00%～2.00%,国内 0.46%～2.10%。

一、病因

胎盘早剥确切的原因及发病机制尚不清楚,可能与下述因素有关。

（一）孕妇血管病变

孕妇患严重妊娠期高血压疾病、慢性高血压、慢性肾脏疾病或全身血管病变时,胎盘早剥的发生率增高。妊娠合并上述疾病时,底蜕膜螺旋小动脉痉挛或硬化,引起远端毛细血管变性坏死甚至破裂出血,血液流至底蜕膜层与胎盘之间形成胎盘后血肿,致使胎盘与子宫壁分离。

（二）机械性因素

外伤尤其是腹部直接受到撞击或挤压;脐带过短（<30 cm）或脐带绕颈、绕体相对过短时,分娩过程中胎儿下降牵拉脐带造成胎盘剥离;羊膜穿刺时刺破前壁胎盘附着处,血管破裂出血引起胎盘剥离。

（三）宫腔内压力骤减

双胎妊娠分娩时,第一胎儿娩出过速,或羊水过多时,人工破膜后羊水流出过快,均可使宫腔内压力骤减,子宫骤然收缩,胎盘与子宫壁发生错位剥离。

（四）子宫静脉压突然升高

妊娠晚期或临产后,孕妇长时间仰卧位,巨大妊娠子宫压迫下腔静脉,回心血量减少,血压下降。此时子宫静脉淤血、静脉压增高、蜕膜静脉床淤血或破裂,形成胎盘后血肿,导致部分或全部胎盘剥离。

（五）其他一些高危因素

如高龄孕妇、吸烟、可卡因滥用、孕妇代谢异常、孕妇有血栓形成倾向、子宫肌瘤（尤其是胎盘附着部位肌瘤）等与胎盘早剥发生有关。有胎盘早剥史的孕妇再次发生胎盘早剥的危险性比无胎盘早剥史者高 10 倍。

二、分类及病理变化

胎盘早剥主要病理改变是底蜕膜出血并形成血肿,使胎盘从附着处分离。按病理类型,胎盘早剥可分为显性、隐性及混合性三种。若底蜕膜出血量少,出血很快停止,多无明显的临床表现,仅在产后检查胎盘时发现胎盘母体面有凝血块及压迹。若底蜕膜继续出血,形成胎盘后血肿,胎盘剥离面随之扩大,血液冲开胎盘边缘并沿胎膜与子宫壁之间经过颈管向外流出,称为显性剥离或外出血。若胎盘边缘仍附着于子宫壁或由于胎先露部固定于骨盆入口,使血液积聚于胎盘与子宫壁之间,称为隐性剥离或内出血。由于子宫内有妊娠产物存在,子宫肌不能有效收缩,以压迫破裂的血窦而止血,血液不能外流,胎盘后血肿越积越大,子宫底随之升高;当出血达到一定程度时,血液终会冲开胎盘边缘及胎膜外流,称为混合型出血。偶有出血穿破胎膜溢入羊水中成为血性羊水。

胎盘早剥发生内出血时,血液积聚于胎盘与子宫壁之间,随着胎盘后血肿压力的增加,血液浸入子宫肌层,引起肌纤维分离、断裂甚至变性,当血液渗透至子宫浆膜层时,子宫表面现紫蓝色瘀斑,称为子宫胎盘卒中,又称为库弗莱尔子(Couvelaire uterus)。有时血液还可渗入输卵管系膜、卵巢生发上皮下、阔韧带内。子宫肌层由于血液浸润、收缩力减弱,造成产后出血。

严重的胎盘早剥可以引发一系列病理生理改变。从剥离处的胎盘绒毛和蜕膜中释放大量组织凝血活酶,进入母体血循环,激活凝血系统,导致弥散性血管内凝血(DIC),使肺、肾等脏器的毛细血管内微血栓形成,造成脏器缺血和功能障碍。随胎盘早剥持续时间加长,促凝物质不断进入母血,激活纤维蛋白溶解系统,产生大量的纤维蛋白原降解产物(FDP),引起继发性纤溶亢进。发生胎盘早剥后,消耗大量凝血因子,并产生高浓度 FDP,最终导致凝血功能障碍。

三、临床表现

根据病情严重程度,Sher 将胎盘早剥分为 3 度。

(一)Ⅰ度

多见于分娩期,胎盘剥离面积小,患者常无腹痛或腹痛轻微,贫血体征不明显。腹部检查见子宫软,大小与妊娠周数相符,胎位清楚,胎心率正常。产后检查见胎盘母体面有凝血块及压迹即可诊断。

(二)Ⅱ度

胎盘剥离面为胎盘面积 1/3 左右。主要症状为突然发生持续性腹痛、腰酸或腰背痛,疼痛程度与胎盘后积血量成正比。无阴道流血或流血量不多,贫血程度与阴道流血量不相符。腹部检查见子宫大于妊娠周数,子宫底随胎盘后血肿增大而升高。胎盘附着处压痛明显(胎盘位于后壁则不明显),宫缩有间歇,胎位可扪及,胎儿存活。

(三)Ⅲ度

胎盘剥离面超过胎盘面积 1/2。临床表现较Ⅱ度重。患者可出现恶心、呕吐、面色苍白、四肢湿冷、脉搏细数、血压下降等休克症状,且休克程度大多与阴道流血量不成正比。腹部检查见子宫硬如板状,宫缩间歇时不能松弛,胎位扪不清,胎心消失。

四、治疗

纠正休克、及时终止妊娠是处理胎盘早剥的原则。患者入院时,情况危重、处于休克状态,应积极补充血容量,及时输入新鲜血液,尽快改善患者状况。胎盘早剥一旦确诊,必须及时终止妊娠。终止妊娠的方法根据胎次、早剥的严重程度、胎儿宫内状况及宫口开大等情况而定。此外,对并发症如凝血功能障碍、产后出血和急性肾衰竭等进行紧急处理。

五、护理

(一)护理评估

1.病史

孕妇在妊娠晚期或临产时突然发生腹部剧痛,有急性贫血或休克现象,应引起高度重视。护士需结合有无妊娠期高血压疾病或高血压病史、胎盘早剥史、慢性肾炎史、仰卧位低血压综合征史及外伤史,进行全面评估。

2.身心状况

胎盘早剥孕妇发生内出血时,严重者常表现为急性贫血和休克症状,而无阴道流血或有少量阴道流血。因此对胎盘早剥孕妇除进行阴道流血的量、色评估外,应重点评估腹痛的程度、性质、孕妇的生命体征和一般情况,以及时、准确地了解孕妇的身体状况。胎盘早剥孕妇入院时情况危急,孕妇及其家属常常感到高度紧张和恐惧。

3.诊断检查

(1)产科检查:通过四步触诊判断胎方位、胎心情况、宫高变化、腹部压痛范围和程度等。

(2)B型超声检查:正常胎盘B型超声图像应紧贴子宫体部后壁、前壁或侧壁。若胎盘与子宫体之间有血肿时,在胎盘后方出现液性低回声区,暗区常不止一个,并见胎盘增厚。若胎盘后血肿较大时,能见到胎盘胎儿面凸向羊膜腔,甚至能使子宫内的胎儿偏向对侧。若血液渗入羊水中,见羊水回声增强、增多,系羊水混浊所致。当胎盘边缘已与子宫壁分离,未形成胎盘后血肿,则见不到上述图像,故B型超声检查诊断胎盘早剥有一定的局限性。重型胎盘早剥时常伴胎心、胎动消失。

(3)实验室检查:主要了解患者贫血程度及凝血功能。重型胎盘早剥患者应检查肾功能与二氧化碳结合力。若并发DIC时进行筛选试验(血小板计数、凝血酶原时间、纤维蛋白原测定),结果可疑者可做纤溶确诊试验(凝血酶时间、优球蛋白溶解时间、血浆鱼精蛋白副凝时间)。

(二)护理诊断

1.潜在并发症

弥散性血管内凝血。

2.恐惧

此与胎盘早剥引起的起病急、进展快、危及母儿生命有关。

3.预感性悲哀

此与死产、切除子宫有关。

(三)护理目标

(1)孕妇出血性休克症状得到控制。

(2)患者未出现凝血功能障碍、产后出血和急性肾衰竭等并发症。

(四)护理措施

胎盘早剥是一种妊娠晚期严重危及母儿生命的并发症,积极预防非常重要。护士应使孕妇接受产前检查,预防和及时治疗妊娠期高血压疾病、慢性高血压、慢性肾病等;妊娠晚期避免仰卧位及腹部外伤;施行外倒转术时动作要轻柔;处理羊水过多和双胎者时,避免子宫腔压力下降过快等。对于已诊断为胎盘早剥的患者,护理措施如下。

1.纠正休克

改善患者的一般情况。护士应迅速开放静脉,积极补充其血容量,及时输入新鲜血。既能补充血容量,又可补充凝血因子。同时密切监测胎儿状态。

2.严密观察病情变化

及时发现并发症。凝血功能障碍表现为皮下、黏膜或注射部位出血,子宫出血不凝,有时有尿血、咯血及呕血等现象;急性肾衰竭可表现为尿少或无尿。护士应高度重视上述症状,一旦发现,及时报告医师并配合处理。

3.为终止妊娠做好准备

一旦确诊,应及时终止妊娠,依孕妇病情轻重、胎儿宫内状况、产程进展、胎产式等具体状态决定分娩方式,护士需为此做好相应准备。

4.预防产后出血

胎盘早剥的产妇胎儿娩出后易发生产后出血,因此分娩后应及时给予宫缩剂,并配合按摩子宫,必要时按医嘱做切除子宫的术前准备。未发生出血者,产后仍应加强生命体征观察,预防晚期产后出血的发生。

5.产褥期的处理

患者在产褥期应注意加强营养,纠正贫血。更换消毒会阴垫,保持会阴清洁,预防感染。根据孕妇身体情况给予母乳指导。死产者及时给予退乳措施,可在分娩后24小时内尽早服用大剂量雌激素,同时紧束双乳,少进汤类,水煎生麦芽当茶饮,针刺足临泣、悬钟等穴位等。

(五)护理评价

(1)母亲分娩顺利,婴儿平安出生。

(2)患者未出现并发症。

第十六节 羊 水 栓 塞

羊水栓塞(amniotic fluid embolism,AFE)是指在分娩过程中,羊水突然进入母体血循环而引起的急性肺栓塞、休克和弥漫性血管内凝血(DIC)、肾衰竭和猝死的严重分娩并发症。其起病急、病情凶险,是造成孕产妇死亡的重要原因之一,发生于足月分娩者病死率高达70%~80%。也可发生在妊娠早、中期的流产,但病情较轻,病死率较低。

一、病因

羊水栓塞是由污染羊水中的有形物质(胎儿绒毛、角化上皮、胎脂、胎粪)进入母体血循环引起。通常有以下几个原因。

(1)羊膜腔内压力增高(子宫收缩过强),胎膜与宫颈壁分离或宫颈口扩张引起宫颈黏膜损伤时,静脉血窦开放,羊水进入母体血循环。

(2)宫颈裂伤、子宫破裂、前置胎盘、胎盘早剥或剖宫产术中羊水通过病理性开放的子宫血窦进入母体血循环。

(3)羊膜腔穿刺或钳刮术时子宫壁损伤处静脉窦也可以成为羊水进入母体通道。

二、病理生理

近年来研究认为,羊水栓塞主要是变态反应。羊水进入母体循环后,通过阻塞肺小血管,引起变态反应而导致凝血机制异常,使机体发生一系列的病理生理变化。

(一)肺动脉高压

羊水内的有形物质如胎儿毳毛、胎脂、胎粪、角化上皮细胞等直接形成栓子。一方面,羊水的有形物质激活凝血系统,使小血管内形成广泛的血栓而阻塞肺小血管,反射性引起迷走神经兴奋,使肺小血管痉挛加重。另一方面,羊水内有形物质经肺动脉进入肺循环,阻塞小血管,引起肺内小支气管痉挛,支气管内分泌物增加,使肺通气、换气量减少,反射性地引起肺小血管痉挛、肺小管阻塞而引起肺动脉压增高,导致急性右心衰竭,继而发生呼吸和循环衰竭、休克,甚至死亡。

(二)过敏性休克

羊水中有形物质成为变应原,作用于母体,引起变态反应所导致的过敏性休克,多在羊水栓塞后立即出现血压骤降甚至消失,甚至心、肺衰竭的表现。

(三)弥漫性血管内凝血(DIC)

妊娠时母体血液呈高凝状态。羊水中含有大量促凝物质可激活母体凝血系统,进入母血循环后,在血管内产生大量的微血栓,消耗大量的凝血因子和纤维蛋白原,从而导致 DIC。同时纤维蛋白原下降时,可激活纤溶系统。由于大量凝血物质的消耗和纤溶系统的激活,产妇血液系统由高凝状态转变为纤溶亢进,血液不凝固,极易发生严重的产后出血及失血性休克。

(四)急性肾衰竭

由于休克和 DIC,肾脏急剧缺血,进一步发生肾衰竭。

三、临床表现

(一)症状

羊水栓塞起病急骤、来势凶险,多发生于分娩过程中,尤其发生在胎儿娩出前后的短时间内。临床经过可分为以下 3 个阶段。

1.急性休克期

在分娩过程中。尤其是刚破膜不久,产妇突感寒战、烦躁不安、气急、恶心、呕吐等先兆症状,继而出现呛咳、呼吸困难、发绀、抽搐、昏迷,迅速出现循环衰竭,进入休克或昏迷状态。病情严重者仅在数分钟内死亡。

2.出血期

患者度过呼吸、循环衰竭和休克而进入凝血功能障碍阶段,表现为难以控制的大量出血,血液不凝,身体其他部位出血如切口渗血、全身皮肤黏膜出血、血尿、消化道大出血或肾脏出血,产妇可死于出血性休克。

3.急性肾衰竭

后期存活的患者出现少尿、无尿和尿毒症的症状。主要为循环功能衰竭引起的肾脏缺血。DIC 早期形成的血栓堵塞肾内小血管,引起肾脏缺血、缺氧,导致肾脏器质性损害。

(二)体征

心率增快,血压骤降,肺部听诊可闻及湿啰音。全身皮肤黏膜有出血点及瘀斑,阴道流血不止,切口渗血不凝。

四、处理原则

及时处理,立即抢救,抗过敏,纠正呼吸、循环系统衰竭和改善低氧血症,抗休克,防止 DIC 和肾衰竭的发生。

五、护理

(一)护理评估

1.病史

评估发生羊水栓塞临床表现的各种诱因,有无胎膜早破或人工破膜、前置胎盘或胎盘早剥、宫缩过强或强直性宫缩、中期妊娠引产或钳刮术、羊膜腔穿刺术等病史。

2.身心状况

胎膜破裂后,胎儿娩出后或手术中产妇突然出现寒战、呛咳、气急、烦躁不安、尖叫、呼吸困难、发绀、抽搐、出血不凝、不明原因休克等症状和体征,血压下降或消失,应考虑为羊水栓塞,立即进行抢救。

3.辅助检查

(1)血涂片查找羊水有形物质:采集下腔静脉血,镜检见到羊水有形成分可确诊。

(2)床旁胸部 X 线片:可见肺部双侧弥漫性点状、片状浸润影,沿肺门分布,伴轻度肺不张和右心扩大。

(3)床旁心电图或心脏彩色多普勒超声检查:提示有心房、心室扩大,ST 段下降。

(4)若患者死亡,行尸检时,可见肺水肿、肺泡出血。心内血液查到有羊水有形物质,肺小动脉或毛细血管有羊水有形成分栓塞,子宫或阔韧带血管内查到羊水有形物质。

(二)护理诊断

(1)气体交换受损:与肺血管阻力增加、肺动脉高压、肺水肿有关。

(2)组织灌注无效:与弥漫性血管内凝血及失血有关。

(3)有胎儿窘迫的危险:与羊水栓塞、母体血循环受阻有关。

(三)护理目标

(1)实施抢救后,患者胸闷、气急、呼吸困难等症状有所改善。

(2)患者心率、血压恢复正常,出血量减少,肾功能恢复正常。

(3)新生儿无生命危险。

(四)护理措施

1.羊水栓塞的预防

加强产前检查,及时注意有无诱发因素,及时发现前置胎盘、胎盘早剥等并发症并予以积极处理。严密观察产程进展情况,正确掌握缩宫素的使用方法,防止宫缩过强。严格掌握人工破膜的指征和时间,宜在宫缩间歇期行人工破膜术,破口要小,并注意控制羊水流出的速度。

2.配合医师,并积极抢救患者

(1)吸氧:最初阶段是纠正缺氧。给予患者半坐卧位,加压给氧,必要时给予气管插管或者气管切开,减轻肺水肿,改善脑缺氧。

(2)抗过敏:根据医嘱,尽快给予大剂量肾上腺糖皮质激素抗过敏、解除痉挛,保护细胞。可予地塞米松 20～40 mg 静脉推注,以后根据病情可静脉滴注维持。氢化可的松 100～200 mg加入 5%～10%葡萄糖注射液 50～100 mL 快速静脉滴注,后予 300～800 mg 加入 5%葡萄糖注射液 250～500 mL 静脉滴注,日用上限可达 500～1000 mg。

(3)缓解肺动脉高压:解痉药物能改善肺血流灌注,预防有心力衰竭所致的呼吸循环衰竭。首选盐酸罂粟碱,30～90 mg 加入 25%葡萄糖注射液 20 mL 缓慢推注,能松弛平滑肌,扩张冠状动脉、肺和脑动脉,降低小血管阻力。与阿托品合用扩张小动脉效果更佳。其次使用阿托品,因阿托品能阻断迷走神经反射所导致的肺血管和支气管痉挛。1 mg 阿托品加入 10%～25%葡萄糖注射液 10 mL,每 15～30 分钟静脉推注1次。直至症状缓解,微循环改善为止。再次使用氨茶碱。氨茶碱具有松弛支气管平滑肌、解除肺血管痉挛的作用。250 mg 氨茶碱加入 25%葡萄糖注射液 20 mL 缓慢推注。最后,酚妥拉明为 α 肾上腺素能抑制剂,能解除肺血管痉挛,降低肺动脉阻力,消除肺动脉高压。可用 5～10 mg 加入 10%葡萄糖注射液100 mL 静脉滴注。

(4)抗休克。①补充血容量、使用升压药物:扩容常使用低分子右旋糖酐静脉滴注,并且补充新鲜的血液和血浆。在抢救过程中,监测中心静脉压,了解心脏负荷情况,并据此调节输液量和输液速度。升压药物可用多巴胺 20 mg 加入 5%葡萄糖溶液 250 mL 静脉滴注,随时根据血压调节滴速。②纠正酸中毒:根据血氧分析和血清电解质结果,判断是否存在酸中毒。一旦发现,5%碳酸氢钠 250 mL 静脉滴注。及时应用可纠正休克和代谢失调,并根据血清电解质,及时纠正电解质紊乱。③纠正心力衰竭消除肺水肿:使用毛花苷 C 或毒毛花苷 K 静脉滴注。同时使用呋塞米静脉推注,有利于消除肺水肿,防止急性肾衰竭。

(5)防治 DIC:DIC 阶段应早期抗凝,补充凝血因子,及时输注新鲜血液和血浆、纤维蛋白原等;应用肝素钠,尤其在羊水栓塞其血液呈高凝状态时短期内使用。用药过程中监测出凝血时间,如使用肝素过量(凝血时间＞30 分钟),则出现出血倾向,如伤口渗血、血肿、阴道流血不止等,可用鱼精蛋白对抗。

DIC 晚期纤溶时期,抗纤溶可使用氨基己酸、氨甲苯酸、氨甲环酸抑制纤溶激活酶,使纤溶酶原不被激活,从而抑制纤维蛋白溶解。抗纤溶的同时补充纤维蛋白原和凝血因子,防止大出血。

(6)预防肾衰竭:抢救的同时注意尿量,如补足血容量后仍然少尿或无尿,需要及时使用呋塞米等利尿剂,预防与治疗肾衰竭。

(7)预防感染:使用肾毒性较小的抗生素防止感染。

(8)产科处理:第一产程发病的产妇应立即考虑行剖宫产终止妊娠,去除病因。第二产程发病者,及时行阴道助产结束分娩,并且密切观察出血量、出凝血时间等,如果发生产后出血不止,应及时配合医师,做好子宫切除术的准备。

3.提供心理支持

如果在发病抢救过程中,产妇神志清醒,应给予产妇鼓励,安抚其紧张和恐惧的心理,使其配合医师抢救;对于家属要表示理解和抚慰,向家属解释产妇的病情,争取家属的支持和配合。在产妇病情稳定的情况下,可允许家属探视并且陪伴产妇,同时,病情稳定的康复期,可与产妇和家属一起制订康复计划,适时地给予相应的健康教育。

第十七节　过期妊娠

平时月经周期规则,妊娠达到或超过 42 周(>294 天)尚未分娩者,称为过期妊娠。其发生率占妊娠总数的 3%~15%。过期妊娠使胎儿窘迫、胎粪吸入综合征、过熟综合征、新生儿窒息、围生儿死亡、巨大儿,以及难产等不良结局发生率增高,并随妊娠期延长而增加。

一、病因

过期妊娠可能与下列因素有关。

(一)雌、孕激素比例失调

内源性前列腺素和雌二醇分泌不足而孕酮水平增高,导致孕激素优势,抑制前列腺素和缩宫素的作用,延迟分娩发动。导致过期妊娠。

(二)头盆不称

部分过期妊娠胎儿较大,导致头盆不称和胎位异常,使胎先露部不能紧贴子宫下段及宫颈内口,反射性子宫收缩减少,容易发生过期妊娠。

(三)胎儿畸形

如无脑儿,由于无下丘脑,垂体肾上腺轴发育不良或缺如,促肾上腺皮质激素产生不足,胎儿肾上腺皮质萎缩,使雌激素的前身物质 16α-羟基硫酸脱氢表雄酮不足,从而雌激素分泌减少;小而不规则的胎儿不能紧贴子宫下段及宫颈内口诱发宫缩,导致过期妊娠。

(四)遗传因素

某家族、某个体常反复发生过期妊娠,提示过期妊娠可能与遗传因素有关。胎盘硫酸酯酶缺乏症是一种罕见的伴性隐性遗传病,可导致过期妊娠。其发生机制是因胎盘缺乏硫酸酯酶,胎儿肾上腺与肝脏产生的 16α-羟基硫酸脱氢表雄酮不能脱去硫酸根转变为雌二醇及雌三醇,从而使血雌二醇及雌三醇明显减少,降低子宫对缩宫素的敏感性,使分娩难以启动。

二、临床表现

(一)胎盘

过期妊娠的胎盘病理有两种类型:一种是胎盘功能正常,除重量略有增加外。胎盘外观和镜检均与妊娠足月胎盘相似;另一种是胎盘功能减退,肉眼观察胎盘母体面呈片状或多灶性梗死及钙化,胎儿面及胎膜常被胎粪污染,呈黄绿色。

(二)羊水

正常妊娠 38 周后,羊水量随妊娠推延逐渐减少,妊娠 42 周后羊水减少迅速,约 30% 减至 300 mL 以下;羊水粪染率明显增高,是足月妊娠的 2~3 倍,若同时伴有羊水过少,羊水粪染率达 71％。

(三)胎儿

过期妊娠胎儿生长模式与胎盘功能有关,可分以下三种。

1.正常生长及巨大儿

胎盘功能正常者,能维持胎儿继续生长,约 25％成为巨大儿,其中 1.4％胎儿出生体重＞4500 g。

2.胎儿成熟障碍

10％～20％过期妊娠并发胎儿成熟障碍。胎盘功能减退与胎盘血流灌注不足、胎儿缺氧及营养缺乏等有关。由于胎盘合成、代谢、运输及交换等功能障碍,胎儿不易再继续生长发育。临床分为三期:第Ⅰ期为过度成熟期,表现为胎脂消失、皮下脂肪减少、皮肤干燥松弛多皱褶,头发浓密,指(趾)甲长,身体瘦长,容貌似"小老人"。第Ⅱ期为胎儿缺氧期,肛门括约肌松弛,有胎粪排出,羊水及胎儿皮肤黄染,羊膜和脐带绿染,同胎儿患病率及围生儿病死率最高。第Ⅲ期为胎儿全身因粪染历时较长,广泛黄染,指(趾)甲和皮肤呈黄色,脐带和胎膜呈黄绿色,此期胎儿已经历和渡过第Ⅱ期危险阶段,其预后反较第Ⅱ期好。

3.胎儿生长受限

小样儿可与过期妊娠共存,后者更增加胎儿的危险性,约 1/3 过期妊娠死产儿为生长受限小样儿。

三、处理原则

应根据胎盘功能、胎儿大小、宫颈成熟度综合分析,以确诊过期妊娠,并选择恰当的分娩方式终止妊娠,在产程中密切观察羊水情况、胎心监护,出现胎儿窘迫征象,行剖宫产尽快结束分娩。

四、护理

(一)护理评估

1.病史

准确核实孕周,确定胎盘功能是否正常是关键。诊断过期妊娠之前必须准确核实孕周。

2.身心诊断

依平时月经周期规则,妊娠达到或超过 42 周(＞294 天)未分娩者,可诊断为过期妊娠。由于孕妇结果的不可预知,恐惧、焦虑、猜测是过期妊娠孕妇常见的情绪反应。

3.诊断检查

实验室检查:①根据 B 型超声检查确定孕周。妊娠 20 周内,B 型超声检查对确定孕周有重要意义。妊娠 5～12 周内以胎儿顶臀径推算孕周较准确,妊娠 12～20 周以内以胎儿双顶径、股骨长度推算预产期较好。②根据妊娠初期血、尿 HCG 增高的时间推算孕周。

(二)护理诊断

1.有新生儿受伤的危险

与过期胎儿生长受限有关。

2.焦虑

与担心分娩方式、过期胎儿预后有关。

(三)护理目标

(1)新生儿不存在因护理不当而产生的并发症。

（2）患者能平静地面对事实,接受治疗和护理。

（四）护理措施

1.预防过期妊娠

（1）加强孕期宣教,使孕妇及家属认识过期妊娠的危害性。

（2）定期进行产前检查,适时结束妊娠。

2.加强监测,判断胎儿在宫内情况

（1）教会孕妇进行胎动计数:妊娠超过 40 周的孕妇,通过计数胎动进行自我监测尤为重要。胎动计数>30 次/12h 为正常;<10 次/12h 或逐日下降,超过 50%,应视为胎盘功能减退,提示胎儿宫内缺氧。

（2）胎儿电子监护仪检测:无应激试验（NST）每周 2 次,胎动减少时应增加检测次数;住院后需每天1 次监测胎心变化。NST 无反应型需进一步做缩宫素激惹试验（OCT）,若多次反复相互现胎心晚期减速,提示胎盘功能减退、胎儿明显缺氧。因 NST 存在较高假阳性率,需结合 B 型超声检查,估计胎儿安危。

3.终止妊娠

应根据胎盘功能、胎儿大小、宫颈成熟度综合分析,选择恰当的分娩方式。

（1）终止妊娠的指征:已确诊过期妊娠,严格掌握终止妊娠的指征如下。①宫颈条件成熟;②胎儿体重>4000 g 或胎儿生长受限;③12 小时内胎动<10 次或 NST 为无反应型,OCT 可疑;④尿 E/C 比值持续低值;⑤羊水过少（羊水暗区<3 cm）和/或羊水粪染;⑥并发重度子痫前期或子痫。终止妊娠的方法应酌情而定。

（2）引产:宫颈条件成熟、Bishop 评分>7 分者,应予引产;胎头已衔接者,通常采用人工破膜,破膜时羊水多而清者,可静脉滴注缩宫素。在严密监视下经阴道分娩。对羊水 Ⅱ 度污染者,若阴道分娩,要求在胎肩娩出前用负压吸管或吸痰管吸净胎儿鼻咽部黏液。

（3）剖宫产:出现胎盘功能减退或胎儿窘迫征象,不论宫颈条件成熟与否,均应行剖宫产尽快结束分娩。过期妊娠时,胎儿虽有足够储备力,但临产后宫缩应激力的显著增加超过其储备力,出现隐性胎儿窘迫,对此应有足够认识。最好应用胎儿监护仪,及时发现问题,采取应急措施,适时选择剖宫产挽救胎儿。进入产程后。应鼓励产妇左侧卧位、吸氧。产程中最好连续监测胎心,注意羊水性状,必要时取胎儿头皮血测 pH,及早发现胎儿窘迫,并及时处理。过期妊娠时,常伴有胎儿窘迫、羊水粪染,分娩时应做相应准备。胎儿娩出后立即在直接喉镜指引下行气管插管吸出气管内容物,以减少胎粪吸入综合征的发生。过期儿患病率和病死率均增高,应及时发现和处理新生儿窒息、脱水、低血容量及代谢性酸中毒等并发症。

（五）护理评价

（1）患者能积极配合医护措施。

（2）新生儿未发生窒息。

第十八节　妊娠期高血压疾病

妊娠期高血压疾病是妊娠期特有的疾病。发病率我国9.4%～10.4%,国外 7.0%～12.0%。本病命名强调生育年龄妇女发生高血压、蛋白尿症状与妊娠之间的因果关系。多数病例在妊娠期出现一过性高血压、蛋白尿症状,分娩后即随之消失。该病严重影响母婴健康,是孕产妇和围生儿患病率及病死率升高的主要原因。

一、高危因素与病因

(一)高危因素

流行病学调查发现与妊娠期高血压疾病发病风险增加密切相关有如下高危因素:初产妇、孕妇年龄过小或大于 35 岁、多胎妊娠、妊娠期高血压病史及家族史、慢性高血压、慢性肾炎、抗磷脂抗体综合征、糖尿病、肥胖、营养不良、低社会经济状况。

(二)病因

妊娠期高血压疾病至今病因不明,多数学者认为当前可较合理解释的原因有如下几种。

1.异常滋养层细胞侵入子宫肌层

研究认为,子痫前期患者胎盘有不完整的滋养层细胞侵入子宫动脉,蜕膜血管与血管内滋养母细胞并存,子宫螺旋动脉发生广泛改变,包括血管内皮损伤、组成血管壁的原生质不足、肌内膜细胞增殖及脂类,首先在肌内膜细胞,其次在吞噬细胞中积聚,最终发展为动脉粥样硬化而引发妊娠期高血压疾病的一系列症状。

2.免疫机制

妊娠被认为是成功的自然同种异体移植。胎儿在妊娠期内不受排斥是因胎盘的免疫屏障作用、母体内免疫抑制细胞及免疫抑制物的作用。研究发现子痫前期呈间接免疫,子痫前期孕妇组织相容性抗原 HLA-DR4 明显高于正常孕妇。HLA-DR4 在妊娠期高血压疾病发病中的作用可能为:①直接作为免疫基因,通过免疫基因产物,如抗原影响 R 噬细胞呈递抗原;②与疾病致病基因连锁不平衡;③使母胎间抗原呈递及识别功能降低,导致封闭抗体产生不足,最终导致妊娠期高血压疾病的发生。

3.血管内皮细胞受损

炎性介质如肿瘤坏死因子、白细胞介素-6、极低密度脂蛋白等可能促成氧化应激,导致类脂过氧化物持续生成,产生大量毒性因子,引起血管内皮损伤,干扰前列腺素平衡而使血压升高,导致一系列病理变化。研究认为这些炎性介质、毒性因子可能来源于胎盘及蜕膜。因此,胎盘血管内皮损伤可能先于全身其他脏器。

4.遗传因素

妊娠期高血压疾病的家族多发性提示遗传因素与该病发生有关。研究发现血管紧张素原基因变异 T235 的妇女妊娠期高血压疾病的发生率较高。也有人发现妇女纯合子基因突变有异常滋养细胞浸润。遗传性血栓形成可能发生于子痫前期。单基因假设能够解释子痫前期的发生,但多基因遗传也不能排除。

5.营养缺乏

已发现多种营养如低清蛋白血症、钙、镁、锌、硒等缺乏与子痫前期发生发展有关。研究发现妊娠期高血压疾病患者细胞内钙离子升高、血清钙下降,导致血管平滑肌细胞收缩,血压上升。

6.胰岛素抵抗

近年研究发现妊娠期高血压疾病患者存在胰岛素抵抗,高胰岛素血症可导致一氧化氮(NO)合成下降及脂质代谢紊乱,影响前列腺素 E_2 的合成,增加外周血管的阻力,升高血压。因此认为胰岛素抵抗与妊娠期高血压疾病的发生密切相关,但尚需进一步研究。

二、病理生理变化

本病基本病理生理变化是全身小血管痉挛,内皮损伤及局部缺血,全身各系统各脏器灌流减少。小动脉痉挛,造成管腔狭窄、血管外周阻力增大、内皮细胞损伤、通透性增加、体液和蛋白质渗漏,表现为血压上升、蛋白尿、水肿和血液浓缩等。全身各组织器官因缺血、缺氧而受到不同程度损害。严重者脑、心、肝、肾及胎盘等的病理变化可导致抽搐、昏迷、脑水肿、脑出血,以及心、肾衰竭、肺水肿、肝细胞坏死及被膜下出血。胎盘绒毛退行性变、出血和梗死、胎盘早期剥离以及凝血功能障碍导致 DIC 等。

三、临床表现与分类

妊娠期高血压疾病分类与临床表现见表 8-2。

表 8-2 妊娠期高血压疾病分类及临床表现

分类	临床表现
妊娠期高血压	妊娠期首次出现血压≥140/90 mmHg,并于产后 12 周恢复正常;尿蛋白(一);少数患者可伴有,上腹部不适或血小板减少,产后方可确诊
子痫前期	
轻度	妊娠 20 周以后出现血压≥140/90 mmHg;尿蛋白>0.3 g/24 h 或随机尿蛋白(+);可伴有上腹不适、头痛等症状
重度	血压≥160/110 mmHg;尿蛋白>2.0 g/24 h 或随机尿蛋白>(++);血清肌酐>10^6 mmol/L,血小板低于 $100×10^9$/L;血 LDH 升高;血清 ALT 或 AST 升高;持续性头痛或其他脑神经或视觉障碍;持续性上腹不适

续表

分类	临床表现
子痫	子痫前期孕妇抽搐不能用其他原因解释
慢性高血压并发子痫前期	血压高血压孕妇妊娠 20 周以前无尿蛋白,若出现尿蛋白>0.3 g/24 h;高血压孕妇妊娠 20 周后突然尿蛋白增加或血压进一步升高或血小板<$100×10^9$/L
妊娠合并慢性高血压	妊娠前或妊娠 20 周前舒张压>90 mmHg(除外滋养细胞疾病),妊娠期无明显加重;或妊娠 20 周后首次诊断高血压并持续到产后 12 周后

需要注意以下几方面。

(1)通常正常妊娠、贫血及低蛋白血症均可发生水肿而妊娠期高血压疾病之水肿无特异性,因此不能作为其诊断标准及分类依据。

(2)血压较基础血压升高 30/15 mmHg,但低于 140/90 mmHg 时,不作为诊断依据,但必须严密观察。

(3)重度子痫前期是妊娠 20 周后出现高血压、蛋白尿,且伴随以下至少 1 种临床症状或体征者,见表 8-3。

表 8-3　重度子痫前期的临床症状和体征

收缩压＞160～180 mmHg,或舒张压＞110 mmHg

24 小时尿蛋白＞3.0 g,或随机尿蛋白(＋＋＋)以上

中枢神经系统功能障碍

精神状态改变和严重头痛(频发,常规镇痛药不缓解)

脑血管意外

视力模糊,眼底点状出血,极少数患者发生皮质性盲

肝细胞功能障碍,肝细胞损伤,血清转氨酶至少升高 2 倍

上腹部或右上象限痛等肝包膜肿胀症状,肝被膜下出血或肝破裂

少尿,24 小时尿量＜500 mL

肺水肿,心力衰竭

血小板＜100×10^9/L

凝血功能障碍

微血管病性溶血(血 LDH 升高)

胎儿生长受限、羊水过少、胎盘早剥

子痫前可有不断加重的重度子痫前期,但子痫也可发生于血压升高不显著、无蛋白尿或水肿者。通常产前子痫较多,约 25％子痫发生于产后 48 小时。

子痫抽搐进展迅速,前驱症状短暂,表现为抽搐、面部充血、口吐白沫、深昏迷;随之深部肌肉僵硬。很快发展成典型的全身阵挛性惊厥、有节律的肌肉收缩和紧张,持续 1～1.5 分钟,期间患者无呼吸动作,此后抽搐停止,呼吸恢复,但患者仍昏迷,最后意识恢复,但有困顿、易激惹、烦躁等症状。

四、治疗

妊娠期高血压疾病的治疗目的和原则是争取母体可以完全恢复健康,胎儿生后能够存活,以对母儿影响最小的方式终止妊娠。对于妊娠期高血压可住院也可在家治疗,应保证休息,加强孕期检查,密切观察病情变化,以防发展为重症。子痫前期应住院治疗、积极处理,防止发生子痫及并发症。治疗原则为解痉、降压、镇静,合理扩容及利尿,适时终止妊娠。

常用的治疗药物如下。①解痉药物:以硫酸镁为首选药物。硫酸镁有预防和控制子痫发作的作用,适用于子痫前期和子痫的治疗。②镇静药物:适用于对硫酸镁有禁忌或疗效不明显时,但分娩时应慎用,以免药物通过而对胎儿产生影响,主要用药有地西泮和冬眠合剂。③降压药物:仅适用于血压过高,特别是舒张压高的患者,舒张压≥110 mmHg 或平均动脉压≥

110 mmHg者,可应用降压药物。选用的药物以不影响心排血量、肾血流量及子宫胎盘灌注量为宜。常用药物有肼屈嗪、硝苯地平、尼莫地平等。④扩容药物:扩容应在解痉的基础上进行。扩容治疗时,应严密观察脉搏、呼吸、血压及尿量,防止肺水肿和心力衰竭的发生。常用的扩容剂有清蛋白、全血、平衡液和低分子右旋糖酐。⑤利尿药物:仅用于全身性水肿、急性心力衰竭、肺水肿、脑水肿、血容量过高且伴有潜在肺水肿者。用药过程中应严密监测患者的水和电解质平衡情况,以及药物的毒副反应。常用药物有呋塞米、甘露醇。

五、护理

(一)护理评估

1.病史

详细询问患者与孕前及妊娠20周前有无高血压、蛋白尿和(或)水肿及抽搐等征象;既往病史中有无原发性高血压、慢性肾炎及糖尿病;有无家族史;此次妊娠经过,出现异常现象的时间及治疗经过。

2.身心状况

除评估患者一般健康状况外,护士需重点评估患者的血压、蛋白尿、水肿、自觉症状,以及抽搐、昏迷等情况。在评估过程中应注意以下几方面。

(1)初测高血压有升高者,需休息1小时后再测,方能正确反映血压情况。同时不要忽略测得血压与其基础血压的比较。而且也可经过翻身试验(roll over test,ROT)进行判断,即在孕妇左侧卧位时测血压直至血压稳定后,嘱其翻身仰卧5分钟再测血压,若仰卧位舒张压较左侧卧位≥20 mmHg,提示有发生先兆子痫的倾向。

(2)留取24小时尿进行尿蛋白检查。凡24小时蛋白尿定量≥0.3 g者为异常。由于蛋白尿的出现及量的多少反映了肾小管痉挛的程度和肾小管细胞缺氧及其功能受损的程度,护士应给予高度重视。

(3)妊娠后期水肿发生的原因除妊娠期高血压疾病外,还可由于下腔静脉受增大子宫压迫使血液回流受阻、营养不良性低蛋白血症以及贫血等引起,因此水肿的轻重并不一定反应病情的严重程度。但是水肿不明显者,也有可能迅速发展为子痫,应引起重视。此外,还应注意水肿不明显,但体重于1周内增加超过0.5 kg的隐性水肿。

(4)孕妇出现头痛、眼花、胸闷、恶心、呕吐等自觉症状时提示病情的进一步发展,即进入子痫前期阶段,护士应高度重视。

(5)抽搐与昏迷是最严重的表现,护士应特别注意发作状态、频率、持续时间、间隔时间、神智情况,以及有无唇舌咬伤、摔伤,甚至发生骨折、窒息或吸入性肺炎等。

妊娠期高血压疾病孕妇的心理状态与病情程度密切相关。妊娠期高血压孕妇由于身体尚未感明显不适,心理上往往易忽略,不予重视。随着病情的发展,当血压明显升高,出现自觉症状时,孕妇紧张、焦虑、恐惧的心理也会随之加重。此外,孕妇的心理状态还与孕妇对疾病的认识,以及其支持系统的认识与帮助有关。

3.诊断检查

(1)尿常规检查:根据蛋白尿量确定病情严重程度;根据镜检出现管型判断肾功能受损情况。

（2）血液检查：①测定血红蛋白、血细胞比容、血浆黏度、全血黏度，以了解血液浓缩程度；重症患者应测定血小板数、凝血时间，必要时测定凝血酶时间、纤维蛋白原和鱼精蛋白副凝试验（3P试验）等，以了解有无凝血功能异常。②测定血电解质及二氧化碳结合力，以及时了解有无电解质紊乱及酸中毒。③肝、肾功能测定：如进行丙氨酸氨基转移酶（ACT）、血尿素氮、肌酐及尿酸等测定。④眼底检查：重度子痫前期时，眼底小动脉痉挛、动静脉比例可由正常的2∶3变为1∶2甚至1∶4，或出现视网膜水肿、渗出、出血，甚至视网膜剥离、一时性失明等。⑤其他检查：如心电图、超声心动图、胎盘功能、胎儿成熟度检查等，可视病情而定。

（二）护理诊断

1.体液过多

与下腔静脉受增大子宫压迫或血液回流受阻或营养不良性低蛋白血症有关。

2.有受伤的危险

与发生抽搐有关。

3.潜在并发症

胎盘早期剥离。

（三）护理目标

（1）妊娠期高血压孕妇病情缓解，发展为中、重度。

（2）子痫前期病情控制良好，未发生子痫及并发症。

（3）妊娠高血压疾病孕妇明确孕期保健的重要性。积极配合产前检查及治疗。

（四）护理措施

1.妊娠期高血压疾病的预防

护士应加强孕早期健康教育，使孕妇及家属了解妊娠期高血压疾病的知识及其对母儿的危害，从而促使孕妇自觉于妊娠早期开始做产前检查，并坚持定期检查，以便及时发现异常，及时得到治疗和指导。同时，还应指导孕妇合理饮食，增加蛋白质、维生素，以及富含铁、钙、锌的食物，减少过量脂肪和盐的摄入，对预防妊娠期高血压疾病有一定作用。尤其是钙的补充，可从妊娠20周开始。每天补充钙剂2 g，可降低妊娠期高血压疾病的发生。此外，孕妇应采取左侧卧位休息以增加胎盘绒毛血供，同时保持心情愉快也有助于妊娠期高血压疾病的预防。

2.妊娠期高血压的护理

（1）保证休息：妊娠期高血压孕妇可在家休息，但需注意适当减轻工作，创造安静、清洁环境，以保证充分的睡眠（8～10 h/d）。在休息和睡眠时以左侧卧位为宜，在必要时也可换成右侧卧位，但要避免平卧位，其目的是解除妊娠子宫下腔静脉的压迫，改善子宫胎盘循环。此外，孕妇精神放松、心情愉快也有助于抑制妊娠期高血压疾病的发展。因此，护士应帮助孕妇合理安排工作和生活，使其既不紧张劳累，又不单调郁闷。

（2）调整饮食：妊娠期高血压孕妇除摄入足量的蛋白质（100 g/d 以上）、蔬菜，补充维生素、铁和钙剂。食盐不必严格限制，因为长期低盐饮食可引起低钠血症，易发生产后血液循环衰竭，而且低盐饮食也会影响食欲，减少蛋白质的摄入，加强母儿不利。但全身水肿的孕妇应限制食盐的摄入量。

（3）加强产前保健：根据病情需要适当增加检查次数，加强母儿监测措施，密切注意病情变化,防止发展为重症。同时向孕妇及家属讲解妊娠期高血压疾病相关知识,便于病情发展时孕妇能及时汇报,并督促孕妇每天数胎动。检测体重,及时发现异样,从而提高孕妇的自我保健意识,并取得家属的支持和理解。

3.子痫前期的护理

(1)一般护理。①轻度子痫前期的孕妇需住院治疗,卧床休息。左侧卧位。保持病室安静,避免各种刺激。若孕妇为重度子痫前期患者,护士还应准备以下物品:呼叫器、床档、急救车、吸引器、氧气、开口器、产包以及急救药品,如硫酸镁、葡萄糖酸钙等。②每4小时测1次血压,如舒张压渐上升,提示病情加重。并随时观察和询问孕妇有无头晕、头痛、恶心等自觉症状。③注意胎心变化,以及胎动、子宫敏感度(肌张力)有无变化。④重度子痫前期孕妇应根据病情需要,适当限制食盐摄入量(每天少于3 g),每天或隔天测体重,每天记录液体出入量、测尿蛋白。必要时测24小时蛋白定量,测肝肾功能、二氧化碳结合力等。

(2)用药护理:硫酸镁是目前治疗子痫前期的首选解痉药物。镁离子能抑制运动神经末梢对乙酰胆碱的释放,阻断神经和肌肉间的传导,使骨骼肌松弛;镁离子可以刺激血管内皮细胞合成前列环素,降低机体对血管紧张素Ⅱ的反应,缓解血管痉挛状态,从而预防和控制子痫的发作。同时,镁离子可以提高孕妇和胎儿血红蛋白的亲和力,改善氧代谢。护士应明确硫酸镁的用药方法、毒性反应以及注意事项。

用药方法:硫酸镁可采用肌内注射或静脉用药。①肌内注射:通常于用药2小时后血液浓度达高峰,且体内浓度下降缓慢,作用时间长,但局部刺激性强,患者常因疼痛而难以接受。注射时应注意使用长针头行深部肌内注射,也可加利多卡因于硫酸镁溶液中,以缓解疼痛刺激。注射后用无菌棉球或创可贴覆盖针孔,防止注射部位感染,必要时可行局部按揉或热敷,促进肌肉组织对药物的吸收。②静脉用药:可行静脉滴注或推注。静脉用药后可使血中浓度迅速达到有效水平,用药后约1小时血浓度可达高峰,停药后血浓度下降较快,但可避免肌内注射引起的不适。基于不同用药途径的特点,临床多采用两种方式互补长短。

毒性反应:硫酸镁的治疗浓度和中毒浓度相近,因此在进行硫酸镁治疗时应严密观察其毒性作用,并认真控制硫酸镁的入量。通常主张硫酸镁的滴注速度以1 g/h为宜,不超过2 g/h,每天维持用量15～20 g。硫酸镁过量会使呼吸和心肌收缩功能受到抑制,危及生命。中毒现象首先表现为膝反射减弱或消失,随着血镁浓度的增加可出现全身肌张力减退及呼吸抑制,严重者心跳可突然停止。

注意事项:护士在用药前及用药过程中均应检测孕妇血压,同时还应检测以下指标。①膝腱反射必须存在;②呼吸不少于16次/min;③尿量每24小时不少于600 mL,或每小时不少于25 mL,尿少提示排泄功能受抑制。镁离子易蓄积发生中毒。由于钙离子可与镁离子争夺神经细胞上的同一受体,阻止镁离子的继续结合,因此应随时准备好10%的葡萄糖酸钙注射液,以便出现毒性作用时及时予以解毒。10%葡萄糖酸钙10 mL在静脉推注时宜在3分钟内推完,必要时可每小时重复1次,直至呼吸、排尿和神经抑制恢复正常,但24小时内不超过8次。

4.子痫患者的护理

子痫为妊娠期高血压疾病最严重的阶段,直接关系到母儿安危,因此子痫患者的护理极为重要。

(1)协助医师控制抽搐：患者一旦发生抽搐，应尽快控制。硫酸镁为首选药物，必要时可加用强有力的镇静药物。

(2)专人护理，防止受伤：在子痫发生后，首先应保持患者的呼吸道通畅。并立即给氧，用开口器或于上、下磨牙间放置一缠好纱布的压舌板，用舌钳固定舌头，以防咬伤唇舌或发生舌后坠。使患者取头低侧卧位，以防黏液吸入呼吸道或舌头阻塞呼吸道，也可避免发生低血压综合征。必要时，用吸引器吸出喉部黏液或呕吐物，以免窒息。在患者昏迷或未完全清醒时，禁止给予一切饮食和口服药，防止误入呼吸道而致吸入性肺炎。

(3)减少刺激，以免诱发抽搐：患者应安置于单人暗室，保持绝对安静，以避免声、光刺激；一切治疗活动和护理操作尽量轻柔且相对集中，避免干扰患者。

(4)严密监护：密切注意血压、脉搏、呼吸、体温及尿量（留置尿管），记出入量，及时进行必要的血、尿化验和特殊检查，及早发现脑出血、肺水肿、急性肾衰竭等并发症。

(5)为终止妊娠做好准备：子痫发作者往往在发作后自然临产，应严密观察并及时发现产兆，且做好母子抢救准备。如经治疗病情得以控制仍未临产者，应在孕妇清醒后24～48小时内引产，或子痫患者经药物控制后6～12小时，需考虑终止妊娠。护士应做好终止妊娠的准备。

5.妊娠期高血压疾病的护理

孕妇的产时及产后护理：妊娠期高血压疾病孕妇的分娩方式应根据母儿的情形而定。若决定经阴道分娩，在第一产程中，应密切检测患者的血压、脉搏、尿量、胎心和子宫收缩情况，以及有无自觉症状；血压升高时应及时与医师联系。在第二产程中应尽量缩短产程，避免产妇用力；初产妇可行会阴侧切并用产钳助产。在第三产程中，需预防产后出血，在胎儿娩出前肩后立即静脉推注缩宫素（禁用麦角新碱），及时娩出胎盘并按摩宫底，观察血压变化，重视患者的主诉。病情较重者于分娩开始即需开放静脉。胎盘娩出后测血压，病情稳定者，方可送回病房。重症患者产后应继续硫酸镁治疗1～2日，产后21小时至5日内仍有发生子痫的可能，故不可放松治疗及其护理措施。

妊娠期高血压疾病：孕妇在产褥期仍需继续监测血压，产后48小时内应至少每4小时观察1次血压，即使产前未发生抽搐，产后48小时亦有发生的可能，故产后48小时内仍应继续硫酸镁的治疗和护理。使用大量硫酸镁的孕妇，产后易发生子宫收缩乏力，恶露较常人多，因此应严密观察子宫复旧情况，严防产后出血。

(五)护理评价

(1)妊娠期高血压孕妇休息充分、睡眠良好、饮食合理，病情缓解，未发展为重症。

(2)子痫前期预防病情得以控制，未发生子痫及并发症。

(3)妊娠期高血压孕妇分娩经过顺利。

(4)治疗中，患者未出现硫酸镁的中毒反应。

第九章　儿科疾病护理

第一节　小儿惊厥

惊厥的病理生理基础是脑神经元的异常放电和过度兴奋,是由多种原因所致的大脑神经元暂时性功能紊乱的一种表现。发作时全身或局部肌群突然发生阵挛或强直性收缩,多伴有不同程度的意识障碍。惊厥是小儿最常见的急症,有 5%～6% 的小儿曾发生过高热惊厥。

一、病因

小儿惊厥可由众多因素引起。凡能造成脑神经元兴奋性功能紊乱的因素,如脑缺氧、缺血、低血糖、脑炎症、水肿、中毒变性、坏死等,均可导致惊厥的发生。将其病因归纳为以下几类。

(一)感染性疾病

1.颅内感染性疾病

(1)细菌性脑膜炎、脑血管炎、颅内静脉窦炎。

(2)病毒性脑炎、脑膜脑炎。

(3)脑寄生虫病,如脑型肺吸虫病、脑型血吸虫病、脑囊虫病、脑包虫病、脑型疟疾等。

(4)各种真菌性脑膜炎。

2.颅外感染性疾病

(1)呼吸系统感染性疾病。

(2)消化系统感染性疾病。

(3)泌尿系统感染性疾病。

(4)全身性感染性疾病以及某些传染病。

(5)感染性病毒性脑病,脑病合并内脏脂肪变性综合征。

(二)非感染性疾病

1.颅内非感染性疾病

(1)癫痫。

(2)颅内创伤,出血。

(3)颅内占位性病变。

(4)中枢神经系统畸形。

(5)脑血管病。

(6)神经皮肤综合征。

(7)中枢神经系统脱髓鞘病和变性疾病。

2.颅外非感染性疾病

(1)中毒:如有毒动植物,氰化钠、铅、汞中毒,急性酒精中毒及各种药物中毒等。

(2)缺氧:如新生儿窒息,溺水,麻醉意外,一氧化碳中毒,心源性脑缺血综合征等。

(3)先天性代谢异常疾病:如苯酮尿症、黏多糖病、半乳糖血症、肝豆状核变性、尼曼-匹克病等。

(4)水电解质紊乱及酸碱失衡:如低血钙、低血钠、高血钠及严重代谢性酸中毒等。

(5)全身及其他系统疾病并发症:如系统性红斑狼疮、风湿病、肾性高血压脑病、尿毒症、肝昏迷、糖尿病、低血糖、胆红素脑病等。

(6)维生素缺乏症:如维生素 B_6 缺乏症、维生素 B_6 依赖症、维生素 B_1 缺乏性脑型脚气病等。

二、临床表现

(一)惊厥发作形式

1.强直-阵挛发作

其发作时突然意识丧失,摔倒,全身强直,呼吸暂停,角弓反张,牙关紧闭,面色青紫,持续10～20秒,转入阵挛期;不同肌群交替收缩,致肢体及躯干有节律地抽动,口吐白沫(若咬破舌头可吐血沫);呼吸恢复,但不规则,数分钟后肌肉松弛而缓解,可有尿失禁,然后入睡,醒后可有头痛、疲乏,对发作不能回忆。

2.肌阵挛发作

这是肢体或躯干的某些肌群突然收缩(或称电击样抽动),表现为头、颈、躯干或某个肢体快速抽搐。

3.强直发作

强直发作表现为肌肉突然强直性收缩,肢体可固定在某种不自然的位置持续数秒钟,躯干四肢姿势可不对称,面部强直表情,眼及头偏向一侧,睁眼或闭眼,瞳孔散大,可伴呼吸暂停,意识丧失,发作后意识较快恢复,不出现发作后嗜睡。

4.阵挛性发作

其发作时全身性肌肉抽动,左右可不对称,肌张力可增高或减低,有短暂意识丧失。

5.局限性运动性发作

此发作时无意识丧失,常表现为下列形式。

(1)某个肢体或面部抽搐:由于口、眼、手指在脑皮层运动区所代表的面积最大,因而这些部位最易受累。

(2)杰克逊(Jackson)癫痫发作:发作时大脑皮质运动区异常放电灶逐渐扩展到相邻的皮层区。抽搐也按皮层运动区对躯干支配的顺序扩展,如从面部抽搐开始→手→前臂→上肢→躯干→下肢;若进一步发展,可成为全身性抽搐,此时可有意识丧失;常提示颅内有器质性病变。

(3)旋转性发作:发作时头和眼转向一侧,躯干也随之强直性旋转;或一侧上肢上举,另一侧上肢伸直,躯干扭转等。

6.新生儿轻微惊厥

这是新生儿期常见的一种惊厥形式,发作时呼吸暂停,两眼斜视,眼睑抽搐,频频地眨眼动作,伴流涎、吸吮或咀嚼样动作,有时还出现上下肢类似游泳或蹬自行车样的动作。

(二)惊厥的伴随症状及体征

1.发热

发热为小儿惊厥最常见的伴随症状,如系单纯性或复杂性高热惊厥患儿,于惊厥发作前均有38.5 ℃,甚至 40 ℃以上高热。由上呼吸道感染引起者,还可有咳嗽、流涕、咽痛、咽部出血、扁桃体肿大等表现。如为其他器官或系统感染所致惊厥,绝大多数均有发热及其相关的症状和体征。

2.头痛及呕吐

此为小儿惊厥常见的伴随症状之一,年长儿能正确叙述头痛的部位、性质和程度,婴儿常表现为烦躁、哭闹、摇头、抓耳或拍打头部。多伴有频繁喷射状呕吐,常见于颅内疾病及全身性疾病,如各种脑膜炎、脑炎、中毒性脑病、瑞氏综合征、颅内占位性病变等。同时还可出现程度不等的意识障碍,颈项抵抗,前囟饱满,颅神经麻痹,肌张力增高或减弱,克氏征、布氏征及巴宾斯基征阳性等体征。

3.腹泻

如遇重度腹泻病,可致水电解质紊乱及酸碱失衡,出现严重低钠或高钠血症,低钙、低镁血症,以及由于补液不当,造成水中毒也可出现惊厥。

4.黄疸

新生儿溶血症,当出现胆红素脑病时,不仅皮肤巩膜高度黄染,还可有频繁性惊厥;重症肝炎患儿,当肝衰竭,出现惊厥前即可见到明显黄疸;在瑞氏综合征、肝豆状核变性等病程中,均可出现不等的黄疸,此类疾病初期或中末期均能出现惊厥。

5.水肿、少尿

水肿、少尿是各类肾炎或肾病在儿童时期常见多发病,水肿、少尿为该类疾病的首起表现,当其中部分患儿出现急、慢性肾衰竭,或肾性高血压脑病时,均可有惊厥。

6.智力低下

智力低下常见于新生儿窒息所致缺氧、缺血性脑病,颅内出血患儿,病初即有频繁惊厥,其后有不同程度的智力低下。智力低下亦见于先天性代谢异常疾病,如苯酮尿症、糖尿症等氨基酸代谢异常病。

三、诊断依据

(一)病史

了解惊厥的发作形式,持续时间,有无意识丧失,伴随症状,诱发因素及有关的家族史。

(二)体检

全面的体格检查,尤其神经系统的检查,如神志、头颅、头围、囟门、颅缝、脑神经、瞳孔、眼底、颈抵抗、病理反射、肌力、肌张力、四肢活动等。

(三)实验室及其他检查

1.血尿粪常规

血白细胞显著增高,通常提示细菌感染。红细胞血色素很低,网织红细胞增高,提示急性溶血。尿蛋白及细胞数增高,提示肾炎或肾盂肾炎。粪镜检除外痢疾。

2.血生化等检验

除常规查肝肾功能、电解质外,应根据病情选择有关检验。

3.脑脊液检查

凡疑有颅内病变惊厥患儿,尤其是颅内感染时,均应做脑脊液常规、生化、培养或有关的特殊化验。

4.脑电图

脑电图阳性率可达 80%~90%;小儿惊厥,尤其无热惊厥,不少系小儿癫痫。脑电图上可表现为阵发性棘波、尖波、棘慢波、多棘慢波等多种波型。

5.CT 检查

疑有颅内器质性病变惊厥患儿,应做脑 CT 扫描。高密度影见于钙化、出血、血肿及某些肿瘤;低密度影常见于水肿、脑软化、脑脓肿、脱髓鞘病变及某些肿瘤。

6.MRI 检查

MRI 对脑、脊髓结构异常反映较 CT 更敏捷,能更准确反映脑内病灶。

7.单光子反射计算机体层成像(SPECT)

其可显示脑内不同断面的核素分布图像,为癫痫病灶、肿瘤定位及脑血管疾病提供诊断依据。

四、治疗

(一)止惊治疗

1.地西泮

每次 0.25~0.5 mg/kg,最大剂量不大于 10 mg,缓慢静脉注射,1 分钟不大于 1 mg。必要时可在15~30 分钟后重复静脉注射 1 次,以后可口服维持。

2.苯巴比妥钠

新生儿首次剂量 15~20 mg 静脉注射,维持量 3~5 mg/(kg·d),婴儿、儿童首次剂量为5~10 mg/kg,静脉注射或肌内注射,维持量 5~8 mg/(kg·d)。

3.水合氯醛

每次 50 mg/kg,加水稀释成 5%~10%溶液,保留灌肠。惊厥停止后改用其他镇静剂止惊药维持。

4.氯丙嗪

剂量为每次 1~2 mg/kg,静脉注射或肌内注射,2~3 小时后可重复 1 次。

5.苯妥英钠

每次 5~10 mg/kg,肌内注射或静脉注射。遇有"癫痫持续状态"时可给予 15~20 mg/kg,速度不超过 1 mg/(kg·min)。

6.硫苯妥钠

催眠,大剂量有麻醉作用。每次 10~20 mg/kg,稀释成 2.5%溶液肌内注射;也可缓慢静脉注射,边注射边观察,惊止即停止注射。

(二)降温处理

物理降温可用 30%~50%乙醇擦浴,头部、颈、腋下、腹股沟等处可放置冰袋,亦可用冷盐水灌肠,或用低于体温 3～4 ℃的温水擦浴。

(三)降低颅内压

惊厥持续发作时,引起脑缺氧、缺血,易致脑水肿;如惊厥系颅内感染炎症引起,疾病本身即有脑组织充血水肿,颅内压增高,因而及时应用脱水降颅内压治疗。常用 20％甘露醇溶液 5～10 mL/(kg·次),静脉注射或快速静脉滴注(10 mL/min),6～8 小时重复使用。

(四)纠正酸中毒

惊厥频繁,或持续发作过久,可致代谢性酸中毒,如血气分析发现血 pH＜7.2,BE 为 15 mmol/L时,可用 5％碳酸氢钠 3～5 mL/kg,稀释成 1.4％的等张液静脉滴注。

(五)病因治疗

对惊厥患儿应通过病史了解、全面体检及必要的化验检查,争取尽快地明确病因,给予相应治疗。对可能反复发作的病例,还应制订预防复发的防治措施。

五、护理

(一)护理诊断

(1)有窒息的危险。

(2)有受伤的危险。

(3)潜在并发症:脑水肿。

(4)潜在并发症:酸中毒。

(5)潜在并发症:呼吸、循环衰竭。

(6)知识缺乏。

(二)护理目标

(1)不发生误吸或窒息,适当加以保护防止受伤。

(2)保护呼吸功能,预防并发症。

(3)患儿家长情绪稳定,能掌握止痉、降温等应急措施。

(三)护理措施

1.一般护理

(1)将患儿平放于床上,取头侧位。保持安静,治疗操作应尽量集中进行,动作轻柔敏捷,禁止一切不必要的刺激。

(2)保持呼吸道通畅:头侧向一边,及时清除呼吸道分泌物。有发绀者供给氧气,窒息时施行人工呼吸。

(3)控制高热:物理降温可用温水或冷水毛巾湿敷额头部,每 5～10 分钟更换 1 次,必要时用冰袋放在额部或枕部。

(4)注意安全,预防损伤,清理好周围物品,防止坠床和碰伤。

(5)协助做好各项检查,及时明确病因。根据病情需要,于惊厥停止后,配合医生做血糖、血钙或腰椎穿刺、血气分析及血电解质等针对性检查。

(6)加强皮肤护理:保持皮肤清洁干燥,衣、被、床单清洁、干燥、平整,以防皮肤感染及褥疮的发生。

(7)心理护理:关心体贴患儿,处置操作熟练、准确,以取得患儿信任,消除其恐惧心理。说服患儿及家长主动配合各项检查及治疗,使诊疗工作顺利进行。

2.临床观察内容

(1)惊厥发作时,观察惊厥患儿抽搐的时间和部位,有无其他伴随症状。

(2)观察病情变化,尤其随时观察呼吸、面色、脉搏、血压、心音、心率、瞳孔大小、对光反射等重要的生命体征,发现异常及时通报医生,以便采取紧急抢救措施。

(3)观察体温变化,如有高热,及时做好物理降温及药物降温;如体温正常,应注意保暖。

3.药物观察内容

(1)观察止惊药物的疗效。

(2)使用地西泮、苯巴比妥钠等止惊药物时,注意观察患儿呼吸及血压的变化。

4.预见性观察

若惊厥持续时间长、频繁发作,应警惕有无脑水肿、颅内压增高的表现。如收缩压升高、脉率减慢、呼吸节律慢而不规则,则提示颅内压增高。如未及时处理,可进一步发生脑疝,表现为瞳孔不等大、对光反射消失、昏迷加重、呼吸节律不整甚至骤停。

六、康复与健康指导

(1)做好患儿的病情观察准备好急救物品,教会家属正确的退热方法,提高家长的急救知识和技能。

(2)加强患儿营养与体育锻炼,做好基础护理等。

(3)向家长详细交代患儿的病情、惊厥的病因和诱因,指导家长掌握预防惊厥的措施。

第二节　小儿腹泻

一、护理评估

(一)健康史

应详细询问喂养史,是母乳喂养还是人工喂养,喂何种乳品,冲调浓度、喂哺次数及量,添加辅食及断奶情况。了解当地有无类似疾病的流行。并注意患儿有无不洁饮食史、肠道内外感染、食物过敏史、外出旅游和气候变化史等。询问患儿腹泻开始时间、次数,大便颜色、性质、量、气味,并是否伴随发热、呕吐、腹胀、腹痛及里急后重等症状,既往有无腹泻史、其他疾病史和长期服用广谱抗生素史等。

(二)身体状况

观察患儿生命体征,有无腹痛、里急后重、大便性状为松散或水样,密切观察患儿生命体征、体重、出入量、尿量、神志状态、营养状态、皮肤弹性,有无眼窝凹陷、口舌黏膜干燥、神经反射等脱水表现,并评估脱水的程度和性质。检查肛周皮肤有无发红、破损;了解大便常规、大便致病菌培养等实验室检查结果。

(三)心理社会状况

腹泻是小儿的常见病、多发病,年龄越小、发病率越高,特别是在贫困和卫生条件较差的地区,家长缺乏喂养及卫生知识是导致小儿易患腹泻的重要原因。故应了解患儿家长的心理状况及对疾病的病因、护理知识的认识程度,注意评估患儿家庭的经济状况、聚居条件、卫生习惯、家长的文化程度,及家长对病因、护理知识的了解程度,认识疾病流行趋势。

(四)实验室检查

了解大便常规及致病菌培养等化验结果。分析血常规、红细胞计数、血清电解质、尿素氮、二氧化碳结合力(CO_2CP)等可了解体内酸碱平衡紊乱性质和程度。

二、护理诊断

(一)体液不足

体液不足与腹泻、呕吐丢失过多和摄入量不足有关。

(二)体温过高

体温过高与肠道感染有关。

(三)有皮肤黏膜完整性受损的危险

有皮肤黏膜完整性受损的危险与腹泻大便次数增多刺激臀部皮肤及尿布使用不当有关。

(四)知识缺乏(家长)

与喂养知识、卫生知识及腹泻患儿护理知识缺乏有关。

(五)营养失调

营养低于机体需要量,呕吐、腹泻等消化功能障碍所致。

(六)排便异常腹泻

排便异常腹泻与喂养不当、肠道感染或功能紊乱有关。

(七)腹泻

腹泻与喂养不当、感染导致胃肠道功能紊乱有关。

(八)有交叉感染的可能

交叉感染与免疫力低下有关。

(九)潜在并发症

1.酸中毒

酸中毒与腹泻丢失碱性物质及热能摄入不足有关。

2.低血钾

低血钾与腹泻、呕吐丢失过多和摄入不足有关。

三、护理目标

(1)患儿腹泻、呕吐、排便次数逐渐减少至正常,大便次数性状颜色恢复正常。

(2)患儿脱水、电解质紊乱纠正,体重恢复正常,尿量正常,获得足够的液体和电解质。

(3)体温逐渐恢复正常。

(4)住院期间患儿能保持皮肤的完整性,不再有红臀发生。

(5)家长能说出婴儿腹泻的病因、预防措施和喂养知识,能协助医护人员护理患儿。

(6)患儿不发生酸中毒、低血钾等并发症。

(7)避免交叉感染的发生。

(8)保证患儿营养的补充,使患儿体重保持不减或有增加。

四、护理措施

新入院的患儿首先要测量体重,便于了解患儿脱水情况和计液量。以后每周测 1 次,了解患儿恢复和体重增长情况。

(一)体液不足的护理

1.口服补液疗法的护理

适用于无脱水、轻中脱水或呕吐不严重的患儿,可采用口服方法,它能补充身体丢失的水分和盐。执行医嘱给口服补液盐时应在 4～6 小时之内少量多次喂;同时可以随意喂水,口服液盐一定用冷开水或温开水溶解。

(1)一般轻度脱水需 50～80 mL/kg,中度脱水需 80～100 mL/kg,于 8～12 小时内将累积损失量补足;脱水纠正后,将余量用等量水稀释按病情需要随时口服。对无脱水患儿,可在家进行口服补液的护理,可将 ORS 溶液加等量水稀释,每天 50～100 mL/kg,少量频服,以预防脱水(新生儿慎用)。有明显腹胀、休克、心功能不全或其他严重并发症者及新生儿不宜口服补液。在口服补液过程中,如呕吐频繁或腹泻、脱水加重,应改为静脉补液。服用 ORS 溶液期间,应适当增加水分,以防高钠血症。

(2)护理中的注意事项:①向家长说明和示范口服液的配制方法。②向家长示范喂服方法,2 岁以下的患儿每 1～2 分钟喂 1 小勺约 5 mL,大一点的患儿可用杯子直接喝,如有呕吐,停 10 分钟后再慢慢喂服(每 2～3 分钟喂 1 勺)。③对于在家进行口服补液的患儿,应指导家长病情观察方法。口服补液可直到腹泻停止,并继续喂养。如病情不见好转或加重,应及时到医院就诊。④密切观察病情,如患儿出现眼睑浮肿应停止服用 ORS 液,改用白开水或母乳,水肿消退后再按无脱水的方案服用。4 小时后应重新估计患儿脱水状况,然后选择上述适当的方案继续治疗护理。

2.禁食、静脉补液

适用于中度以上脱水,吐、泻重或腹胀的患儿。在静脉输液前协助医生取静脉血做钾、钠、氯、二氧化碳结合力等项目检查。

(1)第一天补液:①输液总量,按医嘱要求安排 24 小时的液体总量(包括累积损失量、继续损失量和生理需要量),并本着"急需先补、先快后慢、见尿补钾"的原则分批输入。如患儿烦躁不安,应检查原因,必要时可遵医嘱给予适量的镇静剂,如复方氯丙嗪(冬眠灵)、10％水合氯醛,以防患儿因烦躁不安而影响静脉输液。一般轻度脱水 90～120 mL/kg,中度脱水 120～150 mL/kg,重度脱水 150～180 mL/kg。②溶液种类,根据脱水性质而定,若临床判断脱水困难,可先按等渗脱水处理。对于治疗前 6 小时内无尿的患儿首先要在 30 分钟内给输入 2∶1 液,一定要记录输液后首次排尿时间,见尿后给含钾液体。③输液速度,主要取决于脱水程度和继续损失的量与速度,遵循先快后慢原则。明确每小时的输入量,一般茂菲氏滴管 14～15 滴为 1 mL,严格执行补液计划,保证输液量的准确,掌握好输液速度和补液原则。注意防止输液速度过速或过缓。注意输液是否通畅,保护好输液肢体,随时观察针头有无滑脱,有无局部红肿渗液以及寒战发绀等全身输液反应。对重度脱水有明显周围循环障碍者应先快速扩容;累积损失量(扣除扩容液量)一般在前 8～12 小时内补完,每小时 8～10 mL/kg;后 12～16 小时补充生理需要量和异常的损失量,每小时约 5 mL/kg;若吐泻缓解,可酌情减少补液量或改为口服补液。

④对于少数营养不良、新生儿，及伴心、肺疾病的患儿应根据病情计算，每批液量一般减少20%，输液速度应在原有基础减慢2～4小时，把累积丢失的液量由8小时延长到10～12小时输完。如有条件最好用输液泵，以便更精确地控制输液速度。

（2）第2天及以后的补液：脱水和电解质紊乱已基本纠正，主要补充生理需要量和继续损失量，可改为口服补液。一般生理需要量为每天60～80 mL/kg，用1/5张含钠液；继续损失量是丢多少补多少，用1/3～1/2张含钠液。将这两部分相加于12～24小时内均匀静脉滴注。

3.准确记录出入量

准确记录出入量，是医生调整患儿输液质和量的重要依据。

（1）大便次数，大便的量（估计）及性质、气味、颜色，有无黏液、脓血等。留大便常规并做培养。

（2）呕吐次数，呕吐物的量、颜色、气味以及呕吐与其他症状的关系，体现了患儿病情发展情况。比如呕吐加重但无腹泻，补液后脱水纠正由于呕吐次数增多而效果不满意，这时要及时报告医生，以及早发现肠道外感染或急腹症。

4.严密观察病情，细心做好护理

（1）注意观察生命体征：包括体温、脉搏、血压、呼吸、精神状况。若出现烦躁不安、脉率加快、呼吸加快等，应警惕是否输液速度过快，是否发生心力衰竭和肺水肿等情况。

（2）观察脱水情况：注意患儿的神志、精神、皮肤弹性、有无口渴、皮肤及黏膜干燥程度、眼窝及前囟凹陷程度、机体温度及尿量等临床表现，估计患儿脱水程度，同时要动态观察经过补充液体后脱水症状是否得到改善。如补液合理，一般于补液后3～4小时应该排尿，此时说明血容量恢复，所以应注意观察和记录输液后首次排尿的时间、尿量。补液后24小时皮肤弹性恢复，眼窝凹陷消失，则表明脱水已被纠正。补液后眼睑出现浮肿，可能是钠盐过多，而补液后尿多而脱水未能纠正，则可能是葡萄糖液补入过多，均宜调整溶液中电解质比例。

（3）密切观察代谢性酸中毒的表现：中、重度脱水患多有不同程度的酸中毒，当pH下降、二氧化碳结合力在25%容积以下时，酸中毒表现明显。当患儿出现呼吸深长、精神萎靡、嗜睡，严重者意识不清、口唇樱红、呼吸有丙酮味，应准备碱性液，及时使用碱性药物纠正，应补充碳酸氢钠或乳酸钠。注意碱性液体有无漏出血管外，以免引起局部组织坏死。

（4）密切观察低血钾表现：常发现于输液后脱水纠正时，当发现患儿尿量异常增多，精神萎靡、全身乏力、不哭或哭声低下、吃奶无力、肌张力低下、反应迟钝、恶心呕吐、腹胀及听诊肠鸣音减弱或消失，呼吸频不规整，心电图显示T波平坦或倒置、U波明显、S-T段下移（或心律失常，提示有低血钾存在，应及时补充钾盐）等临床表现，及时报告医生，做血生化检查。如是低血钾症，应遵医调整液体中钾的浓度。补充钾时应按照见尿补钾的原则，严格掌握补钾的速度，绝不可作静脉推入，以免发生高血钾引起心搏骤停。一般按每天3～4 mmol/kg（相当于氯化钾200～300 mg/kg）补给，缺钾明显者可增至4～6 mmol/kg，轻度脱水时可分次口服，中、重度脱水予静脉滴入。并观察记录好治疗效果。

（5）密切观察有无低钙、低镁、低磷血症：当脱水和酸中毒被纠正时，大多表现有钙、磷缺乏，少数可有镁缺乏。低血钙或低血镁时表现为手足搐搦、惊厥；重症低血磷时出现嗜睡、精神错乱或昏迷，肌肉、心肌收缩无力（营养不良或佝偻病活动期患儿更甚），这时要及时报告医生。

静脉缓慢注射 10％葡萄糖酸钙或深部肌内注射 25％硫酸镁。

(6)低钠血症:低钠血症多见于静脉输液停止后的患儿。这是因为患儿进食后水样便次数再次增多。主要表现为患儿前囟及眼窝凹陷、肢端凉、精神弱、尿少等。要及时报告医生要继续补充丢失液体。

(7)高钠血症:高钠血症出现在按医嘱禁食补液或口服补液后,患儿出现烦躁不安、口渴、尿少、皮肤弹性差,甚至惊厥。这时应报告医生,必要时取血查生化,待结果回报后根据具体情况调整液体的质和量。

(8)泌尿系统感染:患儿腹泻渐好,但仍发热,阵阵哭闹不安,此时要报告医生,根据医嘱留尿常规,并寻找感染病灶。并发泌尿系感染的患儿多见于女婴,在护理和换尿布时一定要注意女婴儿会阴部的清洁,防止上行性尿路感染。

5.计算液体出入量

24 小时液体入量包括口服液体和胃肠道外补液量。液体出量包括尿、大便和不显性失水。呼吸增快时,不显性失水增加 4～5 倍,体温每升高 1 ℃,不显性失水每小时增加 0.5 mL/kg;环境湿度大小可分别减少或增加不显性失水;体力活动增多时,不显性失水增加 30％。补液过程中,计算并记录 24 小时液体出入量,是液体疗法护理工作的重要内容。婴幼儿大小便不易收集,可用"秤尿布法"计算液体排出量。

(二)腹泻的护理

控制腹泻,防止继续失水。

1.调整饮食

根据世界卫生组织的要求对于轻中度脱水的患儿不必禁食,腹泻期间和恢复期适宜的营养对促进恢复、减少体重下降和生长停滞的程度、缩短腹泻后康复时间、预防营养不良非常重要。故腹泻脱水患儿除严重呕吐者暂禁食 4～6 小时(不禁水)外,均应继续喂养进食,这是必要的治疗与护理措施。但因同时存在着消化功能紊乱,故应根据患儿病情适当调整饮食,达到减轻胃肠道负担、恢复消化功能之目的。继续哺母乳喂养;人工喂养出生 6 个月以内的小儿,牛奶(或羊奶)应加米汤或水稀释,或用发酵奶(酸奶),也可用奶谷类混合物,每天 6 次,以保证足够的热量。腹泻次数减少后,出生 6 个月以上的婴儿可用平常已经习惯的饮食,选用稀粥、面条、并加些熟的植物油、蔬菜、肉末等,但需由少到多,随着病情稳定和好转,并逐渐过渡到正常饮食。幼儿应给一些新鲜、味美、碎烂、营养丰富的食物。病毒性肠炎多有双糖酶缺乏,应限制糖量,并暂停乳类喂养,改为豆制代用品或发酵奶,对牛奶和大豆过敏者应该用其他饮食,以减轻腹泻,缩短病程。腹泻停止后,继续给予营养丰富的饮食,并每天加餐 1 次,共 2 周,以赶上正常生长。双糖酶缺乏者,不宜用蔗糖,并暂停乳类。对少数严重病例口服营养物质不能耐受者,应加强支持疗法,必要时全静脉营养。

2.控制感染

感染是引起腹泻的重要原因,故细菌性肠炎需用抗生素治疗。病毒性肠炎用饮食疗法和支持疗法常可痊愈。严格消毒隔离,防止感染传播,按肠道传染病隔离;护理患儿前后要认真洗手,防止感染;遵医嘱给予抗生素治疗。

3.观察排便情况

注意大便的变化,观察记录大便次数、颜色、性状、气味、量,及时送检,并注意采集黏液脓血部分,作好动态比较。根据大便常规检验结果,调整治疗和输液方案,为输液方案和治疗提供可靠依据。

(三)发热的护理

(1)保持室内安静、空气新鲜、通风良好,保持室温在18～22℃,相对湿度在55％～65％,衣被适度,以免影响机体散热。

(2)让患儿卧床休息限制活动量,利于机体康复和减少并发症的发生。多饮温开水或选择喜欢的饮料,以加快毒素排泄带走热量和降低体温。

(3)密切观察患儿体温变化每4小时测体温1次,体温骤升或骤降时要随时测量并记录降温效果。体温超过38.5℃时给予物理降温:温水擦浴;用30％～50％的乙醇擦浴;冰枕、冷毛巾敷患儿前额,或冷敷腹股沟、腋下等大血管处;冷盐水灌肠。物理降温后30分钟测体温,并记录于体温单上。

(4)按医嘱给予抗感染药及解热药,并观察记录用药效果。药物降温后,密切观察,防止虚脱。

(5)患儿出汗后及时擦干汗液,更换衣服,并注意保暖;在严重情况下给予吸氧,以免惊厥抽搐发生。

(6)加强口腔护理,鼓励多漱口,口唇干燥时可涂护唇油。

(四)维持皮肤完整

由于腹泻频繁,大便呈酸性或碱性,含有大量肠液及消化酶,臀部皮肤常处于被大便腐蚀的状态,容易发生肛门周围皮肤糜烂,严重者引起溃疡及感染,要注意每次换尿布大便后须用温水清洗臀部及肛周并吸干,局部皮肤发红处涂以5％鞣酸软膏或40％氧化锌油并按摩片刻,促进血液循环。应选用消毒软棉尿布并及时更换。避免使用不透气塑料布或橡皮布,防止尿布皮炎发生。局部有糜烂者可在便后用温水洗净后用灯泡照烤,待烤干局部渗液后,再涂紫草油或1％龙胆紫效果更好。

(五)做好床边隔离

护理患儿前后均要认真洗手防止交叉感染。

(六)减轻患儿的恐惧

医护人员的检查、治疗应相对集中进行以减少患儿的哭闹,可根据患儿年龄给予不同玩具,减少其恐惧心理,若患儿哭闹不安影响静脉输液的顺利进行,必要时可根据医嘱适当应用镇静药物。

(七)对症治疗

腹胀明显者用肛管排气或肌内注射新斯的明。呕吐严重者针刺足三里、内关或肌内注射氯丙嗪等。

(八)注意口腔清洁

禁食患儿每天做口腔护理2次。由于长时间应用抗生素可发生鹅口疮。如口腔黏膜有乳白色分泌物附着即为鹅口疮,可涂制霉菌素。若发生溃疡性口炎时可用3％双氧水洗净口腔后,涂复方龙胆紫、金霉素鱼肝油。

(九)恢复期患儿护理

(1)新入院患儿分室居住,预防交叉感染。

(2)患儿消化功能恢复时,逐渐增加奶的质和量,细心添加辅食,避免小儿腹泻复发。

(十)健康教育

(1)宣传母乳喂养的优点,鼓励母乳喂养,尤其是出生后最初数月及出生后每个夏天更为重要,避免在夏季断奶。按时逐步加辅食,防止过食、偏食及饮食结构突然变动。如乳制品的调剂方法,加辅食方法,断奶时间选择方法,人工喂养儿根据具体情况调整。选用合适的代乳品。

(2)指导患儿家长配置和使用 ORS 溶液。

(3)注意饮食卫生,培养良好的卫生习惯;注意食物新鲜、清洁,奶具、食具应定时煮沸消毒,避免肠道内感染。教育儿童养成饭前便后洗手、勤剪指甲的良好习惯。

(4)及时治疗营养不良、维生素 D 缺乏性佝偻病等,加强体格锻炼,适当进行户外活动。防止受凉或过热、营养不良,预防感冒、肺炎及中耳炎等并发症的发生,避免长期滥用广谱抗生素。

(5)气候变化时及时增减衣物,防止受凉或过热,冬天注意保暖,夏天多喝水。尤其应做好腹部的保暖。集体机构中如有腹泻的流行,应积极治疗患儿,做好消毒隔离工作,防止交叉感染。

第三节　小儿传染性疾病

由于小儿免疫功能低下,传染病发病率较成人高,且起病急,发展快,症状重,易发生并发症。因此,护士必须掌握传染病的有关知识,积极预防和控制传染病。

一、小儿传染病的护理管理

(一)传染过程

传染是病原体进入人体后,与人体相互作用、相互斗争的过程,产生 5 种不同的结局。

1.病原体被清除

病原体侵入人体后,被人体的非特异性免疫或特异性免疫消灭或排出体外,不引起病理变化和临床症状。

2.隐性感染

隐性感染又称亚临床感染,指病原体侵入人体后,机体仅发生特异性免疫应答和轻微组织损伤,不出现临床症状、体征,只有免疫学检查才发现异常。隐性感染后可获得对该病的特异性免疫力,其结局多数为病原体被清除,部分成为病原携带状态。

3.显性感染

显性感染又称临床感染,指病原体侵入人体后,引起机体免疫应答,导致组织损伤和病理改变,出现临床表现。显性感染后可获得特异性免疫力,其结局大多数为病原体被清除,仅部分成为病原携带状态。

4.病原携带状态

包括带菌、带病毒和带虫的状态,病原体在人体内生长繁殖,但不出现疾病的临床表现。由于携带者向外排出病原体,成为传染病的重要传染源。

5.潜在性感染

病原体侵入人体后寄生于机体某个部位,机体的免疫功能使病原体局限而不发病,但不能清除病原体,病原体潜伏在体内。只有当机体防御机能减低时,病原体趁机繁殖,引起发病。

(二)传染病的特点

1.传染病的基本特征

包括:①有病原体。②有传染性。③有流行性、季节性、地方性、周期性。④有免疫性。

2.传染病的临床特点

病程发展有阶段性:①潜伏期,病原体侵入人体至出现临床症状之前。②前驱期,起病至出现明显症状为止。③症状明显期,前驱期后出现该传染病特有的症状和体征。④恢复期,患儿症状和体征基本消失,多为痊愈而终结,少数可留有后遗症。

3.传染病的流行环节

传染病的传播必须具备3个基本环节:①传染源,指体内带有病原体,并不断向体外排出病原体的人和动物。包括患者、隐性感染者、病原体携带者、受感染的动物。②传播途径,指病原体离开传染源后到达另一个易感者所经历的途径。有呼吸道传播、消化道传播、虫媒传播、接触传播、血液传播等方式。③人群易感性,指人群对某种传染病病原体的易感程度或免疫水平。人群易感性越高,传染病越易发生、传播和流行。

(三)影响流行过程的因素

1.自然因素

包括地理、气候、温度、湿度因素。大部分虫媒传染病和某些自然疫源性传染病,有地区性和季节性。寒冷季节易发生呼吸道传染病,夏秋季易发生消化道传染病。

2.社会因素

包括社会制度、经济和生活条件、文化水平等,对传染病流行过程有决定性的影响。我国建立了各级卫生防疫机构,颁布了《传染病防治法》,制定各项卫生管理法,实行计划免疫等,有效控制了传染病的流行。

(四)传染病的预防

1.控制传染源

对传染病患者、病原携带者管理应做到"五早":早发现、早诊断、早报告、早隔离、早治疗;对传染病接触者应进行检疫,检疫期限为接触日至该病的最长潜伏期。

2.切断传播途径

不同传染病传播途径不同,采取的措施也不一样。如消化道传染病,应注意管理水源、饮食、粪便,灭苍蝇、蟑螂,环境消毒;呼吸道传染病,应注意空气消毒、通风换气、戴口罩;虫媒传染病,应注意杀虫防虫。

3.保护易感人群

包括增强易感人群的非特异性和特异性免疫力、药物预防,其中预防接种是预防传染病的最有力武器。

(五)小儿传染病的护理管理

1.传染病的隔离

分为 A 系统和 B 系统两类,A 系统以类别特点分类,B 系统以疾病分类。目前我国大多数医院实行 A 系统隔离法。

(1)呼吸道隔离(蓝色标志):适用于经空气传播的呼吸道传染病。

(2)消化道隔离(棕色标志):适用于消化道传染病。

(3)严密隔离(黄色标志):适用于有高度传染性及致死性传染病。

(4)接触隔离(橙色标志):适用于预防高度传染性及有重要流行病学意义的感染。

(5)血液(体液)隔离(红色标志):适用于因直接或间接接触感染的血液及体液引起的传染病。

(6)脓汁(分泌物)隔离(绿色标志):适用于因直接或间接接触感染部位的脓液或分泌物引起的感染。

(7)结核菌隔离(灰色标志):适用于肺结核痰涂片阳性者或 X 线检查为活动性肺结核者。

2.传染病的消毒

(1)消毒种类:包括预防性消毒和疫源地消毒。前者指未发现传染源,对可能受病原体污染的场所、物品和人体进行的消毒;后者指对目前存在或曾经存在传染源的地方进行消毒,可分为随时消毒(对传染源的排泄物、分泌物及被污染的物品和场所随时行的消毒)和终末消毒(传染病患者出院、转科或死亡后,对患者、病室及用物进行一次彻底的消毒)。

(2)消毒方法:包括物理消毒和化学消毒。前者是利用机械、热、光、微波、辐射等方法将病原体消除或杀灭;后者是应用 2.5% 碘酊、戊二醛、过氧乙酸、酒精等化学消毒剂使病原体的蛋白质凝固变性或失去活性。

3.小儿传染病的一般护理

(1)建立预诊制度:门诊预诊能及早发现传染病患儿,避免和减少交叉感染。

(2)严格执行隔离消毒制度:隔离与消毒是防止传染病弥散的重要措施。应根据具体情况采取相应的隔离消毒措施,控制传染源、切断传播途径、保护易感人群。

(3)及时报告疫情:护士是传染病的法定报告人之一,发现传染病后应及时填写"传染病疫情报告卡",并按国家规定的时间向防疫部门报告,以便采取措施进行疫源地消毒,防止弥散。

(4)密切观察病情:传染病病情重、进展快,护理人员应仔细观察患儿病情变化、服药反应、治疗效果、有无并发症等。正确做出护理诊断,采取有效护理措施,做好各种抢救的准备工作。

(5)指导休息,做好生活护理:急性期应绝对卧床休息,症状减轻后可逐渐增加下床活动;小儿生活自理能力差,应做好日常生活护理。

(6)保证营养供给:供给患儿营养丰富易消化的流质、半流质饮食,鼓励患儿多饮水,维持水、电解质平衡和促进体内毒素排泄。不能进食者可鼻饲或静脉补液。

(7)加强心理护理:传染病患儿需要单独隔离,易产生孤独、紧张、恐惧心理,护理人员应多给予关心。鼓励患儿适量活动,保持良好情绪,促进疾病康复。

(8)开展健康教育:卫生宣教是传染病护理的重要环节。护理人员应向患儿及家属宣讲传染病的防治知识,使其认真配合医院的隔离消毒工作,控制院内交叉感染。

二、麻疹

麻疹是由麻疹病毒引起的一种急性出疹性呼吸道传染病,临床以发热、咳嗽、流涕、结膜炎、口腔麻疹黏膜斑及全身斑丘疹为主要表现。

(一)病原学及流行病学

几种常见传染病病原学及流行病学特点比较见表 9-1。

表 9-1　几种常见传染病病原学及流行病学特点比较

	麻疹	水痘	猩红热	流行性腮腺炎	中毒型细菌性痢疾
好发季节	冬春季	冬春季	冬春季	冬春季	夏秋季
病原体	麻疹病毒	水痘-带状疱疹病毒	A 组 β 溶血性链球菌	腮腺炎病毒	痢疾杆菌(我国以福氏志贺菌多见)
传染源	麻疹患者	水痘患者	患者及带菌者	患者及隐形感染者	患者及带菌者
传染期及隔离期	潜伏期末至出疹后 5 天;并发肺炎者至出疹后 10 天	出疹前 1～2 天至疱疹结痂	隔离至症状消失后 1 周,咽拭子培养 3 次阴性	腮腺肿大前 1 天至消肿后 3 天	隔离至症状消失后 1 周或大便培养 3 次阴性
传播途径(主要)	呼吸道	呼吸道及接触传播	呼吸道	呼吸道	消化道
易感人群	6 月～5 岁小儿	婴幼儿、学龄前儿童	3～7 岁小儿	5～14 岁小儿	3～5 岁体格健壮儿童
病后免疫力	持久免疫	持久免疫	获得同一菌型抗菌免疫和同一外毒素抗毒素免疫	持久免疫	病后免疫力短暂,不同菌群与血清型间无交叉免疫

(二)临床表现

1.典型麻疹

(1)潜伏期:一般为 6～18 天,可有低热及全身不适。

(2)前驱期:一般为 3～4 天,主要表现如下。①中度以上发热。②上呼吸道炎,咳嗽、流涕、喷嚏、咽部充血。③眼结合膜炎,结膜充血、畏光流泪、眼睑水肿。④麻疹黏膜斑,为本期的特异性体征,有诊断价值。为下磨牙相对应的颊黏膜上出现的直径为 0.5～1 mm 大小的白色斑点,周围有红晕,出疹前 1～2 天出现,出疹后 1～2 天迅速消失。

(3)出疹期:一般为 3～5 天。皮疹先出现于耳后发际,渐延及额面部和颈部,再自上而下至躯干、四肢,乃至手掌足底。皮疹初为淡红色斑丘疹,直径为 2～4 mm,略高出皮面,压之褪色,疹间皮肤正常,继之转为暗红色,可融合成片。发热、呼吸道症状达高峰,肺部可闻及湿啰音,伴有全身浅表淋巴结及肝脾大。

(4)恢复期:一般为 3～5 天。皮疹按出疹顺序消退,疹退处有米糠样脱屑及褐色色素沉着。体温下降,全身症状明显好转。

2.非典型麻疹

少数患者呈非典型经过。有一定免疫力者呈轻型麻疹,症状轻,无黏膜斑,皮疹稀且色淡,疹退后无脱屑和色素沉着;体弱、有严重继发感染者呈重型麻疹,持续高热,中毒症状重,皮疹密集融合,有并发症或皮疹骤退、四肢冰冷、血压下降等循环衰竭表现;注射过麻疹减毒活疫苗的患儿可出现皮疹不典型的异性麻疹。

3.并发症

肺炎为最常见并发症,其次为喉炎、心肌炎、脑炎等。

(三)辅助检查

1.血常规

白细胞总数减少,淋巴细胞相对增多;若白细胞总数及中性粒细胞增多,提示继发细菌感染。

2.病原学检查

从呼吸道分泌物中分离或检测到麻疹病毒可做出特异性诊断。

3.血清学检查

用酶联免疫吸附试验检测血清中特异性 IgM 抗体,有早期诊断价值。

(四)治疗原则

1.一般治疗

卧床休息,保持眼、鼻及口腔清洁,避光,补充维生素 A 和维生素 D。

2.对症治疗

降温,止咳祛痰,镇静止惊,维持水、电解质及酸碱平衡。

3.并发症治疗

有并发症者给予相应治疗。

(五)护理诊断及合作性问题

(1)体温过高:与毒血症及继发感染有关。

(2)有皮肤完整性受损的危险:与皮疹有关。

(3)营养失调,低于机体需要量:与消化吸收功能下降、高热消耗增多有关。

(4)潜在并发症:肺炎、喉炎、心肌炎、脑炎等。

(5)有传播感染的危险:与患儿排出有传染性的病毒有关。

(六)护理措施

1.维持正常体温

(1)卧床休息至皮疹消退、体温正常;出汗后及时更换衣被,保持干燥。

(2)监测体温,观察热型;处理高热时要兼顾透疹,不宜用药物或物理方法强行降温,忌用冷敷及酒精擦浴,以免影响透疹;体温>40 ℃时可用小剂量退热剂或温水擦浴,以免发生惊厥。

2.保持皮肤黏膜的完整性

(1)加强皮肤护理:保持床单整洁干燥和皮肤清洁,每天温水擦浴更衣 1 次;勤剪指甲,避免抓伤皮肤继发感染;如出疹不畅,可用中药或鲜芫荽煎水服用并抹身,帮助透疹。

(2)加强五官护理:用生理盐水清洗双眼,滴抗生素眼药水或涂眼膏,并加服鱼肝油预防干眼病;防止眼泪及呕吐物流入外耳道,引起中耳炎;及时清除鼻痂,保持鼻腔通畅;多喂开水,用生理盐水或2‰硼酸溶液含漱,保持口腔清洁。

3.保证营养供给

给予清淡易消化的流质、半流质饮食,少量多餐;多喂开水及热汤,利于排毒、退热、透疹;恢复期应添加高蛋白、高热量、高维生素食物。

4.密切观察病情,及早发现并发症

出疹期如出现持续高热不退、咳嗽加剧、发绀、呼吸困难、肺部湿啰音增多等为肺炎的表现;出现声嘶、气促、吸气性呼吸困难、三凹征等为喉炎的表现;出现嗜睡、昏迷、惊厥、前囟饱满等为脑炎的表现。出现上述表现应给予相应处理。

5.预防感染的传播

(1)控制传染源:隔离患儿至出疹后5天,并发肺炎者延至出疹后10天。密切接触的易感儿隔离观察3周。

(2)切断传播途径:病室通风换气并用紫外线照射;患儿衣被及玩具暴晒2小时,减少不必要的探视,预防继发感染。

(3)保护易感人群:流行期间不带易感儿童去公共场所;8个月以上未患过麻疹者应接种麻疹减毒活疫苗,7岁时复种;对未接种过疫苗的体弱及婴幼儿接触麻疹后,应尽早注射人血丙种球蛋白,可预防发病或减轻症状。

6.健康教育

向家长宣传控制传染源的知识,说明患儿隔离的时间;指导切断传播途径的方法,如通风换气、定期消毒、用物暴晒等;指导家长对患儿进行皮肤护理、饮食护理及病情观察。

三、水痘

水痘是由水痘-带状疱疹病毒引起的急性出疹性传染病,临床以皮肤黏膜相继出现和同时存在斑疹、丘疹、疱疹及结痂为特征。

(一)临床表现

1.潜伏期

一般为2周左右。

2.前驱期

一般为1~2天。婴幼儿多无明显前驱症状,年长儿可有低热、头痛、不适、食欲缺乏等。

3.出疹期

皮疹先出现于躯干和头部,后波及面部和四肢。其特点有以下几点。

(1)皮疹分批出现,可见斑疹、丘疹、疱疹及结痂同时存在,为水痘皮疹的重要特征。开始为红色斑疹,数小时变为丘疹,再数小时发展成椭圆形水疱疹,疱液先清亮后浑浊,周围有红晕。疱疹易破溃,1~2天后开始干枯、结痂,脱痂后一般不留瘢痕,常伴瘙痒使患儿烦躁不安。

(2)皮疹呈向心性分布,主要位于躯干,其次头面部,四肢较少,为水痘皮疹的另一特征。

(3)黏膜疱疹可出现在口腔、咽、结膜、生殖器等处,易破溃形成溃疡。

4.并发症

以皮肤继发细菌感染常见,少数为血小板减少、肺炎、脑炎、心肌炎等。

水痘多为自限性疾病,10天左右自愈。除上述典型水痘外,可有疱疹内出血的出血型重症水痘,多发生于免疫功能低下者,常因并发血小板减少或弥散性血管内凝血而危及生命,病死率高;此外,孕母患水痘可感染胎儿,导致先天性水痘。

(二)辅助检查

1.血常规

白细胞总数正常或稍低,继发细菌感染时可增高。

2.疱疹刮片

可发现多核巨细胞和核内包涵体。

3.血清学检查

补体结合抗体高滴度或双份血清抗体滴度4倍以上升高可明确病原。

(三)治疗原则

1.抗病毒治疗

首选阿昔洛韦,但在水痘发病后24小时内应用效果更佳。此外,也可用更昔洛韦及干扰素。

2.对症治疗

高热时用退热剂,皮疹瘙痒时可局部用炉甘石洗剂清洗或口服抗组胺药,疱疹溃破后可涂1%甲紫或抗生素软膏,有并发症时进行相应的对症治疗。水痘患儿忌用肾上腺皮质激素。

(四)护理诊断及合作性问题

(1)体温过高:与病毒血症及继发细菌感染有关。

(2)皮肤完整性受损:与水痘病毒引起的皮疹及继发细菌感染有关。

(3)潜在并发症:皮肤继发细菌感染、脑炎、肺炎等。

(4)有传播感染的危险:与患儿排出有传染性的病毒有关。

(五)护理措施

1.维持正常体温

(1)卧床休息至热退,症状减轻;出汗后及时更换衣服,保持干燥。

(2)监测体温,观察热型;高热时可用物理降温或退热剂,但忌用酒精擦浴、口服阿司匹林(以免增加瑞氏综合征的危险);鼓励患儿多饮水。

2.促进皮肤完整性恢复

(1)室温适宜,衣被不宜过厚,以免增加痒感。

(2)勤换内衣,保持皮肤清洁,防止继发感染。

(3)剪短指甲,婴幼儿可戴并指手套,以免抓伤皮肤。

(4)皮肤瘙痒时,可温水洗浴,口服抗组胺药物;疱疹无溃破者,涂炉甘石洗剂或5%碳酸氢钠溶液;疱疹溃破者涂1%甲紫或抗生素软膏防止继发感染,必要时给予抗生素。

3.病情观察

注意观察患儿疱疹溃破处皮肤、精神、体温、食欲,有无咳嗽、气促、头痛、呕吐等,及早发现并发症,予以相应的治疗及护理。

4.预防感染的传播

(1)控制传染源:患儿应隔离至疱疹全部结痂或出疹后 7 天;密切接触的易感儿隔离观察 3 周。

(2)切断传播途径:保持室内空气新鲜,托幼机构应做好晨间检查和空气消毒。

(3)保护易感人群:避免易感者接触,对体弱、免疫功能低下及应用大剂量激素者尤应加强保护,应在接触水痘后 72 小时内肌内注射水痘-带状疱疹免疫球蛋白,可起到预防或减轻症状的作用。

5.健康教育

向家长宣传控制传染源的知识,说明患儿隔离的时间;指导切断传播途径的方法,如通风换气、定期消毒、用物暴晒;指导家长对患儿进行皮肤护理,防止继发感染;加强预防知识教育,流行期间避免易感儿去公共场所。

第四节　小儿急性感染性喉炎

急性感染性喉炎是由病毒或细菌等引起的喉部黏膜的急性炎症,多见于 5 岁以下的儿童,冬、春季发病较多。由于小儿喉腔狭小、黏膜下血管淋巴组织丰富,声门下组织疏松等解剖特点,患儿易出现犬吠样咳嗽、声音嘶哑、吸气性喉鸣伴呼吸困难,严重时出现喉梗阻症状,若处理不及时,可危及生命。

一、临床特点

(一)症状

1.发热

患儿可有不同程度的发热,严重时体温可高达 40 ℃以上并伴有中毒症状。

2.咳嗽

轻者为刺激性咳嗽,伴有声音嘶哑,较重的有犬吠样咳嗽。

3.喉梗阻症状

呈吸气性喉鸣、三凹症,重者迅速出现烦躁不安、吸气性呼吸困难、青紫、心率加快等缺氧症状。临床将喉梗阻分为 4 度。

Ⅰ度喉梗阻:安静时如常人,但活动(或受刺激)后可出现喉鸣及吸气性呼吸困难。胸部听诊呼吸音清晰,心率无改变。

Ⅱ度喉梗阻:即使在安静状态下也有喉鸣和吸气性呼吸困难。听诊可闻喉鸣传导或气管呼吸音,呼吸音强度大致正常。心率稍快,一般状况尚好。

Ⅲ度喉梗阻:吸气性呼吸困难严重,除上述表现外,还因缺氧严重而出现明显发绀,患儿常极度不安、躁动、恐惧、大汗,胸廓塌陷,呼吸音明显减低。心率增快,常大于 140 次/min,心音低钝。

Ⅳ度喉梗阻:由于呼吸衰竭以及逐渐体力耗竭,患儿极度衰竭,呈昏睡状或进入昏迷,三凹征反而不明显,呼吸微弱,呼吸音几乎消失,胸廓塌陷明显,心率或慢或快,心律不齐,心音微弱,面色由发绀变成苍白或灰白。

(二)体征

咽部充血,肺部无湿性啰音。直达喉镜检查可见黏膜充血肿胀,声门下黏膜呈梭状肿胀,黏膜表面有时附有黏稠性分泌物。

二、护理评估

(一)健康史

询问发病情况,病前有无上呼吸道感染现象。

(二)症状、体征

检查患儿有无发热、声音嘶哑、咳嗽、气促、三凹征。

(三)社会、心理

评估患儿及家长的心理状态、对疾病的了解程度、家庭环境及经济情况,了解患儿有无住院的经历。

(四)辅助检查

了解病原学及血常规检查结果。

三、常见护理问题

(1)低效性呼吸形态:与喉头水肿有关。

(2)舒适的改变:与咳嗽、呼吸困难有关。

(3)有窒息的危险:与喉梗阻有关。

(4)体温过高:与感染有关。

四、护理措施

(一)改善呼吸功能,保持呼吸道通畅

(1)保持室内空气清新,每天定时通风 2 次,保持室内湿度在 60%左右,以缓解喉肌痉挛,湿化气道。

(2)适当抬高患儿颈肩部,怀抱小儿使头部稍后仰以保持气道通畅,体位舒适。

(3)Ⅱ度以上喉梗阻患儿应给予吸氧。

(4)用布地奈德混悬液+肾上腺素用生理盐水稀释后雾化吸入,每天 3～4 次。以消除喉水肿,恢复气道通畅。

(5)指导较大患儿进行有效的咳嗽;当患儿剧烈咳嗽时,可嘱患儿深呼吸以抑制咳嗽。

(二)密切观察病情变化

根据患儿三凹征、喉鸣、青紫及烦躁的表现来判断缺氧的程度,及时发现喉梗阻,积极处理,避免窒息。如有喉梗阻先兆,立即通知医生,备好抢救物品,积极配合抢救。

(三)发热护理

监测体温变化,发热时给温水擦浴,解热贴敷前额,必要时按医嘱给予药物降温。

(四)提高患儿的舒适度

卧床休息,减少活动,各种护理操作尽量集中进行,避免哭闹。一般情况下不用镇静剂,若患儿过度烦躁不安,可遵医嘱用地西泮、苯巴比妥肌内注射或 10%水合氯醛灌肠。因氯丙嗪

及吗啡有抑制呼吸的作用,不宜应用。

五、健康教育

(1)向患儿家长讲解疾病的有关知识和护理要点,指导家长耐心细致地喂养,进食易消化的流质或半流质,多饮水,不吃有刺激性的食物,避免患儿进食时发生呛咳。

(2)向家长说明雾化吸入的重要性,鼓励患儿配合治疗。

(3)避免哭闹时间过长,吸入有害气体或进食辛辣食物,刺激损伤喉部。

六、出院指导

(1)注意锻炼身体,合理喂养,增强机体抵抗力。

(2)养成良好卫生生活习惯,饭后漱口,多饮水,保持口腔清洁。

(3)一旦发生痉挛性喉炎(出现呼吸紧促如犬吠,喉鸣,吸气困难,胸廓塌陷,唇色青紫)应立即送医院治疗,并保持气道通畅(患儿头向后仰,解开衣领)。

第五节　小儿上呼吸道感染

一、定义

急性上呼吸道感染是小儿最常见的疾病,主要侵犯鼻咽和咽部,简称"上感"。

二、疾病相关知识

(一)流行病学

全年都可发病,以冬春季节及气候骤变时多见。而且,免疫力和年龄不同,反复感染的概率也不同,主要是空气飞沫传播。

(二)临床表现

(1)年长儿以呼吸系统症状为主,婴幼儿症状较重,以全身症状为主。

(2)局部症状:鼻塞、流涕、喷嚏、咽部不适、干咳或声音嘶哑。

(3)全身症状:发热、畏寒、头痛、咳嗽、乏力、食欲减退、睡眠不安;咽部充血。

(三)治疗

充分休息,对症治疗,控制感染,预防并发症。

(四)康复

经对症治疗后症状缓解,免疫力较短,多为1~2个月。

(五)预后

饮食精神如常者预后多良好;精神萎靡、多睡或烦躁不安、面色苍白者,应加警惕。

三、专科评估与观察要点

(一)发热

多为不规则热,持续时间不等。

(二)全身症状

头痛、畏寒、乏力、食欲缺乏;常伴有呕吐、腹痛、腹泻、烦躁不安,甚至高热惊厥。

(三)局部症状

主要是鼻咽部症状,如出现鼻塞、流涕、喷嚏、流泪、咽部不适、发痒、咽痛,亦可伴有声音嘶哑。

四、护理问题

(一)体温过高

与上呼吸道感染有关。

(二)舒适的改变

与咽痛、鼻塞等有关。

(三)活动无耐力

与全身症状有关。

五、护理措施

(一)一般护理

注意休息,减少活动。做好呼吸道隔离,保持室内空气新鲜,但应避免空气对流。

1.发热护理

发热期绝对卧床休息,保持皮肤清洁,每 4 小时测量体温一次并准确记录,如为超高热或高热惊厥史者须 1～2 小时测量一次,退热处置 1 小时后复测体温,并随时注意有无新的症状和体征出现,以防惊厥发生和体温骤降。

2.促进舒适

保持室温 18～20 ℃,湿度 50%～60%,以减少空气对呼吸道黏膜的刺激;保持口腔鼻孔周围的清洁,及时清除鼻腔及咽喉部分泌物,以免影响呼吸。

3.保证充足的营养和水分

给予富含营养、易消化的饮食,有呼吸困难者,应少食多餐,并供给充足水分。

(二)观察病情

(1)密切观察病情变化,注意体温、脉搏、呼吸、精神状态及咳嗽的性质。

(2)观察有无皮疹、恶心、呕吐、烦躁等,以早期发现某些传染病的前驱症状,及时进行隔离。

(3)观察咽部充血、水肿、化脓情况,在疑有咽后壁脓肿时,应及时报告医师,同时应警惕脓肿破溃后脓液流入气管引起窒息。

(4)对有可能发生惊厥的患儿应加强巡视,密切注意病情变化,床边放置床栏,以防患儿坠床,备好急救物品和药品。

(三)用药护理

(1)应用解热剂后应注意多饮水,以防止大量出汗引起虚脱。

(2)高热惊厥患儿给予镇静剂时,应观察止惊的效果及药物的不良反应。

(3)使用抗生素时,应注意有无变态反应的发生。

六、健康指导

(1)小儿的居室应宽敞、整洁、舒适、采光好,经常开窗通风,保持室内空气新鲜。

(2)指导家长合理喂养小儿,加强营养,及时添加辅食,保证摄入足量的蛋白质及维生素,保证营养均衡,纠正偏食。

(3)鼓励患儿多进行户外活动,多晒太阳,预防佝偻病的发生。加强锻炼,增强体质,提高呼吸系统的抵抗力与适应环境的能力。

(4)在呼吸道感染的高发季节,家长不宜带小儿去公共场所。

(5)在气候骤变时,应及时为小儿增减衣服,要注意保暖,避免着凉。

七、护理结局评价

(1)患儿不适感减轻或无不适感。

(2)患儿体温维持在正常范围。

第六节 小儿急性支气管炎

急性支气管炎是小儿常见的一种呼吸道疾病。本病常继发于上呼吸道感染之后,也常为肺炎的早期表现。也有的是小儿急性传染病如麻疹、百日咳、伤寒、猩红热等疾病的早期症状或并发症。

急性支气管炎,由各种病毒和细菌或二者混合感染所引起。另外,小儿年龄小,体格弱,气温变化冷热不均、公共场所或居室空气污浊,都可诱发本病。

疾病开始时表现为上呼吸道感染症状,发热、流鼻涕、咳嗽,咳嗽逐渐加重并且有痰,起初是白色黏痰,几天后变为黄色脓痰。有的小儿嗓子呼噜呼噜作响,早晚咳嗽较重,经常因咳嗽将食物吐出。还常伴有头痛、食欲不振、疲乏无力、睡眠不安、腹泻等症状。

另外,有一种特殊型的支气管炎,称为急性毛细支气管炎也叫哮喘性支气管炎。主要表现为下呼吸道梗阻症状,似支气管哮喘样发作,患儿鼻翼翕动。呈喘憋状呼吸,很快出现呼吸困难,缺氧发绀。这种类型多见于2岁以内虚胖小儿,往往有湿疹或其他过敏史。

一、护理要点

(1)发热时要注意卧床休息,选用物理降温或药物降温。

(2)室内保持空气新鲜,适当通风换气,但避免对流风,以免患儿再次受凉。

(3)须经常协助患儿变换体位,轻轻拍打背部,使痰液易于排出。

二、注意事项

(1)急性支气管炎一般1周左右可治愈。有部分患儿咳嗽的时间要长些,逐渐会减轻、消失,适当服些止咳剂即可。不过在患病的早期,对于痰多的患儿,不主张用止咳剂,以免影响排痰。痰稠咳重者可服用祛痰药。

(2)也有部分患儿发展为肺炎,就按护理肺炎患儿的方法精心护理。如果急性支气管炎发作时缺氧、发绀,必须住院治疗;若缺氧得不到及时纠正,会发生脑缺氧等并发症。其他最常见的并发症就是心力衰竭。

(3)对于哮喘重的患儿,在使用氨茶碱等缓解支气管痉挛的药物时,应在医生指导下用药,家长不可乱用。中药麻杏石甘汤或小青龙汤加减治疗急性支气管炎有一定效果,也可采取中西医结合治疗。

第七节 小儿手足口病

一、疾病概述

(一)概念和特点

手足口病是肠道病毒引起的常见传染病之一,以婴幼儿发病为主。多数患儿表现为手、足、口腔等部位的皮疹、疱疹,大多预后良好。但少数患儿可表现为严重的中枢神经系统损害,引起神经源性肺水肿、无菌性脑膜炎、急性迟缓性麻痹等,病情进展迅速,病死率高。

(二)发病机制与相关病理生理

手足口病是肠道病毒包括柯萨奇病毒 A16 和肠道病毒 EV71 引起的小儿急性传染病,发病人群主要为婴幼儿、学龄前儿童,多发生于夏秋季。口腔溃疡性损伤和皮肤斑丘疹为手足口病的特征性病变。光镜下斑丘疹可见表皮内水疱,水疱内有中性粒细胞嗜酸性粒细胞碎片,水疱周围上皮有细胞间和细胞内水肿,水疱下真皮有多种白细胞的混合型浸润。电镜下可见上皮细胞内有嗜酸性包涵体。脑膜脑炎表现为淋巴细胞性软脑膜炎,脑灰质和白质血管周围淋巴细胞、浆细胞浸润,局灶性出血和局灶性神经细胞坏死以及胶质反应性增生。心肌炎表现为局灶性心肌细胞坏死,偶见间质淋巴细胞和浆细胞浸润。肺炎表现为弥漫性间质淋巴细胞浸润、肺泡损伤、肺泡内出血和透明膜形成,可见肺细胞脱落和增生,有片状肺不张。

(三)临床特点

手足口病的潜伏期多为 2～10 天,平均 3～5 天。

1.一般症状

急性起病,发热,口腔黏膜、手、足和臀部出现斑丘疹、疱疹,疱疹周围可有炎性红晕,疱内液体较少。可伴有咳嗽、流涕、食欲缺乏等症状。部分病例仅表现为皮疹或疱疹性咽峡炎。多在 1 周内痊愈,预后良好。

2.重症病例表现

少数病例(尤其是小于 3 岁者)皮疹出现不典型,病情进展迅速,在发病 1～5 天出现脑膜炎、脑炎(以脑干脑炎最为凶险)、脑脊髓炎、肺水肿、循环障碍等,可留有后遗症。极少数病例病情危重,可致死亡。

(1)神经系统表现:精神差、嗜睡、易惊、头痛、呕吐、谵妄甚至昏迷;肢体抖动,肌阵挛、眼球震颤、共济失调、眼球运动障碍;无力或急性弛缓性麻痹;惊厥。查体可见脑膜刺激征,腱反射减弱或消失,巴氏征等病理征阳性。

(2)呼吸系统表现:呼吸浅促、呼吸困难或节律改变,口唇发绀,咳嗽,咳白色、粉红色或血性泡沫样痰液;肺部可闻及湿啰音或痰鸣音。

(3)循环系统表现:面色苍灰、皮肤花纹、四肢发凉,指(趾)发绀;出冷汗;毛细血管再充盈时间延长。心率增快或减慢,脉搏浅速或减弱甚至消失。

(四)辅助检查

1.血常规

白细胞计数正常或降低,病情危重者白细胞计数可明显升高。重症病例白细胞计数可明显升高(>15×10⁹/L)或显著降低(<2×10⁹/L),恢复期逐渐恢复正常。

2.血生化检查

部分病例可有轻度谷丙转氨酶(ALT)、门冬氨酸氨基转移酶(AST)、肌酸激酶同工酶(CK-MB)升高,病情危重者可有肌钙蛋白(cTnI)、血糖升高。C反应蛋白(CRP)一般不升高。乳酸水平升高。

3.血气分析

轻症患者血气分析在正常范围。重症患者呼吸系统受累时可有动脉血氧分压降低、血氧饱和度下降,二氧化碳分压升高,代谢性酸中毒。

4.脑脊液检查

脑脊液外观清亮,压力增高,白细胞计数增多,多以单核细胞为主,蛋白正常或轻度增多,糖和氯化物正常。脑脊液病毒中和抗体滴度增高有助于明确诊断。

5.病原学检查

用组织培养分离肠道病毒是目前诊断的标准,但CoxA16、EV71等肠道病毒特异性核酸是手足口病病原确认的主要方法。咽拭子、气道分泌物、疱疹液、粪便阳性率较高。

6.血清学检查

恢复期与急性期血清手足口病肠道病毒中和抗体IgG滴度4倍或4倍以上升高,证明手足口病病毒感染。

7.胸部放射学检查

胸部放射学检查可表现为双肺纹理增多,网格状、斑片状阴影,部分病例以单侧为著。

8.磁共振

神经系统受累者可有异常改变,以脑干、脊髓灰质损害为主。

9.脑电图

脑电图可表现为弥漫性慢波,少数可出现棘(尖)慢波。

10.心电图

心电图无特异性改变。少数病例可见窦性心动过速或过缓,Q-T间期延长,ST-T改变。

(五)治疗原则

1.普通病例

一般治疗:注意隔离,避免交叉感染。适当休息,清淡饮食,做好口腔和皮肤护理。

2.重症病例

(1)控制颅内高压限制入量,积极给予甘露醇降颅压治疗,每次0.5~1.0 g/kg,每4~8小时一次,20~30分钟快速静脉注射。根据病情调整给药间隔时间及剂量。必要时加用呋塞米。

(2)保持呼吸道通畅,吸氧;呼吸衰竭者,尽早给予气管插管机械通气。

(3)早期抗休克处理:扩充血容量,10~20 mL/kg快速静脉滴入,之后根据脑水肿、肺水肿的具体情况边补边脱,决定再次快速静脉滴入和24小时的需要量,及时纠正休克和改善循环。

(4)及时使用肾上腺糖皮质激素:可选用甲泼尼龙、氢化可的松、地塞米松。病情稳定后,尽早停用。

(5)掌握静脉注射免疫球蛋白的指征,建议应用指征:精神萎靡、抽搐、安静状态下呼吸频率超过30～40 次/min;出冷汗、四肢发凉、皮肤花纹,心率增快＞140～150 次/min(按年龄)。

(6)合理应用血管活性药物,常用米力农注射液:维持量 0.25～0.75 $\mu g/(kg \cdot min)$,一般使用不超过 72 小时。血压高者,控制血压,可用酚妥拉明 2～5 $\mu g/(kg \cdot min)$,或硝普钠 0.5～8 $\mu g/(kg \cdot min)$,一般由小剂量开始逐渐增加剂量,逐渐调整至合适剂量。如血压下降,低于同年龄正常下限,停用血管扩张剂,可使用正性肌力及升压药物,如多巴胺、多巴酚丁胺、肾上腺素、去甲肾上腺素等。

(7)注重对症支持治疗:①降温。②镇静、止惊。③保护各器官功能:特别注意神经源性肺水肿、休克和脑疝的处理。④纠正水电解质失衡。

(8)确保 2 条以上静脉通道通畅,监测呼吸、心率、血压和血氧饱和度,有条件监测有创动脉血压。

二、护理评估

(一)流行病学史评估

注意当地流行情况,评估患者病前 1 周内有无接触史。

(二)一般评估

注意患者有无发热、拒食、流涎、口腔疼痛、呕吐、腹泻等症状,注意皮疹出现部位和演变,有无脑膜炎、脑炎及心肌炎症状。

(三)身体评估

注意手、足、臀及其他体表部位有无斑丘疹及疱疹,形状及大小,周围有无红晕及化脓感染。注意唇、口腔黏膜有无红斑、疱疹及溃疡。有无局部淋巴结肿大。

(四)心理-社会评估

此病的患者多为小儿,评估小儿的状况、家长的关心和支持程度、家庭经济状况。

(五)辅助检查结果评估

白细胞计数及分类,咽拭子培养。疱疹如有继发感染,必要时取其内容物送涂片检查及细菌培养。咽拭子病毒分离;疱疹液以标记抗体染色检测病毒特异抗原,或 PCR 技术检测病毒 RNA。如有神经系统症状应做脑脊液常规、生化及病毒 RNA 检查。必要时取血清检测病毒抗体。疑有心肌炎者检查心电图。

三、护理诊断/问题

(一)潜在并发症

潜在并发症如神经源性肺水肿、心力衰竭。

(二)体温升高

体温升高与病毒感染有关。

(三)皮肤完整性受损

皮肤完整性受损与手、足、口腔黏膜、臀部存在疱疹有关。

(四)营养失调

低于机体需要量与口腔存在疱疹不易进食有关。

(五)有传播感染的可能

传播感染与病原体排出有关。

四、护理措施

(一)隔离要求

及时安置在负压隔离病房内进行单间隔离。严格执行消毒隔离措施应,操作前后应严格洗手,做好手卫生。病房内每天以 600 mg/L 的含氯消毒剂对床及地面进行彻底消毒;医疗垃圾放入双层黄色垃圾袋中,外贴特殊标签,直接送至垃圾处理中心,不在其他地方中转。出院或转科后严格执行终末消毒。一旦诊断,医生应立即上报医院感染管理科,并留取大便标本备检。

(二)饮食护理

发热 1 周内应卧床休息,多饮开水。饮食宜给予营养丰富易消化的清淡、温凉的流质或半流质食物,如牛奶、米粥、面条等,禁食冰冷、辛辣等刺激性食物。意识障碍者暂禁食,逐渐改鼻饲流质,最后过渡到半流质饮食。

(三)病情观察

密切观察患儿的病情变化,24 小时监测心率、血氧饱和度、呼吸及面色,常规监测体温并观察热型和变化趋势。同时注意观察发热与皮疹出现的顺序。评估患儿的意识,大多数患儿神经系统受损发生在病程早期。持续热不退,早期仅出现皮疹,但 1～2 天后继发高热者需引起重视。

(四)对症护理

1.高热的护理

(1)体温超过 39 ℃且持续不退的患儿除给布洛芬混悬液等退热药物外,还需以温水擦浴、使用冰袋或变温毯降温。使用降温毯时严密监测生命体征,观察末梢循环,出现异常及时汇报给医生。

(2)注意肢体保暖,防止冻伤,勤翻身,检查皮肤有无发红、发紫,衣被有无潮湿,防止压疮。

(3)遵医嘱给予抗病毒的药物。

2.口腔的护理

(1)每天 4 次口腔护理。常规的口腔护理用 0.05％的醋酸氯己定清洗口腔,然后喷活性银喷雾剂(银尔通)。经口气管插管的患儿,采用口腔冲洗。

(2)患儿原有口腔疱疹,极易出现口腔溃疡,若出现溃疡,可给予复方维生素 B_{12} 溶液(贯新克)喷溃疡处,促进伤口的愈合。

3.皮肤黏膜的护理

(1)保持皮肤及床单位干燥清洁,剪短患儿指(趾)甲,必要时包裹患儿双手,避免抓破皮疹,防止感染。

(2)臀部有皮疹时要保持臀部干燥清洁,避免皮疹感染。皮疹或疱疹已破裂者,局部皮肤可涂抹抗生素药膏或炉甘石洗剂。

(五)并发症的护理

1.神经系统

病毒 EV71 具有嗜神经性,在早期即可侵犯枢神经系统,故应密切观察患儿入院后第 1～

3天的病情变化,重点观察患儿有无惊跳、意识、瞳孔、生命体征、前囟张力、肢体活动情况等,注意有无精神差、嗜睡、烦躁、易呕吐等神经系统病变的早期症状和体征。患儿呕吐时应将其头偏向一侧,保持呼吸的通畅,及时清除口腔内的分泌物,防止误吸;观察呕吐物的性质,记录呕吐的次数、呕吐物的颜色及量。

2.循环系统

持续心电监护,注意有无心率增快或减慢、血压升高或下降、中心静脉压过高或过低、尿量减少;观察有无面色苍白、四肢发凉、指(趾)甲发绀、毛细血管再充盈时间延长(＞2秒)、冷汗、皮肤花纹;听诊有无心音低钝、奔马律及心包摩擦音等。立即报告医生,遵医嘱给予适当镇静,并遵医嘱给予强心、升压等处理,维持循环系统的稳定。

3.呼吸系统

严密观察呼吸形态、频率、节律,注意有无呼吸浅快、节律不规则、血氧饱和度下降、三凹征、鼻翼扇动等呼吸困难表现。神经源性肺水肿是手足口病常见的死亡原因,临床上以急性呼吸困难和进行性低氧血症为特征,早期仅表现为心率增快、血压升高、呼吸急促等非特异性表现,一旦出现面色苍白、发绀、出冷汗、双肺湿啰音、咳粉红色泡沫痰、严重低氧血症时应及时通知医生,备好各类急救用品,紧急气管内插管辅助呼吸。使用呼吸机可减轻心肺功能,缓解呼吸困难症状,早期的心肺功能支持可改善 EV71 病毒感染患儿的预后。

（六）心理护理

由于患儿患病突然,尤其确诊后家长担心患儿的生命危险和后遗症的发生。患儿住隔离病室,限制探视,故病情变化时及时跟家长沟通,评估患儿家长的心理承受能力,帮助家长树立信心,同时帮助家长接受现实,以取得家长的支持与配合。

五、护理效果评估

(1)患者的疱疹、斑丘疹消退,自感舒适。

(2)患者未发生并发症或发生但被及时发现和处理。

(3)患者的家属学会了如何进行皮肤的护理,并对疾病的预防知识有了一定的了解。

第十章　常见老年疾病护理

第一节　老年神经系统疾病

一、概述

老年人各组织器官随增龄而出现不同程度的老化,尤其神经系统老化具有重要意义。神经系统老化首先表现为脑的老化,出现脑萎缩,尤其额叶和顶叶及颞叶明显。表现为细胞数量减少,尤其大脑皮质和小脑较明显。有人认为,人类脑神经细胞总数为 140 亿～200 亿,30 岁以后平均每天损失 10 万个,77 岁时减少到出生时的 2/3,90 岁时仅剩下出生时 1/2。

随着年龄增长,老年人常出现明显的语言障碍及记忆力减退。最初表现近事记忆障碍,后期则远记忆力也减退,随着年龄增加出现渐进性智能减退与痴呆。健康人在 65 岁以前有一稳定期,有人认为在 80 岁以后几乎无例外地表现智能低下。老年期常有明显的人格和情感改变,其特点是不安、孤独、猜疑、嫉妒、顽固、保守、不洁以及不活泼等倾向,也可表现出重人情、重情面和兴趣减退等特征,由此造成社会活动范围缩小。性格改变表现有浮夸、吝啬。情感障碍表现为忧郁、呆滞、退缩、易激怒和冲动行为等。

老年运动功能表现为肌肉松弛、肌肉萎缩、动作缓慢、精细动作差。走路时步基加宽,步幅缩短,步态不稳。老年人感觉功能随年龄增加,皮肤感觉迟钝,视觉、听觉、嗅觉、味觉、触觉、痛觉、温觉、压觉、振动觉及位置觉等均随增龄而阈值上升,平衡觉及内脏觉亦有迟钝,多有四肢远端麻木感。老年人自主神经功能障碍的发生率较高,表现为血压增高、不稳或易于发生直立性低血压,多汗或少汗,怕冷或怕热,尿便控制障碍,便秘等。

二、短暂性脑缺血发作

(一)疾病概述

短暂性脑缺血发作(TIA)是指颈动脉或椎-基底动脉系统一过性供血不足,表现为突然发病,在数秒、数分钟及数小时,最长不超过 24 小时内完全恢复,而不留任何症状和体征,常反复发作。一般认为 TIA 是脑卒中的重要危险因素,其发病原因多与高血压动脉硬化有关,必须高度重视。

(二)主要表现

本病好发于中年以后,50～70 岁多见,突然起病,历时短暂,多能在 24 小时内恢复,发作间歇不等,多则一天多次,少则数周、数日至数年 1 次,大多无障碍,能叙述其症状。

1.颈内动脉系统 TIA

颈内动脉系统 TIA 症状多样,单瘫、偏瘫,偏身感觉障碍,失语、单眼视力障碍等。

2.椎-基底动脉系统 TIA

椎-基底动脉系统 TIA 最常见症状为眩晕,伴恶心、呕吐,很少伴有耳鸣。可以发生言语不清,双眼视物模糊、复视、声音嘶哑,吞咽障碍等。

(三)治疗要点

1.病因治疗

针对引起 TIA 的病因进行治疗,尤其是预防和治疗动脉粥样硬化、高血压、高血脂、糖尿病、心脏疾患、贫血和颈椎病等。

2.抗凝治疗

在短期内出现频繁发作或存在发展性卒中的可能性时,应确诊后即刻进行抗凝治疗。

3.药物治疗

(1)抗血小板聚集药物:如阿司匹林、双嘧达莫、噻氯匹定等。

(2)钙离子拮抗剂:有防止脑动脉痉挛、扩张血管、维持红细胞变形能力等作用,如尼莫地平、尼卡地平、氟桂利嗪等。

4.血管介入治疗和手术治疗

导致 TIA 发作的严重动脉狭窄或闭塞可采用经皮血管成形术、颈动脉内支架置入术等。

(四)护理措施

1.病情观察

密切观察病情变化,定时测量体温,脉搏、呼吸、血压。

2.护理要点

(1)对有失明、眩晕、共济失调,猝倒发作的患者,应及时给予生活需求,避免受伤。

(2)对伴有腹泻、大汗高热等症状的患者,应及时补液,防止低血压、血液浓缩而诱发脑血栓形成。

(3)本病发作时可出现较严重的神经症状,虽为一过性,但大部分患者会产生恐惧心理,应引导患者放松心理,对其疾病有正确的认识。

(4)药物护理:应用抗凝剂治疗,有其作用及不良反应,应密切观察出血倾向,如皮肤出血点、紫斑、消化道出血等。

3.健康教育

(1)积极治疗已有的高血压、冠心病、高脂血症、糖尿病。

(2)生活规律,适当运动。合理安排起居,坚持适当的体育运动。

(3)避免吸烟、饮酒及食用辛辣食物。

(4)定期到医院体检各项指标,发现异常,积极治疗。

三、脑血栓形成

(一)疾病概述

脑血栓形成又称动脉硬化性脑梗死,是供应脑部的动脉系统中的粥样硬化和血栓形成使动脉管腔狭窄、闭塞,导致急性脑供血不足所引起的局部脑组织坏死。本病是老年人的常见病、多发病。本病临床表现为突然发生的偏瘫、失语等症状,其发病率随年龄增高而增高。脑血栓形成的首要病因是动脉粥样硬化,而引起动脉粥样硬化的最常见疾病是长期高血压、糖尿病和高脂血症以及高龄,其次为动脉炎、动脉畸形、血液成分的改变等。

(二)主要表现

本病多见于患有动脉硬化的老年人,常伴高血压、冠心病或糖尿病。多于静态发病,约1/4的患者病前有 TIA 发作史。多数病例症状经数小时至 1～2 天达高峰。通常意识清楚、生命体征平稳,但有些病例病情进展快,病情危重。

1.颈内动脉闭塞

颈内动脉闭塞的表现可复杂多样,有时可无症状。如突然发生闭塞,可出现一侧视力丧失,对侧偏瘫,偏身感觉障碍,优势半球病变时可有失语。

2.大脑中动脉主干闭塞

大脑中动脉主干闭塞时出现"三偏"症状,即对侧偏瘫、偏身感觉障碍和同向偏盲;主侧半球病变有失语。

3.椎-基底动脉闭塞

椎-基底动脉闭塞常出现眩晕、眼震、复视、吞咽困难,还可出现四肢瘫、意识障碍,常病情危重。

4.小脑下后动脉闭塞

小脑下后动脉闭塞表现为突然眩晕,恶心、呕吐,眼球震颤,吞咽困难,面部痛觉,温度觉障碍等。

(三)治疗要点

1.溶栓治疗

溶栓治疗适用于发病在 6 小时以内的超早期患者,常用药物尿激酶溶于 0.9％氯化钠溶液静脉滴注。

2.抗凝治疗

抗凝治疗主要为防止血栓继续进展,适用于进展性卒中,常用药物肝素等,治疗期间注意出血并发症。

3.防治脑水肿

常用药物有 20％甘露醇、地塞米松等。

4.药物治疗

(1)血管扩张剂:罂粟碱、曲克芦丁等。

(2)钙离子拮抗剂:尼莫地平、氟桂利嗪、桂利嗪等。

(3)脑代谢活化剂:可用三磷腺苷、辅酶 A、胞磷胆碱、维生素 E 等。

(四)护理措施

1.一般护理

(1)应保持安静、卧床休息,加强基础护理。

(2)密切观察病情变化,应定时检查意识、瞳孔、生命体征、肌力、肌张力等。

2.饮食护理

给予营养丰富饮食,多吃新鲜蔬菜和水果,以保持大便通畅;如有吞咽困难,可给予流质或半流质,进食时要慢,以免呛咳,出现误吸。

3.预防压疮

呼吸道感染昏迷或瘫痪患者应定时翻身拍背、吸痰,加强口腔护理,保持室内空气新鲜。

4.药物护理

静脉应用扩血管药物时,滴速要慢,每分钟 30 滴左右,并注意血压的变化。使用改善微循环的药物,如低分子右旋糖酐,可有过敏反应如发热、荨麻疹等。用溶栓、抗凝药物时严格注意药物剂量,注意有无出血倾向。口服阿司匹林患者应注意有无黑便。如患者再次出现偏瘫或原有症状加重等,应考虑是否为梗死灶扩大及合并颅内出血。如有腹痛、肢体血运障碍、皮肤肿胀、发绀等,应考虑是否有栓子脱落引起的栓塞。

5.心理护理

脑血栓形成的患者,因偏瘫、失语常常产生自卑、消极心理,因生活不能自理而致性情急躁,甚至发脾气,而这样常常会使血压升高,病情加重。护士及家属应主动关心患者,告诉患者简单的哑语,从思想上开导患者,训练患者定期排便;嘱家属要给予患者物质和精神上的支持,鼓励患者多交流,以消除患者异常心理。

6.康复护理

患者病情一旦稳定,应尽早协助进行康复治疗,积极促进神经功能恢复。

(1)保持良好的卧位。①患侧卧位:患侧上肢前伸、使肩部向前,确保肩胛骨的内缘平靠于胸壁,肘关节伸展,手指张开,掌心向上,手中不要放置任何东西。健侧上肢可放在身上或身后的枕头上,放在身前则是错误的,因会带动整个躯干向前而引起患侧肩胛骨后缩。患侧下肢在后,健侧髋关节微后伸,膝关节略屈曲。②健侧卧位:健侧在下,患侧在上,头部枕头不宜过高。患侧上肢下垫一个枕头,上举约 100°。使患侧肩部前伸,肘关节伸展、前臂旋前、腕关节背伸。患侧骨盆旋前,髋、膝关节呈自然半屈曲位,置于枕上。患足与小腿尽量保持垂直位,注意足不能内翻悬在枕头边缘。身后可放置一枕头支撑,有利于身体放松。健侧下肢平放在床上,轻度伸髋,稍屈膝。③仰卧位:头下置一枕头,但不宜过高,面部偏向患侧。患侧肩后部垫一个躯干略高的枕头,将伸展的上肢置于枕上,防止肩胛骨后缩。前臂旋后,手掌心向上,手指伸展、张开。在患侧臀部及大腿下垫枕,以防止患侧骨盆后缩。枕头外缘卷起可防止髋关节外展、外旋,利用枕头下角,使膝关节呈轻度屈曲位。不应在足底放置任何东西。但这种体位下,骶尾部、足跟和外踝等处发生压疮的危险性增加,应注意加强护理。

(2)肢体训练:给患者讲解早期训练及活动的重要性,使之主动配合。早期应保持关节功能位,防止关节变形而失去正常功能。每 2~3 小时翻身 1 次,以免皮肤长期受压;翻身时应加强肢体运动,做一些主动或被动锻炼。教会患者及家属锻炼和翻身技巧,训练患者平衡和协调能力;在训练时保持环境安静,使患者注意力集中。肢体肌力恢复较好时,可进行床上和床下的移动训练。

(3)失语和构音障碍的患者,应语言训练,如练习发音、朗读等。练习时应从简单的单音开始,逐渐过渡至双音和句子。

7.健康教育

(1)对于老年人应该时常警惕和预防脑血管病的发生。积极防治高血压、糖尿病、冠心病和动脉硬化等疾病。

（2）避免情绪波动和重体力劳动。

（3）戒烟、戒酒，饮食应低盐低脂。

（4）老年人晨间睡醒后不要急于起床，最好静卧 10 分钟，然后缓缓起床。

（5）坚持参加适当的体育锻炼。

四、脑出血

（一）疾病概述

脑实质内血管破裂出血称为脑出血，又叫脑溢血。本病不包括外伤性脑出血，多发生于中老年人，男性多于女性。脑出血的常见原因是高血压。有资料表明 80% 以上的脑出血患者有高血压史。由于长期的高血压，脑内小动脉形成粟粒样大小的瘤体扩张，在某些因素作用下，当血压突然升高时，就会使微小动脉瘤破裂而发生脑出血。长期的高血压，还可使脑小动脉内膜受损，脂质沉积，透明样变，管壁脆性增强，更易破裂出血。此外，脑动脉硬化、脑血管畸形也是脑出血的常见原因。凡是能使血压骤然升高的因素如情绪激动、剧烈活动、饮酒过度、大便用力等，都是脑出血的诱发因素。脑出血可以发生在脑实质的任何部位，可以单发，也可为多发。但大多数高血压、脑动脉硬化性脑出血多为单发。其好发部位为内囊、基底节，其次是外囊、额叶；脑干和小脑较少见。

（二）主要表现

1.头痛

头痛是蛛网膜下隙出血的突出症状，常为全头部劈裂样疼痛。而脑出血患者，由于血液直接刺激脑膜和脑的疼痛结构，有 80%～90% 患者有剧烈头痛。特点是开始时疼痛位于病侧，当颅内压增高或血液流入到蛛网膜下隙时，可出现全头痛。短暂性脑缺血发作和脑梗死头痛多较轻微，但大面积脑梗死合并颅内压增高时，也可出现剧烈头痛。

2.呕吐

呕吐是脑血管病的常见症状，特别是出血性脑血管病，如蛛网膜下隙出血常为喷射性呕吐，发生率在 80% 以上；脑出血时颅内压增高，呕吐和头痛均加剧。如果患者呕吐出咖啡色胃内容物，表示有上消化道出血，是病情危重的预兆。缺血性脑血管病发生呕吐者较少见，但大面积脑梗死合并颅内压增高时，也可引起呕吐。

3.意识障碍

意识障碍尤以脑出血患者多见，是脑部受到严重而广泛损害的结果。据报道，60%～80% 脑出血患者可出现意识障碍。临床特点是除少部分轻型脑出血患者意识可保持清醒外，脑干出血和小脑出血意识障碍都比较严重；脑室出血患者可迅速出现昏迷；蛛网膜下隙出血意识障碍程度较轻。脑梗死较少出现意识障碍，而大面积脑梗死多伴有意识障碍。

4.偏瘫

偏瘫是指一侧上下肢及同侧舌和面部肌肉的运动障碍，也是脑血管病的较常见症状。不论大脑半球任何一侧出现病变，都会导致病变对侧偏瘫，其程度有轻有重，可为不完全瘫和完全瘫。不完全瘫又叫轻瘫，可以扶杖行走。完全瘫也叫全瘫，患者卧床不起，不能自己活动。有些患者可能面、舌瘫程度较重，肢体瘫痪程度较轻；也可能上侧肢体瘫较重，下侧肢体瘫较轻；或下肢瘫痪程度较重，上侧肢体瘫较轻。完全瘫变为不完全偏瘫，说明病情好转；反之，不完全瘫发展为完全瘫,则表示病情逐渐加重。

5.失语

失语为优势半球大脑皮质言语中枢损害所致。根据损害部位和临床表现不同,分运动性失语、感觉性失语、混合性失语和命名性失语等。运动性失语患者丧失了语言表达能力,不会说话,但能理解别人讲话的意思,可用手势或点头等,回答问话;感觉性失语患者听不懂别人讲话的意思,但这种患者由于语言运动中枢完好,所以,能够说话,而且说起话来,快而流利,但与人对话则是所答非所问。混合性失语患者既有运动性失语,又有感觉性失语,自己不会说话,又不理解别人讲话的内容等。命名性失语表现患者能讲话,也能理解别人的话,能说出物品的性质和用途,唯独叫不出物品的名称。

(三)治疗要点

1.超早期止血治疗

通过超早期止血治疗,可使早期血肿扩大最小化,甚至可预防早期血肿扩大。初步试验证实,氨基己酸治疗早期止血无效。重组活化Ⅶ因子(rFⅦa)已被批准用于血友病的治疗,rFⅦa只作用于出血部位局部,但不激活全身性凝血过程,且半衰期短(2.5小时),故有可能成为脑出血超早期治疗的一个理想制剂。有将该制剂作为超早期止血治疗药物的随机、双盲、安慰剂对照、剂量排列试验(Novo Seven 脑出血试验)。超早期止血治疗可能会成为脑出血标准治疗以及提高急诊室和重症监护治疗水平的手段。动物模型显示,脑出血6小时内应用该制剂可以减少血肿周围水肿。

2.急诊开颅血肿清除术

一旦已出现脑出血,应立即开颅清除血肿。

(四)护理措施

1.意识的观察

临床上表现为不同程度的意识障碍,可分为4类:嗜睡、浅昏迷、中度昏迷和深昏迷。可通过问话、角膜反射、针刺皮肤、压眶反射等来判断有无意识障碍。

2.瞳孔的观察

脑出血的主要致死原因脑疝及中枢性衰竭都可以从瞳孔大小、是否对称及对光反射的灵敏度等改变中得到证据。当患者出现剧烈头痛、频繁呕吐等颅内高压症状,同时瞳孔忽大忽小或两侧不等大,光反射迟钝或消失,意识障碍程度逐渐加重,提示脑疝早期。另外,通过对瞳孔的观察以确定脑出血的部位,如内囊出血时瞳孔不等大、对光反射迟钝或消失,脑室出血瞳孔先缩小后散大,桥脑出血时瞳孔缩如针状。

3.生命体征的观察

(1)体温的观察:根据体温的变化,可鉴别是什么性质的高热,然后给予不同的处理。如中枢性高热可发生在脑出血后24小时内,病程较短,无感染体征,无寒战。多数是躯干体温高,四肢体温不高,可用物理降温法降温。感染性高热多发生在脑出血后48小时,病程较长,有感染体征,需抗生素治疗和物理降温。体温不升提示病情危重,有的患者24小时不升,也有的患者12小时体温不升就引起死亡。一般应将体温控制在37~38 ℃。

(2)脉搏的观察:一般缓慢而有力,在重危合并心力衰竭时快而弱。

(3)呼吸的观察:脑出血患者一般出现呼吸衰竭或功能不全是由于脑出血后大脑皮质下丘脑干受到挤压或抑制,脑干移位使组织产生急性缺血、缺氧而引起脑水肿,抑制了延髓呼吸中枢的功能。当脑疝形成时呼吸衰竭更为明显,呼吸出现鼾声,很快出现呼吸衰竭而停止呼吸,必须及时观察处理。

(4)血压的观察:本病大多是由于某些诱因使原有高血压者血压骤升而致脑血管破裂出血。

4.消化系统症状的观察

急性期消化道症状较多,最初 24～48 小时内多数患者有频繁的呕吐、腹胀、呃逆,有的患者伴有呕吐及便血。

5.其他方面观察

患者面部口唇是否发绀,四肢偏瘫还是软瘫,肌张力是弛缓还是增高等都要密切观察。

6.心理护理

患者常有忧郁、沮丧、烦躁、易怒、悲观失望等情绪反应。因此,家属应从心理上关心体贴患者,多与患者交谈,安慰鼓励患者,创造良好的家庭气氛,耐心解释病情,消除患者的疑虑及悲观情绪,使之了解自己的病情,建立和巩固功能康复训练的信心和决心。

7.预防并发症

(1)每天定时帮助患者翻身拍背 4～6 次,每次拍背 10 分钟左右。一旦发现患者咳黄痰、发热、气促、口唇青紫,应立即请医师诊治。

(2)鼓励患者多饮水,以达到清洁尿路的目的。并注意会阴部的清洁,预防交叉感染。如发现尿液混浊、发热,是泌尿系感染的征兆,应及早治疗。

(3)瘫痪患者多有便秘,有的可因为用力排便致使脑出血再次发生。因此需注意饮食结构,多给患者吃低脂、高蛋白、高能量食物及含粗纤维的蔬菜、水果等,并给予足够水分。定时定点给便器排便,必要时应用通便药物、灌肠。

(4)患者瘫痪在床,枕骨粗隆、肩胛部、髋部、骶尾部、足跟部等骨骼突出处易发生压疮。应用软枕或海绵垫保护骨隆突处,每 2～3 小时翻身 1 次,避免拖拉、推等动作;床铺经常保持干燥清洁,定时温水擦澡按摩,增进局部血液循环,改善局部营养状况。

(5)每天行四肢向心性按摩,每次 10～15 分钟,促进静脉血回流,防止深静脉血栓形成。一旦发现不明原因的发热、下肢肿疼,应迅速诊治。

8.保持功能位

保持瘫痪肢体功能位是保证肢体功能顺利康复的前提。仰卧或侧卧位时,头抬高 15°～30°。下肢膝关节略屈曲,足与小腿保持 90°,脚尖向正上。上肢前臂呈半屈曲状态,手握一布卷或圆形物。

9.昏迷患者的护理

昏迷患者在护理上尤其重要,医护必须密切配合。除一般护理外还要注意患者的安全防护及皮肤护理,预防压疮发生。做好口腔、鼻腔及眼睛的护理,保持呼吸道通畅。维持营养、水和电解质平衡,增强身体的抵抗力。防止便秘。

10.功能锻炼

功能锻炼每天 3～4 次,幅度次数逐渐增加。随着身体的康复,要鼓励患者自行功能锻炼并及时离床活动,应严防跌倒踩空。同时配合针灸、理疗、按摩加快康复。

(1)上肢功能锻炼:护理人员站在患者患侧,一手握住患侧的手腕,另一手置肘关节略上方,将患肢行上、下、左、右、伸屈、旋转运动;护理人员一手握住患肢手腕,另一手做各指的运动。

(2)下肢功能锻炼:护理人员一手握住患肢的踝关节,另一手握住膝关节略下方,使髋膝关节伸、屈、内外旋转、内收外展。护理人员一手握住患肢的足弓部,另一手做各趾的活动。

(3)日常生活动作锻炼:家庭护理的最终目的是使患者达到生活自理或协助自理。逐渐训练患者吃饭、穿衣、洗漱、如厕及一些室外活动,由完全照顾过渡到协助照顾,直至患者生活自理。

11.健康教育

(1)早期发现并及时治疗高血压:中老年人应做到定期检查身体健康状况,一经确诊患有高血压,就必须坚持服药治疗,以降低及稳定血压,防止反跳及过度波动。

(2)及早防治动脉硬化:如果患有动脉硬化症,就应及早予以治疗,并注意日常饮食,以降低血脂及胆固醇,保持血管的弹性。

(3)保持精神愉快:在日常的生活和工作中,应保持乐观的情绪,遇到高兴或不痛快的事应注意冷静,避免情绪过度激动,以防止血压突增。

(4)注意劳逸结合:应合理安排工作(劳动)的时间和紧张度(强度),注意休息特别是工间休息,避免身体和精神过劳过累;夜晚还要保证有足够的睡眠,以保持旺盛的精力和增强机体的抗病能力。

(5)必须注意饮食结构:日常膳食要清淡,可多吃些蔬菜、水果和鱼类等,要少食动物脂肪或胆固醇高的食物,糖(甜食)也不宜多吃。这一点,对于血压较高、动脉硬化、血脂高者尤为重要。

(6)戒除烟酒:嗜好烟酒者应予以戒除或加以节制。因为香烟能加速动脉硬化的发展,对高血压也有害;长期大量饮酒,也会促进动脉硬化。

(7)养成定时排便的习惯:要保持大便畅通,定时排便;排便时还要避免过度用力,以防引起血压突然增高。

(8)注意防寒避暑:应根据季节的变化做好身体的冷暖调节工作,及时添减衣服,防止寒冷、高温对机体的刺激,以避免血管舒缩功能障碍、血压波动幅度增剧而发生意外。

(9)缓慢改变体位:下蹲、弯腰及卧床、起身等体位改变幅度较大时,动作必须缓慢,特别是由蹲位改为直位时可用头低位及眼睛下视的方式渐渐起身,切勿突然起立,以防止头部一时供血不足而发生意外。

(10)坚持适当体育锻炼:应选择自己喜爱并力所能及的体育运动项目,持之以恒,在锻炼时避免剧烈的劳动或过度疲劳。此外,还必须具有正确对待疾病的态度,树立与疾病作斗争的信心与毅力。牢记"十个必须",坚持合理用药,并注意发病的规律,做好防范措施。这样,脑出血的发生概率就会大大减少。

五、震颤麻痹

(一)疾病概述

震颤麻痹又称帕金森病,是发生于中老年人的锥体外系统进行性变性疾病,以震颤、肌强直、运动减少和体位不稳为主要特征,为黑质和黑质纹状体系统变性的一种慢性疾病。其发病因素与遗传有一定关系,老年进程助长发病。但单纯老年化并非病因。

(二)主要表现

1.震颤

震颤常从一侧上肢开始,呈现有规律的拇指对掌和手指屈曲的不自主震颤。有静止时震颤明显,动作时减轻,入睡后消失等特点,故称为"静止性震颤"。

2.运动减少

患者随意动作减少、减慢,精细动作很难完成,语声单调、低沉,进食、饮水可致咳。

3.强直

强直多从一侧的上肢或下肢的近端开始,逐渐蔓延至远端、对侧和全身的肌肉。面肌强直使表情和瞬目动作减少,造成"面具脸"。颈肌、躯干肌强直而躯体前屈,行走时上肢协同摆动动作消失或减少。

4.其他症状

由于自主神经受累可出现唾液和皮脂分泌增加,汗分泌增多或减少,大小便排泄困难和直立性低血压,也可有精神症状,如忧郁和痴呆等。

(三)治疗要点

适当的药物治疗可不同程度减轻症状,并可因减少并发症而延长生命。药物治疗以替代性药品如复方左旋多巴、多巴胺受体激动剂等效果较好,但不能抑制疾病的进行,且都存有不良反应和长期应用后药效衰减的缺点。其他如抗胆碱剂、金刚烷胺等,仅适用于症状轻微的患者。

(四)护理措施

1.体位护理

指导患者保持良好的身体姿态,如坐位和站位时尽量保持上身挺直,走路时注意昂头、摆臂、腿抬高不拖地,睡觉时不要用高枕等。

2.鼓励患者自理

鼓励患者进食、穿衣、移动等,使其做自己力所能及的事情,增加独立性,避免过分依赖他人。应注意以下几点。

(1)给患者足够的时间。患者不仅表现为动作的开始困难,而且不灵活地变换动作方向,动作缓慢而笨拙,用时要比正常时长许多。

(2)及时表扬其进步,禁忌责怪抱怨,增强患者自理的信心。

(3)教育家属,不要急于帮助和替代,应认识到完成日常生活活动对患者是很好的肢体锻炼,同时也能提高患者的生活信心。

3.预防感染和外伤

移动环境中的障碍物,患者行走时启动和终止应给予必要的保护。

4.饮食指导

因患者常伴有自主神经受累,出现大便困难,应指导其多食蔬菜和水果。因患者手指震颤常不能用筷,可用柄把较长的勺子,或多提供适合用手拿取的食物;对于吞咽困难者,可给予高热量半流质饮食,鼓励其细嚼慢咽,必要时可用吸管。

5.预防压疮

对病情较重的患者,应协助完成自理活动,经常进行温水擦浴及按摩,防止压疮。

6.药物护理

密切观察病情变化及药物不良反应,如消化道反应、心血管系统的不良反应。

7.运动指导

主动运动配合被动运动,每天各关节活动2～3次,鼓励患者大声说话。

8.心理护理

同情、关心、体贴患者;加强与患者的沟通交流时应避免急躁,以免引起患者紧张;鼓励患者倾诉自己的感受,助其解除心理负担,积极地配合治疗。

六、癫痫

(一)疾病概述

癫痫是由多种原因引起的慢性脑功能障碍临床综合征,是大脑神经细胞群反复超同步放电所引起的发作性、突然性、反复性、短暂性脑神经系统功能紊乱。

(二)主要表现

1.癫痫发作前精神状态

大发作前几小时或几天约10％的患者有前驱症状,表现为情绪焦虑抑郁、头痛、胸闷、疲乏、嗜睡,一般意识清晰。但在发作前几秒50％患者有感觉、运动、精神、神经方面的先兆。此期有意识障碍,并能提示癫痫病灶的部位。

2.癫痫时急性精神障碍

此类精神障碍一般持续数小时、数日、数周或更长,均有不同程度的意识障碍。

(1)发作性朦胧状态:为癫痫发作本身所表现的一种独立发作类型,有的可发生在癫痫大发作之后,可伴有精神紊乱或自动症表现,可有生动的幻觉,有时出现暴怒、冲动、逃跑、攻击等。

(2)癫痫性自动性:50％的患者有颞叶病变,突然发生意识模糊,表现为简单的或复杂的自动性动作,面色苍白,目光呆滞,对外界反应迟钝,动作笨拙、重复,无目的性。

(三)治疗要点

(1)尽量早期治疗。已经有多次发作的历史,一旦诊断成立,即应开始治疗。

(2)根据发作类型选药。

(3)治疗先由一种药物开始。

(4)抗癫痫药先从小量开始,及时调整药量。

(5)长期服药,停药过程要慢。一般主张发作控制后继续再服药2～4年,然后经过6个月至1年的减药过程再停药。

(6)注意药物毒副作用。

(四)护理措施

1.病情观察

癫痫若是小发作一般不需特别护理,以静卧、安慰为主。若是大发作,应让患者平卧,并守护在身边,注意防止碰伤、摔伤,但不宜强行约束,以免骨折。发作时应用较快的速度将患者的领口、腰带解开放松;压舌板用纱布包好,或将小毛巾叠成条状塞在患者的上、下磨牙间,以免其咬破舌头。

2.护理要点

(1)发病后尚有一时不同程度的意识障碍或精神症状,仍需注意看护,以防自伤或他伤。癫痫持续状态须高度重视并保护好患者,防止外伤及舌咬伤。发作时应将其头偏向一侧,以免分泌物吸入气管;随时吸痰,保持呼吸道通畅;注意口腔清洁,保护角膜,注意皮肤护理,预防压疮。患者若有尿潴留,应定时在膀胱部位按摩排尿,无效时可用导尿管留置导尿管,持续接尿。但出现此种情况时应即送医院治疗。

(2)督促癫痫患者必须按医嘱长期地适量服药治疗。但要留意药物的不良反应,若不良反应较重,应与医师联系,以便及时调整。

3.健康教育

(1)不能过于劳累并避免意外打击与精神刺激,能适当安排些较为轻松的工作最好。

(2)不让患者参加带有一定危险性的活动,如攀高、游泳、驾驶车辆、带电工作等。

(3)指导患者自我调节,适宜地开展心理治疗,增强战胜疾病的信心,配合治疗。

(4)正确使用治疗癫痫的药物,每天按时按量服药(提醒不可忘记)。如果患者行动不便,家属或其他健康人一定亲自服侍患者把药吃完。

(5)注意了解所服用药物的毒副作用,做到心中有数。

(6)抗癫痫药要坚持长期连续服用,不可中途间断。病情比较严重的患者要连续服药两三年以上,以后经医师检查征得医师同意,再逐步减量以至停服。

(7)在服用某种药物无效需更换另一种药物时,应逐步渐进替换,不可突然停药或更换。

(8)多数抗癫痫药会产生胃肠道反应,所以在饭后服用。有出现皮疹和发热者可暂停服药,有出现剥脱性皮炎或出血性表现如皮肤有出血性小红丘疹、或刷牙时齿龈出血,须即刻换用他药。

(9)服药期间每月到医院查血象,每季度查肝、肾功能,有变化时应请教医师。

(10)持续发作抽搐者,要及时到医院急救治疗。

七、重症肌无力

(一)疾病概述

重症肌无力是一种神经-肌肉传递障碍的获得性自身免疫性疾病。重症肌无力是神经-肌肉接头处传递障碍的慢性疾病。由于患者体内存在乙酰胆碱抗体,该抗体作用于运动神经元末梢和骨骼肌细胞所构成的运动终板,尤其是突触后膜的乙酰胆碱受体,结果使功能性乙酰胆碱受体数量减少从而导致动作电位产生障碍,乃至神经-肌肉传导障碍。

(二)主要表现

1.眼外肌受累表现

一侧或两侧眼睑下垂、复视、斜视等。我们可以看到患者眼皮抬不起来,因此眼裂变小,或一只眼大、一只眼小,眼球转动不灵活,甚至不能动,看东西成双影。

2.面部表情肌和咀嚼肌受累表现

闭眼不紧,患者面无表情,常常见到苦笑面容,称为"面具样面容";有的不能鼓腮不能吹气,吃东西时咀嚼无力,尤其是进干食时更为严重。

3.四肢肌群受累表现

上肢受累时,两臂上举无力,梳头、刷牙、穿衣困难;下肢受累时,上、下楼梯两腿无力发软,抬不起来,提东西时下肢感到疲劳无力,上台阶或上公共汽车困难易跌倒,下车或下楼时易跌倒,蹲下后起立困难,行走困难等。

4.延髓肌(包括吞咽肌)受累表现

患者常吐字不清,言语不利,讲话鼻音,伸舌不出和运动不灵,以至于食物在口腔内搅拌困难,讲话声音也会随讲话时间延长而逐渐变小,严重时,患者仅有唇动听不到声音,食物吞咽特别困难,吃一顿饭需要很长时间,喝水也容易呛咳,重者水从鼻孔流出等。

5.颈肌受累表现

患者颈项酸软,头重,头竖直困难,将头部靠在墙上或垂下休息后有好转。

6.呼吸肌群受累表现

患者早期表现为用力活动后气短,严重时静坐,休息也觉得气短,胸闷、呼吸困难、口唇发紫,甚至危及生命。

7.肌无力危象

重症肌无力患者,如果急骤发生呼吸肌严重无力,以致不能维持换气功能时,称为肌无力危象。肌无力危象为重症肌无力疾病本身发展所致,在重症肌无力危象中约占95%,表现为全身骨骼肌无力、吞咽困难、咳嗽不能、呼吸窘迫直至停止呼吸。

(三)治疗要点

使病情缓解并使其维持在缓解状态。达到这些目的要满足成本-效益比最小化原则,同时考虑治疗时长及不良反应。重症肌无力治疗的最终目的是使患者的临床症状缓解,许多患者都能达到这个目的。

(四)护理措施

1.病情观察

(1)注意观察抗胆碱酯酶药物的疗效和不良反应。

(2)严格执行用药时间和剂量,以防因用量不足或过量导致危象的发生。

2.护理要点

(1)一旦出现重症肌无力危象,应迅速通知医师;给氧、吸痰,做好气管插管或切开、人工呼吸机的准备工作;备好新斯的明等药物,尽解除危象。

(2)避免应用一切加重神经-肌肉传递障碍的药物,如吗啡、利多卡因、链霉素、卡那霉素、庆大霉素和磺胺类药物。

(3)轻症者适当休息,避免劳累、受凉、感染、创伤、激怒。病情进行性加重者,须卧床休息。

(4)给予高热量、高蛋白饮食。吞咽困难或咀嚼无力者,给予流质或半流质,必要时鼻饲。进食宜在口服抗胆碱酯酶药物后 30~60 分钟,以防呛咳。

3.健康教育

(1)患者出院后应随身带有卡片,包括姓名、年龄、住址、诊断证明、目前所用药物及剂量,以便在抢救时参考。

(2)指导患者及家属掌握疾病相关知识。

八、急性脊髓炎

(一)疾病概述

急性脊髓炎系脊髓急性非化脓性炎症,可能为病毒感染引起的自身免疫性疾病。急性脊髓炎又称急性横贯性脊髓炎,可能因病毒直接感染或感染后引起的自体免疫反应所致。常见发病诱因是病前 1~2 周有上呼吸道感染、劳累、负重或扭伤等。本病起病较重,首先表现为背痛、腹痛、腰背束带感,继之很快出现截瘫损害平面以下肢体肌肉无力或瘫痪等表现。早期为脊髓休克状态,肌张力降低、腱反射消失、病理反射阴性;急性期后逐渐表现为肌张力增高、腱反射增强、病理反射阳性。脊髓休克期间大小便往往是潴留现象,不久转为失禁。损害平面以下躯干和肢体深、浅感觉均为消失。

(二)主要表现

本病常为急骤发生,往往先有胸背或腹部酸痛、束带感。双下肢软弱乏力,行走困难,并在数小时或数天内发展至完全瘫痪。同时,两下肢也感觉麻木,在脊髓病变节段水平以下的皮肤感觉减退或消失。并伴有大小便功能障碍,大小便潴留或失禁。在病损节段水平以下有皮肤无汗或少汗、苍白、干燥、趾(指)甲松脆等表现。如颈段脊髓也受到损害,则上、下肢都可瘫痪,甚至还可出现呼吸困难,这是因为高颈段脊髓受累后呼吸肌也导致瘫痪。此为十分严重的情况,应将患者迅速送医院抢救。

瘫痪的肢体,在病程的早期为弛缓性瘫痪,亦称软瘫,此时肢体肌张力减低,腱反射消失。经 1~3 周后,逐渐转变为痉挛性瘫痪,亦称硬瘫,肌张力增高,腱反射亢进,病理反射巴宾斯基征阳性。患者经适当的治疗后,度过了急性期,多数患者瘫痪肢体的肌力可逐渐恢复,约有半数患者在病后几个月内可以站立、行走。

(三)治疗要点

(1)早期用氢化可的松 100~200 mg 或地塞米松 5~10 mg 静脉滴注,每天 1 次,7~10 天后如病情稳定改为泼尼松 30 mg 口服。随病情好转可逐渐减量。

(2)20% 甘露醇 250 mL 静脉滴注,1 次/d,脱水;羟乙基淀粉 40(706 代血浆)500 mL 静脉滴注,1 次/d,改善脊髓微循环。

(3)给予大剂量维生素 B 族制剂和胞磷胆碱等神经营养药物。

(4)适当选用抗生素预防呼吸道及泌尿系统感染。

(5)定时翻身拍背,预防压疮。加强患肢功能锻炼,防止肢体畸形。

（四）护理措施

1.病情观察

（1）本病的病因不清,多数患者出现脊髓症状前 1～4 周有上呼吸道感染、发热、腹泻等病毒感染症状,且起病急。认真的病情观察是十分重要的,以利于及早发现问题及采取措施。

（2）密切观察体温、脉搏、呼吸、血压及神志的变化,尤其注意观察神志和呼吸的变化。

（3）注意有无上升性脊髓炎的征象,如呼吸困难和吞咽困难。观察感觉平面的部位,下肢肌力、肌张力、腱反射的改变及异常感觉等等。

（4）注意观察合并症,如肺炎、泌尿系统感染、压疮、败血症及腹胀等。发现病情变化,应及时通知医师采取措施。

2.合并肺感染的护理

病变累及脊髓的任何节段,且多数患者有上呼吸道感染的病史,故控制炎症发展是非常重要的。协助患者采取舒适卧位,并保持呼吸道通畅,每 2 小时翻身拍背 1 次,以利排痰,必要时给予及时吸痰,雾化吸入每天 2～4 次。嘱患者多饮水,最好为热偏凉的白开水。正确留取痰培养,依据不同的致病菌采取相应的抗生素治疗。

3.合并泌尿系统感染的观察与护理

保持床单位的清洁整齐,严格无菌操作下进行导尿术。留置导尿管的患者每天冲洗膀胱 2 次。患者应经常排空膀胱,可除去感染的尿液。留置导尿管应 2～3 小时开放 1 次,以避免尿液淤积和膀胱过度膨胀。嘱患者多饮水,每天的饮水量应在 3000 mL 以上,以增加尿量。观察尿色及尿量,并观察有无尿路刺激症状。留置导尿管的患者尿道内分泌物较多,每天应用 2％安尔碘擦拭尿道口 2 次。加强心理护理,给予心理支持和鼓励,增加营养,防止便秘。女性应保持外阴清洁,每天冲洗会阴 2 次。排便后清洁会阴部,使用卫生纸时由前往后擦拭。避免不必要的泌尿系机械检查。

4.合并压疮的观察与护理

压疮的发生会增加机体的感染概率,使病情进一步加重,所以一定要避免压疮的发生。保持皮肤的清洁干燥,床单位整洁平整,每天温水擦浴 1～2 次,并轻轻按摩肩胛部、骶尾部、足跟及脚踝等骨突处。每 2 小时翻身 1 次,以免皮肤长期受压。可在小腿部垫一气圈,将足部悬起,促进血液循环。有经济条件者可用电动充气气褥。加强营养,增强机体的抵抗力。长期卧床的患者应保持足部功能位,以有利于愈后的康复锻炼。

5.机械通气的护理

急性脊髓炎的患者起病急,发展迅速,常在数小时至 2～3 天内发展到完全性瘫痪,由于病变累及脊髓的任何节段。出现呼吸困难应用呼吸机辅助呼吸。注意呼吸机的湿化瓶应及时添加蒸馏水,以达到呼吸道的湿化作用。气管套管的气囊应保持充气状态,每 6 小时放气 1 次,放气时间小于 10 分钟。保证呼吸机管路的清洁,每周消毒 1 次。气管切开伤口每天换药 1 次;保证伤口的清洁干燥。由于严格的无菌操作和精心的护理,伤口未有感染。

6.排便的护理

由于患者长期卧床,食欲减退,食量减少,胃肠蠕动减慢抑或无力排便,易引起排便困难和便秘导致腹胀等许多临床症状。嘱患者多食蔬菜和水果及粗纤维食物,并给予番泻叶代茶饮,口服通便灵,开塞露射肛,必要时给予肥皂水清洁灌肠以助排便。

7.睡眠的护理

由于受各种监护仪器的影响,患者的睡姿不舒适、翻身不便等机体状态的约束,心情烦躁,同室患者的影响,使患者不能有完整的睡眠。我们应将护理工作时间安排紧凑,尽量集中时间进行护理操作,向患者和家属讲明作息时间和探视时间,定时放窗帘,认真做好晚间护理。严格探视时间,做好病房环境的管理。护士巡视病房时动作要轻,提高个人素质,不可在病房内大声喧哗。

8.健康教育

自患者入院开始,我们就应利用图片及一些医院编写的疾病手册,结合患者实际情况,向患者进行有计划的健康宣教。教会他们认识疾病的危害性,懂得护理、治疗、饮食、药物和卫生等方面的知识。讲明各种检查、治疗、用药的目的、注意事项及配合方法,让患者面对疾病,做到心中有数,积极配合治疗和护理。健康教育使人得到了实惠,护患关系密切,患者满意度上升。同时也培养和训练了护士,使护士自身业务素质得到了提高。护理人员应不断提高自身理论水平,适应新的医学模式的发展,以最大限度满足人们预防疾病、增强健康、提高生存质量的需要。

九、老年期痴呆

(一)疾病概述

老年期痴呆的发生率很高。单就老年性痴呆而言,在 65 岁以上的老年人中的患病率就达 5%。由于痴呆的发病和发展缓慢,有时很难察觉,早期的症状常常难以被患者和家人重视,他们即使感到患者的反应能力、生活能力下降,也认为"老人傻点不是病"。正是由于这种错误的认识,使得上医院就治的老人,其痴呆的症状往往已很严重,从而丧失了控制病情发展的机会。老年人痴呆的原因与危险因素有以下几点。①高龄:随着年龄的增长痴呆的发病率增高。②女性:可能与老年女性绝经后,体内雌激素不足有关。③文化程度低。④精神刺激。⑤遗传因素。⑥颅脑外伤史等。

(二)主要表现

不同类型的老年期痴呆有不同的表现,也有各自的特点。

1.早期

早期患者主要表现在健忘、心不在焉、易疲劳,回想熟悉的词汇发生困难,学习新的事物能力降低,判断力和社交能力下降。

2.中期

中期患者逻辑、记忆和运动能力明显降低甚至丧失,性情急躁、坐卧不安,有时会产生过激行为,语言、计算能力下降,社交能力下降。

3.晚期

晚期患者大小便控制能力下降,性情暴躁或对任何事情麻木不仁,行动缓慢,有时会有幻觉,部分日常生活产生困难。

(三)治疗要点

目前尚无根治的方法,仅仅是改善某些症状,延缓病情进展。常用的药物有:①乙酰胆碱酯酶抑制剂,如他克林、多奈哌齐、利斯的明等。②益智药,如喜德镇、吡拉西坦。③磷脂酰胆碱。④神经营养因子及钙离子拮抗剂和抗精神行为异常的药物。

(四)护理措施

(1)许多痴呆患者有焦虑、抑郁症状以及自信心下降,对待这些老人时态度要特别亲切、尊重他们,使他们有安全感。

(2)痴呆老人常常动作缓慢、反应迟钝,在护理时要注意配合老人的慢节奏,不能急于求成,不能勉强老人去干力所不能及的事情,要注意鼓励和赞扬老人进行生活自理及参加社会及集体活动,以便加强与周围对环境的联系,减缓痴呆的恶化。

(3)痴呆老人各方面功能减退,在安全方面的护理尤为重要,在家庭、病房以及老年设施中都应该把老人生活、活动的房间安排得整洁、简单、防滑,防止老人摔跌、骨折等。要有专人随时护理,不能单独外出活动,防止迷路或走失,预防发生各种意外。

(4)细微观察老人的饮食、起居等各种变化,要测量体温、脉搏、血压等,定期进行必要的化验及检查,及时发现各种躯体疾病,如心绞痛、高血压、脑血管意外以及谵妄状态等,以便及时处理,进行抢救。

(5)对精神症状明显的痴呆老人,要根据精神症状的不同,区别对待。如有焦虑、抑郁的老人,要耐心、热情加以劝解,安排一些活动,分散其注意力,并严防自伤等意外;对兴奋、躁动、有攻击行为的老人,要安排安静的环境,防止发生伤人意外。

(6)对晚期痴呆的老人,基础护理十分重要,要注意饮食及大小便的护理,保证营养摄入等,对卧床患者要定时翻身、清洁,预防压疮及其他合并症。

(7)对于老年性痴呆的预防关键是"三早"——早发现、早诊断、早治疗。预防痴呆,要在老年期前就加以注意,如培养广泛的兴趣爱好、开朗的性格、锻炼身体等。老年期后,更要坚持学习,坚持运动及参加社会活动,保持乐观、积极向上的情绪。同时预防高血压、脑血管病等,注意合理饮食、忌烟酒等。

第二节　老年呼吸系统疾病

一、概述

人体各器官中,肺脏是出现老化、功能减退最早的器官之一。人类的呼吸功能一般在30岁以后随着年龄的增长逐渐衰退,60岁以后衰退的速度更加明显。老年慢性肺部疾病的发生率、病死率也随增龄而增高,这些现象都与肺老化有关。呼吸系统的老化包括外部结构的改变及生理功能减退。

(一)老年呼吸道解剖结构变化

1.上呼吸道

老年人鼻黏膜变薄,腺体萎缩,分泌、加温和湿化气体功能减弱。鼻黏膜的萎缩使嗅觉迟钝。喉黏膜感觉减退,反应迟钝,喉头反射和咳嗽反射减弱。因此,上呼吸道的防御和保护功能降低。这是造成老年人极易发生误吸、误咽的生理基础。

2.下呼吸道

老年人支气管上皮细胞萎缩,其纤毛粘连、倒伏、排列紊乱或纤毛脱失,因而阻挡尘粒入肺的能力减弱。这在长期吸烟与有害气体环境中生活和工作的老年人更加明显。不仅如此,由于老年人支气管上皮细胞脱落损伤,更容易受到刺激致支气管反应增高,而易发生喘息。

老年人支气管的慢性炎症主要累及小气道,而小气道的炎症向整个管壁及周围扩散,由于小气道没有软骨,受炎症侵蚀后很易发生塌陷和扩张,从而导致部分小气道阻塞,引起阻塞性通气功能障碍和引流不畅以及肺通气不均的后果。

3.肺的退行性变

老年人的肺脏随着年龄增长不断发生退行性变,肺组织弹力纤维中弹性蛋白减少,其性质也有所改变。周围肺泡与肺泡管周围的弹力纤维趋于老化,所以肺泡扩张、弹力降低、回缩力减退,因而使老年肺有效呼吸面积减少。

(二)老年呼吸系统的特点

1.呼吸节律的生理变化

老年人在睡眠期间,即使没有心肺疾患,也常发生呼吸紊乱。老年人睡眠中呼吸道肌肉力量减弱,而致下呼吸道塌陷,尤其是在熟睡时,骨骼肌完全松弛,形成呼吸道狭窄而影响通气,故老年人打鼾者甚多,并发现其中28%有睡眠呼吸暂停综合征。

2.呼吸驱动力的减弱

二氧化碳是调节呼吸运动最重要的因素,健康人吸入浓度6%的二氧化碳,通气量可增加6倍以上。老年人呼吸中枢对二氧化碳的通气反应的敏感度降低,尤其是老年慢性阻塞性肺疾病患者可由于呼吸中枢对高碳酸血症的适应使得反应更加迟钝。

3.肺与胸廓的顺应性下降

老年人肺组织一方面由于弹力纤维的退行性变,肺泡的弹性回缩力变小。另一方面肺泡表面活性物质合成和释放减少,肺泡表现张力增大,因此肺的弹性阻力变大,也即顺应性下降。老年人由于骨质疏松,椎骨塌陷,常会发生脊柱后突,加之骨关节韧带钙化,致使胸廓可活动幅度受到限制、胸廓的弹性阻力增加。肺与胸廓的顺应性下降,必然导致呼吸费力,通气储备能力大大下降。

4.气道阻塞改变

肺脏是一个开放性器官,长年累月受到外界各种不利因素的影响,迄至老年气道不仅发生退化性变,而且多伴有慢性炎症。老年人气道阻力增加,特别是在呼气过程中,小气道更易陷闭,气体滞留于肺泡,不易被呼出。

5.呼吸肌衰退

老年人呼吸肌与全身其他部位的肌肉一样,也在逐渐发生退行性变。吸气力量减弱,耐力下降,易疲劳。由于胸廓的顺应性下降,逐渐倾向于腹式呼吸代偿。呼吸肌强度和耐力下降。由于老年人膈肌变薄、重量减轻、活动度与肌肉的能量储备比中青年差,如果合并肺气肿,这种现象更加明显。

6.通气功能与气体交换减弱

老年人由于胸廓以及肺组织衰退,其通气功能减退,气体交换功能也随着年龄的增长而逐渐衰退。这是肺泡量在减少,通气不均,通气/血流比例失调的缘故。加之肺泡壁的退行性变,可引起弥散功能减退,所以老年人血氧分压也随增龄而减退。

二、上呼吸道感染

(一)疾病概述

上呼吸道感染是由多种病毒引起的一种呼吸道常见病,亦是老年人的常见病,俗称"感冒"。其中30%～50%是由某种血清型的鼻病毒引起。普通感冒虽多发于初冬,但任何季节,如春天、夏天也可发生,不同季节的感冒的致病病毒并非完全一样。感冒病例分布是散发性的,不引起流行,常易合并细菌感染。普通感冒起病较急,早期症状有咽部干痒或灼热感、喷嚏、鼻塞、流涕,开始为清水样鼻涕,2～3天后变稠;可伴有咽痛;一般无发热及全身症状,或仅有低热、头痛。一般经5～7天痊愈。

(二)主要表现

该病起病急,全身症状为主,局部症状较轻。可出现、鼻塞、流涕、轻咳、食欲缺乏、呕吐、腹泻等。全身症状较轻,无热或轻度发热,自诉头痛、全身不适、乏力。极轻者仅鼻塞、流稀涕、喷嚏、微咳、咽部不适等,多于3～4天内自愈。

(三)治疗要点

1.对症治疗

病情较重或发热者或年老体弱者应卧床休息,忌烟,多饮水,室内保持空气流通。如有发热、头痛,可选用解热止痛片如复方阿司匹林、去痛片等口服。咽痛可用消炎喉片含服,局部雾化治疗。鼻塞、流鼻涕可用1%麻黄碱滴鼻。

2.抗菌药物治疗

如有细菌感染,可选用适合的抗生素,如青霉素、红霉素、螺旋霉素、氧氟沙星。单纯的病毒感染一般可不用抗生素。

化学药物治疗病毒感染,尚不成熟。吗啉胍(ABOB)对流感病毒和呼吸道病毒有一定疗效。阿糖腺苷对腺病毒感染有一定效果。利福平能选择性抑制病毒 RNA 聚合酶,对流感病毒和腺病毒有一定的疗效。近年发现一种人工合成的、强有力的干扰素诱导剂——聚肌苷酸-聚胞苷酸胞,可使人体产生干扰素,能抑制病毒的繁殖。

(四)护理措施

1.病情观察

(1)注意体温的变化及呼吸道症状。

(2)注意有无并发症症状,如头痛、耳鸣等。

2.护理要点

(1)保持室内空气新鲜,每天通风2次,每次15～30分钟。

(2)保证患者适当休息,病情较重或年老者应卧床休息。

(3)多饮水,饮水量视患者体温、出汗及气候情况而异。给予清淡、易消化、含丰富维生素、高热量、高蛋白的饮食。

(4)体温超过38.5 ℃给予物理降温。高热时按医嘱使用解热镇痛片。出汗多的患者要及时更换衣物,做好皮肤的清洁护理。

(5)寒战时,要注意保暖。

(6)按医嘱用药。

(7)注意呼吸道隔离,预防交叉感染。

3.健康教育

(1)嘱患者忌烟。

(2)指导患者保持充足的营养、休息、锻炼,增加机体抵抗力。

(3)指导患者坚持冷水洗脸,提高机体对寒冷的适应能力。

三、慢性支气管炎

(一)疾病概述

慢性支气管炎是指支气管黏液分泌过度增加,至少连续 2 年,每年咳痰 3 个月或更长时间,而没有其他可以引起咳痰的疾病存在。它是一种常见病、多发病,尤以老年人为多见。主要致病因素与长期吸烟有密切关系,吸烟时间愈长,吸烟量愈大,慢性支气管炎的患病率愈高,戒烟可使病性减轻。长期反复感染是慢性支气管炎发生和加重的重要因素。另外大气污染、过敏体质、自主神经紊乱、反复受凉、过度疲劳、年老体弱都可以是本病的诱因。

(二)主要表现

1.咳嗽

慢性咳嗽是最常见的症状,初起时往往为清晨起床时咳嗽,以后发展为晚上也有明显咳嗽,每当吸烟或接触冷空气或其他刺激性烟雾、粉尘时更易引起咳嗽。

2.咳痰

初起咳痰量少,且多为黏液性痰;随着病情加重,痰量亦可能渐多;合并感染时,痰变为脓性。

3.气促或喘息

初起病时并无呼吸困难的感觉,可能仅有胸闷、呼吸费力,容易产生疲劳感。随着病情的发展,出现活动后呼吸困难,严重者静坐时亦会气喘吁吁。少数患者亦可有阵发性喘息,伴胸闷不适,并能听到哮鸣音。

4.炎症

慢性支气管炎患者容易反复发生急性呼吸道感染,尤其在气候多变寒冷季节,表现为发热、咳脓痰和喘促加重等全身和呼吸道急性症状。

(三)治疗要点

1.急性发作期

(1)抗菌治疗:慢性支气管炎之所以急性发作,主要是由于继发呼吸道感染。尽管有不少患者起源于病毒感染,但由于呼吸道黏膜受损,紧接着即是继发细菌感染。在急性发作时,患者有咳嗽和气急;痰量增多或痰少不易咳出,喘息型患者则喘息加重,此时需用抗菌药物,轻者可口服,较重者用肌内注射或静脉滴注,疗程一般为 7～10 天。

(2)支气管扩张剂:常选用氨茶碱、特布他林(博利康尼)等口服或用特布他林(喘康速)等吸入剂,以减轻支气管平滑肌的痉挛。

(3)糖皮质激素:如喘息较重,应用支气管扩张剂后,气急仍未减轻则在继续使用抗生素的同时加用糖皮质激素如甲强龙等。

(4)祛痰、镇咳:用祛痰剂可使痰液稀化、容易咳出,老年人常用的药物有淋舒坦等。要鼓励患者多饮水或做雾化吸入,使气道湿化,有助于咳痰。但要避免应用强镇咳剂,如可待因等,以免抑制中枢,加重呼吸道阻塞,导致病情恶化。

(5)氧疗:用双侧鼻导管或用面罩给氧。

2.稳定期

(1)停止吸烟:慢性支气管炎患者必须戒烟,包括尽量避免被动吸烟。

(2)抗生素的应用:慢性支气管炎患者的黏痰是由病变支气管黏膜增生和分泌增多所形成。因此,咳痰不一定是急性炎症,无需应用抗菌药物。盲目使用抗生素,非但无效,反而导致耐药性,使治疗更加困难。

(3)祛痰药:慢性支气管炎患者痰液增多,且不易咳出。容易继发感染,影响气道通畅。祛痰药主要有两类:黏液溶解剂可使黏蛋白破坏;痰液调节剂通过改变黏蛋白合成以减少黏稠度,使痰液易于咳出。常用的有乙酰半胱氨酸和氨溴索等。

(4)长期氧疗:长期氧疗对具有低氧血症的患者能达到延年益寿的目的。吸氧流量2 L/min,每天须达15小时左右,包括睡眠时间。

(5)康复治疗:包括呼吸生理治疗、肌肉训练、营养支持和精神治疗教育等多方面措施。

(6)预防急性呼吸道感染:包括病毒、支原体或细菌感染。在秋冬季进行肺炎链球菌疫苗或流感病毒疫苗预防接种,对预防急性呼吸道感染有积极意义。其他如转移因子、气管炎疫苗、卡介苗核酸注射液对提高机体对呼吸道感染的抵抗力、预防和减轻呼吸道感染亦有很好的效果,应在医师指导下合理应用。

(四)护理措施

1.急性发作期

(1)病情观察:要注意患者的痰量、痰颜色、痰是否黏稠不易咳出、意识状态、呼吸频率、体温、血压、脉搏、有无发绀,突然发生憋气时要注意有无痰栓阻塞,剧烈疼痛警惕气胸发生。

(2)卧床休息:注意多变动体位,有利于痰液排出,可间断时间床边坐位或室内走动。憋气时应鼓励患者采取坐直或半坐卧位的姿势,使膈肌容易下降利于呼吸。

(3)饮食:老年患者急性期发热、咯痰、体内消耗较大,而消化能力又减弱,故保证营养摄入极为重要,要求患者进食高热量、高蛋白、高维生素饮食,少量多餐,多饮水。饮水量每天大于2000 mL,可促使痰液变稀薄,易于咳出。

(4)吸氧:低流量持续吸氧。

(5)药物护理:给予有效抗生素,注意药物不良反应及静脉滴注速度。老年人补液速度易宜,以免诱发心力衰竭。

(6)协助排痰。①雾化吸入:吸入液内应加入庆大霉素、γ-糜蛋白酶、地塞米松,如患者出现吸入时憋气可能是由冷刺激所致的支气管痉挛,亦在吸入前先喷入喘康速再行雾化吸入。②老年患者无能力咳嗽时,做呼吸练习前可先做胸部叩击。护士或家属两手手指并拢,拱成杯状,腕部放松,规律地在背部进行自下而上地拍背叩击10分钟左右。在餐前进行,患者穿单层布衣操作方便。叩击时注意患者感受,叩击力量适中,不可使患者有疼痛感觉。③咳嗽练习:

有助于患者排痰。协助患者坐起,做深而慢的呼吸,做第 2 次深呼吸时,吸气后屏住呼吸,2 次短而有力地咳嗽,从胸部咳出痰液。

2.慢性迁延期

迁延期仍应继续用药(如抗生素、祛痰剂、止喘药等),注意保暖,多休息,少活动,保证营养。

3.缓解期

(1)建立规律养病生活方式:坚持每天适量活动,稳定情绪,防寒保暖,保证营养,对吸烟者一定说服患者戒烟。

(2)呼吸训练。①腹式呼吸:目的是加强腹肌、膈肌训练,以提高呼吸效率。具体方法:体位以卧位或半坐卧位,双膝半屈曲为宜;用鼻吸气用口呼气,呼吸要慢且均匀,吸气时腹部鼓起,呼气时腹部下陷,可将一手放在腹部,可感到腹部起伏,呼与吸时间比例为(2～3)∶1,每天训练 2 次,每次 10～15 分钟。熟练后可增加训练次数,且各种体位均可练习。②缩唇呼吸:目的是使患者呼气时提高支气管内压,防止小气道过早隐闭,有利于肺泡气体的排出。具体方法为患者用鼻吸气,然后通过缩拢嘴唇慢慢呼气,边呼边数数,开始患者可以数到第 4、第 5 时做出一个"扑"的声音,全部呼气完。经过训练,可以慢慢加长呼气时间,患者可数到第 7、8 时发出"扑"的声音,呼出最后一口气。呼气时间长可使小气道陷闭更延迟,肺泡排出气体更多。

4.健康教育

(1)老年患者抵抗力下降,生活环境中一定要注意保暖勿受凉,室内定时通风,避开室内打扫时多尘及油烟。必须戒烟,同时家庭吸烟者也应避开老年患者。

(2)老年患者避免到人群多的地方,少接触灰尘、烟雾及刺激性气体,户外活动时多去空气新鲜、人少花草树木多的地方。

(3)老年人要增强体质,首先保证营养,以高蛋白、高维生素、高热量饮食为主。试用冷水洗脸以增强耐寒锻炼,坚持运动如散步、太极拳、保健操等,有利于提高心肺功能。活动量及运动时间均应从小量开始,自觉呼吸困难较活动前明显加重时应即停止活动。

(4)坚持腹式呼吸及缩唇呼吸训练,最好每天 3～4 次,每次 15～20 分钟。

(5)有条件者应做家庭氧疗,每天吸氧不少于 15 小时,包括睡眠时吸氧,有利于延长寿命。

四、老年人肺炎

(一)疾病概述

老年人感染性疾病中,肺部感染最为常见,是老年人的重要死亡原因之一。老年人由于机体抵抗力降低及患慢性支气管炎、肺气肿、糖尿病等基础疾病者较多,肺炎的发生率和病死率较一般人群高。

老年人肺炎的病因绝大多数由微生物引起,其中以细菌性肺炎最为多见,如肺炎球菌、金黄色葡萄球菌、革兰阴性菌、真菌等。病毒、支原体也是老年肺炎的常见病原体。这些病原体常常是复合致病源。近年来,革兰阴性菌在老年人肺炎中的发病率有所增加,其中以铜绿假单胞菌、克雷白杆菌为多见。此外,放射、物理、化学等因素也可引起肺炎。老年人解剖结构有生理功能变化引起上呼吸道保护性反射减弱,使病原体易进入下呼吸道;免疫功能下降;口咽部细菌寄生增加,也更易进入下呼吸道发生肺炎。临床中常遇到的无明显诱因而发生吸入性肺炎患者,多见于年老体弱、各系统及器官功能下降、行动障碍或长期卧床及吞咽动作不协调者,易误吸而致肺部感染。

(二)主要表现

大多数患者特别是老年人症状不典型,起病多缓慢而隐袭。发热不显著或有中度不规则发热,很少畏寒或寒战。全身症状较重,乏力倦怠、食欲锐减。轻度咳嗽,痰多黏稠,咳出困难,量不大。有些患者的起始症状是嗜睡或意识模糊、腹泻。脉速、呼吸急促,肺突变体征不典型,常发现呼吸音减低,肺底部啰音。

本病可并发心力衰竭和休克,严重者可出现 DIC、急性肾衰竭等并发症。

(三)治疗要点

1.控制感染

细菌性肺炎合理治疗应该做痰培养及药敏试验,痰培养是哪种细菌,对哪种抗菌药敏感,就选用哪种抗生素,这样在治疗上才有针对性。但在痰培养结果未出现以前或因某些因素的影响,培养不出阳性结果,经验治疗也很重要。临床上一般将细菌性肺炎分为革兰阳性球菌肺炎和革兰阴性杆菌肺炎。起病急剧,血白细胞计数明显增高、中性粒细胞计数增高,再结合临床表现,一般可考虑为革兰阳性球菌肺炎,可选用哌拉西林钠、头孢唑林钠、阿米卡星、环丙沙星等药物治疗。年老体弱、久病卧床,白细胞计数不增高或略增高,一般革兰阴性杆菌肺炎的可能性大,选用氨基苷类加第二代头孢菌素或第三代头孢菌素等药物治疗。

2.支持疗法

患者应卧床休息。鼓励其翻身、咳嗽、咳痰,对痰黏稠不易咳出者加用止咳化痰药。有缺氧及呼吸困难症状者给予吸氧。给予高热量、高蛋白、高维生素饮食,酌情静脉给予清蛋白、血浆、氨基酸等。

3.并发症治疗

老年肺炎并发症有时可引起严重后果,积极治疗并发症极为重要。呼吸衰竭发病率较高,应加强氧疗,如仍不改善可行气管插管,机械通气。心力衰竭是肺炎死亡的重要原因,一旦发生心力衰竭应立即给予强心、利尿治疗。休克多见于低血容量休克和感染性休克,应补充血容量,并合理选用血管活性药物。

(四)护理措施

在老年肺炎整个过程中精心护理极为重要。

1.病情观察

严密观察病情变化,注意患者的神志改变,警惕感染性休克的发生。定时测生命体征,记出入量,注意出入量平衡。

2.护理要点

(1)急性期应多卧床休息,活动困难者应定时翻身,急性期后应加强活动。

(3)给予高蛋白、高维生素、高热量流质饮食,适当食用富含纤维素的蔬菜、水果以保持大便通畅,鼓励患者多饮水。

(4)对急性期患者,应加强氧疗,给予低流量持续吸氧。

(5)高热者应给予物理降温,如酒精擦浴、冰袋,使患者体温控制在 38 ℃以下。必要时可给予药物降温。

(6)鼓励患者咳嗽,咳出痰液。房间空气湿化,给予祛痰药或雾化吸入,定时进行叩背、咳嗽练习,以利排痰。

(7)留取痰标本:尽量在抗生素使用前或停止使用抗生素2天以上留取痰标本。患者晨起用白开水漱口3~4次,用力从肺深部咳出痰液,留置在消毒痰盒中,及时送检。

3.健康教育

(1)嘱患者避免受寒、过度疲劳、酗酒等诱发因素。

(2)老年人应重视合理饮食,保证充足营养,坚持户外活动,并学会心理调节,对增强体质、预防呼吸道感染都非常重要。

(3)对于易感人群如慢性肺疾病、糖尿病慢性肝病,以及年老体弱者,应使用多价肺炎球菌疫苗、流感病毒疫苗,对提高免疫力预防或减轻疾病的发生,都会产生积极的效果。

五、肺癌

(一)疾病概述

肺癌的发病率随着年龄的增长而提高,恶性肿瘤中死亡率上升最快的是肺癌。因此,肺癌是威胁老年人生命的一个重要疾病,应引起足够的重视。其主要致病因素与长期大量吸烟有关,且随吸烟年限、吸烟量的增长患病率增加。同时与空气污染、职业因素、病毒感染,以及家庭遗传因素有关。

(二)主要表现

1.呼吸系统症状

(1)咳嗽:常以阵发性、刺激性干咳为首发症状;当支气管阻塞,继发感染时痰量增多,变为脓性痰。

(2)咯血或血痰:多为间断或持续性痰中带血,偶有大咯血。

(3)胸痛:轻度胸痛常见,当胸膜或胸壁受侵犯时常出现严重持续、剧烈的疼痛。

2.全身症状

全身症状包括发热及恶病质,当合并有阻塞性肺炎或肺不张时常有发热,肺部炎症可以反复发生,可因肿瘤组织坏死出现癌性发热。晚期肺癌可以出现疲乏、无力、消瘦、贫血和食欲缺乏。

3.肺外表现

肺外表现是指与肺癌有关所引起的内分泌、神经肌肉、结缔组织,及血液、血管异常改变,又称副癌综合征。

4.转移的表现

当肺癌出现转移,可出现相应的表现,如声音嘶哑、咽下困难、胸水、胸闷、气憋等。

(三)治疗要点

1.手术治疗

手术仍为非小细胞肺癌的首选治疗,因为手术治疗可为患者提供最大的治愈的可能性。凡是无远处转移、不侵犯胸内主要脏器或胸膜腔、心肺功能可以耐受手术者,都应采取手术治疗。

2.化疗

化疗仍是当今小细胞肺癌的首选治疗。

3.放射治疗

放射是一种局部治疗手段,主要起辅助治疗作用。

4.免疫治疗

免疫治疗是继手术、化疗和放疗三大治疗措施之后的一种新的治疗方法。主要有干扰素、白细胞介素 2、植物多糖等。可与任何治疗措施配合应用。

5.中药治疗

中药可改善临床症状和生存质量,提高生存率,减轻对化、放疗的不良反应,预防肿瘤复发、转移。

6.介入治疗

介入治疗是指在 X 线设备的监视下,将抗肿瘤药物和(或)栓塞剂经动脉导管注入,对肿瘤病变进行直接治疗。

(四)护理措施

老年患者由于衰老、患病后身心变化与青壮年不同,尤需重视下列措施。

1.饮食

患者需进食高蛋白、高维生素、高热量、易消化食神,少量多餐;向患者说明保证营养的重要性,鼓励主动进餐。

2.休息与活动

保证身心休息,以降低基础代谢率;间断起床活动,到室内或室外空气新鲜、人群稀少的地方;活动量以自觉无疲劳为度,少量多次活动为好。

3.症状护理

肿瘤压迫出现呼吸困难、肺炎、疼痛均应及时吸氧,姑息放疗、给予止痛。

4.化疗、放疗护理

(1)化疗药物静脉注射速度要慢,以减轻对血管的刺激。若有血管外渗应即刻停止静脉注射,并予以局部普鲁卡因封闭。

(2)化疗前注射止吐药以减轻恶心、呕吐反应,化疗期间患者出现心悸和胸闷应及时听心率、做心电图;化疗、放疗均应定时查白细胞、血小板。

(3)患者均可能脱发,使患者有思想准备,并解除思想顾虑。

(4)放疗中患者出现咳嗽、呼吸困难加重,应考虑放射性肺炎的可能,应及时吸氧,保持呼吸道通畅;进食吞咽不适有可能发生放射性食管炎,应给予流质饮食。

5.健康教育

(1)吸烟与肺癌的发生有一定关系,首先应嘱患者忌烟。我国已重视"三废"的处理,严格控制工业和机动车所产生的废气,对预防有重要的意义。

(2)肺癌的关键在于早期发现,早期治疗,因此要定期查体,特别是 40 岁以上长期吸烟者要每半年或一年做 X 线胸部检查,以便早期发现及时手术,取得好的效果。

六、阻塞性肺气肿

(一)疾病概述

阻塞性肺气肿系终末细支气管远端部分(包括呼吸性细支气管、肺泡管、肺泡囊和肺泡)膨胀,并伴有气腔壁的破坏。近数十年来阻塞性肺气肿的发病率显著增高。阻塞性肺气肿病因极为复杂,简述如下。

1.吸烟

纸烟含有多种有害成分,如焦油、尼古丁和一氧化碳等。吸烟者黏液腺岩藻糖及神经氨酸含量增多,可抑制支气管黏膜纤毛活动,反射性引起支气管痉挛,减弱肺泡巨噬细胞的作用。吸烟者并发肺气肿或慢性支气管炎和死于呼吸衰竭或肺源性心脏病者远较不吸烟者为多。

2.大气污染

尸检材料证明,气候和经济条件相似情况下,大气污染严重的地区肺气肿发病率比污染较轻地区为高。

3.感染

呼吸道病毒和细菌感染与肺气肿的发生有一定关系。反复感染可引起支气管黏膜充血、水肿,腺体增生、肥大,分泌功能亢进,管壁增厚狭窄,引起气道阻塞。肺部感染时蛋白酶活性增高与肺气肿形成也可能有关。

4.蛋白酶-抗蛋白酶平衡失调

体内的一些蛋白水解酶对肺组织有消化作用,而抗蛋白酶对于弹力蛋白酶等多种蛋白酶有抑制作用。蛋白酶和抗蛋白酶的平衡是维持肺组织正常结构免于破坏的重要因素。消化肺组织的蛋白酶有两种来源,外源性来自细菌和真菌等病原体,内源性来自中性粒细胞和肺泡巨噬细胞。吸烟使弹性蛋白酶活性增加,并使抗蛋白酶失活。

(二)主要表现

阻塞性肺气肿的临床表现可分为两种类型——支气管炎型(BB型)和肺气肿型(PP型)。当然还有不少患者并不符合某一种类型的典型表现。

1.支气管炎型

支气管炎型亦称发绀臃肿型(BB型)。支气管病变较重,黏膜肿胀,黏液腺增生,肺气肿病变轻微。患者常有多年吸烟史及慢性咳嗽、咳痰史。体检肥胖、发绀、颈静脉怒张、下肢水肿,两肺底闻及啰音。胸部X线片检查肺充血,肺纹理增粗,未见明显肺气肿征。肺功能测验通气功能明显损害,气体分布不匀,功能残气及肺总量增加,弥散功能正常,动脉血氧分压降低,二氧化碳分压升高,血细胞比容增高,易发展为呼吸衰竭和/或右心衰竭。

2.肺气肿型

肺气肿型亦称无绀喘息型(PP型)。肺气肿较严重,但支气管病变不严重。多见于老年,体质消瘦,呼吸困难明显,无发绀。患者常取特殊的姿态,如两肩高耸、双臂扶床、呼气时两颊鼓起和缩唇。胸部X线片两肺透明度增加。通气功能虽亦有损害,但不如支气管炎型那样严重,气体分布均匀,残气占肺总量比值增大,肺泡通气量正常甚至有通气过度,因此动脉血氧分压降低不明显,二氧化碳分压正常或降低。

(三)治疗要点

1.改善患者一般状况

肺气肿患者每因呼吸道感染而症状进一步加重,肺功能也更趋减损。因此提高机体抵抗力,防止感冒和下呼吸道感染至关重要,可采取耐寒锻炼、肌内注射核酪或卡介苗素等。

阻塞性肺气肿患者由于呼吸负荷加重,呼吸功能增加,能量消耗增高。但由于气急、缺氧、右心衰竭或使用药物等原因饮食摄入不能相应增加甚至反而减低,因此常常合并营养不良。营养不良不仅损害肺功能和呼吸肌功能,也能削弱机体免疫机制。故应重视营养素的摄入,改善营养状况。全身运动如步行、踏车、活动平板、广播操、太极拳等不仅增加肌肉活动度,而且也锻炼呼吸循环功能。

2.呼吸训练

指导患者做深而慢的腹式呼吸和缩唇呼气。

(1)腹式呼吸:肺气肿患者常呈浅速呼吸,呼吸效率差。指导患者做深而缓的腹式呼吸,使呼吸阻力减低,潮气量增大,无效腔通气比率减少,气体分布均匀,通气/血液比例失调改善。

(2)缩唇呼气:肺气肿患者因肺泡弹性回缩力减低,小气道阻力增高、等压点向末梢小气道移动,呼气时小气道提早闭合,致使气体滞留在肺内,加重通气/血流比例失调。缩唇呼气增加气道外口段阻力,使等压点移向中央大气道,可防止气道过早闭合。

3.呼吸肌锻炼

肺气肿患者因肺过度充气、营养不良和缺氧等因素,对呼吸肌产生不良影响。在肺部感染等情况下,呼吸负荷进一步加重,可引起呼吸肌疲劳,是呼吸衰竭的诱因之一。通过阻力呼吸或二氧化碳过度通气等锻炼,可改善呼吸肌功能。

4.家庭氧疗

经过抗感染、祛痰和支气管解痉剂治疗,缓解期动脉血氧分压仍在 7.33 kPa(55 mmHg)以下者应进行家庭氧疗。对于那些继发性红细胞增多症或顽固性右心衰竭的肺气肿患者可适当放宽氧疗指征。氧疗可以改善患者症状,提高工作效率,增加活动强度,扩大活动范围。每天坚持 15 小时吸氧效果比间断吸氧为好。为防止高浓度吸氧对通气的抑制作用,应采用低流量吸氧。供氧器械也有改进,常规使用压缩气体钢筒,因体积大又笨重,搬动不便,故在家庭中应用并不方便。氧浓缩器可以将空气中氧气浓缩,使用方便。液氧贮器将氧气在超低温下以液态保存,故体积小,重量也轻,可以随身携带,为其优点。同步吸氧装置由患者吸气触发供氧,呼气相不供氧,可以节约氧气。近年国外有采用经环甲膜留置导管吸氧的报告。

5.其他

非创伤性机械通气的开展为阻塞性肺气肿患者家庭机械通气提供了条件。一般经鼻罩或口鼻罩或呼吸机连接,也可应用负压通气机。家庭间断机械通气可以使呼吸肌休息,缓解呼吸肌疲劳,改善呼吸肌功能。

(四)护理措施

1.病情观察

(1)观察患者生命体征,呼吸形态。

(2)观察患者咳痰的颜色、性状、黏稠度、气味及量的变化。

(3)观察患者脱水状况:皮肤饱满度、弹性、黏膜的干燥程度。

2.护理要点

(1)协助患者端坐位或半坐卧位,利于呼吸。

(2)鼓励患者咳嗽,指导患者正确咳嗽,促进排痰。痰液较多不易咳出时,遵医嘱使用祛痰剂或超声雾化吸入,必要时吸痰。

(3)合理用氧,采用低流量给氧,流量1～2 L/min,吸入前湿化。

(4)遵医嘱给予抗感染治疗,有效地控制呼吸道感染。

(5)嘱患者多饮水,给予高热量、高蛋白质、高维生素的流质、半流、软食,少量多餐,少吃产气食品,防止产气影响膈肌运动。

(6)护士应聆听患者的叙述,疏导其心理压力,必要时请心理医师协助诊治。

(7)按医嘱定期使用BIPAP呼吸机:①使用前用通俗易懂的语言向患者介绍机器的性能、使用方法,使患者了解其优越性、安全性、必要性。②根据患者脸型选择密闭程度好的面罩,气囊充气后,以手感有弹性感即可,用尼龙头带固定,密闭扣于口鼻区。③遵医嘱调节呼吸模式及参数。④调节面罩适宜的松紧度,鼻梁、颧骨处用纱布、海绵衬垫,连续使用者每2个小时放松1次,每次10～15分钟。⑤严防鼻梁根部漏气,预防刺激性角膜炎,用抗生素眼药水滴眼。⑥湿化气道,协助患者翻身,拍背,及时排痰,确保呼吸道通畅。⑦备好吸引器及抢救器材。

(8)呼吸训练:腹式呼吸(仰卧位,一手放在胸部,一手放在腹部经口缓慢吸气,升高顶住手,缩唇缓慢呼气,同时收缩腹部肌肉,并收腹)和缩唇呼吸。

(9)咳嗽的技巧:身体向前倾,采用缩唇式呼吸方法做几次深呼吸,最后1次深呼吸后,张开嘴呼气期间用力咳嗽,同时顶住腹部肌肉。

(10)指导患者全身运动锻炼结合呼吸锻炼,可进行步行、骑自行车、练气功、打太极拳、家庭劳动等,锻炼方式、速度、距离根据患者身体状况决定。

3.健康教育

(1)嘱患者首先应戒除吸烟习惯。

(2)注意环境卫生,加强劳动保护,消除烟雾、粉尘和刺激性气体对呼吸道的影响。

(3)加强体育锻炼,提高身体耐寒抗病能力。在寒冷季节或气候骤变时,注意保暖,避免受凉。

(4)积极防治各种呼吸道疾病。

(5)对缓解期的患者,给予预防复发的治疗,如选用气管炎菌苗、核酪注射等。

七、呼吸衰竭

(一)疾病概述

任何原因引起呼吸功能严重损害,导致机体缺氧,伴有或不伴有二氧化碳潴留,从而发生一系列病理、生理变化和临床综合表现,称为呼吸衰竭。

(二)主要表现

除引起慢性呼吸衰竭的原发症状外,主要是缺氧和二氧化碳潴留所致的多脏器功能紊乱的表现。

1.呼吸困难

呼吸困难表现为节律和幅度的改变。如中枢性呼吸衰竭呈潮式、间歇或抽泣样呼吸;慢性阻塞性肺疾病是由慢而较深的呼吸转为浅快呼吸,辅助呼吸肌活动加强,呈点头或提肩呼吸。中枢神经药物中毒表现为呼吸匀缓、昏睡;严重肺源性心脏病并发呼吸衰竭二氧化碳麻醉时,则出现浅慢呼吸。

2.发绀

发绀是缺氧的典型症状。当动脉血氧饱和度低于85%时,可在血流量较大的口、唇、指甲出现发绀;另应注意红细胞计数增多者发绀更明显,贫血者则发绀不明显或不出现;严重休克末梢循环差的患者,即使动脉血氧分压尚正常,也出现发绀。发绀还受皮肤色素及心功能的影响。

3.精神、神经症状

急性呼吸衰竭的精神症状较慢性为明显,急性缺氧可出现精神错乱、狂躁、昏迷、抽搐等症状。慢性缺氧多有智力或定向功能障碍。二氧化碳潴留出现中枢抑制之前的兴奋症状,如失眠、烦躁、躁动,但此时切忌用安定,以免加重二氧化碳潴留,发生肺性脑病,表现为神志淡漠、肌肉震颤、间歇抽搐、昏睡,甚至昏迷等。

4.血液循环系统症状

严重缺氧和二氧化碳潴留引起肺动脉高压,可发生右心衰竭,伴有体循环淤血体征。二氧化碳潴留使外周体表静脉充盈、皮肤红润、湿暖多汗、血压升高、心搏量增多而致脉搏洪大;因脑血管扩张,产生搏动性头痛。晚期由于严重缺氧、酸中毒引起心肌损害,出现周围循环衰竭、血压下降、心律失常、心脏停搏。

5.消化和泌尿系统症状

严重呼吸衰竭对肝、肾功能都有影响,如造成谷丙转氨酶与非蛋白氮升高、蛋白尿、尿中出现红细胞。常因胃肠道黏膜充血水肿、糜烂渗血,或应激性溃疡引起上消化道出血。以上这些症状均可随缺氧和二氧化碳潴留的纠正而消失。

(三)治疗要点

1.分型

呼吸衰竭按照动脉血气分析分为以下两型。

(1)Ⅰ型呼吸衰竭:即缺氧型呼吸衰竭。$PaO_2 < 60$ mmHg,$PaCO_2$ 正常或降低。主要见于换气障碍疾病。

(2)Ⅱ型呼吸衰竭:即高碳酸呼吸衰竭。$PaO_2 < 60$ mmHg,$PaCO_2 > 50$ mmHg,系肺泡通气不足所致。

2.治疗

治疗包括:①保持呼吸道通畅。②氧疗。③增加通气量,减少二氧化碳潴留。④纠正酸碱失衡和电解质紊乱。⑤抗感染治疗。⑥防治消化道出血。⑦病因治疗。

(四)护理措施

1.病情观察

(1)观察患者神志、血压、呼吸、脉搏、体温、皮肤色泽等。

（2）观察患者有无肺性脑病症状及休克。

（3）观察患者尿量及粪便颜色，有无上消化道出血。

（4）观察各类药物的作用和不良反应（尤其是呼吸兴奋剂的不良反应）。

（5）观察动脉血气分析和各项化验指数变化。

2.护理要点

（1）饮食护理：鼓励患者多进高蛋白、高维生素食物。

（2）保持呼吸道通畅：①鼓励患者咳嗽、咳痰，更换体位和多饮水。②危重患者每2～3小时翻身拍背1次，帮助排痰。如建立人工气道患者，应加强气道管理，必要时机械吸痰。③神志清醒者可做雾化吸入，每天2～3次，每次10～20分钟。

（3）合理用氧：对Ⅱ型呼吸衰竭患者应给予低浓度（25%～29%）适宜流量（1～2 L/min）鼻导管持续吸氧。如配合使用呼吸机和呼吸中枢兴奋剂可稍提高给氧浓度。

（4）危重患者或使用机械通气者应做好特护记录，并保持床单位平整、干燥，预防发生压疮。

（5）使用鼻罩或口鼻面罩加压辅助机械通气者，做好该项护理有关事项。

（6）病情危重患者建立人工气道（气管插管或气管切开）应按人工气道护理要求护理。

（7）建立人工气道接呼吸机进行机械通气时应按机械通气护理要求护理。

（8）用药护理：①遵医嘱选择使用有效的抗生素控制呼吸道感染。②遵医嘱使用呼吸兴奋剂，必须保持呼吸道通畅。注意观察用药后反应，以防药物过量；对烦躁不安、夜间失眠患者，慎用镇静剂，以防引起呼吸抑制。

3.健康教育

（1）教会患者做缩唇腹式呼吸以改善通气。

（2）鼓励患者适当进行家务活动，尽可能下床活动。

（3）预防上呼吸道感染，注意保暖，季节交换和流感季节少外出，少去公共场所。

（4）劝告戒烟，如有感冒尽量就医，控制感染加重。

（5）严格控制陪客和家属探望。

参考文献

[1] 蒋红,顾妙娟,赵琦.临床实用护理技术操作规范[M].上海:上海科学技术出版社,2019.

[2] 狄树亭,董晓,李文利.外科护理[M].北京:中国协和医科大学出版社,2019.

[3] 喻思红.护理技术[M].北京:高等教育出版社,2019.

[4] 刘彩凤.现代临床护理技术[M].上海:上海交通大学出版社,2018.

[5] 刘丽琴.现代内科护理精粹[M].西安:西安交通大学出版社,2018.

[6] 张宏.现代内科临床护理[M].天津:天津科学技术出版社,2018.

[7] 张金华.基础护理[M].郑州:郑州大学出版社,2019.

[8] 石翠玲.精编护理操作技术[M].上海:上海交通大学出版社,2018.

[9] 许湘红,李艳容,李梅,等.外科疾病护理常规[M].北京:科学技术文献出版社,2018.

[10] 杨桂莲,康丽,荣林杨,等.专科护理技能与应用[M].长沙:湖南科学技术出版社,2019.

[11] 伍海燕,贺大菊,金丹.临床护理技术实践[M].武汉:湖北科学技术出版社,2018.

[12] 王艳芹.临床疾病护理常规[M].北京:科学技术文献出版社,2019.

[13] 谷业云.实用护理技术与临床[M].上海:上海交通大学出版社,2018.

[14] 邱琛茗,李丽,陈红,等.临床护理基础和护理实践[M].北京:科学技术文献出版社,2019.

[15] 胡昌俊.临床医学与护理概论[M].昆明:云南科技出版社,2018.

[16] 艾翠翠.现代疾病护理要点[M].长春:吉林科学技术出版社,2019.

[17] 赵霞.临床外科护理实践[M].武汉:湖北科学技术出版社,2018.

[18] 池末珍,刘晓敏,王朝春.临床护理实践[M].武汉:湖北科学技术出版社,2018.

[19] 张纯英.现代临床护理及护理管理[M].长春:吉林科学技术出版社,2019.

[20] 孙平.实用临床护理实践[M].天津:天津科学技术出版社,2018.

[21] 胡秀玲.临床专科护理技术与护理常规[M].北京:科学技术文献出版社,2019.

[22] 崔西美.新编常见病护理技术[M].上海:上海交通大学出版社,2018.

[23] 张旭光.现代护理技术与要点[M].长春:吉林科学技术出版社,2019.

[24] 郭华丽,平萍,李娜.内科临床治疗及护理技术[M].武汉:湖北科学技术出版社,2018.

[25] 贾雪媛,王妙珍,李凤.临床护理教育与护理实践[M].长春:吉林科学技术出版社,2019.

[26] 单强,韩霞,李洪波,等.常见疾病诊治与护理实践[M].北京:科学技术文献出版社,2018.

[27] 杨荣娟,李晓,巴春贺.内科学临床诊疗及护理[M].武汉:湖北科学技术出版社,2018.

[28] 孙伟平.现代临床基础护理技术[M].北京:科学技术文献出版社,2018.

[29] 刘海霞.外科护理[M].北京:科学出版社,2019.

[30] 殷美萍.实用临床护理思维实践[M].天津:天津科学技术出版社,2018.

[31] 陈雪.实用内科护理新思维[M].天津:天津科学技术出版社,2018.

[32] 王为民.内科护理[M].北京:科学出版社,2019.

[33] 陈晓凤.现代常见病临床护理精要[M].上海:上海交通大学出版社,2018.